Collection
« Actualité de la psychanalyse »
dirigée par Serge Lesourd

Thérapeutique du sujet, la psychanalyse est aussi une théorisation du rapport du sujet au monde, en ce qu'il s'inscrit dans l'inconscient. Les transformations sociales intéressent donc au plus haut chef la psychanalyse tant dans sa pratique que dans sa théorie. Psychanalyse et actualité sont ainsi en liens intimes l'une avec l'autre et c'est leur double articulation qui constitue le projet de la collection.
Ainsi, la collection « Actualité de la psychanalyse » se propose d'une part d'éclairer par la psychanalyse ce qui fait l'actualité, l'actuel des mouvements sociaux, et d'autre part de transmettre l'actualité de la recherche en psychanalyse. Le travail de la clinique psychanalytique étant de fait pris dans ce double mouvement d'innovation et de compréhension de ce qui s'actualise pour le sujet, lui-même pris dans une actualité de la société.

Voir les titres déjà parus en fin d'ouvrage

La jouissance

au fil de l'enseignement de Lacan

Avec la participation de

Urias ARANTES
Gabriel BOUSSIDAN
Guy FLECHER
Christian HOFFMANN
Paul HOFFMANN
Jean-Marie JADIN
Daniel LOESCHER
Marcel RITTER
Christian SCHNEIDER
Christophe WEBER

Sous la direction de
Jean-Marie Jadin
et
Marcel Ritter

La jouissance

au fil de l'enseignement de Lacan

Préface de Paul Hoffmann

Collection « Actualité de la psychanalyse »

éditions érès

Conception de la couverture :
Anne Hébert

ISBN : 978-2-7492-1059-9
CF – 1500

33, avenue Marcel-Dassault, 31500 Toulouse
www.editions-eres.com

Préface
Le champ intime des jouissances

*Freud a déployé sa théorisation de l'inconscient dans le champ du désir ; il n'est, pour s'en assurer, nulle meilleure lecture que l'*Interprétation des rêves. *C'est de la jouissance que, le 11 février 1970, Lacan regrettait qu'elle ne s'appellerait jamais champ lacanien, parce qu'il n'aurait pas le temps d'en ébaucher les bases. Il est vrai qu'on ne trouvera dans son œuvre aucun texte, aucun séminaire spécifiquement consacré à la jouissance qui, le plus souvent, n'apparaît qu'au détour d'une phrase ou ne fait irruption qu'à la fin d'une leçon du Séminaire. À défaut de convenir à Lacan comme bases, ce sont quand même pour nous de substantielles indications.*

Marcel Ritter et Jean-Marie Jadin ont compris que le meilleur moyen de défricher ce champ lacanien était une étude chronologique de toutes les occurrences du concept de jouissance, entre la première, le 16 janvier 1957 dans La relation d'objet *et la dernière, en 1975, dans* Conférences et entretiens dans les universités nord-américaines. *Ils ont convaincu (sans mal) quelques psychanalystes de travailler avec eux*[1]*. Ainsi est né un séminaire qui s'est tenu à Strasbourg entre octobre 2004 et juin 2006. L'après-coup, c'est-à-dire l'écriture par leurs différents auteurs des interventions présentées oralement, a construit*

---

1. Urias Arantes, Gabriel Boussidan, Guy Flecher, Christian Hoffmann, Paul Hoffmann, Daniel Loescher, Christian Schneider et Christophe Weber.

ce livre, intitulé La jouissance au fil de l'enseignement de Lacan, *publié par les éditions érès.*

Le parcours chronologique permet de distinguer, avec Marcel Ritter, des énoncés et des variétés ou variantes de la jouissance. Les variétés (jouissance de la Chose, jouissance de l'être, jouissance de l'Autre, jouissance de l'image du corps, jouissance phallique, jouissance sexuelle et jouissance de la vie) traversent toute l'œuvre avec plus ou moins de remaniements pour certaines, la jouissance sexuelle par exemple, ou alors n'apparaissent qu'à certains moments, comme la jouissance de la Chose. À la fin de l'œuvre, cet éventail de jouissances se referme sur deux types, jouissance phallique et jouissance de l'Autre, la première visant à suppléer le manque de l'Autre. Les énoncés, souvent de forme axiomatique, visent les rapports de la jouissance avec d'autres notions clés de la théorie psychanalytique, corps, pulsion, répétition, savoir, désir, plaisir.

La chronologie permet de repérer quatre périodes et trois temps forts dans l'élaboration par Lacan du concept de jouissance. Le premier temps fort se trouve dans L'éthique de la psychanalyse. *La jouissance est attribuée à la Chose* (das Ding) *que Freud a nommée dans l'*Esquisse *et qui est ce que le sujet retrouve de l'objet satisfaisant quelle que soit la manière dont il se présente, la Chose-même à opposer à ses attributs, contingents ; en termes lacaniens, ce qui lui est* extime *dans l'objet, équivalent d'*intime *mais pour ce qui est extérieur. Autant que la Chose, la jouissance est inapprochable ; autant que la Chose, elle est hors-représentation. Elle rejoint pourtant le monde de la représentation dans la suite de l'œuvre. Dans* Subversion du sujet et dialectique du désir dans l'inconscient freudien, *la jouissance est un signifiant, avec une écriture, J(A) pour jouissance de l'Autre. D'inapprochable, elle devient imaginaire et s'écrit* $J = \sqrt{-1}$, *écriture de l'impossible. Dans* L'angoisse, *la division subjective (combien de S dans A) comporte un premier temps* $\frac{A}{S}$ *qui laisse un reste, l'objet a. C'est le temps de la jouissance : « La jouissance ne connaîtra pas l'Autre, sinon par ce reste* a. *» Il en résulte un Autre barré (Ⱥ), deuxième temps, celui de l'angoisse, suivi d'un troisième, temps du désir, qui laisse le sujet barré également (S̸). Dans ce séminaire, le corps fait une curieuse apparition en lien avec la jouissance, chez l'homme du moins, avec la détumescence…*

« Un corps est quelque chose fait pour jouir, jouir de soi-même. » L'énoncé axiomatique de Psychanalyse et médecine *résume l'apport*

d'une deuxième période centrée sur le corps. Elle ne laisse subsister aucun doute pour la suite de l'œuvre de Lacan : la jouissance est une tension, une dimension, du corps réel. L'ancrage signifiant n'est cependant pas oublié ; la jouissance ne se repère qu'au lieu de l'Autre. En 1967, quand les corps se libèrent avec la libéralisation de la pilule, Lacan rappelle dans La logique du fantasme que s'il n'est de jouissance que du corps, c'est d'un corps inscrit dans le langage, avec ses signifiants refoulés, dont certains refoulés primaires. Le désir sexuel ne peut être satisfait dans un acte sexuel qui échoue à trouver la conjonction sexuelle. Le fantasme répond à cette carence du désir en indiquant le lieu de la jouissance dans l'objet a. Il encadre la jouissance qui reste toujours insatisfaite, n'est jamais atteinte, d'où pour le sujet l'attente d'un plus-de-jouir qui structure ses rapports avec elle (L'acte psychanalytique et D'un Autre à l'autre).

On pourrait dire que de l'extime de la Chose, la jouissance est passée à l'intime du corps et de l'objet a qui structure le fantasme. Dans la suite de l'enseignement de Lacan, ses emprunts à la logique, troisième période, et à la topologie, quatrième, lui permettent une vision plus unifiée du concept de jouissance dans ses rapports au corps et au signifiant.

De Radiophonie à Encore, les liens de la jouissance avec le(s) discours sont développés. Lacan distingue quatre structures possibles du discours qui déterminent ce qui peut être dit et captent ainsi le joint du savoir et du non-savoir ; c'est ce joint qu'il appelle jouissance, et le champ qu'il détermine champ de jouissance (L'envers de la psychanalyse). Il s'agit bien d'un manque de jouir, positivité en plus-de-jouir. Cette jouissance a une écriture, la lettre, qui borde le trou du savoir (S2) constitué de signifiants. L'écriture de la jouissance (sexuelle) est hypothétique d'où le conditionnel. D'un discours qui ne serait pas du semblant. Elle vient en suppléance du rapport sexuel, qui ne s'écrit pas. Cette période de l'œuvre de Lacan ouvre le plus de portes vers la pratique psychanalytique. En visant le littéral, l'interprétation peut permettre au sujet de lâcher un peu de la jouissance qui empêche son accès à la vérité, celle du manque, celle de son désir. De son côté féminin le sujet a, peut-être, la tâche plus aisée, parce qu'il n'est pas toute dans la fonction phallique (Encore, deuxième temps fort de l'élaboration du concept).

À partir de Les non-dupes errent, la topologie du nœud borroméen, véritable nœud des jouissances, centré sur l'objet a assimilé au *plus-de-jouir, permet à Lacan de resserrer ses idées quant à la structure de la jouissance. Phallique, de l'Autre et du sens, les jouissances constituent ce champ virtuel, ces lunules, que les trois nœuds du réel, du symbolique et de l'imaginaire laissent apparaître quand ils ne sont pas serrés au maximum. Le réel engendre la jouissance, supportée par le symbolique,* lalangue, *et accolée à l'imaginaire assimilé au corps (*RSI *et* La troisième, *dernier temps).*

La jouissance n'est pas un concept comme les autres ; elle est plutôt ce concept dont il faut toujours tenir compte quand on formalise les autres concepts. La plupart du temps inconsciente, elle est cette tension qui n'apparaît que quand il y a relâchement, relâchement du corps, après l'amour, après l'effort, relâchement des défenses dans le symptôme, à chaque fois, peut-être, que la mort s'insinue comme signifiant de l'anéantissement. La jouissance est « cet ambigu qu'il y a dans le rapport du corps avec lui-même » disait Lacan le 14 juin 1972 (… ou pire), *comme une contrainte que corps et lalangue s'imposent mutuellement, explique Jean-Marie Jadin. Elle ne s'éteint que pendant le sommeil, cédant sa place au rêve : alors, le champ des jouissances s'ouvre à celui du désir.*

Paul Hoffmann
Psychiatre et psychanalyste,
Mulhouse

Présentation

Jean-Marie Jadin
Marcel Ritter

Un séminaire sur la jouissance s'est tenu à Strasbourg entre octobre 2004 et juin 2006 sous la direction de Jean-Marie Jadin et de Marcel Ritter. Cet ouvrage témoigne de son après-coup. Il est le fruit d'un travail de réécriture de la plupart des interventions [1] effectivement prononcées.

Le lecteur y trouvera un parcours chronologique à travers l'ensemble de l'œuvre de Lacan : les Séminaires, les *Écrits*, les Conférences, les entretiens et interventions diverses. Ce parti pris chronologique a permis de cerner plus aisément un concept dont l'élaboration traverse tout l'enseignement de Lacan. Même s'il prend forme et consistance à différents moments de cristallisation, la dispersion dans le temps de ce concept rend son abord difficile. Il était donc nécessaire de serrer au plus près les différentes étapes de sa création.

Bien qu'elle soit repérable en filigrane dans le texte de Freud, la jouissance ne constitue pas véritablement un concept freudien. Freud a rarement utilisé le terme

1. Trois interventions n'ont pas été soumises à ce travail. Deux ont été remplacées par des textes rédigés respectivement par Jean-Marie Jadin et Marcel Ritter.

« *Genuss* » et jamais dans le sens que Lacan lui a donné comme radicalement distinct de celui de plaisir, « *Lust* ». En fait, Lacan a emprunté le terme de « jouissance » au texte de Hegel où l'opposition entre désir et jouissance est déjà patente. Il se réfère également au terme de « substance » chez Aristote pour la notion de « substance jouissante » et à celui de « plus-value » chez Marx pour le concept de « plus-de-jouir ».

La jouissance est introduite par Lacan d'abord comme « notion » opposée à celle de désir. Puis à partir du séminaire *L'éthique de la psychanalyse,* elle prend place parmi les concepts majeurs de la théorie psychanalytique.

Dès lors, l'élaboration de ce concept va s'appuyer sur une série d'énoncés fondamentaux dont le principal concerne le rapport de la jouissance avec le corps – « il n'y a de jouissance que du corps ». Le corps est à entendre ici comme le corps marqué par le langage.

La jouissance est ainsi un concept-frontière situé à la jonction entre le corps et le langage ou la parole. Elle s'articule avec les principaux concepts fondamentaux de la psychanalyse tels l'inconscient, la répétition, la pulsion, le désir, le sujet. Elle constitue aussi un repère essentiel pour la pratique psychanalytique en raison de ses rapports avec le symptôme et l'interprétation. Enfin, elle apparaît comme une notion centrale pour penser le rapport entre les sexes.

1

Pour introduire à la jouissance

Marcel Ritter

Des difficultés d'abord de la notion de jouissance

La notion de jouissance constitue sans aucun doute une des questions les plus difficiles du champ psychanalytique. Sur le plan de la théorie son approche est loin d'être aisée, en raison de son extrême éparpillement autant dans le temps que dans l'espace. Toute tentative d'approche se heurte non seulement à sa dispersion dans pratiquement tout l'enseignement de Lacan, mais aussi à sa fragmentation à l'intérieur même du champ qu'elle constitue.

Son élaboration est essentiellement repérable dans une période de l'enseignement de Lacan allant de 1957 à 1976. Au cours de cette période s'étendant sur presque vingt ans on peut toutefois isoler un certain nombre de moments forts, des moments de précipitation, de reprise aussi, et en tout cas de clarification de la notion. Ainsi le séminaire sur *L'éthique de la psychanalyse* (1959-1960) et le texte des *Écrits* intitulé « Subversion du sujet et dialectique du désir dans l'inconscient freudien » (1960) qui lui est contemporain. Ensuite le séminaire *Encore* (1972-1973). Enfin « La troisième » (1974[1]), l'intervention de

1. J. Lacan, 1974, « La troisième », dans *Lettres de l'École freudienne*, n° 16, 1975, p. 177-203.

Lacan au Congrès de l'École Freudienne de Paris à Rome, et le séminaire *R.S.I.* (1974-1975) qui lui a fait suite.

Aux apports de Lacan durant toute cette période il faut ajouter, en amont le texte sur « Le stade du miroir » (1949[2]) où le terme même de jouissance ne figure pas, bien que celui d'assomption jubilatoire de l'image spéculaire l'évoque déjà. Il s'agit d'un moment de fascination marquant et masquant à la fois l'aliénation fondamentale du sujet dans une image constituée « comme une autre », et *ipso facto* de sa jouissance et tant qu'elle apparaît comme « la jouissance de l'autre » – comme Lacan l'indiquera un peu plus tard à propos de la reconstruction de l'image spéculaire dans le cadre de la cure analytique[3]. Et en aval, « Le Séminaire de Caracas[4] » en août 1980 où il y est fait allusion en une seule et unique phase, qui rappelle le point où Lacan est parvenu quelques années auparavant quant à cette notion.

L'autre source de difficultés est liée à la distinction opérée par Lacan entre plusieurs variétés de jouissance. La notion de jouissance recouvre en effet un vaste champ, lui-même constitué de plusieurs espèces de jouissance, qui ne sont pas sans présenter des traits communs mais dont les points d'articulation ne sont pas évidents au premier abord.

Une question mérite d'être soulevée à propos de cette difficulté d'accès à la notion de jouissance. Cette difficulté n'est-elle pas le reflet dans le champ théorique du caractère inaccessible de la jouissance dans son essence même, lié à son statut de réel comme impossible dans le champ du

2. J. Lacan, 1949, « Le stade du miroir comme formateur du Je », dans *Écrits*, Paris, Le Seuil, 1966, p. 93-100.

3. J. Lacan, 1953, « Fonction et champ de la parole et du langage en psychanalyse », dans *Écrits, op. cit.*, 1966, p. 249-250.

4. J. Lacan, 1980, « Le Séminaire de Caracas », dans *L'Âne, 1*, 1981, p. 30-31.

sujet – impossible que recouvre le terme « interdiction » dans le registre du symbolique. Citons à ce propos une des premières formules canoniques de Lacan concernant la jouissance : « La jouissance est interdite à qui parle comme tel », dans le sens où elle ne peut être dite qu'entre les lignes pour quiconque est sujet de la Loi [5]. Ce trait de réel comme impossible inhérent à la jouissance dans l'économie subjective ne serait donc pas sans effet au moment de son approche théorique.

La jouissance comme notion et comme champ

Nous venons d'introduire la jouissance d'abord comme notion, puis comme champ. Ces deux termes sont une référence au discours de Lacan.

Lacan désigne la jouissance au départ comme une « notion », et ce dans son séminaire sur *Les formations de l'inconscient* au cours de la séance du 5 mars 1958 [6]. Il la distingue du même coup de la notion de désir, dans le cadre de la constitution du désir dans le rapport au signifiant. Dans le texte établi par Jacques-Alain Miller pour le séminaire publié aux éditions Le Seuil, cette séance porte d'ailleurs le titre « Le désir et la jouissance ». À partir de ce moment inaugural, moment de sa nomination, la jouissance est à considérer comme une notion opposée à celle de désir, tout en y étant impliquée – ce qui indique son rapport au signifiant, donc au langage *via* cette référence au désir. Dire qu'elle est impliquée dans la notion de désir signifie qu'elle en est autant l'arrière-plan que l'horizon, soit l'envers du décor de la scène où se joue la partie du

5. J. Lacan, 1960, « Subversion du sujet et dialectique du désir dans l'inconscient freudien », dans *Écrits*, *op. cit.*, 1966, p. 821.

6. J. Lacan, 1957-1958, *Les formations de l'inconscient*, Le Séminaire, Livre V, Paris, Le Seuil, 1998, p. 251-252.

désir, sa référence permanente, tout en en étant radicalement séparée.

Si Lacan parle au départ de notion à propos de la jouissance, il dira aussi par la suite qu'il s'agit d'« un signifiant introduit dans le réel[7] » [de l'expérience psychanalytique] ou encore d'« un terme nouveau[8] ».

Quant à l'expression « champ de la jouissance », Lacan l'utilise en particulier dans son séminaire *L'envers de la psychanalyse* : « [...] s'il y a quelque chose qui reste à faire, dans l'analyse, c'est l'institution de cet autre champ énergétique qui nécessiterait d'autres structures que celles de la physique, et qui est le champ de la jouissance ». Puis : « Pour ce qui est du champ de la jouissance – hélas, qu'on n'appellera jamais, car je n'aurai sûrement pas le temps même d'en ébaucher les bases, le champ lacanien, mais je l'ai souhaité – il y a des remarques à faire[9]. » Dans le texte établi par Jacques-Alain Miller pour le séminaire publié aux éditions Le Seuil, cette séance porte justement le titre « Le champ lacanien ».

Il nous revient donc de soutenir que non seulement Lacan a déjà ébauché les bases de ce champ, mais qu'il l'a aussi ordonné voire unifié selon les données de la structure, laquelle dans le champ de la psychanalyse ne saurait être que la structure du langage, soit l'inconscient structuré comme un langage. Sans oublier le fait qu'il nous a de plus fourni les moyens pour articuler ce champ de la jouissance avec quelques notions clés de notre pratique.

L'expression « champ lacanien » nous renvoie évidemment à celle de « champ freudien ». S'agit-il de la même chose ? Certainement, puisque les deux concernent le

7. J. Lacan, 1966-1967, *La logique du fantasme*, séminaire inédit, 30 mai 1967.

8. *Ibid.*, 14 juin 1967.

9. J. Lacan, 1969-1970, *L'envers de la psychanalyse*, Le Séminaire, Livre XVII, Paris, Le Seuil, 1991, p. 93.

même objet, l'inconscient, fruit d'une même expérience, la psychanalyse définie comme pratique. Il n'empêche que la nomination de ces deux champs correspond à deux points de vue, à deux pôles différents, mieux à deux pôles opposés de cette expérience.

Si conformément au souhait de Lacan nous qualifions de champ lacanien le champ de la jouissance, ce qui revient à faire de la jouissance l'objet de la psychanalyse dans le sens lacanien, comment qualifier alors le champ freudien ? En partant des fondements de l'inconscient tels que Freud les a énoncés dès le départ à propos du rêve, nous pouvons qualifier sans trop de difficultés le champ freudien comme le champ du désir inconscient – encore que la formule freudienne « le rêve est un accomplissement de désir » évoque la notion de satisfaction, donc implicitement celle de jouissance.

Mais il ne s'agit nullement d'opposer Freud et Lacan à travers cette bipolarité désir-jouissance. Disons pour simplifier que le champ freudien se situe plutôt du côté du désir, l'inconscient désire ou l'inconscient est désir, et le champ lacanien plutôt du côté de la jouissance, l'inconscient se jouit ou l'inconscient est jouissance. Il ne faut cependant pas oublier que si la deuxième partie de l'enseignement de Lacan privilégie effectivement la notion de jouissance, toute la première partie porte l'accent sur la notion de désir. Par ailleurs, si le séminaire sur *L'éthique de la psychanalyse* (1959-1960), suivant de peu l'introduction en 1958 de la notion de jouissance en opposition à celle de désir, fait la part belle à cette notion de jouissance, il ne se termine pas moins sur la formule « ne pas céder sur son désir ». Cette formule résumant l'éthique de la psychanalyse est à entendre dès lors comme ne pas abandonner le pôle du désir car il constitue une défense contre le pôle de la jouissance.

Quelques énoncés fondamentaux

La jouissance définie et unifiée comme champ recouvre différentes variétés de jouissance isolées par Lacan, et désignées par des noms spécifiques. Toutes ces variétés sont supportées par un certain nombre d'énoncés fondamentaux ayant valeur d'axiomes. Ces énoncés fondamentaux visent le rapport de la jouissance avec d'autres notions clés de la théorie psychanalytique.

Le rapport de la jouissance avec le corps

Parmi tous les énoncés de Lacan concernant la jouissance, celui de son rapport au corps est le plus important et le plus constant. Il constitue l'axiome central autour duquel tourne toute l'élaboration de la notion de jouissance.

Les énoncés dans ce sens se multiplient à partir de 1966, tels « il n'appartient qu'à un corps de jouir[10] » ou « un corps est quelque chose qui est fait pour jouir, jouir de soi-même[11] ». Il s'agit de la jouissance dans le sens où le corps s'éprouve, jouit de lui-même, ce qui conduira à la formule « un corps cela se jouit[12] ». La jouissance s'avère être de l'ordre de l'augmentation de tension, du forçage, de la dépense, voire de l'exploit, pour confiner au moment de l'apparition de la douleur[13].

Par ailleurs, le corps est à entendre non pas comme le corps naturel, l'organisme biologique, mais comme le corps marqué par le langage, le signifiant, le trait unaire,

---

10. J. Lacan, 1965-1966, *L'objet de la psychanalyse*, séminaire inédit, 27 avril 1966.

11. J. Lacan, 1966, « Psychanalyse et Médecine », dans *Lettres de l'École freudienne*, n° 1, 1967, p. 42.

12. J. Lacan, 1972-1973, *Encore*, Le Séminaire, Livre XX, Paris, Le Seuil, 1975, p. 26.

13. J. Lacan, « Psychanalyse et médecine », *op. cit.*, 1967, p. 46.

d'où la notion de corps parlant [14]. Ainsi Lacan peut-il énoncer qu'« un corps se jouit de le corporiser de façon signifiante [15] ». Une des définitions générales qu'il donnera de la jouissance est que « la jouissance est le rapport de l'être parlant au corps [16] ». La jouissance est dès lors située à la jonction du corps et du langage ou de lalangue ou encore de la parole.

Il convient donc de prendre en compte les effets du langage ou du signifiant sur le corps. Ces effets sont de deux ordres. Le corps devient l'équivalent du lieu de l'Autre : « Le lieu de l'Autre est le corps car c'est là que s'inscrit la marque en tant que signifiant [17] »; et il y a de ce fait production au niveau du corps de l'objet *a* comme perte, soit la rencontre avec le pulsionnel. Ce double mouvement est à articuler avec la constitution du sujet comme barré par le signifiant et la chute de l'objet *a* comme reste, tel que Lacan l'a élaboré en particulier dans le séminaire sur *Les quatre concepts fondamentaux de la psychanalyse*. Il en résulte que le sujet se fonde dans la marque inscrite au niveau du corps, alors que l'objet *a* devient le support de la jouissance. Il y a dès lors séparation entre le corps, comme lieu de l'Autre ou marqué du signifiant, et la jouissance spécifiquement supportée par l'objet *a* comme part réservée du corps où elle se polarise [18].

Nous assistons donc à une sorte de glissement, de déplacement de la jouissance du corps proprement dit vers une de ses parties, de plus séparée du corps. À partir de là Lacan pourra énoncer un peu plus tard que toute jouis-

14. En particulier dans *Encore, op. cit.*, 1975, p. 114 et 118.
15. *Ibid.*, p. 26.
16. J. Lacan, 1971-1972, *Le savoir du psychanalyste*, Entretiens de Sainte-Anne, inédit, 2 décembre 1971.
17. J. Lacan, 1966-1967, *La logique du fantasme*, séminaire inédit, 30 mai 1967.
18. *Ibid.*, 30 mai 1967, 7 juin 1967, 14 juin 1967, 21 juin 1967.

sance est organisée autour de l'objet *a* à la place désignée du plus-de-jouir, de cet objet *a* qui en constitue le noyau élaborable, et qui est « au regard d'aucune jouissance sa condition[19] ».

Le rapport de la jouissance avec la satisfaction de la pulsion

Le rapport de la jouissance avec l'objet *a* conduit à un deuxième ordre d'énoncés qui concerne l'articulation de la jouissance avec la satisfaction de la pulsion.

Dans son séminaire sur *L'éthique de la psychanalyse* Lacan avance que la jouissance est « la satisfaction d'une pulsion », et non purement et simplement la satisfaction d'un besoin[20]. Il s'agit en l'occurrence de la pulsion de mort caractérisée par la répétition. Mais l'énoncé de Lacan vaut pour toute pulsion, non seulement parce que toute pulsion se réfère selon Freud à la pulsion de mort par son caractère répétitif, mais aussi parce que toute pulsion est liée pour Lacan à la répétition dans la demande de l'objet *a*. En fait la pulsion, dans le sens de la pulsion partielle cette fois-ci, fait le tour de cet objet *a* sans jamais l'atteindre. L'objet *a* est l'objet qui « viendrait » satisfaire la jouissance[21] – si celle-ci était possible. Or la satisfaction de la pulsion est une insatisfaction. Donc si la jouissance est la satisfaction d'une pulsion, et que cette satisfaction est une insatisfaction, la jouissance est forcément inaccessible, d'où la notion de perte ou de déperdition, soit l'effet d'entropie qui la caractérise. Certains énoncés en témoignent, tels « Il y a un statut de la jouissance qui est l'insatisfaction[22] » ou « […] c'est seulement dans cet d'effet entropie,

19. J. Lacan, « La troisième », *op. cit.*, 1975, p. 189.
20. J. Lacan, 1959-1960, *L'éthique de la psychanalyse*, Le Séminaire, Livre VII, Paris, Le Seuil, 1986, p. 244-248.
21. J. Lacan, *Encore, op. cit.*, 1975, p. 114.
22. J. Lacan, 1967-1968, *L'acte psychanalytique*, séminaire inédit, 6 décembre 1967.

dans cette déperdition que la jouissance prend statut, qu'elle s'indique[23] ».

Le même constat vaut pour ce que Lacan désigne du terme de « plus-de-jouir » : il « est ce qui répond, non pas à la jouissance, mais à la perte de la jouissance[24] ». On peut en conclure que le plus-de-jouir n'est que la positivation d'un manque de jouir ou un plus-de-jouir à récupérer[25], et que la jouissance n'est somme toute que supposée du fait de la répétition. D'où un troisième ordre d'énoncés, concernant le rapport de la jouissance avec la répétition.

Le rapport de la jouissance avec la répétition

C'est à partir de l'introduction par Freud de la pulsion de mort dans « Au-delà du principe de plaisir » que Lacan soutient le rapport de la jouissance avec la répétition ou avec l'Un dans le sens du trait unaire. La jouissance du corps s'articule à l'origine avec l'inscription au niveau de ce corps d'une marque dont Lacan dira qu'elle est « marque pour la mort[26] ». La répétition opère à ce niveau précis où corps et signifiant se rencontrent. La répétition signifiante conduit à la question du savoir et de son rapport à la jouissance.

Le rapport de la jouissance avec le savoir

Le rapport de la jouissance avec le savoir donne lieu à un quatrième ordre d'énoncés. Il ne s'agit pas du savoir « naturel » ou de la connaissance mais du savoir lié à la connexion des signifiants, c'est-à-dire le savoir inconscient.

23. J. Lacan, *L'envers de la psychanalyse, op. cit.*, 1991, p. 56.
24. J. Lacan, 1968-1969, *D'un Autre à l'autre*, Le Séminaire, Livre XVI, Paris, Le Seuil, 2006, p. 116.
25. J. Lacan, *L'envers de la psychanalyse, op. cit.*, 1991, p. 56.
26. *Ibid.*, p. 206.

Cette question est abordée en particulier dans le séminaire sur *L'envers de la psychanalyse,* où la jouissance est articulée avec la notion de discours. L'énoncé principal en est : « Il y a un rapport primitif du savoir à la jouissance », donc un rapport primitif du signifiant à la jouissance[27]. Il éclaire la formule, tirée de l'élaboration du rapport de la jouissance et du savoir au cours du séminaire précédent *D'un Autre à l'autre* : « Le savoir est la jouissance de l'Autre. » Il s'agit de l'Autre comme lieu du signifiant, ou « de l'Autre pour autant – car il n'est nul Autre – que le fait surgir comme champ l'intervention du signifiant[28] ». Dans la répétition le savoir, dans le sens du savoir inconscient, peut dès lors être défini comme le moyen de la jouissance[29].

Il nous reste encore deux ordres d'énoncés qui concernent le rapport de la jouissance au désir d'une part, au plaisir de l'autre, soit à ce qui contribue à limiter la jouissance.

Le rapport de la jouissance avec le désir

L'opposition entre désir et jouissance marque l'introduction de la notion de jouissance en 1958. Cette opposition donne lieu à un certain nombre d'énoncés radicaux que l'on peut schématiser dans la formule : ou bien la jouissance ou bien le désir. Ainsi : « [...] le désir est une défense, défense d'outre-passer une limite dans la jouissance[30] » ou encore « [...] pour nous la jouissance [n'est pas] promise au désir. Le désir ne fait que d'aller à sa rencontre[31]... » Autrement dit, le désir fait exister la jouissance comme inaccessible et perdue.

27. *Ibid.*, p. 18.
28. *Ibid.*, p. 12 et 14.
29. *Ibid.*, p. 54.
30. J. Lacan, « Subversion du sujet et dialectique du désir dans l'inconscient freudien », *Écrits, op. cit.*, 1966, p 825.
31. J. Lacan, 1962-1963, *L'angoisse*, Le Séminaire, Livre X, Paris, Le Seuil, 2004, p. 383.

En fait il y a ambiguïté, duplicité du désir par rapport à la jouissance. Le désir est mouvement vers la jouissance, et en même temps défense envers la jouissance [32]. Lacan va encore plus loin en évoquant la position masochiste au fondement du sujet du désir : comme le pervers il jouit de son désir [33] – où apparaît une stricte équivalence entre la jouissance et le désir, désirer c'est jouir dans le tourment.

Le rapport de la jouissance avec le plaisir

Enfin, la jouissance se définit par opposition au plaisir comme étant son au-delà. Si le plaisir, le principe de plaisir décrit par Freud, vise la diminution de la tension, la réduction de l'excitation à un niveau le plus bas, la jouissance correspond à l'excitation maximale de la tension jusqu'à la limite de l'insupportable. Le principe de plaisir est ainsi un principe de régulation de la jouissance dont le but est d'éviter un quantum d'excitation trop élevé, donc nocif.

Le plaisir est limitation et éloignement de la jouissance [34], ce qui permet de dire que le sujet recule devant la jouissance [35]. Le plaisir se définit tout autant par rapport à la jouissance que l'inverse : il est ce qui nous arrête à un point d'éloignement, de distance très respectueuse de la jouissance [36].

---

32. J. Lacan, 1965-1966, *L'objet de la psychanalyse*, séminaire inédit, 27 avril 1966.
33. J. Lacan, *Les formations de l'inconscient*, *op. cit.*, 1998, p. 313.
34. J. Lacan, « Subversion du sujet et dialectique du désir dans l'inconscient freudien », *Écrits*, *op. cit.*, 1966, p. 821 ; *L'éthique de la psychanalyse*, *op. cit.*, 1986, p. 218.
35. J. Lacan, *L'éthique de la psychanalyse*, *op. cit.*, 1986, p. 228-230.
36. J. Lacan, « Psychanalyse et médecine », *op. cit.*, 1967, p. 46.

Un premier tour dans les variétés de la jouissance

Lacan a nommé au cours de son enseignement sept types de jouissance. Peut-être serait-il plus juste de dire sept aspects de la jouissance, car il n'a jamais cessé de parler de « la jouissance ». Ils constituent ce qui est défini comme étant le champ de la jouissance.

La jouissance de la Chose

Le premier type est la jouissance de la Chose. La jouissance définie comme rapport à la Chose est développée dans le séminaire sur *L'éthique de la psychanalyse,* et reprise en partie l'année suivante dans le séminaire sur *L'identification.* Avec elle apparaît une première version repérable de la jouissance de l'Autre, avec *de* dans le sens du génitif objectif, sans que pour autant celle-ci soit nommée dans ce cadre précis. La jouissance de l'Autre, d'emblée connotée de l'impossible, peut être évoquée sous quatre aspects. D'abord la jouissance de la Chose en tant que la Chose est désignée comme l'Autre absolu du sujet[37] ou l'Autre en tant que *das Ding*[38]. S'y ajoute le fait que la Chose est un réel extime au sujet, une extériorité intime, soit ce qui lui est le plus extérieur et en même temps le plus proche[39]. Ensuite, la jouissance de la Chose en tant que le lieu de la Chose est occupé par la mère comme interdite[40], soit l'Autre incarné. Enfin, la jouissance de la Chose en tant que l'Autre, comme lieu du signifiant cette fois-ci, est reconnu comme le lieu de la Chose effacée, élidée par le signifiant ou la Chose réduite à son lieu – d'où l'accent mis sur l'an-

37. J. Lacan, *L'éthique de la psychanalyse, op. cit.,* 1986, p. 65.
38. *Ibid.,* p. 69.
39. *Ibid.,* p. 167.
40. *Ibid.,* p. 82.

tinomie entre l'Autre et la jouissance comme suspendue ou impossible du fait même de la dimension de l'Autre[41].

Par ailleurs Lacan définit également le lieu de la Chose comme le lieu du mal, de l'agressivité envers le prochain[42], de la destruction, donc de la pulsion de mort. La jouissance de la Chose se transmute dès lors en jouissance dite mortelle.

La jouissance de l'être

Dans le même mouvement apparaît la jouissance de l'être, le deuxième type. En effet, Lacan désigne le champ de la Chose comme « le lieu où est mis en cause tout ce qui est lieu de l'être[43] ». Cette jouissance de l'être est plus particulièrement repérable dans « Subversion du sujet et dialectique du désir dans l'inconscient freudien[44] », où elle n'est pas nommée comme telle mais aisément déductible du texte. Elle est nommée par la suite, en particulier dans le séminaire sur *L'angoisse*[45] et dans le séminaire *Encore*[46]. Elle est articulée avec le langage, donc avec l'Autre comme lieu du signifiant, et avec le phallus. Elle se réfère également au *cogito* cartésien, donc à la pensée, mais en tenant compte de la subversion de la notion de l'être introduite par Lacan : l'être est l'être de la signifiance[47], il n'est qu'un fait de dit[48]. La définition proposée par Pierre-Christophe Cathelineau[49] de cette notion de l'être de la signifiance nous est ici

---

41. J. Lacan, 1961-1962, *L'identification*, séminaire inédit, 21 mars et 4 avril 1962.
42. J. Lacan, *L'éthique de la psychanalyse, op. cit.*, 1986, p. 219.
43. *Ibid.*, p. 253.
44. J. Lacan, *Écrits, op. cit.*, 1966, p. 819-820.
45. J. Lacan, *L'angoisse, op. cit.*, 2004, p. 210.
46. J. Lacan, *Encore, op. cit.*, 1975, p. 66.
47. *Ibid.*, p. 67.
48. *Ibid.*, p. 107.
49. P.-C. Cathelineau, *Lacan, lecteur d'Aristote*, Paris, Éditions de l'Association Freudienne Internationale, 2001, p. 161 et 169.

précieuse : la matérialité des signifiants dans leur relation mutuelle, en tant que leur matérialité physique a la consistance d'un être. La formule qui résumera le mieux cette jouissance de l'être est « je pense donc se jouit [50] ».

La jouissance de l'Autre

La jouissance de l'Autre est une notion qui traverse et sous-tend toute l'élaboration de Lacan. Cette dénomination apparaît pour la première fois dans « Subversion du sujet et dialectique du désir dans l'inconscient freudien [51] », avec *de* dans le sens du génitif subjectif, c'est-à-dire que c'est l'Autre qui jouirait. Lacan l'évoque d'une part à propos du pervers, et de l'autre de ce contre quoi le névrosé se défend. Elle est mentionnée un peu plus haut dans le même texte [52] sous la forme d'une jouissance dont le manque fait l'Autre inconsistant ou barré, et dont la place est notée sur le graphe par le sigle S(Ⱥ), qui marque aussi la place du phallus. Elle est donc ici en rapport avec l'Autre comme lieu du signifiant et d'emblée caractérisée par son impossibilité, son inter-diction. Dans ce cas il s'agit du *de* dans le sens du génitif objectif, où le sujet jouirait de ou dans l'Autre.

En fait, le sens de cette jouissance de l'Autre évolue au cours de l'enseignement de Lacan avec les différentes désignations du terme Autre dans son rapport à la jouissance : d'abord la Chose ; puis l'Autre comme lieu du signifiant ; ensuite le corps propre comme lieu de l'Autre, par le biais de l'inscription de la marque ; au corps propre fait suite le corps de l'Autre ou l'Autre sexué, soit le partenaire sexuel, où la jouissance de l'Autre acquiert son caractère d'être hors langage ; enfin la dénomination jouissance de l'Autre

50. J. Lacan, « La troisième », *op. cit.*, 1975, p. 179.
51. J. Lacan, *Écrits, op. cit.*, 1966, p. 823-826.
52. *Ibid.*, p. 819-820.

désigne la jouissance supplémentaire de la femme et la jouissance des mystiques, où le corps propre fait retour, et il faut l'entendre comme la jouissance Autre. Dans le séminaire *Encore* Lacan parle de « l'autre jouissance » et d'« une autre que la jouissance phallique » mais aussi de « jouissance radicalement Autre », à propos de la jouissance féminine[53]. Nous avons opté pour « jouissance Autre » dans le souci de bien marquer son articulation avec la jouissance de l'Autre et sa référence au corps.

La jouissance de l'image du corps

Avancée dès le texte sur « Le stade du miroir », la jouissance de l'image du corps est évoquée au cours du séminaire sur *Le sinthome*[54] comme la jouissance de l'image spéculaire ou du double. Elle est déjà mentionnée dans « La troisième[55] » : le corps s'introduit à l'économie de la jouissance par l'image du corps. Érik Porge[56] la situe du côté de la jouissance de l'Autre, de même que la jalousie, dans le sens d'une jouissance qu'on jalouse chez l'Autre, « la jalouissance[57] ».

La jouissance phallique

La jouissance phallique se rapporte à la fonction phallique ou à la castration. La fonction phallique est mise en jeu dans le langage sous la forme de la signification phallique. La jouissance phallique n'a a priori rien à voir avec l'organe du même nom. Lacan la désigne aussi comme

53. J. Lacan, *Encore, op.cit.*, 1975, p. 53-54, 56, 69, 77.
54. J. Lacan, 1975-1976, *Le sinthome*, Paris, Le Seuil, 2005, p. 56.
55. J. Lacan, « La troisième », *op. cit.*, Le Séminaire, Livre XVIII, 1975, p. 191.
56. É. Porge, 2000, *Jacques Lacan, un psychanalyste*, Toulouse, érès, coll. « Point Hors Ligne », p. 243.
57. J. Lacan, *Encore, op. cit.*, 1975, p. 91.

jouissance sémiotique[58] en raison de son lien au langage, à ce qui fait sens. Elle est, à ce titre, dite hors corps.

La jouissance sexuelle

La dénomination « jouissance sexuelle » correspond au « pivot de toute jouissance[59] ». Elle désigne la jouissance de l'être en tant que sexué. Son arrière-plan est l'inexistence du rapport sexuel. Elle concerne l'être dans son rapport au phallus. Elle est de ce fait, et de structure, en impasse[60]. Elle n'a par ailleurs rien à voir avec l'orgasme[61].

La jouissance de la vie

Lacan utilise le terme de jouissance de la vie à propos de la jouissance du corps[62], et ce en référence à Aristote pour qui il n'y a que l'individu qui compte vraiment. Lacan en déduit qu'Aristote y suppose la jouissance, d'où sa conclusion : la vie implique la jouissance[63]. Dans le séminaire *R.S.I.* il évoque la jouissance de l'Autre en tant que jouissance du corps comme jouissance de la vie, par opposition à la jouissance phallique comme jouissance de la mort[64] du fait de son lien à la répétition signifiante. Auparavant il avait déjà parlé des « jouissances de la vie »

58. J. Lacan, 1973-1974, *Les non-dupes errent*, séminaire inédit, 11 juin 1974.
59. J. Lacan, 1971-1972, *... ou pire*, séminaire inédit, 12 janvier 1972.
60. J. Lacan, 1973, « Télévision », dans *Autres écrits*, Paris, Le Seuil, 2001, p. 532.
61. J. Lacan, *L'angoisse*, *op. cit.*, 2004, p. 303 ; *L'objet de la psychanalyse*, séminaire inédit, 27 avril 1966.
62. J. Lacan, « La troisième », *op. cit.*, 1975, p. 190.
63. J. Lacan, 1973-1974, *Les non-dupes errent*, séminaire inédit, 11 juin 1974.
64. J. Lacan, 1974-1975, *R.S.I.*, séminaire inédit, 10 décembre 1974.

en les opposant aux « jouissances éternelles[65] », et de « la jouissance de la vie » en tant que la mort y met un point terme[66].

Toutes ces jouissances ont en commun d'être organisées autour du plus-de-jouir, soit le point central du nœud borroméen qui porte l'inscription *a* sur le schéma figurant dans « La troisième[67] ».

Il convient de noter dès maintenant que tout cet éventail de jouissances finira par se refermer à partir du séminaire *Encore* et de « La troisième » sur deux types de jouissance : la jouissance phallique et la jouissance de l'Autre, la première dans une fonction de suppléance par rapport à la deuxième.

Cet éventail recouvre en fait le débat entre la jouissance et le signifiant, dont Jacques-Alain Miller retrace toutes les péripéties dans « Les six paradigmes de la jouissance[68] », et qui marque tout le cheminement de Lacan par rapport à cette notion de jouissance mais aussi toutes les questions qui restent en suspens.

La notion de jouissance se situe ainsi au centre de trois débats : entre désir et jouissance, entre signifiant et jouissance, entre corps et jouissance dans leur rapport au signifiant.

65. J. Lacan, 1966-1967, *La logique du fantasme*, séminaire inédit, 30 mai 1967.

66. J. Lacan, 1971, *D'un discours qui ne serait pas du semblant*. Le Séminaire livre XVIII, Paris, Le Seuil, 2006, (L'édition est datée d'octobre 2006 alors qu'elle n'a été disponible en librairie qu'en novembre 2007), p. 21.

67. J. Lacan, « La troisième », *op. cit.*, 1975, p. 190. Cf. *infra* p. 461, figure 18.

68. J.-A. Miller, 1999, « Les six paradigmes de la jouissance », dans *La cause freudienne*, Revue de psychanalyse, 43, p. 7-29.

2

Y a-t-il un être de la jouissance ?

Jean-Marie Jadin

Dans son introduction à notre périple à travers la jouissance, Marcel Ritter[1] a déplié l'évolution de ce concept mystérieux, qui n'est même pas de la nature d'un concept – pour anticiper un peu ce que nous reverrons plus loin, on pourrait utiliser l'allemand et dire qu'il est l'insaisissable du concept dans le sens de l'*Unbegreiflich* du *Begriff* (concept), ce qui échappe à sa griffe, à sa saisie, ce que l'on ne peut tenir dans la main. La jouissance n'est pas un concept et pourtant au cœur du concept. Elle n'est pas seulement un mot, un terme, un signifiant, pas seulement une idée, pas seulement une notion ; la jouissance nous met d'emblée en mal de mots pour la dire.

Avec Marcel Ritter nous avons pu suivre l'histoire de cette jouissance, sa diachronie selon le psittacisme d'une certaine époque, et sa diversification en différentes jouissances particulières tout au long de l'enseignement de Lacan. C'est cette variété qui nous permet d'évoquer, à la suite de Lacan lui-même, un champ de la jouissance – il est difficile de définir le champ ; il est, je crois, l'ensemble des modifications que subit une variable en tout point de l'es-

---

1. Cf. *supra* p. 13.

pace autour d'un ou plusieurs centres : ici il ne peut s'agir que de l'espace psychique pour lequel je me contenterai des référentiels de l'appareil psychique décrit par Freud dans son *Esquisse*[2] et du nœud borroméen de Lacan[3].

On peut tenter, dans cette seconde introduction au séminaire, de relever le défi d'une présentation et d'une conception plus ramassée de la diversité des jouissances. C'est le pari d'une synthèse possible, une interrogation sur ce qu'il y a au cœur du champ, en supposant qu'il y avait une idée ou tout au moins quelque chose de central que Lacan subissait dans sa pensée, dans le champ d'attraction de sa pensée.

Faire ainsi l'hypothèse d'une permanence souterraine au sein de toutes les variantes présentées par Marcel Ritter, c'est aller se faire voir chez les Grecs, puisque c'est le genre de question traditionnellement considérée comme étant à l'origine de la philosophie : quelle est l'unité secrète qui fonde la diversité de la *physis*, de la nature ? On sait que chez les présocratiques cette quête aboutissait presque toujours à une sorte de panmétaphorisme : tout était feu, eau, air ou terre. Seul l'*apeïron* d'Anaximandre[4], le non-délimité, l'illimité, l'informe, échappait à une quelconque qualification, à une attribution ou une prédication précise, c'est-à-dire à la métaphore qui implique qu'une chose soit aussi autre chose qu'elle-même. Un tel *apeïron*, n'est-il pas déjà la Chose-même d'une chose sise en deçà de ses attributs ou prédicats, la Chose dont parle Freud en s'inspirant d'Aristote, philosophe grec plus tardif qu'il a certainement

2. S. Freud, 1887-1902, « Projet d'une psychologie », dans *Lettres à Wilhelm Fliess*, Paris, PUF, 2006, p. 593-693 ; *Aus den Anfängen der Psychoanalyse*, Frankfurt am Main, S. Fischer, 1975, p. 296-384.

3. J. Lacan, 1974, « « La troisième » », dans *Lettres de l'École freudienne de Paris*, n° 16, novembre 1975, p. 178-203.

4. Pour une première approche : *Les écoles présocratiques*, Folio Essais n° 152, Paris, Gallimard, 1991, p. 32-48.

médité en suivant les cours de Von Brentano alors qu'il était étudiant en médecine ? Aristote radicalise les présocratiques, car à propos de toute chose et pas seulement de la nature toute entière, il pose la question de ce que c'est – *ti esti* : qu'est-ce que c'est ? Ainsi suppose-t-il la présence d'une part de quelque chose d'indéfini au cœur d'une chose, la Chose-même, et d'autre part des attributs ou des qualités qui particularisent cette chose.

Peut-on opérer de la même manière avec la jouissance ? Peut-on dire : « Qu'est-ce que la jouissance ? » C'est ici qu'il nous faut compliquer notre pensée. Il semble bien en effet que le verbe être soit inadéquat pour interroger la jouissance, qu'elle soit en deçà de l'être ou plutôt en son amont, tout comme la Chose-même, ramassée sur elle-même et insaisissable, est située en deçà de tous les attributs qui qualifient une chose. En disant cela, je ne fais d'ailleurs rien d'autre que paraphraser Lacan soutenant que la Chose de l'*Esquisse* est la jouissance ou le lieu de la jouissance[5]. Pour toucher cet en deçà de l'être qui désigne la jouissance dans la question « Qu'est-ce que la jouissance ? », il n'y a peut-être en guise de verbe que la pure réflexivité, l'absolue autarcie du retour sur soi, et je dirai même la seule pente à l'autorésorption du verbe « se jouir ». Il conviendrait donc de dire : « Qu'est-ce qui se jouit dans la jouissance ? » Ou encore : « Comment la jouissance se jouit-elle ? » puisque la jouissance est avant tout un « se jouir ».

Cette réflexivité, que l'on trouve déjà dans les dialectiques et les interrogations de Hegel sur la conscience de soi de l'Esprit[6], est peut-être la généralité au sein de laquelle siège le cas particulier de *la jouissance de l'image du*

5. J. Lacan, 1959-1960, *L'éthique de la psychanalyse,* Le Séminaire, Livre VII, Paris, Le Seuil, 1986.
6. G.W.F. Hegel, 1807, *Phénoménologie de l'Esprit,* 2 vol., Paris, Aubier, 1987.

corps, la jouissance de l'assomption jubilatoire du stade du miroir[7] décrit par Lacan. La même réflexivité recèle aussi la jouissance de la parole, du bla-bla, *la jouissance phallique*[8] qui implique qu'en disant ça *se* dise, fût-ce dans le dire de l'inconscient, tout autant que dans le dire à quelqu'un. Que cette réflexivité tende toujours, du moins on peut le penser, vers la plus courte réflexivité jusqu'à la résorption d'elle-même, est peut-être également la généralité dans laquelle Freud a placé la boucle de toute pulsion tournant autour de l'objet qu'elle rate[9], et en particulier celle qui les subsume toutes, la boucle de la pulsion de mort qui aspire au retour de l'inanimé ou plus simplement à l'état antérieur. C'est *la jouissance mortelle*[10].

On découvre ainsi d'ores et déjà l'articulation de la jouissance avec la Chose de l'*Esquisse, das Ding,* l'en deçà de l'être d'Aristote, le stade du miroir, la parole, la pulsion partielle et la pulsion de mort. La jouissance est reliée à chacune de ces notions.

Mais nous n'allons pas en rester à une perspective aussi sauvagement foisonnante. En laissant voltiger ma pensée pour associer librement tous les endroits de l'enseignement de Lacan concernant la jouissance et les prémisses freudiennes de cette jouissance, trois pôles ont insisté et persisté dans cette recherche : l'*Esquisse* de Freud, qui date de 1895, le nœud borroméen décrit en 1974 dans « La troisième[11] » de Lacan, et entre les deux et à leur jonction, *La négation, Die Verneinung*[12] de Freud, qui est de 1925, accom-

7. J. Lacan, « Le stade du miroir comme formateur du Je », dans *Écrits,* Paris, Le Seuil, 1966, p. 93-100.
8. *Op. cit.,* 1975, 190-191.
9. J. Lacan, 1964, *Les quatre concepts fondamentaux de la psychanalyse,* Le Séminaire, Livre XI, Paris, Le Seuil, 1973, p. 163-164.
10. Cf. « Pour introduire à la jouissance » de Marcel Ritter, cf. *supra* p. 9.
11. *Op. cit.,* 1975.
12. S. Freud, 1925, « La négation », dans *Résultats, idées, problèmes, II,* Paris, PUF, p. 135-139.

pagnée des commentaires afférents de Lacan[13] que l'on trouve dans ses *Écrits*. Il y a là deux tenailles et leur point d'articulation pour tenter d'ouvrir – pardonnez le mauvais jeu de mots – la noix *(Nuss)* du *Genuss* (jouissance).

À ceux qui ont eu l'occasion de réfléchir au nœud borroméen, le choix de l'exploitation de « La troisième » leur paraîtra évident : entre les lignes, entre les traits du nœud, dans les espaces situés entre les cercles mis à plat, entre les ronds du réel, de l'imaginaire et du symbolique, il y a les zones des différentes jouissances décrites par Lacan. Dans une perspective tridimensionnelle ces différents espaces communiquent entre eux et forment un champ, le champ de la jouissance, champ très particulier en ce sens qu'il ne s'agit alors que d'un champ de préserrage, de précoinçage, un champ qui n'existe que dans la mesure où les ronds ne sont pas serrés au maximum. On pourrait dire que le champ de la jouissance est un champ purement manuel d'attraction vers le serrage – Lacan théorise ici avec du manipulable et non avec du visualisable. Le serrage extrême, et donc l'écartement et la discrimination maximale des trois registres du réel, de l'imaginaire et du symbolique y fait disparaître la et les jouissances.

Dans la mesure où le nœud borroméen est, comme le dit Lacan, uniquement appréhendable par l'exercice manuel, on retrouve ici, dans le champ borroméen de la jouissance, l'*Unbegreiflich* évoqué tout à l'heure, l'insaisissable de la Chose du concept, de la jouissance donc, qui se réduit grâce au *Begriff*, grâce au concept, au moment d'une saisie, d'une manipulation écartelante maximale des trois ronds. Dans ce nœud borroméen, la jouissance est l'« *Unbegriff* » lié ou non encore saisi avant l'écart maximal. Lacan dit d'ailleurs que la jouissance est la limite du savoir[14],

13. *Op. cit.*, 1966, p. 369-399.

14. J. Lacan, 1972-1973, *Encore*, Le Séminaire, Livre XX, Paris, Le Seuil, 1975, p. 95-96.

savoir de l'inconscient, du savoir dont il est question dans le mot *Unbewusst,* qui signifie inconscient mais aussi insu ; c'est le savoir de l'Autre qui définit également la jouissance[15]. L'« *Unbegriff* » est proche, je crois, de cet *Unbewusst.*

Ceux qui ont lu *La négation* de Freud, l'un des deux autres textes-repères, et son commentaire par Lacan, se rappelleront que ce dernier y décrit l'origine du symbolique et du réel, à propos de la Chose justement, ce qui permet de considérer cet article comme un point de jonction entre l'*Esquisse* avec sa Chose et le nœud borroméen avec ses trois registres. C'est à cause du commentaire de Lacan de *La négation* que j'ai louché sur l'un et l'autre des trois textes pour tenter de saisir néanmoins l'insaisissable jouissance.

La jouissance semble précéder l'être et on ne peut donc se demander ce qu'elle est. Mais comme elle est tout à fait insaisissable si l'on se contente de l'interroger uniquement avec le « se jouir » réflexif, il m'a semblé qu'il fallait malgré tout faire une concession à l'être et procéder un peu comme Aristote lorsqu'il interroge cet être. Si la jouissance était comme le trou noir du psychisme, l'être serait comme son disque d'accrétion, selon l'appellation des astrophysiciens, lequel entoure ce trou noir. Pour quand même parler d'une jouissance dont on ne peut parler, on ne peut qu'opérer une « péridiction », et ce en faisant appel au modèle de la logique qu'emploie Aristote à propos de l'être – elle est l'accrétion autour de la jouissance.

Marcel Ritter l'évoque[16] : pour explorer l'être d'une chose Aristote a créé les catégories. Les catégories sont des aspects ou des modalités de l'être. On en trouve une liste achevée dans son ouvrage sur *Les Catégories*[17], lequel

15. Voir à nouveau « Pour introduire à la jouissance », cf. *supra,* p. 13.
16. Cf. « Les sources de la jouissance : Freud et les autres », *infra,* p. 96.
17. Aristote, « Catégories », 5, dans *Organon,* I, Paris, J. Vrin, 1977.

constitue le premier livre de son traité de logique : l'*Organon*. Dans ce livre il y a dix catégories, encore appelées « genres de l'être » par certains traducteurs-commentateurs de l'Antiquité, par exemple Plotin, son élève Porphyre, ou encore Boèce. Je ne les cite pas toutes ; il y a la substance ou l'essence d'une chose, il y a la quantité, la qualité, le temps, le lieu, etc. En réalité ces dix catégories se réduisent à deux, et c'est ainsi dans la pensée de Freud.

Il y a l'*ousia*, c'est l'être en soi, la chose même, la Chose, *das Ding*. L'*ousia* a été traduit par *substantia*, substance, au Ve siècle après J.-C. Mais auparavant Saint-Augustin l'avait traduit par *essentia*, essence. Lorsque Lacan évoque une « substance jouissante » opposée aux substances pensante et étendue de Descartes, il se réfère à la traduction de Boèce. Des puristes se sont dépêchés de signaler que *substantia* traduirait plutôt l'*hypokeïmenon* ou l'*hypostasis*. Toujours est-il que l'*ousia* est l'essentiel ou le nécessaire d'une chose pour qu'elle soit ce qu'elle est. Elle est la catégorie principale. Aristote y rejoint très curieusement ce que Lacan dit de l'intime extérieur, de l'« extime[18] » de la Chose. Je vous rappelle la citation d'Aristote de Marcel Ritter : « La substance, au sens le plus fondamental, premier et principal du terme, c'est ce qui n'est ni affirmé d'un sujet, ni dans un sujet : par exemple, l'homme individuel ou le cheval individuel[19]. » C'est en somme ce qui fait l'hominité ou la chevalité de tel homme ou de tel cheval.

À côté de la substance il y a l'accident ou plutôt les neuf accidents, qualités, attributs, prédicats. C'est le non-essentiel, le contingent d'une chose. Dans *La négation* Freud élargit cette notion d'accident ou d'attribut – c'est en tout cas la lecture de Lacan. Évoquant les deux jugements qu'il convient d'exercer face à une chose, le jugement d'exis-

18. *Op. cit.*, 1986, p. 167.
19. *Op. cit.*, 2002, p. 65-67.

tence et le jugement d'attribution, Freud sous-entend qu'on peut attribuer une infinité d'attributs à une chose, à la Chose, à *l'ousia*. Lorsque Lacan soutient que la jouissance est l'*ousia*, il la présente en quelque sorte comme ce qui résiste à l'attribution, comme l'exclu du jugement d'attribution qu'il désigne par ailleurs comme étant le niveau du laissé-être selon une terminologie qu'il emprunte à Heidegger. La jouissance est donc bien ce qui résiste à l'être, la Chose non-laissée-être. L'être est, comme dit, autour de la jouissance, mais il semble bien que celle-ci ne serait pas sans cet être et réciproquement. Et comme Marcel Ritter l'a rappelé : *ousia* vient de *einaï* qui signifie être. *Jouissance de l'être* veut donc dire jouissance engendrant l'être.

Pour l'anecdote et en restant dans le domaine de l'étymologie : « catégorie » vient de *katêgoréô*[20] qui signifie « j'affirme ». Or le jugement d'attribution de Freud est appelé « affirmation primordiale » ou « symbolisation primordiale » par Lacan[21]. Mais bien entendu, cette affirmation n'est pas pour lui ce qui crée les neuf catégories fondamentales de Aristote, mais ce qui instaure le symbolique tout entier, c'est-à-dire le système des signifiants, de tous les signifiants. On peut dès lors penser que les catégories de Aristote constituent une sorte de canevas conceptuel restreint qui modélise, ramasse, reflète ce qui se passe pour tout le langage.

Nous pouvons nous servir de quatre autres de ces dix catégories pour tenter d'en tirer quelque chose de consistant sur la jouissance, quelque chose sur ce qu'elle serait si elle était, en l'extrapolant comme étant davantage que la pure réflexivité de la Chose en soi.

20. I. Gobry, 2000, *Le vocabulaire grec de la philosophie*, Paris, Ellipses, p. 72.

La première est celle de *la quantité*. Il est de prime abord étonnant que la jouissance ait quelque chose à voir avec la quantité. On l'imagine appartenant davantage au monde subjectif, à celui de l'éprouvé, du ressenti, qu'à celui de l'objectivité où la quantité constitue l'aune de référence. Bien entendu la jouissance n'a rien à voir avec la quantité chiffrée, mesurable, celle qu'on repère au moyen de valeurs absolues. La quantité dont il s'agit dans la jouissance est celle plus abstraite qu'il faut supposer à la base de tous les excès. Lacan, Nasio et d'autres insistent sur l'excès lorsqu'ils décrivent une clinique de la jouissance.

La jouissance se caractérise par le surplus, la contrainte, le forçage, le défi, l'outrance, l'exploit, le dépassement. Elle est à l'œuvre dans ce qui dépasse la mesure, dans les transgressions, les étalages, les surcharges, les orgies, les emphases et toutes les hyperboles. Elle est dans les accroissements, que ce soit dans le domaine corporel ou dans le domaine psychique. Elle est présente chez les grands sportifs qui visent le plus haut niveau, chez l'agrégatif perdant sa vie pour un diplôme, chez le maniaque qui ne s'arrête pas de parler, chez le carriériste qui joue son va-tout pour on ne sait quelle réussite et bien sûr dans les addictions en tout genre. Il faut ajouter la jouissance de celles ou ceux qui épousent les contraintes d'un idéal, d'un conjoint, d'un patron. La jouissance conduit à risquer sa vie, que ce danger soit évident ou pas. Ainsi, il ne l'est pas dans le monde de la performance intellectuelle ou de la normalité forcée et il y est pourtant présent.

Pour ceux qui s'intéressent à l'histoire des idées, on peut noter que cet aspect quantitatif de la jouissance a été énoncé par Georges Bataille bien avant Lacan, en particulier dans un article sur *La notion de dépense*[22]. Cette catégorie de la

~~21. *Op. cit.*, 1966~~, p. 389.
22. G. Bataille, 1933, « La notion de dépense », dans *La part maudite*, Paris, Éd. de Minuit, 1949.

quantité montre bien en tout cas l'implication du corps dans la jouissance. On retrouve là un aspect de la formule de Lacan : « Il n'y a de jouissance que du corps ». Elle agite la crécelle de la mort sous la forme du risque de mourir. La jouissance tend à épuiser le corps, à épuiser la vie.

Très étonnamment, la première métapsychologie de Freud, celle de l'*Esquisse*, fait une place d'honneur à cette notion de quantité, sans autre précision à son sujet. Encore sous l'emprise de l'idéal de Newton, Freud écrit dans les premières lignes : « L'*Esquisse* contient deux idées principales : 1. Concevoir ce qui différencie l'activité du repos comme quantité, laquelle est soumise à la loi générale du mouvement. 2. Admettre les neurones comme étant les parties matérielles[23]. » Toute l'*Esquisse* est une tentative de construction de la psychopathologie à partir de ces notions fondamentales.

Et l'on s'aperçoit très vite que Freud considère la quantité, toute quantité comme en excès dans les neurones du système nerveux. En effet lorsqu'il propose un peu plus loin son « principe d'inertie des neurones », inspiré de l'inertie de Galilée et de Descartes – « [...] les neurones aspirent à se débarrasser de la quantité[24] » – on découvre que toute quantité est de trop. Et ce trop est un mal. La quantité ne peut séjourner dans le neurone, *elle n'y a pas lieu d'être*, elle est en excès et cet excès est à la fois la cause d'un mal et l'explication de toutes les nuances de la psychologie. L'*Esquisse* est une neuropsychologie de la jouissance dans sa dimension de mal.

Une fonction primaire du système nerveux consiste à se décharger de la quantité dans les machines musculaires. C'est l'arc réflexe. Mais « Le principe d'inertie est néanmoins battu en brèche depuis le début de l'évolution par

23. *Op. cit.*, 1975, p. 305.
24. *Ibid.*, p. 305-306.

une autre circonstance. Avec la complexité croissante de ce qui est à l'intérieur le système nerveux reçoit des stimulations venues de l'élément corporel lui-même, des stimulations endogènes[25] ». L'intériorité corporelle, le fait qu'il y a une intériorisation, est à l'origine des pulsions. On retrouve là aussi le « se jouir » constitutif de la jouissance. Cette intériorité, qui crée des pulsions qui ne peuvent se décharger totalement, conduit à l'élaboration du système de la mémoire et plus avant à celle de tout le système psychique. Freud fait quasiment un jeu de mots avec l'*Erinnerung* (souvenir) : l'*Erinnerung* est une *Er-innerung,* une « ab-intériorisation » dont on peut faire une figure du « se jouir », intériorisation de la réflexivité de la jouissance.

Grâce à la quantité, grâce à l'excès, le réseau évoqué plus haut s'élargit : la jouissance se connecte aussi au mal, au « se jouir », et j'ajouterai à la Chose vue sous un angle nouveau, puisque la Chose est dans l'*Esquisse* le lieu neuronal de quantités qui ne peuvent être déchargées et donc d'une jouissance littéralement absolue. Cet appareil psychique fabriqué avec de la jouissance illustre le jeu de mots de Lacan : « Je pense donc se jouit ». La pensée est effectivement fondée sur le « se jouir » dans l'*Esquisse.* Et tout comme chez Descartes cette substance jouissante au fond de la pensante s'oppose à la substance étendue des neurones en raison du principe d'inertie de ces neurones.

Le trop de quantité, l'excès est un abus. Ce n'est pas avec la Chose en elle-même, avec *das Ding,* que Freud évoque cet abus, mais avec une extension de la Chose, lorsqu'elle déborde de son territoire. C'est ce débordement qui signale l'abus. Lorsqu'il décrit l'hystérie, Freud écrit en effet qu'un élément accessoire de la scène traumatique y a acquis la « dignité » *(Würdigkeit*[26]*)* de la Chose, est traité

25. *Ibid.*, p. 306.
26. *Ibid.*, p. 350.

comme la Chose. Or l'hystérie est liée à un abus sexuel, un abus génital qui est la source du traumatisme.

Nous pouvons ici pousser davantage encore notre réseau conceptuel : cet abus consiste à traiter le corps de l'enfant comme si l'on en avait l'usufruit. On peut ainsi ajouter le sens juridique de la jouissance. La Chose de l'hystérie est Chose par usufruit. Et l'amour qu'éprouve l'hystérique pour son abuseur fait de cette névrose un véritable syndrome de Stockholm, qui consiste, comme vous le savez, à s'attacher au terroriste qui vous prend en otage.

L'abus provoque un excès de quantité. Au début de l'*Esquisse,* Freud dit que ce sont les excès d'intensité des représentations, comme ceux qu'on rencontre dans l'hystérie ou dans la névrose obsessionnelle, qui lui ont fourni l'idée de quantité. Dans notre réseau, l'abus se rajoute donc à la Chose, au mal, au « se jouir », à la pensée, à la pulsion, à l'excès simple pour qualifier la jouissance – je tricote toujours les mêmes fils, mais autrement.

Cette notion d'abus peut être généralisée. Lorsque j'évoquerai plus loin le nœud borroméen je pourrai vous présenter les trois registres du symbolique, du réel et de l'imaginaire comme s'abusant mutuellement : le corps (l'imaginaire) abuse du langage (le symbolique), le langage abuse du corps (Hegel dit quelque part que l'homme est la maladie mortelle de l'animal, ce qui veut dire que l'être parlant abuse du corps vivant), et enfin le réel abuse du corps et du langage et est réciproquement abusé par eux, abusé par l'imaginaire et par le symbolique. C'est ce que vit le psychotique.

Allons maintenant du côté de la catégorie aristotélicienne qu'on oppose en général à la quantité, celle de *la qualité*. On trouve cette opposition dans l'*Esquisse.* Quelle est ou quelles sont les qualités de la jouissance ? Comment adjectiver un peu ce substantif de jouissance ? On ne peut, bien sûr, faire usage des qualités classiquement citées qui viennent toutes du monde sensible, par exemple le jaune, le rugueux, le chaud, etc. Je propose donc de faire appel à des nuances un peu particulières du désagréable psychique ou plutôt du sensible intérieur. Pour les repérer nous pouvons nous servir des protections contre la jouissance proposées par Lacan. On peut en retenir quatre : le plaisir, le désir, la beauté et le savoir.

La première occupe une place essentielle dans la théorie freudienne puisqu'il s'agit du *plaisir*. Malgré tous les avertissements de Lacan et de ses scrupuleux exégètes, le plaisir est quand même ce qu'on entend en premier lieu dans le terme de jouissance, et quelquefois lui-même assimile la jouissance au terme freudien de *Lust* (plaisir), alors que *Lust* ne désigne nullement l'au-delà du principe du plaisir, lequel correspondrait davantage à la jouissance. Comme Marcel Ritter le rappellera, Lacan entend par exemple le plus-de-jouir de l'objet *a* dans le terme de *Lustgewinn* utilisé par Freud [27], qui signifie « gain de plaisir » et non pas « gain de jouissance ».

Freud distingue le plaisir de son au-delà du point de vue quantitatif. Le plaisir est une chute d'intensité, de tension, alors que ce qui correspond à la jouissance est un trop, un excès de quantité. Sur le plan subjectif, Freud place l'hyperexcès du côté de la *douleur* et la diminution du côté du plaisir, et ce dès l'*Esquisse* – la douleur, barrière à la jouissance, est un autre aspect de la jouissance. Dans le masochisme pourtant, douleur et plaisir semblent aller dans la même direction. La douleur y apparaît liée à une barre de protection trop basse devant la jouissance. Elle n'y empêche pas le plaisir d'aller jusqu'à la jouissance. Le masochisme nous éclaire donc sur la communauté du plaisir et de la jouissance. Pour ma part je me représente le plaisir et la jouissance comme étant sur les mêmes rails,

27. Cf. M. Ritter, « Malaise dans le bonheur », *infra*, p. 83. *Lustgewinn* apparaît chez Freud en 1925, dans « Les limites de l'interprétable ».

mais séparés, à distance l'un de l'autre, certes opposés en cela mais pouvant aller dans le même sens. On peut aussi dire que la jouissance est l'horizon du plaisir.

Le plaisir est toujours un plaisir d'organe ; il est centré par un organe sensoriel. Le fantasme centré lui aussi sur un organe, peut également aller jusqu'à la jouissance. On peut dire cela autrement : la pulsion de mort est présente dans toutes les pulsions partielles.

Dans *le désir*, qui confère une sorte de seconde qualité à la jouissance, la barrière n'est pas la douleur mais *l'angoisse*. Lorsque le désir risque d'être satisfait, lorsqu'il y a danger de *Wunscherfüllung* (qu'on peut traduire par la réalisation du désir, l'exaucement du souhait, mais tout aussi bien par le remplissage du désir ou du souhait et pourquoi pas par la jouissance du désir) alors le signal de l'angoisse apparaît. Cette angoisse est très souvent remplacée par un symptôme hystérique, phobique ou obsessionnel, grâce à la partie jouissance phallique de la jouissance et à ce qui est à mon avis son corrélat et qui fait aussi partie de la jouissance : le sens. L'angoisse est un signal de la présence de la jouissance. Cette angoisse concerne également les organes des sens, les organes du plaisir. Tout le monde sait que l'angoisse peut toucher la sphère orale (elle cloue le bec), la sphère anale (les diarrhées), sexuelle (l'impuissance), visuelle (la pétrification du regard), auditive (on n'entend plus rien), etc.

La *Wunscherfüllung*, la réalisation ou le remplissage du désir, a quelque chose à voir avec le « se jouir ». L'imagerie développée dans l'*Esquisse* permet ici une nouvelle jonction entre la jouissance de la *Wunscherfüllung* et la jouissance du « se jouir » de l'*Erinnern* (remémorer, se souvenir, mais aussi très littéralement je le rappelle, intérioriser). La *Wunscherfüllung* est un *Erinnern* à petite échelle, à l'échelle du neurone. Le remplissage du neurone nécessite en effet qu'il soit limité par son contour, par sa membrane qui limite une intériorité. La *Wunscherfüllung* est un intérioriser. Il n'y aurait pas de remplissage sans intériorité – C'est une lapalissade du genre : sans la Pologne il n'y aurait pas de polonais. Tout comme avec le plaisir, la jouissance est un horizon ou une polarité guidant les lignes de force du désir. Le désir tend à la jouissance comme à son au-delà, mais il n'existe que par le manque de jouissance, qu'en écopant de la jouissance. Tout comme le plaisir, le désir regarde dans la direction de la jouissance mais s'en sépare tout en étant lui aussi sur les mêmes rails. En cela il est une tension, une faible tension mais entée, insérée, implantée dans la grande tension de la jouissance, et le plaisir est ce qui les apaise tous les deux. C'est ainsi que je vois les choses.

Le beau, une autre limite que Lacan nous propose à l'encontre de la jouissance, se situe à mon avis dans le cadre plus général de ce plaisir, mais sa qualité plus spécifique est sans doute d'être un voile devant la mort. L'effet pétrifiant du beau, est comme l'emprise du regard de la gorgone Méduse, celui de la mort qu'il y a dans la jouissance. C'est ce qu'éclaire la phrase du début des *Élégies de Duino* de Rainer Maria Rilke : « [...] le beau n'est rien que le commencement du terrible[28] ». Lacan a évoqué cette même qualité terrible de l'esthétique dans l'irradiation mortelle venant d'Antigone lorsque celle-ci s'avance vers sa seconde mort, celle d'être emmurée vivante pour la punir d'avoir enterré ses frères en opposition aux lois de la cité. Jacques-Alain Miller a donné le titre de « L'Éclat d'Antigone » à cette conférence du 25 mai 1960 dans le séminaire sur *L'éthique de la psychanalyse*[29].

Lacan a produit un nom rilkéen pour cette barrière du beau devant la jouissance : *l'atroce.* « Qu'Antigone sorte

28. R.M. Rilke, *Élégies de Duino,* Édition bilingue, Paris, Aubier Montaigne, 1974, p. 38-39.
29. *Op. cit.,* 1986, p. 285.

ainsi des limites humaines, qu'est-ce que cela veut dire pour nous ? – si ce n'est que son désir vise très précisément cela – au-delà de l'*Até*. Le même mot *Até* sert dans atroce. C'est ce dont il s'agit[30]... » L'atroce est la jouissance esthétique du tragique dans la beauté du tragique. Tout le monde sait que seuls les destins tragiques font les bons romans, les pièces de théâtre intéressantes, les beaux films. Il y a souvent dans une telle esthétique la déchéance liée à un excès ou un risque extrême. Telle est la qualité de la beauté présente dans la jouissance qui est, là aussi, comme son au-delà.

Il nous reste une quatrième limitation qu'il me semble devoir ajouter ici, même si elle n'est pas décrite comme telle par Lacan : le savoir et sa barrière de non-savoir. Le verbe non-savoir est l'*un-bewissen,* verbe actif, qu'on retrouve dans l'*Unbewusst*, l'inconscient, l'insu, qui est un participe passé. C'est le *refoulement,* la *Verdrängung* qui constitue la barrière du non-savoir, de l'*unbewissen* devant la jouissance.

Comment Lacan en arrive-t-il à placer le savoir du côté de la jouissance ? On ne peut qu'imaginer son raisonnement implicite : lorsque l'analysant acquiert dans son analyse un certain savoir sur ce qui était refoulé, un savoir sur des signifiants sonores, sur les métaphores insistantes, sur les scénarios après-coup imaginaires, etc., alors se produit une certaine déjouissance qui arrête parfois l'infernale répétition des symptômes. Ce savoir acquis par le sujet, cette levée du refoulement, qui diminue la jouissance, fait supposer qu'il y avait auparavant un savoir qui se savait tout seul, et non pas une simple absence de savoir, qu'il y avait un savoir qui jouissait de lui-même dans son coin, un savoir inconscient, un savoir de l'Autre. Cette jouissance qu'il y avait avant la déjouissance est le savoir

30. *Ibid.*, p. 306.

de l'Autre. Nous retrouvons ainsi la formule fondamentale de Lacan : « Le savoir est la jouissance de l'Autre[31]. »

La jouissance a la qualité d'un savoir. C'est le point le plus mystérieux, le plus inattendu de sa nature, si l'on peut dire. Cette jouissance du savoir de l'Autre, du savoir inconscient, est la base du chiffrage inconscient. C'est le savoir qu'il faut supposer exister, avant que ça se chiffre et pour que ça se chiffre. *L'inconscient est donc aussi un chiffrage de la jouissance,* mais quelque chose, la Chose justement, reste à jamais inchiffrable, ininscriptible. C'est en ce lieu que se situe l'énigme absolue du non-rapport sexuel.

À ces quatre qualités où se projette sur la jouissance ce qui s'y oppose, pour lesquelles la jouissance est une direction et en même temps leur au-delà, on peut ajouter une certaine *qualité épistémologique* de la jouissance, quelque chose sur ce qui lui donne sa forme.

Il y a d'abord ce fait étrange que Lacan, et bien d'autres après lui, parlent de la jouissance comme étant inaccessible à jamais, et ce pour tout un chacun, fût-il pervers ou psychotique, et en même temps comme si certains s'en approchaient tout de même davantage que d'autres – la clinique évoquée tout à l'heure va d'ailleurs dans ce sens : on est davantage dans la jouissance dans l'addiction que dans la névrose hystérique. Il me semble qu'on peut comparer ce paradoxe à ce qui se passe avec la suite des nombres. Dix est plus que un et pourtant à la même distance de l'infini. Le concept de jouissance a quelque chose du concept de l'*infini* ; l'usage que l'analyste peut en faire ressemble à celui du mathématicien avec l'infini. On pourrait même supposer qu'il s'agit d'un infini cernable, comme celui qu'il y a entre zéro et un, en raison de l'intériorité à des limites qu'il faut supposer pour la réflexivité du « se jouir ». Peut-être qu'on pourrait aussi parler de *concept asymptotique.*

31. Cf. à nouveau « Pour introduire à la jouissance », *supra* p. 21.

Parfois Lacan évoque ce que serait la jouissance si on pouvait l'atteindre. Il emploie alors le *conditionnel.* La jouissance est dès lors *un virtuel traité comme un effectif,* tout comme *l'énergie* qui désigne un travail en puissance. C'est, je crois, la modalité fondamentale de la jouissance.

Elle est aussi le *non-métaphorique qu'il faut à la métaphore,* le reste de la métaphore, c'est-à-dire et à nouveau la Chose-même. Enfin, il me semble parfois que la jouissance a l'existence du *Dieu* démontré par Saint Anselme[32]. Concevoir l'être le plus parfait y implique que cet être parfait existe. Le plus extrême de la jouissance et de la tension qui la constitue implique pour certains qu'elle existe chez quelques-uns.

Reprenons les catégories aristotéliciennes. Après la quantité et la qualité il y a la catégorie du *temps.* La jouissance est une affaire de temps. Elle est une affaire de temps sur le plan clinique, une histoire de tempo. Elle est présente chez l'homme pressé, celui qui veut gagner du temps, celui qui est contraint par le temps sous toutes ses formes. Elle provoque hâte et précipitation.

Mais elle est surtout là dans ce temps étrange de la répétition et dans sa traduction verbale, le réfléchi évoqué par « se jouir ». L'*Esquisse* est ici particulièrement intéressante car elle comporte une espèce de démultiplication de la boucle du retour sur soi. Le principe d'inertie constitue une première boucle. Elle est le retour à l'état antérieur du système nerveux après le passage de la quantité. Les excitations externes qui lui parviennent sont évacuées vers l'appareil moteur. Cet arc réflexe est fondé sur l'axiome de Newton de l'action-réaction. Le retour à l'état antérieur permet au système nerveux de jouir de lui-même, tout comme un chat ou un arbre, pour reprendre deux exemples de choses jouissantes de Lacan.

---

32. A. Koyré , 1923. *L'idée de Dieu dans la philosophie de Saint Anselme,* Paris, J. Vrin, 1984.

Avec la complexification de l'organisme certaines quantités sont produites par l'intérieur. Ces quantités endogènes constituent les pulsions. Elles tendent aussi à la décharge, mais ne peuvent être complètement évacuées parce que l'action spécifique nécessaire ne peut être trouvée.

Demeurant à l'intérieur du système nerveux et constamment renouvelées, ces quantités endogènes constituent un second niveau de jouissance ou de « se jouissance » greffé sur le premier. On reconnaît ici la boucle classique de la pulsion décrite par Lacan dans le séminaire sur *Les quatre concepts fondamentaux de la psychanalyse*[33]. Lacan y montre sur un schéma la flèche de la pulsion faisant le tour de l'objet, le ratant, et retournant vers sa source. C'est un second niveau du réflexif. L'aller et retour se traduit cliniquement au niveau des pulsions qui gravitent autour des quatre objets *a* : le manger actif devient un se faire manger réfléchi, le déféquer un se faire ch…, le voir un se faire voir, ce qui est la pulsion essentielle pour la contrainte de l'idéal du moi, l'écouter devient un se faire entendre, pulsion fondamentale de la contrainte du surmoi.

Cette seconde boucle de la pulsion est elle-même coiffée d'une troisième boucle de jouissance : la boucle du désir, du *Wunsch,* qui certes vise la *Wunscherfüllung,* la jouissance de comblement du désir comme on l'a vu, mais n'y arrive pas. Le désir est un travail qui tente de retrouver une première satisfaction mythique. La troisième partie de l'*Esquisse* montre que c'est le langage qui prend en charge cette mission.

La jouissance est visée à ce niveau-là. On trouve donc dans cette *Esquisse* la préfiguration de la jouissance du blabla appelée jouissance phallique. Ce serait la seule à laquelle nous puissions prétendre, dans la rétroaction de cette jouissance, dans son après-coup.

33. *Op. cit.*, 1973, p. 163.

Une satisfaction immédiate, purement corporelle, hors langage, animale et mythique est supposée. C'est cette jouissance hypothétique et Autre qui se conjugue au conditionnel. Elle serait ceci ou cela. Cela n'empêche pas certains de la considérer comme effective et pouvant être atteinte, virtuel effectif déjà évoqué. En tout cas, pour clore ce chapitre sur l'*Esquisse,* la congruence ou l'homologie des logiques de Freud et de Lacan est tout à fait saisissante dans cette *Esquisse.*

Il reste le chapitre très difficile de la dernière des catégories utiles pour éclairer la jouissance : *le lieu.* Où est la jouissance ? Où est-elle dans les registres et instances psychiques distingués par les théories de Freud et de Lacan ? Selon *La négation* de Freud la Chose, la jouissance, c'est ce sur quoi portent d'une part le jugement d'attribution, distinguant le symbolique, le laissé-être du symbolique, le bon à mettre en bouche, et le réel comme effet d'une expulsion, d'une *Ausstoßung,* et d'autre part le jugement d'existence qui distingue ces deux registres-là de celui de l'imaginaire. Ce dernier jugement décide si une chose est encore présente ou non. La Chose est par conséquent ce qui précède la distinction des trois registres. Elle est d'avant la bouche, d'avant la mise en bouche et l'éventuel recrachement. Dans le nœud borroméen décrit par Lacan dans son troisième discours de Rome appelé « La troisième », la jouissance, et donc la Chose, est, comme on l'a vu, ce qui se situe dans l'espace abstrait du pré-coinçage des trois ronds imaginaire, symbolique et réel, avant leur étirement[34]. La jouissance, la Chose, est donc ce qui précède une certaine manipulation. Elle est d'avant la main. Il y a là aussi une étonnante homologie.

Avant coinçage, l'espace de pré-coinçage n'est qu'un seul espace. Les différents secteurs distingués sur le nœud

34. Cf. *infra* p. 460.

mis à plat, les trois feuilles de trèfle et leur centre en triangle incurvé, ne sont que des effets de non-serrage. On les lit sur le schéma du nœud borroméen, jouissance phallique entre le rond du réel et le rond du symbolique, jouissance Autre ou de l'Autre entre celui de l'imaginaire et celui du réel. J'ajouterai le sens, la jouissance du sens ou plutôt de l'effet de sens entre le rond de l'imaginaire et le rond du symbolique. Au cœur du nœud il y a l'espace du plus-de-jouir de l'objet *a*.

La jouissance phallique est la jouissance au seul niveau du langage, hors corps. On la repère dans une passion d'être ceci ou cela, mais elle est présente dans toutes les allusions à notre être. Cette jouissance se réduit au cours d'une psychanalyse au fur et à mesure que se déroule le signifiant du manque à être, à être le phallus. Tel est le côté symbolique. En même temps le sujet découvre le réel de la lettre support de cet être. Tout se passe comme si l'amincissement de l'espace de la jouissance phallique et donc le serrage du réel et du symbolique mettaient en évidence et la lettre et le signifiant.

Dans le même mouvement se réduit également l'espace du sens entre symbolique et imaginaire. Selon J.-D. Nasio le sens n'est pas du côté de la jouissance[35], mais je crois que lorsque Lacan fait le jeu de mots : jouissance – « j'ouï-sens », il rapporte ce qui se passe après réduction du sens au cours d'une analyse. Grâce à la déjouissance le sujet entend le sens qu'il y avait et qu'il méconnaissait. Ce sens est un effet de sens, un effet de sens crée par le chiffrage déjà évoqué. Cet effet de sens produit le fantasme inconscient qui se situe justement entre imaginaire et symbolique. La jouissance du sens est donc aussi la jouissance du

35. J.-D. Nasio, « Les deux concepts majeurs de l'Inconscient et la Jouissance », dans *Cinq leçons sur la théorie de Jacques Lacan*, Paris, Payot, Rivages, 1994.

fantasme. Le travail analytique fait « résonner », si l'on peut dire, le jeu des signifiants à l'œuvre dans le fantasme et voir la nature imaginaire de ce fantasme. Il amène à distinguer imaginaire et symbolique et dégonfler la jouissance du sens. C'est ainsi que le sujet ouït le sens.

Ces deux espaces de la jouissance phallique et de la jouissance du sens sont deux aspects de la jouissance, semblables en ce qu'ils sont constitués par des intrusions du réel et de l'imaginaire dans le symbolique. Le symbolique y est occulté. L'être est un abus par le réel, le sens un abus par l'imaginaire – abus, car il y a jouissance de ces espaces.

Jouissance phallique et jouissance du sens sont reliées par l'espace de l'objet *a*, du plus-de-jouir. Sa présence dans l'espace de la jouissance phallique n'est pas étonnante dans la mesure où le phallus se déploie au regard de l'objet *a*. Lacan l'a dit, mais cette relation est présente chez Freud lorsqu'il dit que la perte de l'objet partiel prépare à la castration. Le lien entre l'objet *a* et le sens, le fantasme, est mis en évidence dans la logique du fantasme de Lacan. Le sujet, $ ◊ *a*, est l'effet de la coupure du signifiant par l'objet *a*, par ce qui se perd en passant d'un signifiant à l'autre, par ce autour de quoi tournent les signifiants du sujet. La relation entre l'être et le sens est évoquée autrement par Lacan dans le séminaire sur *Les quatre concepts fondamentaux de la psychanalyse*, à propos de la causation du sujet[36]. Être et sens y sont figurés par deux cercles qui s'intersectent et dont l'intersection est l'objet *a*[37].

Lacan a appelé l'objet *a* objet plus-de-jouir en faisant appel à la plus-value de Marx. Cette appellation de plus-de-jouir fait problème. Il semble que cela veut dire que tout comme une marchandise comporte une valeur d'échange,

36. *Op. cit.*, 1973, p. 185-208.
37. *Ibid.*, p. 192.

dont le capitaliste profite pour se créer une plus-value, de même l'objet corporel perdu, l'objet *a* acquiert un plus-de-jouir dans sa relation à l'autre, au semblable, grâce à ce que Lacan appelle la *jalouissance,* la jouissance de la jalousie. Mais ce plus-de-jouir est illusoire, et c'est sa part imaginaire au niveau du nœud borroméen ; il n'est que la visée d'un désir et sa jouissance n'est repérée que dans la déjouissance, par exemple lorsque choit un investissement oral au cours d'une analyse dans le repérage des signifiants et des lettres. Le serrage central de l'objet *a* est ce qui détermine ou tout au moins accompagne les autres serrages, celui du sens, du fantasme, et celui de la jouissance de l'être ou jouissance phallique.

Qu'en est-il de la dernière feuille du trèfle ? Qu'est-ce que l'espace de la jouissance de l'Autre ou de la jouissance Autre ? Il faut remarquer que cette jouissance est hors du cercle symbolique, hors langage. Ce serait celle qui est accessible aux femmes comme jouissance supplémentaire à la jouissance phallique, et celle que connaîtraient les mystiques. Elle est liée à l'intrusion de l'imaginaire dans le réel et inversement. Une telle intersection fait penser à la déhiscence du réel, du corps, de l'organique, que Lacan suppose être à la base du stade du miroir. L'imaginaire nécessite pour s'inscrire dans l'humain quelque chose au niveau du réel. Et tout comme le stade du miroir est ce qui permet la jubilation, c'est-à-dire la jouissance anticipatoire de l'unité corporelle, la jouissance des mystiques est peut-être la jubilation de l'Un comme le dit Plotin[38], de l'Un dans sa fusion avec Dieu. Peut-être que cet espace de la jouissance de l'Autre est lui aussi susceptible d'un serrage corrélatif de celui de l'objet *a*. Le coinçage maximal pourrait être la détresse absolue que connaissent certains sujets ayant une spécularité déficiente et qui doivent faire appel

38. Plotin, *Traité 9,* Livre de Poche n° 4656, Paris, Éd. du Cerf, 1999.

à certains expédients pour soutenir la fonction imaginaire, celui par exemple de s'appuyer contre les murs, les lignes, les aspérités de la réalité environnante. C'est ce qui est arrivé à Kafka[39], qui connaissait par ailleurs des illuminations quasi-mystiques. Lacan a un jour évoqué la possibilité qu'avait Freud de saisir le réel pur, hors de l'imaginaire et du symbolique[40]. C'est peut-être aussi cela le serrage de l'espace de la jouissance Autre.

Ce qui me paraît essentiel est que tous ces découpages en différents espaces ne sont qu'un effet de l'après-coup du et des serrages. Mais la jouissance est un excès lié au pré-serrage tout comme elle est un excès lié à la pré-distinction d'avant les trois registres du réel, du symbolique et de l'imaginaire.

39. J.-M. Jadin, « La détresse de Kafka », exposé fait à Prague le 10 avril 2004 au Colloque F. Kafka : « La sorcellerie de la correspondance », *Figure de la psychanalyse*, n° 16, érès, 2008, p. 143-162.
40. J. Lacan, 1954-1955, *Le moi dans la théorie de Freud et dans la technique de la psychanalyse*, Le Séminaire livre II, Paris, Le Seuil, 1978, p. 196.

3

Les sources de la jouissance : Freud et les autres

Une neuropsychologie de la jouissance

Jean-Marie Jadin

L'*Esquisse d'une psychologie scientifique*[1] de Freud est, comme je l'ai déjà écrit, une neuropsychologie de la jouissance qui date de l'automne 1895.

Au moment de sa rédaction Freud est encore inféodé à l'esprit du cartel de la Société de Physique de Berlin. En font partie Von Brücke, son maître de l'Institut de Physiologie de Trieste et Von Helmholtz, esprit universel qu'il admire par-dessus tout. Leur manifeste anti-romantique promeut les données des *Principia Mathematica* de Newton. Dans l'organisme n'agissent que des « forces physico-chimiques inhérentes à la matière, réductibles à la force d'attraction et de répulsion ». L'*Esquisse* présente les neurones comme étant des particules matérielles traversées par une quantité en mouvement, laquelle est attirée

1. S. Freud, 1895, « *Entwurf einer Psychologie* », dans *Aus den Anfängen der Psychoanalyse 1887-1902*, Frankfurt am Main, S. Fischer Verlag, 1975, p. 297-384 (trad. personnelle).

ou repoussée tout comme dans la formule de l'attraction des corps de Newton. La nature de cette quantité n'y est absolument pas définie, ce qui a beaucoup gêné Paul Ricœur, mais se trouve tout à fait conforme au style de Newton, par exemple à propos de la force.

La quantité n'a que l'existence abstraite des différences d'intensité entre les représentations mentales des états normaux et celles des états névrotiques. Je cite : « [La quantité] est directement empruntée aux observations de pathologie clinique, en particulier de là où il s'agissait de représentations hyperfortes comme dans l'hystérie et dans la névrose obsessionnelle [...] ». Ce caractère excessif de certaines représentations porte la marque de la jouissance lacanienne puisque, comme on l'a vu, l'exagération est une qualité fondamentale de cette jouissance.

Voulant considérer cette quantité comme équivalente à celles qui sont mesurées par la physique, Freud décrit un système nerveux branché sur les forces du monde extérieur. Les quantités du monde extérieur pénètrent le système nerveux en passant la porte d'entrée des organes des sens. Elles en sont ensuite évacuées par le système moteur. Freud reprend ainsi le schéma de l'arc réflexe, qui lui-même reproduit à grande échelle la fuite de l'excitation constatée au niveau du protoplasme, et plus basiquement encore l'action-réaction de Newton. Très rapidement – et c'est la deuxième idée de l'*Esquisse* – Freud déduit de cette évacuation un principe général fort intéressant pour ce qui concerne la question de la jouissance : *le principe de l'inertie des neurones*. « Les neurones aspirent à se défaire de la quantité. » L'excitation n'a pas lieu d'être dans le neurone. Renversant la relation de cause à effet classique, Freud va jusqu'à soutenir que la forme du neurone est due à ce principe d'inertie. Il reçoit de la quantité par des prolongements (dendrites) et l'évacue par le cylindraxe (axone).

Un tel axiome signifie que dans toute la psychologie que Freud va peu à peu élaborer au fil de l'*Esquisse*, l'excitation, la quantité ou n'importe quel fluide hydraulique ou électrique fonctionnant sous le nom de « quantité », est en excès, en trop, et que ce trop n'est pas un bien mais un mal. Le bien est l'absence de quantité. Dès son départ, la neuropsychologie de l'*Esquisse* implique une éthique en même temps qu'elle est une mythologie cérébrale – ce n'est pas sans raison que le séminaire de Lacan sur *L'éthique de la psychanalyse* contient plusieurs chapitres consacrés à l'*Esquisse.* À la réflexion une telle conception de la quantité comme excès est une idée pessimiste sur l'homme, un peu comme s'il était un excès par son être même. Ce qui constitue l'humain serait une jouissance qu'il conviendrait d'atténuer. Pour le Freud de l'*Esquisse* cette atténuation passe forcément par une évacuation motrice, fût-ce celle de la parole qui fait appel à l'Autre. Pour Lacan, elle est différente, liée à la distinction maximale des registres du réel, du symbolique et de l'imaginaire.

L'*Esquisse* montre l'origine matériellement concrète des termes abstraits de la psychanalyse de Freud. Ainsi la quantité est-elle ce qui remplit substantiellement les neurones. Dans ce sens, l'entrée de la quantité dans le neurone est d'abord une *Erfüllung*, un remplissage, un comblement. Freud passera peu après l'*Esquisse* et déjà en elle du sens concret à un concept purifié, totalement détaché de la neurologie. Cette *Erfüllung* ne sera dès lors plus un remplissage, mais un exaucement qui s'effectue dans le domaine du souhait, du *Wunsch,* en tant que *Wunscherfüllung,* accomplissement ou réalisation du désir. La jouissance encore très imagée de l'*Esquisse* va au fil des années se « désimager » ou se « déconcrétiser ». Freud renoncera explicitement à l'anatomie dans *L'interprétation des rêves* de 1899. La *Wunscherfüllung* du rêve n'aura plus rien à voir avec la quantité circulant dans les neurones. Ce sera la castration et non plus l'inertie qui limitera la jouissance du désir, autre traduction possible de la *Wunscherfüllung.*

Le principe de l'inertie des neurones est donc une première défense contre la jouissance. Un peu de jouissance, un certain excès de quantité est pourtant nécessaire dès le départ. En effet, les nécessités ou les exigences de la vie *(Not des Lebens)* sont telles que le système nerveux doit engranger une réserve de quantité pour leur faire face. Cette provision est à l'origine de la mémoire, et au-delà d'elle de tout l'ensemble du psychisme. Par ailleurs, avec la complexification pluricellulaire de l'organisme se crée une intériorité, source de quantités endogènes. Ce sont les pulsions. Si l'on admet qu'une telle intériorité est une façon d'imager la réflexivité du « se jouir » de la jouissance lacanienne, il sera évident que les pulsions endogènes constituent un aspect de la jouissance.

Ces quantités endogènes, ces pulsions sollicitent également une évacuation conforme au principe d'inertie. Elle est la satisfaction de la pulsion. La décharge de la satisfaction produit du plaisir et non de la jouissance, même si dans ses allusions à la jouissance, Lacan a appelé « jouissance » cette satisfaction de la pulsion. Pour décharger la pulsion qu'il ne peut fuir, l'enfant, et plus tard l'adulte, a besoin d'un Autre, d'un proche, d'un *Nebenmensch*, qui accomplit par compassion les gestes qu'il faut pour la vider, qu'il s'agisse d'une pulsion orale, sexuelle ou autre. C'est en général la mère qui se charge de satisfaire la pulsion orale grâce à une action appelée spécifique. La jouissance passe donc à un moment donné par l'Autre, et cet Autre est dans la première partie de l'*Esquisse* un autre du mouvement de l'action spécifique – vous voyez que dans l'*Esquisse* les niveaux de jouissance sont plus nombreux que chez Lacan ; ils constituent un feuilletage plus abondant. L'*Esquisse* y contient une sorte de jouissance – gigogne où une réflexivité se superpose à plusieurs autres qu'elle subsume chaque fois.

La décharge de la pulsion est d'abord décrite comme un circuit court ; elle est par exemple déclenchée lorsque l'enfant voit le sein de face. Mais il se peut que ce sein soit vu de côté. La décharge est alors différée et n'aura lieu qu'après une certaine recherche, par exemple à l'aide d'un mouvement de tête. Pour cette quête, il faut en un premier temps que l'enfant décompose la perception, c'est l'*Urteilen* (littéralement : le partager originaire). L'enfant percevra d'une part quelque chose d'identique et de spécifique du sein, la chose même du sein, *La Chose (das Ding)* perçue de face, et d'autre part, un élément susceptible de variations. Lorsque cet élément variable est étranger l'enfant différera la décharge. Nous avons alors affaire à un circuit long comportant une recherche active.

Vous voyez que la Chose est quelque chose de très particulier. Elle est présente à la fois quand l'objet satisfaisant la pulsion est effectivement perçu, et quand cet objet n'est qu'imaginé complet, anticipé par le désir. La Chose est la part toujours investie par la jouissance et donc une espèce de lieu de folie et d'hallucination. Dans le système de neurones décrit par Freud cette Chose du complexe perceptif correspond à un neurone du noyau cérébral qui est toujours investi, toujours rempli par les quantités endogènes dont la production est continue (voir figure 1).

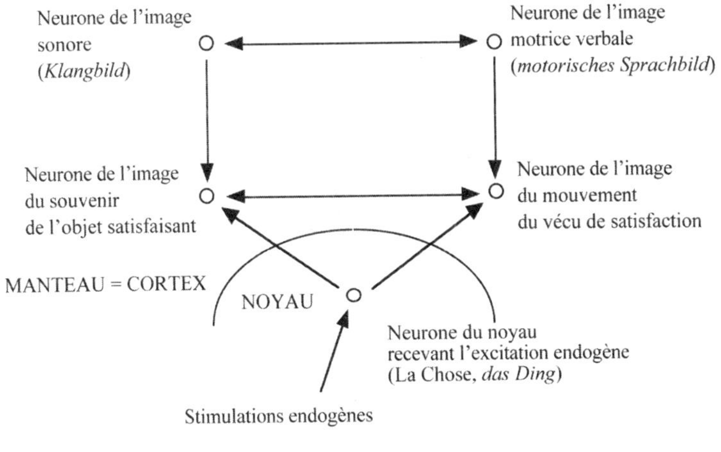

Figure 1. Schéma de l'*Esquisse*.

Freud ajoute que ce neurone correspond à la part fixe du *Je,* du *Ich,* terme qui signifie à la fois je, moi, et sujet. Freud anticipe ici l'identification à l'objet *a* promue plus tard par Lacan. La partie variable du Je, correspondant à des neurones investis par des quantités venues de la partie variable du complexe perceptif, est réduite à deux neurones par l'abstraction freudienne : le neurone de la perception visuelle de l'objet, mettons celui du sein vu de face, et le neurone du mouvement qui permet d'aller vers le vécu de satisfaction, mettons un mouvement de la tête faisant voir le sein de face. Le désir est toujours une recherche du réinvestissement de ce neurone du mouvement afin de recouvrer l'état neuronal initial dans lequel sont co-investis trois neurones, celui de la Chose du noyau, celui de l'image visuelle de l'objet, celui du mouvement qui y conduit, ces deux derniers neurones étant situés dans le manteau, synonyme du cortex. Leur triple co-excitation est le départ d'une décharge de satisfaction. La jouissance n'est selon Lacan située qu'au seul niveau de la Chose. Elle est donc un excès de quantité de ce neurone fixe du Je, lequel, je le rappelle, reçoit les quantités endogènes.

Freud n'évoque pas seulement la Chose du sein, qui est l'exemple qu'il choisit comme Chose de l'objet de perception satisfaisant ; il lui ajoute la Chose de l'Autre, et là nous allons paradoxalement trouver une préfiguration, non seulement de la jouissance de l'Autre, mais aussi de la jouissance de la parole, du bla-bla, c'est-à-dire de la jouissance que Lacan appelle phallique. Mais n'allons pas trop vite.

Plus loin dans l'*Esquisse* Freud nous dit que tout le système psychique, équivalent à l'ensemble du système des neurones, tend à la retrouvaille de l'objet de la satisfaction primordiale, car elle seule permet la vidange du neurone investi par les quantités endogènes. Ce mouvement vers la retrouvaille constitue le désir. Il passe par la pensée qui est le circuit long de cette retrouvaille, alors que le seul mouvement, tel le mouvement de la tête est le circuit court. Le problème de la pensée est qu'elle ne laisse pas de trace et qu'il est par conséquent impossible de s'orienter dans son parcours. Seules les décharges motrices laissent des traces. Afin que les pensées puissent laisser des traces au Petit Poucet égaré sur le chemin de son désir, il leur faut donc une parole effective. Cette parole, forcément adressée à un Autre, à un *Nebenmensch,* comporte une effectuation motrice phonatoire qui produit des traces. Voilà pourquoi, dans la troisième partie de l'*Esquisse* Freud substitue la parole au mouvement corporel pour la recherche psychique de la satisfaction primordiale. Évidemment, comme il ne s'agit que de la parole, la satisfaction primordiale n'y est par définition jamais corporellement retrouvée. La parole n'est pas un vrai mouvement et d'ailleurs il n'existe pas de vrai mouvement vers la retrouvaille de la satisfaction primordiale ; celui-ci est mythique. Bien sûr, avec la parole il n'y a pas non plus de décharge de satisfaction totale.

Avec l'introduction de la parole, Freud substitue deux autres neurones aux neurones de la perception visuelle de l'objet satisfaisant et à celui du mouvement qui va vers le vécu de satisfaction (voir le schéma). Un neurone de l'image sonore *(Klangbild)* se substitue au neurone visuel et un neurone de l'image motrice verbale *(motorisches Sprachbild)* se substitue au neurone du mouvement. La Chose est maintenant en relation avec ces deux nouveaux neurones et devient Chose de la parole, c'est-à-dire jouissance de la parole, lieu neuronal de l'excès de quantité de la parole.

L'Autre, le *Nebenmensch,* le proche, est dès l'origine greffé sur ce complexe neuronal de la parole. Le *Klangbild,* l'image sonore est au départ le cri adressé à cet Autre à l'occasion d'une douleur causée par la perception d'un objet hostile. Ce cri, qui va lui seul spécifier l'objet, introduit l'Autre dans l'action spécifique. En corrélation avec la Chose de la parole cet Autre, ce *Nebenmensch,* comporte désormais lui aussi une partie Chose et une partie non-

Chose. Si on lit l'*Esquisse* de façon lacanienne, cet Autre correspond à l'Autre du lieu de la parole et sa Chose au savoir inconscient, lieu de la jouissance de cet Autre.

Mais Freud ne va pas aussi loin avec son *Nebenmensch*. Je cite ici l'*Esquisse* : « Admettons que l'objet que livre la perception soit ressemblant au sujet, un proche. L'intérêt théorique de cela s'explique par le fait qu'un tel objet est en même temps le premier objet de satisfaction, en outre le premier objet hostile, de même que la seule puissance secourable. À cause de cela l'homme apprend à reconnaître auprès du prochain. Les complexes perceptifs qui partent de ce prochain seront dans ce cas en partie nouveaux et incomparables, par exemple dans le domaine visuel ses traits ; d'autres perceptions visuelles par contre, par exemple celles de ses mouvements de main, recouvriront dans le sujet le souvenir d'impressions visuelles propres tout à fait semblables de son propre corps, auxquelles sont liés par association les souvenirs de mouvements vécus soi-même. D'autres perceptions de l'objet, par exemple quand il crie, éveillent le souvenir du propre cri et par là les propres vécus de souffrance ; et ainsi le complexe du prochain se caractérise par deux composantes, dont l'une s'impose par la structure constante, reste ramassée en tant que Chose, tandis que l'autre peut être comprise par un travail de remémoration, c'est-à-dire ramenée à une information du propre corps. »

Cette longue citation nous montre que Freud condense des choses que Lacan a distinguées. Par l'intermédiaire du cri, le *Nebenmensch* est l'Autre de la parole. Mais par les traits et les mouvements, il est le petit autre, le semblable qui fait l'objet d'une identification imaginaire. La Chose de ce semblable semble anticiper le corps comme Autre, l'Autre corps. La Chose, la jouissance est ce qui résiste à l'identification. C'est l'objet *a*, le plus-de-jouir fiché dans l'imaginaire tout autant que dans le symbolique et dans le réel par la parole et le corps.

Le complexe du *Nebenmensch* va nous expliquer une dernière Chose décrite par Freud dans l'*Esquisse*, la Chose de l'hystérique, la jouissance de l'hystérique, c'est-à-dire un excès très particulier. De quel excès s'agit-il ? L'hystérie se caractérise par le fait que la dignité de la Chose insoutenable, inatteignable et dont la jouissance est interdite, est transférée sur autre chose que l'objet de satisfaction primordiale. L'hystérie est avant tout un déplacement de la Chose. Par exemple, un vêtement peut à lui tout seul, et en dehors de tout contexte sexuel, représenter la Chose sexuelle. La cause d'une telle transposition peut être un attouchement du sexe à travers un vêtement subi dans l'enfance. Lorsque le vêtement est devenu le substitut de la Chose, lorsqu'il est traité en tant que Chose, il donne lieu à des symptômes destinés à limiter cette jouissance déplacée.

Mais comment se fait-il que la Chose puisse ainsi se transférer ailleurs ? C'est qu'au moment de la séduction infantile l'hystérique n'éprouve pas encore de sensations sexuelles. Elle (ou il) ne comprend donc pas l'Autre qui la (ou le) séduit, elle (ou il) ne peut s'identifier à lui à travers des ressentis corporels identiques. Ici, il ne s'agit pas de mouvements de la main mais de ressentis. C'est bien plus tard, au moment de l'apparition des sensations sexuelles de la puberté, que la Chose sexuelle va faire son apparition et investir rétroactivement tout l'ensemble et toute l'étendue du vécu de la séduction. La jouissance va être celle d'un traumatisme où l'excès envahit tout le territoire du complexe perceptif. C'est alors que le vêtement prendra la signification de la Chose sexuelle, de la Chose qu'il faut éviter. Freud parle de l'absence de ressentis sexuels mais je crois qu'on peut aussi inclure la parole qu'il ajoute, comme dit, dans la troisième partie de l'*Esquisse*. Il n'y a certes pas de ressentis dans la parole elle-même, mais l'hystérique a peut-être et avant tout manqué de paroles qui l'auraient préparé à la séduction.

Retenez peut-être l'essentiel : l'*Esquisse* démarre avec l'évocation d'une Chose ou d'une jouissance corporelle mythique qui est aussi la jouissance du *Nebenmensch*, de l'Autre, mais dans un second temps elle devient Chose ou jouissance de parole. Dans l'*Esquisse* Freud semble donc anticiper Lacan lorsque celui-ci ajoute la jouissance du langage, la jouissance phallique à la jouissance du corps et de l'Autre.

Prémisses de la jouissance du signifiant

Christian Schneider

Le plaisir du mot d'esprit

Freud a commencé à documenter sa découverte de l'inconscient entre autres avec le rêve. Il avait mis en évidence que dans le travail du rêve un désir *(Wunsch)* était à l'œuvre et se réalisait, au moins de manière indirecte et transposée. Et après le réveil, qu'en est-il ? Que réalisons-nous ? Sur un plan général, ce que nous atteignons, est-ce de l'ordre de la satiété, satis-faction, de l'ordre de la paix, apaisement, ou plutôt une création-réalisation, d'un projet, d'un personnage auquel on s'identifie, ou du côté de l'augmentation de l'activité, de l'exploit, du dépassement, du jeu avec les limites, d'en baver ou de « s'éclater », comme on dit ces derniers temps ? Je trouve intéressante la phrase de Saint-Exupéry : « L'homme cherche sa propre densité et non pas son bonheur », pour introduire par un autre biais la question de l'intensité, et un peu celle de l'être. Chez Freud c'est la *Lust* ou le *Genuss*. Quel rapport avec la « jouissance » de Lacan ?

Je rappelle d'emblée les problèmes de langue, qui ne sont pas seulement des problèmes de traduction. En effet on peut valablement penser que les ambiguïtés d'un mot dans la langue qu'on parle influencent la manière dont on se sert de ce mot dans la réflexion et dont on construit avec lui des théories. Ainsi *Wunsch* signifie en allemand à la fois « simple souhait » et aussi « désir ». Même si le mot *Begierde* ou le verbe *begehren* expriment davantage la force de cet affect. Le mot *Lust* que nous allons rencontrer ici est encore plus ambigu, il signifie à la fois « envie », « désir », mais aussi « plaisir », « satisfaction », voire « jouissance » dans le sens trivial du terme. Ainsi peut-on qualifier de *Lustmensch* un jouisseur impénitent. Quant au mot *Genuss* (qu'on utiliserait plus volontiers pour traduire jouissance)

Freud l'emploie également, mais sans qu'il soit possible dans ce texte de distinguer une nuance évidente dans le choix des termes de *Lust* et de *Genuss*.

Nous venons de signaler qu'en allemand *Lust* est un pont verbal entre désir et jouissance dans le sens trivial. Mais cela ne conduit pas nécessairement à la confusion, et un utilisateur génial de la langue allemande, Goethe, que Freud lisait attentivement, fait dire à son Faust : *In der Begierde taumle ich zum Genuss, und im Genuss verschmacht ich nach Begierde* (« Le désir me fait tituber vers la jouissance, et dans la jouissance je me languis du désir »). C'est une évocation de plus de ce paradoxe qui rend l'être humain insatisfait de sa satisfaction, qui n'est pas simplement proportionnelle à l'intensité de ce qu'il ressent. Freud commence par mettre le plaisir en rapport avec la recherche d'un niveau de moindre excitation, mais se verra obligé de nuancer la simplicité de ce principe pour rendre compte de la sensation de plaisir, dès lors qu'il s'agit d'un plaisir du psychisme et non simplement du corps. C'est une première étape de la remise en question de ce principe de plaisir dont nous verrons une étape ultérieure avec le travail sur « Au-delà du principe de plaisir ».

La démarche de Freud replace toujours les interrogations théoriques dans la vie concrète. Aussi examine-t-il le mot d'esprit en recherchant quelles sont les sources et quelle est la nature du plaisir que procure cette activité, et à quel moment il se produit. La réalisation d'un désir, que Freud avait décelée dans *L'interprétation des rêves*, il la retrouve à l'œuvre dans le mot d'esprit, également sous forme indirecte. Il constate le rire, le plaisir ou la satisfaction et se demande quelle est son origine. Le questionnement se fera en plusieurs temps avec des retours en arrière et des avancées qui complètent les classifications des techniques spirituelles. Je ne reprendrai que les grandes étapes :

Avant le pourquoi, il y a la question : comment le mot d'esprit fait-il rire ? Est-ce la technique ou le contenu qui est responsable de la sensation de plaisir ? D'abord Freud cite des auteurs tels que Fischer et le poète Jean-Paul, pour qui il s'agit d'une jouissance résultant de l'exercice ludique et esthétique de l'intellect et contrastant avec le travail. Freud relève aussi que les auteurs invoquent la séquence sidération-illumination, *Verblüffung-Erleuchtung*[2].

Il commence par être d'accord, mais il met l'accent sur une notion qui convint mieux à son esprit scientifique, une notion plus quantitative, en l'occurrence l'économie de mots qui permet, à l'aide d'un mot d'esprit, de dire quelque chose par allusion ou par des raccourcis. Il s'agit d'une économie de mots par un mécanisme particulier : la condensation[3]. On peut citer l'exemple de « famillionnaire » qui permet au personnage de Hirsch-Hyacinthe de faire entendre que Rothschild l'a traité presque d'égal à égal, du moins autant qu'un homme aussi riche est capable de le faire. C'est une économie, mais c'est en même temps une forme d'excès : c'est en effet en « trop peu » de mots que le Witz arrive à évoquer quelque chose, quelque chose qu'il ne dit pas, qu'il dit tout en le taisant (logique particulière de l'inconscient). Freud se demande pourquoi cette économie procure du plaisir.

Car d'une part, en classant les mots d'esprit selon leur technique, il trouve toujours l'importance du jeu avec les mots ou les sonorités, mais d'autre part, si on rit d'un pur jeu de mots plus ou moins vide de sens ou d'un calembour, on apprécie tout de même davantage qu'un jeu de mots amène quelque chose en plus, un sens, un passage d'un

2. G.W. t. VI, p. 7 ; trad. franç. p. 48.
Je cite la référence allemande par « G.W. » et la référence française par « trad. franç. », les textes originaux étant :
– S. Freud, 1905, « Der Witz und seine Beziehung zum Unbewussten », *Gesammelte Werke VI*, Frankfurt am Main, Fischer Verlag, 1940.
– S. Freud, 1905, *Le mot d'esprit et ses relations avec l'inconscient*, Paris, Gallimard, 1988.
3. G.W. t. VI, p. 16 ; trad. franç. p. 62.

sens à un autre. *Da er Geld in Menge hatte, lag stets er in der Hängematte,* qu'on peut traduire : « Comme il avait beaucoup de picaillons il faisait souvent des roupillons », est moins riche que : *Erfahrung ist, dass man erfährt was mann nicht hätte erfahren mögen,* différence entre l'événement qu'on subit et celui que l'on élabore en expérience. Citons encore *traduttore, traditore* S'agit-il d'un gain dans le domaine intellectuel ? Sans doute oui, mais Freud fait deux remarques.

Il est incontestable que la mise à plat du mot d'esprit, c'est-à-dire l'expression laborieuse de l'ensemble de la pensée qu'il recèle n'obtient pas le même effet que celui qu'obtient le mot d'esprit lui-même à l'aide du jeu avec les mots. Par exemple lorsqu'on évoque la vanité d'un tiers, et que l'interlocuteur dit : « La vanité ? oui, c'est un de ses quatre talons d'Achille » c'est plus amusant que de dire : « Il est vaniteux, oui, mais il a encore d'autres défauts, il est bête comme ses pieds. » La même chose lorsqu'on dit de quelqu'un qu'il a un grand avenir derrière lui. Après plusieurs autres exemples, Freud en arrive à cette remarque : la concision de l'expression, pour produire son effet, ne doit pas être simple laconisme. En usant de la condensation, elle aboutit à une formation substitutive[4]. C'est ainsi que naît un « gain de plaisir ». Freud compare ce mécanisme à celui déjà décrit dans le rêve, en particulier avec les formations composites. Nous trouvons donc chez Freud une élaboration très nuancée et progressive où on entend une sorte de source clinique de la référence au « plus-de-jouir » lacanien, dont la source théorique est dans Marx.

C'est effectivement dans l'ensemble des mots d'esprit que le gain de plaisir s'obtient par des mécanismes langagiers. Mais Freud ne se satisfait toujours pas de la notion d'économie de mots dans l'expression d'une pensée, car l'énergie qui est économisée est souvent plus que

4. G.W. t. VI p. 27 ; trad. franç. p. 75.

compensée par la difficulté de trouver le matériel verbal pouvant condenser les différents sens qu'il s'agit de faire entendre. À ce moment Freud pose cette question importante : qui fait l'économie et à qui profite-t-elle[5] ? Même s'il ne donne pas immédiatement une réponse, il insiste sur la parenté des mécanismes à l'œuvre dans le rêve et le mot d'esprit. C'est donc bien d'une allusion au travail de l'inconscient qu'il s'agit dans la question posée. Le pauvre mendiant, surpris en mangeant du saumon mayonnaise par celui qui lui avait fait l'aumône se défend en disant « Quand je n'ai pas d'argent, je ne peux pas en manger, quand j'ai de l'argent, je ne dois pas manger du saumon mayonnaise, quand voulez-vous donc que j'en mange ? ». Dans sa réponse il affirme implicitement que la jouissance est plus forte que la satisfaction raisonnable du besoin[6].

La parenté du rêve et du mot d'esprit se précise d'ailleurs davantage encore dans l'examen des mots d'esprit dans lesquels se manifeste un désir : les mots d'esprit tendancieux. Quand nous utilisons notre appareil psychique dans un but qui, précisément, n'est pas la satisfaction indispensable d'un de nos besoins biologiques, alors nous le laissons travailler tout seul « en vue du plaisir » (et non pas comme cela est traduit : pour son plaisir), nous cherchons alors à tirer du plaisir de son activité propre. C'est donc l'activité psychique qui est le siège du plaisir[7]. Et, remarque Freud, les mots d'esprit tendancieux sont souvent irrésistibles.

Il examine d'abord deux tendances : la tendance grivoise et la tendance hostile. Ces mots d'esprit permettent de dénuder en paroles ou d'attaquer, de blesser quelqu'un sans le faire dans le réel. S'agit-il simplement d'une satisfaction du même genre, mais en paroles ? Pour la

5. G.W. t. VI p. 46 ; trad. franç. p. 103.
6. G.W. t. VI p. 51 ; trad. franç. p. 112.
7. G.W. t. VI p. 104 ; trad. franç. p. 186.

grivoiserie il s'agit en effet au départ d'une tentative de séduction, de mise à nu de la personne de l'autre sexe. Vu l'époque et la mentalité de Freud c'est de séduction d'une femme par un homme qu'il s'agit. C'est l'envie de voir les parties sexuelles nues, qui elle-même vient déjà à la place de l'envie de toucher. Et lorsque la séduction ne peut pas aboutir, par exemple du fait de la présence d'un tiers, c'est la grivoiserie qui prend le relais. Et là se passe une chose intéressante : le tiers, qui était au départ un gêneur, est sollicité par le mot d'esprit de participer, de devenir l'allié du séducteur. Freud dit que le tiers est l'instance à laquelle s'adresse le mot d'esprit grivois et en qui s'accomplit l'intention de produire du plaisir[8]. Ce qui évoque pour nous les formulations de Lacan lorsqu'il élabore la conception de l'autre devenant l'Autre comme lieu de la parole, lieu du signifiant. Lacan a d'ailleurs insisté sur cette invocation du tiers chez Freud. Ce dernier explique que la grivoiserie, proche de la franche obscénité chez les gens du commun, devient plus spirituelle chez les gens plus fins et bien éduqués. Le moyen technique le plus usité étant l'allusion. L'obstacle, dit-il, c'est l'incapacité de la femme à supporter le sexuel dévoilé, d'autant plus que son niveau social et culturel est élevé (ça date !). Le travail de refoulement de la culture nous fait perdre des possibilités de jouissance primaires[9].

Le même genre de censure, de refoulement dit-il, est à l'œuvre dans le cas de la tendance hostile. Depuis que l'éducation nous a appris à renoncer, dans l'hostilité, aux voies de fait, et à trouver indigne d'utiliser des insultes, nous avons développé d'autres techniques, celles de la diffamation *(Schmähung)* qui vise à recruter la tierce personne comme complice contre notre ennemi. En rendant celui-ci petit, bas, méprisable, comique, nous nous créons par un détour la jouissance de le dominer, jouis-

8. G.W. t. VI p. 108 ; trad. franç. p. 193.

9. *Genussmöglichkeiten*, G.W. p. 110-111 ; trad. franç. p. 195-196.

sance dont la tierce personne, qui n'a fait aucun effort, nous porte témoignage par son rire. Le tiers est soudoyé par le mot d'esprit, ce qu'on exprime par la phrase « Mettre les rieurs de son côté » (« Comme Cincinatus, il a repris sa place devant la charrue » dit les choses bien mieux que : « il n'est qu'un bœuf stupide »). Et Freud montre que par une invention spirituelle on peut aller loin en dénigrant quelqu'un et même se moquer d'un trait physique, ce qu'on ne se permettrait plus quand on a dépassé l'âge d'un collégien (*der rote Fadian* qui est un homme roux). Notons en passant l'allusion aux formes de plaisir chez l'enfant. Dans ces inventions spirituelles on peut même aller au-delà des intentions conscientes, dire quelque chose qui provient directement de l'inconscient. Freud montre que de la même manière que dans le rêve, des sophismes et des apparences de non-sens cachent et révèlent à la fois une pensée sous-jacente qui elle, est tout à fait logique, mais censurée dans son expression directe. Le mot d'esprit s'en prend donc à ces moments-là à des institutions, à des règles morales ou religieuses trop respectables pour être attaquées autrement que sous le masque d'un mot d'esprit[10].

C'est ainsi, dit Freud, que l'histoire du saumon mayonnaise revient à dire « Oui, il n'y a rien qui soit au-dessus de la jouissance, et il importe assez peu de savoir de quelle manière on se la procure ». Cette formulation paraît un peu immorale mais revient en définitive au même que le *carpe diem* du poète. Après un tour d'horizon Freud conclut qu'il n'y a pas seulement deux, mais quatre sortes de tendances qui peuvent trouver ainsi une satisfaction : les tendances grivoises, hostiles, cyniques (qui s'en prennent aux valeurs et idées reçues) et sceptiques qui s'en prennent à la sûreté de notre jugement lui-même (Cracovie-Lemberg). L'exemple du chaudron, où celui à qui on reproche de le rendre percé, se défend en disant successivement qu'il n'en a jamais

10. G.W. t. VI p. 119 ; trad. franç. p. 208.

emprunté, qu'il était déjà percé quand il l'a pris et enfin qu'il l'a rendu intact [11].

Dans la partie synthétique du livre Freud affirme que ce serait une illusion de chercher l'agrément que nous procure le mot d'esprit dans le contenu des pensées, car les sources de cet agrément sont uniquement la technique et les tendances du mot d'esprit. La technique c'est le plaisir du jeu avec les mots, libéré des contraintes de la rationalité, tel que le pratique l'enfant. Quant à la tendance, elle avait été réprimée ou inhibée. Le maintien de telles répressions ou inhibitions nécessite un effort psychique et le mot d'esprit qui lui donne une expression allusive épargne dans ce cas particulier cet effort, c'est là le gain de plaisir (le « plus-de-plaisir » dit Freud).

Freud réexamine encore une fois les choses sous l'angle des mécanismes psychiques. Dans un premier groupe, celui de l'économie de travail psychique, passer d'un domaine de représentations à un autre par un seul mot ou une sonorité dans le mot qui sert de pont verbal est évidemment une économie de moyens, mais cela se fait en privilégiant les représentations de mots par rapport aux représentations de choses, dit Freud [12] (un excellent exemple est : *traduttore traditore*).

Dans un deuxième groupe c'est la retrouvaille de quelque chose de connu qui constitue une source de plaisir dans des jeux de mots par homophonie, utilisation multiple de sonorités voisines, modifications mineures de locutions connues, mais aussi dans les productions artistiques telles que la rime, l'allitération, le refrain. Aristote voit dans la joie de reconnaître, retrouver, le fondement de la jouissance que procure l'art [13].

11. G.W. t. VI p. 234 ; trad. franç. p. 131 et 361.
12. G.W. t. VI p. 134 ; trad. franç. p. 227.
13. G.W. t. VI p. 136 ; trad. franç. p. 229.

Un troisième groupe de mots d'esprit se sert du plaisir du non-sens. Il reproduit ainsi les jeux d'homophonie et de sonorités rythmiques dont l'enfant fait sa joie à l'âge où il apprend à parler. (« Une souris verte... ») Chez l'adulte ça se produit dans les moments de détente après des périodes studieuses ou à la fin des congrès savants et souvent cela s'accompagne d'une évasion hors des contraintes de la raison critique. Parfois avec l'aide de toxiques et en particulier de l'alcool. Freud conclut : « Le plaisir procuré par le mot d'esprit provient du jeu avec les mots et du déchaînement du non-sens ; et s'il a en plus du sens, c'est surtout pour protéger ce plaisir de sa suppression *(Aufhebung)* par la raison critique ».

Une fois établi l'importance de cette recherche directe du plaisir de la technique verbale du mot d'esprit, Freud affine la question pour le mot d'esprit tendancieux en mettant en évidence que là aussi le plaisir de la simple technique verbale sert de plaisir préliminaire *(Vorlust)*, de prime d'incitation [14] pour permettre de surmonter, de supprimer des inhibitions et des refoulements, et de produire ainsi du plaisir nouveau au service des tendances [15].

Ce qui étonne Freud c'est que celui qui produit le mot d'esprit n'en rit pas ou plus difficilement. Il pense que, au contraire de la rencontre de quelque chose de comique qui peut être goûtée en étant seul, le processus du mot d'esprit ne se termine pas avec la trouvaille, il tend à être communiqué. Il faut un auditeur. Pour plusieurs raisons : d'une part pour se voir confirmer que la trouvaille est bien spirituelle, d'autre part comme aide, pour pouvoir rire aussi par contagion [16]. Quand à la nature du rire lui-même, Freud, dans une note, évoque la « grimace » typique du sourire qui apparaît

14. *Verlockungsprämie* G.W. p. 153 ; trad. franç. p. 253.
15. G.W. t. VI p. 154 ; trad. franç. p. 254.
16. G.W. t. VI p. 160 ; trad. franç. p. 263.

la première fois chez le nourrisson satisfait et « plus que rassasié », et il forge le mot de *übergenug*, plus qu'assez, une expérience qui serait ultérieurement mise en relation avec les processus de décharge qui sont empreints de plaisir. Nous aurions là une indication de la précocité du « plus-de-jouir » lacanien venant recouvrir le manque ressenti dans toute répétition de la recherche d'une jouissance originelle pleine.

La comparaison des mécanismes du travail du rêve et du travail de la création du mot d'esprit se conclut provisoirement pour Freud en disant que le rêve sert à épargner du déplaisir, alors que le mot d'esprit sert à produire du plaisir, mais qu'au fond, dans ces deux buts se résument toutes nos activités psychiques.

L'importance du jeu avec les mots, avec leurs sonorités, avec les trouvailles que permet le hasard de la langue, dans le mot d'esprit et dans les processus primaires de l'inconscient, sont des éléments freudiens auxquels Lacan se réfère quand il élabore sa conception de l'inconscient structuré comme un langage et qu'il insiste sur la prééminence du signifiant sur le signifié. Le rôle du plaisir du jeu verbal comme moteur dans le mot d'esprit préfigure la notion de jouissance chez Lacan et plus particulièrement le « plus de plaisir » freudien pour le « plus-de-jouir » lacanien.

AU-DELÀ DU PRINCIPE DE PLAISIR…

Dans le texte intitulé *Au-delà du principe de plaisir* qui date de 1920[17], Freud invoque son expérience clinique qu'il chiffre à 25 ans, et s'interroge sur le caractère énigmatique

17. Une fois encore je cite la référence allemande par « G.W. » et la référence française par « trad. franç. », les textes originaux étant :
– S. Freud, 1920, « Jenseits des Lustprinzips », dans *Gesammelte Werke, XIII*, Frankfurt am Main, Fischer Verlag, 1940.
– S. Freud, 1920, « Au-delà du principe de plaisir », *Œuvres complètes XV*, Paris, PUF, 1996.

de ce que recherche l'être humain ou du moins de ce qui le satisfait, lui apporte un plaisir ou une jouissance (au sens courant du terme), ou précisément ne lui apporte pas... quelque chose. Nous ne parlerons que de ce qui, dans ce travail, le mène vers des conceptions dont Lacan a pu s'inspirer pour la notion de jouissance.

Freud commence par résumer les conceptions psychanalytiques du moment sous forme d'affirmations. Les fonctions du psychisme, dit-il, sont régulées automatiquement par le principe de plaisir, c'est-à-dire : les processus psychiques sont mis en route par une tension déplaisante et vont en direction de la diminution de cette tension, donc d'un évitement du déplaisir ou d'une production de plaisir. C'est à partir de ce schéma que se développera l'alternance de descriptions cliniques et de constructions théoriques qui caractérisent cet article. Il passe de la notion de tension à celle d'excitation, revenant ainsi aux termes employés dans l'*Esquisse d'une psychologie scientifique*[18]. Il s'appuie ensuite sur Fechner et son principe de constance de l'état d'excitation, qu'il considère comme équivalent au principe de plaisir.

Freud fait remarquer que cette théorie devrait entraîner que la majorité de nos processus psychiques s'accompagnent de plaisir, ce que l'observation ne confirme pas. Il doit donc y avoir « dans l'âme » d'autres forces qui s'opposent au principe de plaisir. L'expérience, dit-il, montre que ce principe travaille de manière primitive mais qu'il est inutilisable tel quel dans le monde extérieur du fait des difficultés réelles qu'il y rencontre. D'où son remplacement par le principe de réalité, c'est-à-dire : remise à plus tard de la satisfaction, acceptation du déplaisir et détours pour atteindre le plaisir. D'autres sources de difficultés sont les conflits et clivages à l'intérieur même de l'appareil psychique. Les pulsions peuvent se révéler incompatibles

18. S. Freud, 1895, *La naissance de la psychanalyse*, Paris, PUF, 2005, p. 309.

entre elles dans leurs buts, et dans la constitution de l'unité du moi. Elles sont alors clivées, séparées de cette unité par le refoulement. La manière dont le refoulement transforme un plaisir en un déplaisir reste encore incompréhensible, dit-il, mais il ajoute, avec une remarquable perspicacité : « Il n'est pas douteux que tout déplaisir névrotique est un plaisir qui ne peut pas être ressenti comme tel.[19] » On voit qu'il met en évidence un mélange ou une superposition de deux affects contraires : plaisir et déplaisir. Il en rendra compte de différentes façons à la lumière d'exemples cliniques.

La plus grande part du déplaisir, dit-il encore, est un déplaisir de perception, une attente de déplaisir à venir, ce qui équivaut à dire : la perception d'un danger.

Après ce préambule, Freud parle d'emblée d'un exemple clinique qui fait problème, la névrose traumatique : elle ressemble à l'hystérie par son tableau symptomatique mais s'en distingue par les signes de souffrance psychique qui y sont particulièrement forts. Freud note que ce genre de névrose est déclenché, non par l'angoisse qui est une attente d'un danger, ni par la peur qui est en rapport avec un danger défini, mais par l'effroi résultant du surgissement d'un danger auquel on ne s'attendait pas. Le phénomène étonnant de ces névroses d'effroi est que les rêves ramènent le malade toujours à nouveau dans la situation de son accident, et il se réveille avec un effroi renouvelé. Cette caractéristique va à l'encontre de la tendance générale du rêve d'être la représentation de la satisfaction d'un désir, et d'être le gardien du sommeil.

Pour travailler ce paradoxe, Freud se tourne vers les jeux des enfants. C'est la fameuse observation de l'enfant d'un an et demi, enfant qui se comporte assez normalement, sauf qu'il parle assez peu de manière compréhensible, et qu'il jette très fréquemment de menus jouets dans un coin, sous son lit, où ils disparaissent. Ce qu'il accom-

19. G.W. t. XIII p. 7 ; trad. franç. p. 281.

pagne d'un long « ooooh » satisfait. La mère traduit ce cri par « *fort* », (« parti »). Freud observe qu'il fait la même chose avec une bobine munie d'un fil, et qu'il peut faire reparaître la bobine en tirant sur le fil, ce qu'il accompagne de « *da* » (« là ») joyeux. L'observation de ce jeu convainc Freud que c'est le second acte qui provoque le plus grand plaisir, alors même que le premier est plus souvent répété seul. La particularité de cet enfant de supporter sans pleurer les absences fréquentes de la mère amène Freud à interpréter le jeu comme une mise en scène par laquelle il répète le même « partir-revenir » qu'il subissait passivement de la part de la mère, mais cette fois en devenant actif avec la bobine. Freud discute de cette réaction et arrive à la conclusion que si la répétition est celle d'un événement déplaisant le fait d'être actif apporte une autre satisfaction qu'on pourrait attribuer à une pulsion d'emprise (je préfère traduire par pulsion de maîtrise). Ce serait là un gain de plaisir qui se mêle à la répétition. Mais l'observation permet la découverte d'un autre mécanisme : un jour où la mère avait été absente longtemps, l'enfant l'accueille avec un joyeux « bébé oooo » assez incompréhensible. Il se révéla que l'enfant avait découvert dans l'intervalle que se regardant dans le miroir, il pouvait en se baissant faire disparaître son image, se faire disparaître, et donc inverser la situation où la mère disparaissait, en quelque sorte se venger d'elle tout en maîtrisant la situation.

Freud ajoute que, très en général, les enfants ont tendance à répéter dans leurs jeux tous les événements qui leur procurent une impression forte, qu'ainsi ils abréagissent la force de l'impression et se rendent maîtres de la situation. En plus ils sont sous l'emprise du souhait de faire comme les grands. Quand il s'agit d'un événement qui a été déplaisant (examen ORL) l'enfant le répétera sur un camarade de jeu (ou un jouet). Il compare à cela la jouissance *(Genuss)* des adultes lorsqu'ils assistent à une tragédie au théâtre où pourtant les impressions pénibles ne leur sont pas épargnées, mais elles sont « vécues » par des acteurs.

Pour faire un pas de plus, Freud fait une mise au point des progrès de la psychanalyse. Je cite : « Au début il s'agissait de deviner l'inconscient des malades et de le leur restituer en temps utile. Mais il s'est avéré difficile de faire confirmer ces constructions par des événements de la vie du malade. Il fallait donc lui faire abandonner ses résistances en l'influençant de manière *menschlich* » que je traduirais par « conviviale », et que Freud appelle « la suggestion opérant comme transfert ».

Mais, dit-il, « il est devenu de plus en plus évident qu'il n'était pas possible non plus par ce moyen d'atteindre le but de rendre conscient l'inconscient. La raison en est qu'il n'est pas possible au malade de remémorer tout le refoulé, et peut-être précisément pas le plus essentiel [...] Il est plutôt obligé de répéter le refoulé comme expérience vécue dans le présent, au lieu de se le remémorer. Cela se joue régulièrement dans le transfert, dans la relation avec le médecin. Cette compulsion de répétition n'est pas un élément de la résistance du moi, elle est à attribuer au refoulé inconscient[20] ».

Suivent encore des observations et réflexions très importantes : « Il est évident que la compulsion de répétition répète surtout des choses déplaisantes, puisque ce sont des motions pulsionnelles qui ont été refoulées comme déplaisantes pour le moi. Mais cela ne contredit pas le principe de plaisir : c'est du déplaisir pour un système et en même temps du plaisir pour l'autre. Mais la compulsion de répétition répète aussi des événements du passé qui ne comportent aucune possibilité de plaisir et qui même en leur temps n'ont pas pu apporter de satisfactions, même pas à des motions pulsionnelles ultérieurement refoulées. La raison en est que la floraison de la sexualité infantile est précoce et que ses désirs sont incompatibles avec la réalité parce que l'enfant n'a pas atteint un stade de

20. G.W. t. XIII p. 16 ; trad. franç. p. 288.

développement suffisant. Son déclin se fait au milieu de sentiments douloureux. La perte d'amour et l'échec portent au sentiment d'estime de soi un préjudice durable qui reste comme une cicatrice narcissique. Cela se retrouve dans la vie des névrosés comme répétition d'échecs et d'insatisfactions. Et aussi chez des personnes non névrosées [sans précision] chez qui cela peut donner un aspect d'un destin qui les poursuit, d'un trait démoniaque dans leur existence… Si on s'étonne peu de ce « retour du même » lorsque le malade y contribue, on est plus fortement impressionné lorsque les intéressés semblent vivre passivement quelque chose de répétitif sur lequel ils n'ont pas d'influence ». On voit que Freud reste attaché à retrouver une origine traumatique, à retrouver des événements réels originaires pour produire des symptômes. Le rôle du fantasme n'a pas encore pris dans la théorie toute l'importance qui lui revient. Cela amène, dit Freud, à admettre une compulsion de répétition qui est plus originaire, plus élémentaire, plus pulsionnelle que le principe de plaisir. Mais comment la comprendre ?

À ce moment, Freud avance dans la pure spéculation[21]. La conception du plaisir sera remaniée. Il affirme que la conscience n'est qu'une fonction particulière de l'appareil psychique, qu'elle nous livre des perceptions provenant d'excitations du monde extérieur et des sensations de plaisir et de déplaisir provenant de l'intérieur du corps. L'excitation peut être trop forte, et pour s'en défendre l'organisme dispose de systèmes de « pare-excitation ». S'ils sont dépassés il faut des contre-investissements qui permettent de « lier » l'excitation. Les rêves traumatiques pourraient avoir cette fonction de rattraper après coup cette liaison de l'afflux d'énergie excessive, ou de l'effroi défini par sa survenue en l'absence de la préparation par l'angoisse. Depuis Lacan nous dirions qu'il s'agit de savoir si le système symbolique

21. G.W. t. XIII p. 23 ; trad. franç. p. 295.

peut ou ne peut pas arriver à nommer et donc inscrire dans le contexte du sujet (dans son histoire) les surgissements du réel. Freud admet que le rêve des névroses traumatiques constitue une exception à la fonction du rêve comme réalisation du désir, il obéit à ce moment-là à la compulsion de répétition, ce serait une préhistoire du rêve, faisant pendant à l'au-delà du principe de plaisir.

Mais le pare-excitation est également insuffisant envers les excitations provenant de l'intérieur du corps, dont les pulsions sont les représentants. Ces excitations sont des processus nerveux libres, mobiles, non liés. Ils correspondent aux processus primaires de l'inconscient décrits dans *L'interprétation des rêves,* et rendant compte des bizarreries du rêve. C'est la tâche des couches supérieures du psychisme de les lier (processus secondaires). Chez l'enfant l'envie de répéter les jeux, de demander qu'on lui raconte les histoires exactement de la même manière est de toute évidence une source de plaisir. Mais dans l'analyse la compulsion (contrainte) de répétition prend un caractère pulsionnel et dépasse de toutes les manières le principe de plaisir. Freud dit qu'elle prend un caractère démoniaque[22].

Pour trouver des explications, Freud recourt à des hypothèses un peu étranges : une pulsion serait une poussée inhérente à l'organisme vivant vers le rétablissement d'un état antérieur. Il se réfère aux migrations des poissons et des oiseaux, ce qui a une certaine cohérence, mais aussi au développement embryologique, ce qui représente plutôt une inversion de la succession des événements. Il se rend compte que tout cela peut donner une impression de mysticisme. Le but de revenir vers le point de départ aboutit en définitive à retourner au point de départ originaire, à l'état inorganique, donc à la mort. Ce qui lui fait dire que le but de toute vie est la mort. Les pulsions partielles, les apparences de pulsions d'autoconservation, les comporte-

22. G.W. t. XIII p. 36 ; trad. franç. p. 306.

ments d'affirmation et de pouvoir ne servent qu'à donner à l'organisme des moyens de mourir de sa propre façon[23]. Par contre les pulsions sexuelles sont totalement différentes. Les pulsions sexuelles sont les véritables pulsions de vie (ce en quoi il rejoint Schopenhauer).

À la fin de l'article[24] on trouve à nouveau des affirmations fort intéressantes : d'abord que Freud considère que le plaisir sexuel est le plaisir le plus grand que nous puissions atteindre, et ensuite que les processus primaires donnent les sensations les plus intenses dans les deux directions, plaisir et déplaisir, le principe de plaisir travaillant de manière silencieuse au service des pulsions de mort.

Conclusion

Dans cette recherche freudienne de mieux rendre compte de la clinique nous voyons se dessiner en creux une nouvelle conception du fonctionnement psychique moins univoque du plaisir, celui-ci étant gagné dans le mot d'esprit par des mécanismes langagiers et plus généralement par des mécanismes inconscients (processus primaires). Freud ne se contente plus de la simplicité du principe de plaisir, référée à une position d'équilibre, à un niveau modéré d'excitation. Dans la recherche du plaisir, confronté au monde réel et à ce qu'il ressent dans son corps, l'être humain est en proie à la compulsion de répétition et aux excès inhérents au fonctionnement pulsionnel (qui comprend la pulsion de mort).

Ce qui se dessine là en creux, nous verrons dans la suite du présent ouvrage comment Lacan va le développer dans les méandres de son élaboration de la notion de jouissance.

---

23. G.W. t. XIII p. 41 ; trad. franç. p. 311.
24. G.W. t. XIII p. 68 ; trad. franç. p. 336.

Malaise dans le bonheur

Marcel Ritter

Je tiens d'abord à rappeler que le terme de jouissance n'existe pas en tant que concept chez Freud. Certes, Freud utilise à plusieurs reprises le terme de *Genuss* et parfois celui de *Geniessen,* la jouissance, mais toujours comme équivalent à celui de *Lust,* le plaisir. Ce qui n'empêche pas certains auteurs de parler de « la jouissance chez Freud ». D'autres affirment que le terme de *Genuss* n'apparaît qu'une ou deux fois dans le texte de Freud, ce qui est inexact. J'ai dénombré sept textes où le terme apparaît, parfois à plusieurs reprises, et je ne pense pas que ce relevé soit exhaustif. J'insiste donc sur le fait qu'il revient à Lacan d'avoir introduit le terme de jouissance comme concept dans la psychanalyse. Ce n'est qu'à partir de cet acte de nomination, fondé sur un certain nombre d'énoncés à valeur axiomatique, que la jouissance dans le sens où Lacan la définit peut-être repérée dans l'après-coup dans le texte de Freud, et ce indépendamment de l'emploi du terme même de *Genuss.* À l'opposé, ce n'est pas parce que Freud utilise le terme de *Genuss* dans certains de ses textes qu'il s'agit pour autant de la jouissance dans le sens de Lacan.

Dans l'optique des sources freudiennes de la jouissance je voudrais attirer l'attention en particulier sur trois textes : *Malaise dans la civilisation* [25] (1930), *Totem et Tabou* [26] (1912) et « Formulations sur les deux principes du cours des événements psychiques [27] » (1911), pour terminer par une brève allusion à la notion de libido.

---

25. S. Freud, 1930, *Malaise dans la civilisation,* Paris, PUF, 1971.
26. S. Freud, 1912, *Totem et Tabou,* Paris, Payot, 1970.
27. S. Freud, 1911, « Formulations sur les deux principes du cours des événements psychiques », dans *Résultats, idées, problèmes,* I, Paris, PUF, 1984.

MALAISE DANS LA CIVILISATION

Ce texte comporte un certain nombre d'éléments importants pour la question de la jouissance. J'en ai retenu quatre, qui ont été repris par Lacan sous forme commentée à différents moments de son enseignement, en particulier dans son séminaire sur *L'éthique de la psychanalyse.*

La notion de bonheur

Pour Freud le bonheur signifie que l'aspiration à éviter la douleur et le déplaisir, et à vivre de fortes sensations de plaisir, soit un gain de plaisir *(Lustgewinn*[28]*)*, se trouve réalisée, sous l'égide du principe de plaisir. Le bonheur renvoie ainsi à la satisfaction des pulsions. Mais celle-ci se heurte au refus *(versagt)* du monde extérieur. D'où la nécessité de l'intervention de l'autre principe, le principe de réalité, qui a en charge la maîtrise de l'activité pulsionnelle au moyen de l'inhibition des pulsions quant à leur but et du processus de sublimation. La conséquence en est une « diminution des possibilités de jouissance *(Genuss)* ».

La notion de bonheur développée par Freud peut être considérée comme un équivalent de la notion de jouissance chez Lacan, ou du moins comme s'en approchant, l'un étant aussi inaccessible dans sa plénitude que l'autre. Dans l'expression « possibilités de jouissance » on entend bien un au-delà supposé du plaisir comme jouissance, mais il est inatteignable non seulement du fait du monde extérieur, mais aussi en raison des destins des pulsions, en particulier la sublimation. Cet au-delà est une pure virtua-

28. Lacan attire l'attention sur ce terme à partir d'un autre texte de Freud, « Les limites de l'interprétable » (1925), dans *Résultats, idées, problèmes,* II, Paris, PUF, 1955, p. 141-142, pour y reconnaître la jouissance dans l'opération de chiffrage, soit le processus primaire, dans le rêve (*Les non-dupes errent,* 20 novembre 1973).

lité, un plus-de-jouir comme reste. La sublimation réalise en quelque sorte une jouissance approchée, mais non atteinte. Elle n'est pas la satisfaction pleine *(volle Befriedigung)*. Sans doute peut-on voir dans ce rapport de la sublimation avec la satisfaction ou la jouissance pleine une équivalence avec le rapport de suppléance énoncé par Lacan entre la jouissance phallique et la jouissance de l'Autre.

Lacan reprend ces vues de Freud pour souligner que toute sublimation est à payer avec quelque chose de la jouissance [29]. Il relève aussi l'écart noté par Freud entre la satisfaction sexuelle relative à l'état primitif et celle obtenue dans le cadre de la civilisation [30]. Mais contrairement à Freud qui met l'accent pour tout ce qui concerne le dérangement de la sexualité sur l'élément culturel, soit la répression sociale des pulsions, Lacan privilégiera l'élément structural, lequel est indiqué par Freud dans la suite du texte.

L'amour sexuel comme prototype de tout bonheur

Freud relève comme fait d'expérience que l'amour sexuel, dans le sens de génital, procure à l'être humain les plus fortes satisfactions de son existence et constitue le prototype du bonheur. Lacan dira la même chose mais déplacée sur le phallus : « Il n'y a de bonheur que du phallus » ou encore « Il n'y a que le phallus à être heureux – pas le porteur du dit [31] », où s'indique l'articulation entre jouissance sexuelle et jouissance phallique.

Mais Freud avance aussi que la vie sexuelle de l'homme civilisé est gravement lésée et qu'elle donne

29. J. Lacan, 1959-1960, *L'éthique de la psychanalyse,* Le Séminaire, Livre VII, Paris, Le Seuil, 1986, p. 371.
30. *Ibid.*, p. 235.
31. J. Lacan, 1969-1970, *L'envers de la psychanalyse,* Le Séminaire, Livre XVII, Paris, Le Seuil, 1991, p. 84.

parfois l'impression d'une fonction à l'état d'involution. Puis il ajoute : « Parfois on croit reconnaître que la pression de la culture ne serait pas seule en cause, mais que quelque chose en rapport avec la fonction sexuelle refuserait (*versage*) à nous donner la satisfaction pleine *(volle Befriedigung)* et nous pousserait à suivre d'autres voies » – allusion aux sublimations. En note il évoque l'hypothèse d'un « refoulement organique » de la sexualité lié à l'effacement du sens de l'odorat du fait du redressement vertical de l'être humain.

Lacan mentionne cette question de la répression organique au-delà de la répression dite sociale, et il la met en rapport avec l'*Au-delà du principe de plaisir*[32]. Il parle aussi d'une « malédiction sur le sexe[33] » évoquée par Freud dans son *Malaise*, et en marge du texte on lit « Impossible du Bien-dire sur le sexe » – allusion probable au terme *versage* (*versagen* peut s'entendre littéralement comme rater le dire). De même il souligne le privilège du sens sexuel pour Freud[34], à entendre comme le privilège du sens sexuel dans toute parole, soit le privilège de la sublimation, le sens n'étant sexuel que parce qu'il se substitue ou supplée au sexuel qui manque – cela à propos de la jouissance phallique.

Il s'agit là indéniablement du passage le plus important de ce texte de Freud pour la question de la jouissance. Il met l'accent sur un défaut de la jouissance inhérent à la sexualité humaine, et il constitue probablement une des références de Lacan pour sa formule du non-rapport sexuel. C'est l'élément structural déjà évoqué.

32. J. Lacan, 1971-1972, *Le savoir du psychanalyste*, inédit, 4 novembre 1971.
33. J. Lacan, 1973, « Télévision », dans *Autres écrits*, Paris, Le Seuil, 2001, p. 531.
34. J. Lacan, 1973-1974, *Les non-dupes errent*, séminaire inédit, 11 juin 1974.

Le commandement de l'amour du prochain

Freud fait état d'un sentiment de surprise et de révolte devant l'étrangeté de ce commandement, pour finir par le déclarer inapplicable. Lacan souligne cet arrêt de Freud horrifié, et conclut au caractère inhumain dudit commandement[35]. Il reprend l'essentiel de l'argumentation de Freud, à savoir la tendance native de l'homme à la méchanceté, à l'agression, à la destruction, et donc aussi à la cruauté. L'homme est tenté de satisfaire son besoin d'agression aux dépens de son prochain, d'exploiter son travail sans dédommagements, de l'utiliser sexuellement sans son consentement, de s'approprier ses biens, de l'humilier, de lui infliger des souffrances, de le martyriser et de le tuer[36]. Tel est le constat dressé par Freud en 1930. Il fait écho à celui de Bertolt Brecht, deux ans auparavant dans *L'Opéra de Quat'Sous* : l'homme vit « De sans cesse/Torturer, dépouiller, déchirer, égorger, dévorer l'homme./ L'homme ne vit que d'oublier sans cesse/Qu'en fin de compte il est un homme. ».

Lacan articule cette tendance à l'agression avec la jouissance. Il note que chaque fois que Freud s'arrête, horrifié, devant les conséquences du commandement, surgit la présence de cette méchanceté foncière qui habite le prochain, et donc aussi moi-même. Elle est ce qui m'est le plus prochain, ce cœur en moi-même qui est celui de ma jouissance[37]. Il en conclut que le recul devant le commandement est la même chose que la barrière devant la jouissance. Chaque fois que le sujet recule devant sa jouissance, il recule devant l'agressivité inconsciente qu'elle contient[38]. La jouissance se confond ici avec le mal.

35. J. Lacan, *L'éthique de la psychanalyse, op. cit.*, 1986, p. 209, 218.
36. S. Freud, *Malaise dans la civilisation, op. cit.*, 1971, p. 64-65.
37. J. Lacan, *L'éthique de la psychanalyse, op. cit.*, 1986, p. 218.
38. *Ibid.*, p. 228-229.

L'énoncé paradoxal du surmoi

Un autre point important du texte est l'énoncé paradoxal à propos de la conscience morale, définie comme une des fonctions du surmoi : elle se comporte avec d'autant plus de sévérité que le sujet est plus vertueux. Ce paradoxe s'éclaire pour Freud à partir du moment où l'on considère la conscience morale comme la conséquence du renoncement aux pulsions, et non pas l'inverse. Elle puise son énergie, donc sa sévérité dans ce renoncement. La sévérité du surmoi est ainsi une agressivité retournée à l'intérieur.

C'est le point d'articulation du surmoi avec son commandement « Jouis », maintes fois évoqué par Lacan[39]. Lacan avance à ce propos que Freud écrit le *Malaise* pour dire que tout ce qui est viré de la jouissance à l'interdiction va dans le sens d'un renforcement toujours croissant de l'interdiction[40].

À la fin de son texte Freud mentionne le sentiment de culpabilité comme émanation de la sévérité du surmoi. Il rappelle en particulier son origine historique décrite dans *Totem et Tabou* : issu du complexe d'Œdipe, il est acquis lors du meurtre du père par les frères ligués contre lui.

C'est à propos de tout ce développement concernant le surmoi et le sentiment de culpabilité, que Lacan précise que « la gourmandise dont il [Freud] dénote le surmoi est structurale, non pas effet de la civilisation, mais malaise (symptôme) dans la civilisation[41] ». Pour Lacan le structural prime sur l'événementiel, l'un étant l'essentiel, et l'autre le contingent.

---

39. En particulier dans « Subversion du sujet et dialectique du désir dans l'inconscient freudien », *Écrits, op. cit.*, 1966, p. 821 ; *L'angoisse*, 1962-1962, Le Séminaire Livre X, Paris, Le Seuil, 2004, p. 96 ; *Encore*, 1972-1973, Le Séminaire Livre XX, Paris, Le Seuil, 1975, p. 10 et 13.
40. J. Lacan, *L'éthique de la psychanalyse, op. cit.*, 1986, p. 208.
41. J. Lacan, « Télévision », *Autres écrits, op. cit.*, 2001, p. 530.

Toutes ces références au texte sur le *Malaise dans la civilisation* se complètent et s'éclairent par celles à *Totem et Tabou* et aux « Formulations sur les deux principes du cours des événements psychiques ».

Totem et Tabou

Lacan se réfère à *Totem et Tabou* tout au long de son enseignement, et en particulier au fait que le père primitif était censé « jouir de toutes les femmes ». En fait le texte dit : « Chacun [des fils] aurait voulu, à l'exemple du père, les avoir *(haben)* toutes à lui, et la lutte générale qui en aurait résulté aurait amené la ruine de la société ». La jouissance est évoquée par le biais de la possession, le terme *geniessen* (jouir) ne figure pas dans le texte.

À propos du meurtre du père, Lacan rappelle que non seulement il n'ouvre pas la voie vers la jouissance que sa présence était censée interdire, mais il renforce l'interdiction[42]. Autrement dit, mort ou vivant, le père garde le privilège de la jouissance.

Par la suite, il soulignera à plusieurs reprises que le mythe de Totem et Tabou, mythe inventé par Freud, est l'équivalent du mythe d'Œdipe dont il révèle le sens dernier, à savoir que la jouissance est coupable. Dans le mythe de Totem et Tabou le père est dit jouir de toutes les femmes. La jouissance originelle est donc de son côté. Après son meurtre, et après entente préalable, aucun de ses fils ne lui succède dans « la gloutonnerie de la jouissance ». Lacan voit dans cette jouissance du père primitif la fonction originelle d'une jouissance « absolue », qui ne

42. J. Lacan, *L'éthique de la psychanalyse*, *op. cit.*, 1986, p. 207-208.

fonctionne que lorsqu'elle est « jouissance tuée » ou « jouissance aseptique[43] ».

Enfin, pour Lacan le commandement du surmoi « Jouis ! » provient de ce père originel. C'est un appel à la jouissance « pure ». Ordre impossible à satisfaire, il s'articule étroitement avec tout ce qui concerne la conscience morale[44].

FORMULATIONS SUR LES DEUX PRINCIPES DU COURS DES ÉVÉNEMENTS PSYCHIQUES

Le fil principal du texte est constitué par le jeu des deux principes, le principe de plaisir et le principe de réalité. Le premier caractérise les processus primaires, qui fonctionnent sur le mode hallucinatoire conduisant à la représentation hallucinée de l'objet de satisfaction. Le second est instauré devant l'absence répétée de satisfaction réelle liée au premier. Il répond à la nécessité de représenter l'état réel du monde et de rechercher une modification réelle. Le passage de l'un à l'autre entraîne un certain nombre de conséquences, dont la persistance du « fantasmer » *(das Phantasieren)*. Il s'agit d'une activité de pensée, séparée par clivage, indépendante de l'épreuve de réalité et uniquement soumise au principe de plaisir.

Un autre fil est constitué par l'évolution différente, séparée dans le temps, des pulsions du moi et des pulsions sexuelles. Du fait de leur satisfaction auto-érotique au départ et de l'existence d'un temps de latence ensuite, les

---

43. J. Lacan, 1966-1967, *La logique du fantasme*, séminaire inédit, 26 avril 1967 et 24 mai 1967 ; 1967-1968, *L'acte psychanalytique*, séminaire inédit, 21 février 1968 ; 1971, *D'un discours qui ne serait pas du semblant*, Le Séminaire, Livre XVIII, Paris, Le Seuil, 2006, p. 177.
44. J. Lacan, *Ibid.*, p. 177-178.

pulsions sexuelles restent plus longtemps sous la domination du principe de plaisir. D'où le maintien de la satisfaction fantasmatique aux dépens de la satisfaction réelle.

Lacan revient sur cette satisfaction fantasmatique en soulignant que « Freud est le premier à articuler avec audace et puissance que le seul moment de jouissance que connaisse l'homme est à la place même où se produisent les fantasmes[45] ». Mais les fantasmes sont en même temps une des barrières à la jouissance. Par la suite il ajoute qu'on ne jouit que de l'Autre, pas sexuellement, mais mentalement. On n'en est pas non plus joui sexuellement. On ne jouit que de ses fantasmes, de même que ce sont nos fantasmes qui nous jouissent[46]. Autrement dit, les fantasmes constituent une barrière devant la jouissance de l'Autre, dans le sens de la jouissance du corps de l'Autre (génitif objectif : jouir de l'Autre) – il n'y a pas de rapport sexuel.

La notion de libido

La notion de libido, désir en latin, se situe à part des références précédentes. Elle nécessiterait le rappel de son évolution chez Freud, puis chez Lacan, ce qui dépasse le cadre de ce travail[47]. Pour aller à l'essentiel, disons que si pour Freud la théorie de la libido est la théorie des pulsions, elle est pour Lacan la théorie de la jouissance, mais pas sans qu'il ne passe lui aussi par la théorie des pulsions.

---

45. J. Lacan, *L'éthique de la psychanalyse, op. cit.*, 1986, p. 345.
46. J. Lacan, 1971-1972, *… ou pire*, séminaire inédit, 8 mars 1972.
47. J.-A. Miller retrace l'évolution de la conception de Lacan quant à la notion de libido dans « Les six paradigmes de la jouissance », *La cause freudienne*, n° 43, 1999, p. 11, 13 et 16.

Freud articule la libido avec le désir sexuel. Il nous fournit cependant déjà une indication en faveur de son articulation, au-delà du désir, avec la satisfaction donc implicitement avec ce que Lacan va développer comme étant la jouissance – sans évidemment faire usage de ce terme. C'est ainsi que dans les *Trois essais sur la théorie sexuelle* il note que *Lust* (plaisir) est le seul mot de la langue allemande qui puisse correspondre au terme scientifique libido. Et il ajoute que malheureusement *Lust* est un mot à double sens, désignant aussi bien la sensation du besoin [sexuel] que celle de la satisfaction. En effet, dans la langue allemande « j'ai envie de... » se dit « *Ich habe Lust nach...* », et « j'ai du plaisir à... » « *Ich habe Lust an...* ». Freud revient sur cette duplicité de sens du mot *Lust* à propos du plaisir préliminaire, lequel associe déjà une part de satisfaction donc du plaisir à une augmentation de la tension sexuelle exigeant encore plus de plaisir *(Mehr von Lust).* Il se trouve dès lors confronté à la question de savoir comment une augmentation de tension se traduisant en théorie par du déplaisir pouvait dans ce cas s'accompagner de plaisir[48]. Ces remarques de Freud trouvent leur prolongement chez Lacan avec le « jouir de désirer[49] », et s'inscrivent dans le débat entre désir et jouissance.

Lacan situe néanmoins la libido entièrement du côté de la jouissance, en articulant celle-ci d'abord avec la Chose puis avec l'objet *a*. Déjà dans le séminaire sur *L'éthique de la psychanalyse*, il désigne la Chose, zone de la jouissance, comme le lieu des pulsions[50]. La Chose, dans son rapport

48. S. Freud, 1905, *Trois essais sur la théorie sexuelle*, Paris, Gallimard, 1987, p. 37 et note 1, 146-148, 151 et note 1. *G.W.* t. V, p. 33 et note 2, 110-113, 114 et note 1. Cf. aussi R. Chemama, *La jouissance, enjeux et paradoxes*, Toulouse, érès, 2007, p. 55-57. De même que *supra* p. 65-66.
49. Cf. *infra* p. 104.
50. J. Lacan, *L'éthique de la psychanalyse*, *op. cit.*, 1986, p. 131.

avec la pulsion, est au cœur de l'économie libidinale[51]. Mais en 1964 Lacan développe une conception entièrement nouvelle de la libido avec son mythe de la lamelle[52]. La libido devient alors un organe, dans les deux sens du terme, organe-partie de l'organisme et organe-instrument de la pulsion, à l'image d'une surface élastique ; en fait un faux organe, insaisissable et irréel. En tant qu'organe elle est définie comme cette « part du vivant qui se perd à ce qu'il se produise par les voies du sexe ». Ses représentants sont les formes de l'objet *a* en tant qu'objet perdu. Cette nouvelle conception de la libido chez Lacan s'inscrit dans le mouvement de déplacement de la jouissance, du corps sur une de ses parties, séparée, où elle se polarise.

51. *Ibid.*, p. 133.
52. J. Lacan, 1964, *Les quatre concepts fondamentaux de la psychanalyse*, Le Séminaire, Livre XI, Paris, Le Seuil, 1973, p. 171, 179 à 182 ; « Position de l'inconscient », dans *Écrits*, *op. cit.*, 1966, p. 845-849.

Les autres sources

Marcel Ritter

Lacan nous indique un certain nombre d'autres références qui lui ont servi, au même titre que les textes freudiens, à l'élaboration de la notion de jouissance[53]. Parmi elles, citons la référence à Hegel, à Aristote et à Marx. Il convient d'y ajouter le recours au dictionnaire – fait plutôt rare, en particulier pour l'aspect juridique du terme.

Référence à Hegel

Lacan emprunte le terme de jouissance à Hegel, dont il dit expressément que c'est lui qui l'a introduit. Il l'extrait de la dialectique du maître et de l'esclave, qui figure dans la *Phénoménologie de l'esprit* (1807[54]). Hegel amène le terme de jouissance dans le cadre du rapport d'une conscience de soi à une autre conscience de soi. Voici comment s'instaure ce rapport : « La conscience de soi est en soi et pour soi quand et parce qu'elle est en soi et pour soi pour une autre conscience de soi, c'est-à-dire qu'elle n'est qu'en tant qu'être reconnu ». Cette reconnaissance passe pour Hegel par la lutte pour la vie et la mort. Après la lutte, où aucun des deux individus face à face ne doit mourir, il y a un vainqueur ou une conscience indépendante, le maître qui a accepté la mort consciemment, et un vaincu ou une conscience dépendante, l'esclave qui par peur a rejeté la mort. Puis intervient le rapport des deux, du maître et de

53. En particulier dans *La logique du fantasme*, séminaire inédit, 30 mai 1967.
54. G.W.F. Hegel, 1807, *Phénoménologie de l'esprit*, I, Paris, Aubier, 1999, p. 155-166.

l'esclave, à l'être indépendant de la chose ou à la choséité *(Dingheit)*. Le maître se rapporte médiatement à la chose par l'intermédiaire de l'esclave. Celui-ci, par son travail, transforme la chose mais ne la détruit pas. Pour l'esclave la négation de la chose n'est donc pas conduite à son terme, à savoir la destruction, la jouissance. Le maître par contre, grâce à cette médiation de l'esclave, a dès lors un rapport immédiat à la chose, à entendre comme la chose transformée par l'esclave, et il peut pousser ce rapport jusqu'à la négation de la chose ou la jouissance *(Genuss)*.

Il faut noter que le désir *(Begierde)* du maître ne conduit pas directement à la jouissance de la chose, puisque celle-ci nécessite la médiation du rapport de l'esclave à cette chose. Lacan dit à ce propos que le maître est séparé de ce dont il a à jouir comme chose par celui qui est chargé de la mettre à sa disposition.

En ce qui concerne la jouissance, elle consiste donc dans la « pure négation » de la chose, dans sa destruction : en finir avec la chose, c'est l'assouvissement dans la jouissance. Pour Hegel, la jouissance est du côté du maître. Par contre pour Lacan, c'est l'esclave qui jouit. Pour soutenir cette assertion, il se fonde sur le fait que Hegel indique déjà qu'il y a pour l'esclave une certaine jouissance de la chose dans l'opération de sa transformation : non seulement il l'apporte au maître, mais il la transforme pour la lui rendre recevable.

Nestor Braunstein[55] attire l'attention sur un autre écrit de Hegel, la *Propédeutique philosophique*[56], trois séries de cours donnés au gymnase de Nuremberg dont il fut le directeur à partir de novembre 1808. Il repère dans ces

55. N. Braunstein, *La jouissance. Un concept lacanien*, Paris, Point Hors Ligne, 1992, Point Hors Ligne / érès, 2005, p. 13 et 49.
56. G.W.F. Hegel, 1809-1811, *Propédeutique philosophique*, Paris, Les Éditions de Minuit, 1963, p. 63 -67.

textes les racines de l'opposition désir-jouissance telle que Lacan l'a énoncée. La jouissance y apparaît comme quelque chose de « subjectif », de « particulier », impossible à partager et inaccessible à l'entendement (la réflexion), alors que le désir résulte de la reconnaissance réciproque de deux consciences, est « objectif », « universel » et sujet à législation. Il rapproche cette opposition énoncée par Hegel de ce qu'avance Lacan dans « Du *"Trieb"* de Freud et du désir du psychanalyste[57] » : le désir vient de l'Autre, et la jouissance est du côté de la Chose.

Enfin, dans les *Principes de la philosophie du droit,* quatrième des grands écrits systématiques de Hegel publié en 1820, il est également question de la jouissance, et ce à propos de la conscience morale définie comme disposition d'esprit à vouloir ce qui est bon en soi et pour soi. Après un examen des figures de la subjectivité qui pervertissent le Mal en Bien et le Bien en Mal, Hegel développe dans une prosopopée la figure d'un Moi hypertrophié et jouisseur : « Ce n'est pas la Chose qui est ce qui excelle, au contraire, je suis ce qui excelle, et suis le maître de la loi et de la Chose, ce maître qui ainsi, comme par son bon vouloir ne fait que jouir et, dans cette conscience ironique dans laquelle je fais s'évanouir l'élément suprême [le Bien], je ne fais que jouir de moi[58]. » Il s'agit là aussi de la jouissance dans sa particularité : un sujet particulier qui, de la place d'un maître, jouit de lui-même – ce qui évoque le « se jouir » de Lacan. De plus, la jouissance est articulée avec le Mal, ce que nous retrouverons avec le séminaire sur *L'éthique de la psychanalyse.*

57. J. Lacan, *Écrits,* Le Seuil, 1966, p. 853.
58. G.W.F. Hegel, 1820, *Principes de la philosophie du droit,* Paris, PUF, coll. « Quadrige », 2003, p. 246-247.

Référence à Aristote

Lacan réfère explicitement l'usage qu'il fait du terme de jouissance à la notion de substance (*ousia*) chez Aristote. Il se sert de cette référence à la substance aristotélicienne pour désigner le corps marqué du signifiant comme substance jouissante[59].

Ousia, substantif dérivé d'*ousa*, participe féminin du verbe *eïnaï* (être), signifie « ce qui est », et se traduit indifféremment par substance, être, essence. Aristote développe sa conception de l'*ousia* dans les « Catégories[60] », et il la reprend dans la *Métaphysique*[61]. Les catégories sont des notions qui expriment quelque chose de l'être. L'*ousia* est la première catégorie de l'être, avec une place bien à part, puisque sans elle les neuf autres n'auraient pas lieu d'exister. Jean-Marie Jadin a largement développé cette référence aux catégories d'Aristote dans son texte d'ouverture « Y a-t-il un être de la jouissance ?[62] », je n'y reviens donc pas.

Je souligne simplement deux points qui me paraissent importants : l'articulation de la substance avec l'individuel, le singulier et sa connexion avec le corps. Mais pour Aristote c'est le corps naturel dans sa matérialité qui est le support de cette substance individuelle, alors que pour Lacan il s'agit du corps marqué par le signifiant.

59. En particulier dans *Encore*, 1972-1973, Le Séminaire, Livre XX, Paris, Le Seuil, 1975, p. 24-26.

60. Aristote, « Catégories », 5, dans *Organon*, I, Paris, J. Vrin, 1977, p. 7-20.

61. Aristote, *Métaphysique*, I, Livres A-Z, Paris, J. Vrin, 1991, p. 182-183 et 237-245.

62. Cf. *supra* p. 31.

Référence à Marx

Lacan introduit la notion de plus-de-jouir[63] à partir de la notion de plus-value chez Marx. Marx, dans *Le Capital*[64], souligne la double valeur du produit fabriqué : il est à la fois valeur d'usage et valeur d'échange. Bien qu'il soit un objet utile, il a également une valeur échangeable, ce en quoi il est une marchandise. Le capitaliste veut que la valeur de cette marchandise surpasse la valeur des marchandises nécessaires pour la produire : « Il veut produire non seulement une chose utile, mais aussi une valeur, et non seulement une valeur, mais encore une plus-value. » Cette production de plus-value est donc une production de valeur prolongée au-delà d'un certain point, au-delà d'une limite où il n'y a plus d'équivalence entre la valeur de la force de travail payée par le capital et la nouvelle valeur produite. Lacan souligne que cette valeur d'échange joue le rôle de valeur de jouissance[65]. On peut par ailleurs rapprocher cette description de la production de plus-value par Marx de l'une des caractéristiques cliniques de la jouissance : son caractère d'excès, d'au-delà d'un certain état d'équilibre, de franchissement d'une limite.

La notion de plus-de-jouir chez Lacan se réfère également à la notion de gain de plaisir *(Lustgewinn)*, déjà évoquée dans le cadre des sources freudiennes de la jouissance. Freud y a souvent recours pour qualifier le résultat du travail de l'inconscient, entre autres à propos du rêve[66] :

63. J. Lacan, 1968-1969, *D'un Autre à l'autre*, Le Séminaire, Livre XVI, Paris, Le Seuil, 2006, p. 16-19.
64. K. Marx , *Le capital*, Paris, Flammarion, 1985, p. 139-153.
65. J. Lacan, 1966-1967, *La logique du fantasme*, séminaire inédit, 12 avril 1967.
66. S. Freud, 1925, « Quelques additifs à l'ensemble de l'interprétation des rêves. a) Les limites de l'interprétable », dans *Résultats, idées, problèmes*, II, Paris, PUF, 1995, p. 141-142.

« Nos activités intellectuelles tendent soit vers un but utilitaire, soit vers un gain immédiat de plaisir », et rêver est une activité de ce type. L'analogie avec la distinction opérée par Marx entre valeur d'usage et plus-value est frappante.

RÉFÉRENCE AU DICTIONNAIRE

Lacan s'est toujours montré réservé quant au recours au dictionnaire, la signification établie s'accordant mal avec les effets de sens liés au jeu du signifiant tel qu'il a cours dans l'inconscient. Ainsi dira-t-il que l'inconscient a affaire avec lalangue, laquelle n'a rien affaire avec le dictionnaire[67]. Mais à propos de la jouissance il semble faire une entorse à cette réserve, sans doute parce que le dictionnaire révèle toute l'importance du sens juridique du terme[68].

Le *Dictionnaire étymologique* de Bloch et von Wartburg nous apprend que le terme « jouir » vient du latin populaire *gaudire, gaudere* en latin classique, et signifie « se réjouir », « joïr » au XIIe siècle. Quant au terme « jouissance », il apparaît au XVe siècle (1466) en remplacement de « joance ». Sur le plan étymologique les deux termes se situent sur le versant de la joie.

Sur le plan sémantique, d'après le *Dictionnaire Robert*, le terme « jouir » signifie d'abord tirer plaisir, également tirer profit de quelque chose, et spécialement jouir d'un bien dans le sens juridique, en avoir l'usage, en tirer les fruits ; de même jouir d'une personne, la posséder charnellement. Mais aussi, par antiphrase, éprouver une vive douleur

67. J. Lacan, 1971-1972, *Le savoir du psychanalyste*, inédit, 4 novembre 1971.
68. J. Lacan, 1966-1967, *La logique du fantasme*, séminaire inédit, 30 mai 1967 ; *Encore, op. cit.*, 1975, p. 10.

physique. Quant au terme « jouissance », il désigne l'action de jouir. Il équivaut à ce titre à plaisir et à satisfaction. Mais il désigne également l'action d'user de quelque chose, sens qui prévaut sur le plan juridique. D'où la notion d'usufruit : jouissance d'un bien sans en avoir la propriété. L'approche sémantique des deux termes met donc en évidence une sorte de bipolarité de leur sens, à la fois l'action d'user d'une chose ou d'une personne et le plaisir ou la joie éprouvés de ce fait même. À cela s'ajoute la référence à la douleur physique. Tous ces aspects sont largement pris en compte par Lacan. Il privilégie pourtant le sens juridique du terme, qui lui permet d'opposer « jouir de » à « jouir », et tout particulièrement la notion d'usufruit. Il souligne par ailleurs qu'avoir la jouissance de quelque chose équivaut à pouvoir le céder, le signe de la possession étant le pouvoir de s'en démettre – ce qui renvoie à l'articulation de la jouissance avec la perte. Enfin il précise qu'en droit avoir la jouissance de quelque chose, c'est pouvoir traiter ce quelque chose comme un corps, c'est pouvoir le démolir, ce qui représente le mode de jouissance le plus régulier[69].

Néanmoins Lacan ne s'est jamais départi de sa réserve habituelle quant à l'appréhension lexicale d'un terme : « Ce qui donne du signifiant jouissance l'effective et dernière référence, ce n'est pas la référence à la pensée, mais l'instauration qui résulte des effets de l'introduction [du signifiant jouissance] dans le réel ». L'important c'est d'articuler « d'une nouvelle façon le rapport du mot jouissance à ce qui est pour nous en exercice dans la psychanalyse[70] ».

---

69. J. Lacan, 1971-1972, *… ou pire*, séminaire inédit, 15 décembre 1971.
70. J. Lacan, 1966-1967, *La logique du fantasme*, séminaire inédit, 30 mai 1967.

4

La jouissance : premières occurrences du terme

Marcel Ritter

LE SÉMINAIRE *LA RELATION D'OBJET* (1956-1957)

Outre son apparition déjà mentionnée dans le texte des *Écrits* « Fonction et champ de la parole et du langage en psychanalyse » en 1953[1], le terme de jouissance se trouve pour la première fois au cours du séminaire dans *La relation d'objet*[2], le 16 janvier 1957, et ce à propos des frustrations dans le cadre des relations primordiales de l'enfant et de la mère. Il y désigne de toute évidence la satisfaction du besoin par l'objet dit de jouissance, le sein. Cette satisfaction est distinguée de la satisfaction de la demande d'amour, soit l'amour de la mère signifié par ce signe d'amour qu'est le don. L'objet est appréhendé sous un double aspect : objet de la satisfaction du besoin ou objet de la jouissance, et symbole de l'amour de l'autre. Dans cette articulation des deux niveaux de la demande de satis-

1. Cf. *supra* p. 14. Notons cependant que Lacan utilise déjà le terme « jouit » en 1938 dans *Les complexes familiaux*, Paris, Navarin éd., 1984, p. 37-38, et là aussi dans le cadre de l'asservissement imaginaire du sujet à l'autre.
2. J. Lacan, 1956-1957, *La relation d'objet*, Le Séminaire, Livre IV, Paris, Le Seuil, 1994, p. 125-126.

faction, l'autre fait dès le départ partie intégrante du dispositif de la jouissance. Il concourt à la satisfaction du besoin au niveau du corps propre de l'enfant, et il conforte par là même le sujet dans sa position d'objet aimé et désiré, soit dans son aspiration à être le phallus pour cet autre. Quant aux frustrations de la jouissance ou de l'objet de jouissance, elles sont considérées par rapport à leur effet, qui est la relance du désir.

Le terme de jouissance est repris dans le même séminaire[3], le 20 mars 1957, pour désigner chez le garçon une « jouissance réelle avec son propre pénis réel », donc toujours en référence au corps propre. Mais il est à entendre cette fois-ci dans le sens de la satisfaction sexuelle liée à la masturbation dans le cadre de la structuration œdipienne. L'autre est à nouveau présent mais en filigrane.

LE SÉMINAIRE *LES FORMATIONS DE L'INCONSCIENT* (1957-1958)

Le terme de jouissance réapparaît au cours du séminaire de l'année suivante sur *Les formations de l'inconscient.*

Tout d'abord le 18 décembre 1957, à propos du mot d'esprit[4]. Lacan y avance que l'authentification par l'Autre de l'achoppement du message, à lui adressé par le sujet comme mot d'esprit, restitue sa jouissance à la demande (du sujet) essentiellement insatisfaite quant au désir, et ce sous le double aspect de la surprise et du plaisir. Le terme de jouissance est ici équivalent à celui de satisfaction du désir. Mais il convient de préciser qu'il s'agit du désir pris dans le mécanisme du langage, donc d'un désir toujours approché et jamais satisfait par la demande puisque son

3. *Ibid.*, p. 241.
4. J. Lacan, 1957-1958, *Les formations de l'inconscient*, Le Séminaire, Livre V, Paris, Le Seuil, 1998, p. 121-122.

objet est métonymique. Sa seule forme de satisfaction est cette satisfaction symbolique qui consiste en sa reconnaissance. Il s'avère donc que la jouissance s'articule avec les mécanismes du langage. Elle est dès lors située dans le rapport au grand Autre, dans le double sens de l'Autre comme lieu du signifiant et de l'Autre incarné.

Au départ le terme de jouissance renvoie donc à trois significations, successivement la satisfaction du besoin, la satisfaction sexuelle et la satisfaction du désir.

Comme déjà mentionné, c'est au cours de la séance du 5 mars 1958 que la jouissance est pour la première fois désignée comme une notion et distinguée comme telle de la notion du désir, dans le cadre de la constitution du désir dans le rapport au signifiant. Voici le passage concerné : « [...] je vous montrerai ce que signifie, dans la perspective rigoureuse qui maintient l'originalité des conditions du désir chez l'homme, une notion qui est toujours plus ou moins impliquée dans le maniement que vous faites de la notion du désir, et qui mérite d'en être distinguée – je dirai plus, qui ne peut commencer d'être articulée qu'à partir du moment où nous sommes suffisamment inculqués de la complexité dans laquelle se constitue ce désir. Cette notion dont je vous parle sera l'autre pôle de notre discours d'aujourd'hui. Elle s'appelle la jouissance[5]. »

Pourtant dans la séance du 26 mars 1958[6], après avoir évoqué le pervers qui jouit de son désir, Lacan avance que « ce que nous trouvons au fond de l'exploration analytique du désir, c'est le masochisme – le sujet se saisit comme souffrant, il saisit son expérience d'être vivant comme souffrant, c'est-à-dire comme étant sujet du désir[7] ». Et il

5. *Ibid.*, p. 251-252.
6. *Ibid.*, p. 313.
7. Notons qu'en janvier 1975 Lacan a énoncé, à Strasbourg, que « le désir de l'homme c'est l'enfer ».

conclut : « Le sujet ne satisfait pas simplement un désir, il jouit de désirer, et c'est une dimension essentielle de sa jouissance. » La jouissance envisagée dans cette perspective est équivalente au désir dans sa connotation de souffrance.

Ainsi s'amorce le débat entre le désir et la jouissance. Il peut être illustré par les définitions successives données par Lacan à deux de ses algorithmes, Φ le phallus symbolique et l'objet *a*. Φ est d'abord défini comme le signifiant du désir[8], puis comme le signifiant de la jouissance[9]. Quant à l'objet *a*, il est d'abord défini comme l'objet du désir[10], puis comme plus-de-jouir[11].

Enfin, au cours de la séance du 23 avril 1958[12] Lacan met pour la première fois au tableau le schéma du graphe complet, tel qu'il sera repris dans « Subversion du sujet et dialectique du désir dans l'inconscient freudien[13] », et il y inscrit le terme de Jouissance en haut et à gauche, en dessous du point de départ de la ligne supérieure. Par rapport au graphe complet de 1960 il manque le terme de Castration comme point d'aboutissement de cette ligne supérieure. Lors de la séance du 14 mai 1958[14], il reprend le schéma en substituant le Φ du phallus au terme de Jouissance.

---

8. J. Lacan, *Les formations de l'inconscient, op. cit.*, 1988 p. 312 et 393 ; « La signification du phallus », dans *Écrits*, Paris, Le Seuil, 1966, p. 693, et « La direction de la cure et les principes de son pouvoir », *Écrits*, p. 627 et 642 – mais sans la notation algébrique.

9. J. Lacan, 1960, « Subversion du sujet et dialectique du désir dans l'inconscient freudien », dans *Écrits, op. cit.*, 1966, p. 823.

10. En particulier dans *Les quatre concepts fondamentaux de la psychanalyse*, 1964, Le Séminaire, Livre XI, Paris, Le Seuil, 1973, p 153.

11. J. Lacan, 1968-1969, *D'un Autre à l'autre*, Le Séminaire, Livre XVI, Paris, Le Seuil, 2006, p 16-19.

12. J. Lacan, *Les formations de l'inconscient, op. cit.*, 1998, p. 341.

13. J. Lacan, « Subversion du sujet et dialectique du désir dans l'inconscient freudien », dans *Écrits, op. cit.*, 1966, p 817. Cf. *infra* p. 134, Fig 2.

14. J. Lacan, *Les formations de l'inconscient, op. cit.*, 1998, p. 392.

LE SÉMINAIRE *LE DÉSIR ET SON INTERPRÉTATION* (1958-1959)

Dans le séminaire de l'année suivante *Le désir et son interprétation* nous trouvons la première référence au sens juridique du terme de jouissance[15]. À propos de « la dialectique de la cassette et de l'avare », Lacan remarque que la rétention d'objet n'est pas source de jouissance mais support de la subsistance du désir. L'avare ne jouit pas de l'objet retenu. Peut-être jouit-il quand même, non pas de l'objet mais du désir supporté par l'objet retenu Φ Lacan ajoute qu'on repère les traces de cette rétention de l'objet au niveau du droit. En effet il est possible d'avoir un bien dont on ne jouit pas, alors que c'est un autre qui en jouit (notion d'usufruit). Par la suite Lacan souligne que défendre ses biens c'est se défendre d'en jouir[16].

Nous arrivons ainsi au séminaire sur *L'éthique de la psychanalyse*, qui constitue le premier moment fort où la notion de jouissance prend forme et consistance.

---

15. J. Lacan, 1958-1959, *Le désir et son interprétation*, séminaire inédit, 17 décembre 1958.
16. J. Lacan, 1959-1960, *L'éthique de la psychanalyse*, Le Séminaire, Livre VII, Paris, Le Seuil, 1986, p. 270.

5

De l'extraction de la jouissance de la Chose à l'objet *a*

La création de la jouissance

Jean-Marie Jadin

La jouissance que nous connaissons et méconnaissons, dont nous interrogeons ici les avatars et la signification, émerge telle l'épée du lac dans le séminaire que Lacan a consacré à l'éthique en 1959-1960 [1]. Après une fugitive et fantomatique apparition au début du séminaire, elle se déploie en son milieu en seulement quelques conférences. Il s'avère alors que l'hétéroclite et surréaliste contenu du séminaire n'avait cessé de l'annoncer.

Lacan y parle en effet de la froide abstraction de la Chose de Freud, mêlant et inversant parfois celles de l'*Esquisse* [2] et de *La négation* [3], du tragique destin de l'*Antigone* de Sophocle, de l'incandescente œuvre du marquis de

1. J. Lacan, 1959-1960, *L'éthique de la psychanalyse,* Le Séminaire, Livre VII, Paris, Le Seuil, 1986.
2. S. Freud, 1887-1902, « Projet d'une psychologie », dans *Lettres à Wilhelm Fliess,* Paris, PUF, 2006, 593- 693.
3. S. Freud, 1925, « La négation », *Résultats, idées, problèmes, II,* Paris, PUF, 1985, 135-139.

Sade, de l'éthique d'Aristote où le microcosme se conforme au macrocosme et à la Cité, et celle de Kant où la loi morale fonctionne sans objet défini, de la sublimation dans l'anamorphose picturale et de celle du buisson-ardent de Moïse, etc. Seule la jouissance permet d'ordonner toutes ces palinodies et de la manière que nous verrons.

Le séminaire oppose l'éthique de la psychanalyse et du psychanalyste à celle des biens, qui comporte en particulier le geste classique de la générosité. D'entrée de jeu Lacan prend appui sur l'antinomie entre Aristote et Freud. Alors que pour le penseur grec l'éthique est fondée sur un plaisir censé conduire tout naturellement vers une harmonieuse conformité au monde et à l'obtention d'un souverain bien, Freud soutient la seule guidance du réel en cette matière de l'éthique – à l'époque de ce séminaire Lacan mélange encore réel et réalité. Pour l'inventeur de la psychanalyse, l'obéissance au principe de plaisir mène à l'erreur et à la plus grave déception, et il convient de le rectifier avec un principe d'abord repéré comme celui de la réalité.

Scrutant les voies de cette correction, Lacan évoque un « paradoxe du rapport au réel dans Freud [4] » qui va le mener à la Chose, et plus lointainement à la jouissance. En effet, dès la première description de l'appareil psychique, celle de l'*Esquisse*, il apparaît que l'humain vise la retrouvaille d'un plaisir perdu, mais que rien ne lui parvient du monde extérieur pour l'aider dans cette quête. Il lui faut avancer à tâtons, par essais, erreurs et inflexions. Le monde intérieur, celui des pensées inconscientes, est isolé et ne suit que la pente du plaisir jusqu'à l'hallucination parfois délétère. Ce n'est qu'en parlant ces pensées qu'elles deviennent conscientes et peuvent se soumettre à un principe de réalité. Dans cette verbalisation en effet, la pensée

4. *Op. cit.*, 1986, p. 40.

introduit la mémoire du cri du sujet produit par la rencontre avec un premier objet hostile. Ce cri propre essentiel fournit comme un centre de gravité « réelisant » à la parole. Seul l'interhumain de la parole effective leste le plaisir avec cette réalité. Telle est la raison d'être fondamentale de la psychanalyse.

Lacan reconnaît le premier objet hostile dans la Chose (*das Ding*) de l'*Esquisse.* La Chose est aussi pour lui le premier extérieur, le premier dehors, un dehors archaïque en même temps que le cœur intime du sujet. Ces affirmations de Lacan sont des interprétations tout à fait personnelles de la Chose. Ici comme ailleurs il lit chez Freud bien davantage que celui-ci n'écrit. Il inverse ainsi les première [5] et seconde [6] occurrences de la Chose dans le texte de l'*Esquisse,* y ajoute la quatrième [7], réinvente la cinquième [8] et enfin les mélange toutes avec ce qu'est la Chose dans *La négation,* élaborée trente ans plus tard. Il n'est pas facile de s'y retrouver dans une telle intermétaphorisation des concepts de Freud.

Essayons néanmoins et observons d'abord que la question qui traverse l'*Esquisse,* et dont la nature éthique n'est de prime abord pas évidente, est celle d'un critère de réalité d'une chose. Comment savoir si elle est réellement présente ou simplement hallucinée ? S'il s'agit d'un objet jadis source d'une grande satisfaction le sujet risque d'aller au-devant d'une importante déconvenue. Freud introduit ici la vérification d'un mouvement de désir : face à une chose, une minime allusion à l'objet de la satisfaction première enclenche une recherche de ce qui l'a autrefois comblé. Freud « neuronise » le processus avec un support

---

5. *Op. cit.,* 2006, p. 636.
6. *Ibid.,* p. 639.
7. *Ibid.,* p. 653.
8. *Ibid.,* p. 671.

logique aristotélicien. Il fait l'hypothèse qu'un certain travail psychique décompose la représentation présente à l'esprit, qu'elle soit réelle ou imaginaire. La représentation effective de l'objet satisfaisant a ainsi excité d'une part un neurone *a,* neurone de la Chose *(das Ding),* de la Chose-même, et d'autre part un neurone *b,* neurone de l'attribut de la Chose, de son prédicat, de sa qualité, neurone du contingent de cette Chose. Plus tard une représentation présente active le plus souvent le neurone *a* de la Chose et un neurone d'attribut *c.* Un mouvement de désir va conduire le sujet à s'orienter de sorte que l'on passe de *c* à *b.* Telle est la première apparition de la Chose dans l'*Esquisse.* Il convient d'y noter que le neurone *a* « le plus souvent reste le même[9] » et le neurone *b* « le plus souvent varie[10] ». Et aussi remarquer une ressemblance « entre le noyau du moi *(Ich)* et le constituant de perception constant[11] ». La Chose est pour ainsi dire le noyau du moi, le noyau du sujet tout autant.

Chez Lacan, la caractéristique fondamentale de la constance est virée au compte du réel, à l'instar de ces « lois du ciel[12] » qui ordonnent les retours des corps célestes et dont la science lui fait paradigme. Lacan pose le réel comme étant « la garantie de la Chose[13] ». Il est ce registre, de la parole faut-il ajouter, présent en tant que Chose, valant comme Chose, où fonctionne une exigence de répétition qui cherche la mêmeté de la Chose. C'est ainsi que Lacan transfère la qualité de Chose sur le réel. Il opère également un déplacement de cette même qualité de la constance, lorsqu'il pose, à l'encontre de Freud, la Chose comme étant la visée du désir. Dans l'*Esquisse* en effet le

9. *Ibid.*, p. 636.
10. *Ibid.*, p. 636.
11. *Ibid.*, p. 636.
12. *Op. cit.*, 1986, p. 91.
13. *Ibid.*, p. 92.

désir tend à la retrouvaille des neurones *a* + *b* à partir de *a* + *c*. Le neurone *a* de la Chose n'y est pas « à retrouver[14] » puisqu'il est toujours présent. C'est le glissement de *c* jusqu'à *b* qui constitue la quête du désir.

Quelques lignes plus loin dans l'*Esquisse* émerge la seconde Chose qui prolonge la première de la dimension imaginaire du semblable. Freud y insiste sur l'importance de la perception du prochain, du *Nebenmensch,* le plus souvent la mère, pour préparer le chemin au désir et dans la découverte de soi et du monde. Cette perception de « l'être humain d'à côté » selon la traduction littérale, distingue deux parties : une partie affectée de la constance évoquée pour la première Chose, par exemple ses traits visibles nouveaux et incomparables, est présente en tant que Chose ; une autre partie, par exemple les mouvements de la main, peut être mise en relation avec le vécu du corps propre du sujet. Cette dernière est ainsi assimilable grâce à ce que Freud appelle l'*Urteil,* le jugement – « *Urteil* » signifie littéralement « part originaire ». Le cri du prochain peut de même être assimilé au cri de souffrance poussé par le sujet lui-même. « C'est ainsi que le complexe de perception de l'être-humain-proche se sépare en deux constituants, dont l'un s'impose par un agencement constant et forme un ensemble en tant que *Chose,* alors que l'autre est *compris* par un travail de remémoration, c'est-à-dire qu'il peut être ramené à une information du corps propre[15]. » La seconde Chose est donc une constance ramassée sur elle-même qui ne peut s'accorder à un vécu de corps propre. La troisième manifestation de la Chose dans l'*Esquisse*[16] dira que les Choses se dérobent au jugement.

14. *Ibid.*, p. 72.
15. *Op. cit.*, 2006, p. 639-640.
16. *Ibid.*, p. 642.

Lorsque Lacan qualifie la Chose d'« extime[17] », comme l'intérieur intime le plus extérieur, il relie et superpose les deux premières occurrences. De même, lorsqu'il soutient qu'elle est le premier objet hostile, écarte-t-il la moitié des deux aspects du *Nebenmensch* : « le premier objet de satisfaction et de surcroît le premier objet hostile, tout comme il est la seule puissance qui aide[18] ». Certes, une telle aide ne peut survenir que sur un fond de détresse et donc de souffrance absolue, et peut-être Lacan réunit-il l'objet de satisfaction et l'objet hostile que Freud diffracte parce qu'il interprète déjà la satisfaction comme un mal. C'est ainsi que la part hostile et à jamais incomprise de l'Autre devient la Chose elle-même, l'extérieur le plus intime du sujet en même temps que la quintessence du mal.

En surimpression des trois autres, la quasi-totalité du séminaire sur *L'éthique de la psychanalyse*, est aussi une énorme allusion à la quatrième Chose de l'*Esquisse*. Au chapitre consacré à la « Psychopathologie de l'hystérie[19] » Freud dilate la Chose en cause à la dimension du symptôme hystérique. Par exemple une représentation A suscite des pleurs de façon apparemment absurde, incongrue. Rien n'en explique la dignité *(Würdigkeit)*. Il s'avère qu'elle est en relation inconsciente avec une représentation B qui les justifie. A est devenu le substitut, le symbole de B. B ne joue plus aucun rôle parce que A, le symbole, s'est totalement substitué à la Chose. Pour Lacan la Chose n'est Chose que de cette substitution. « La Chose est en même temps Non-Chose[20]. » Freud présente ce processus hystérique comme l'opposé du geste du chevalier qui bataille pour le gant de sa Dame. Celui-ci sait que le gant doit sa valeur à la Dame.

---

17. *Op. cit.*, 1986, p. 167.
18. *Op. cit.*, 2006, p. 639.
19. *Ibid.*, p. 651-663.
20. *Op. cit.*, 1986, p. 163.

Dans le séminaire sur *L'éthique de la psychanalyse* Lacan n'a pas oublié cette Dame de l'*Esquisse*. Laissant de côté le gant et dans une véritable métamorphose hystérique du chevalier, il élève la Dame à la « dignité » de la Chose. Il n'oublie pas non plus le symptôme et rappelle la robe d'Emma, qui concentre en elle-même, comme une Chose, la quintessence d'un attouchement sexuel accompli avant sa puberté. Ce qu'Emma a subi n'est assimilable à aucun vécu corporel parce qu'antérieur aux sensations sexuelles de la puberté. Un tel abîme de méconnaissance est le propre de la Chose et seul le mal inhérent au symptôme peut en porter témoignage. La Chose ne peut se révéler mauvaise qu'en vertu du symptôme. Et le vide de la Chose qu'il évoque [21] est d'abord ce vide-là, un vide de vécu, mort très particulière.

Lacan généralise ce mécanisme de la formation du symptôme hystérique et la révélation qui s'y accomplit pour d'étranges et innombrables sublimations, où chaque fois la dignité de la Chose se transfère sur un objet au départ quelconque. Il « rehystérise » en quelque sorte le contre-exemple de la Dame de Freud pour l'élargir en paradigme de toutes les autres sublimations.

À ces Choses de l'*Esquisse* Lacan ajoute explicitement [22] celle de *La négation*. Dans ce texte, Freud évoque les deux jugements aristotéliciens qui portent sur une chose, une chose au sens général que Lacan s'empresse de transformer en La Chose. Cette chose fait d'abord l'objet d'un jugement d'attribution qui la qualifie. Cette prédication peut permettre d'introduire la chose dans le moi, éventuellement par voie orale – c'est la symbolisation primordiale de Lacan. Si elle est jugée bonne la bouche l'avale, sinon elle est recrachée et ce rejet, ce retranchement est à l'origine du

21. *Ibid.*, p. 146.
22. *Ibid.*, p. 72.

registre du réel. Le réel est l'expulsé du jugement d'attribution, un peu comme la part obscure et toujours nouvelle du *Nebenmensch*, à laquelle le sujet ne peut en aucun cas s'identifier. Il est lui aussi un « en dehors », mais d'un autre ordre.

Il y a donc deux sortes d'extériorité, l'extériorité première de la chose, chose ici ordinaire pour Freud, Chose pour Lacan, lequel néanmoins lui confère parfois la choséité de la chose freudienne[23] et l'extériorité du réel né du repoussement ou recrachement. Cette dernière apparaît ainsi seconde par rapport à la première qui y fonctionne tel un trou originaire. Si la Chose est ce qui se perd du réel[24] ainsi que Lacan le formule, elle s'est perdue de ce réel depuis toujours.

Le jugement d'existence doit décider si cette chose bonne et non recrachée est présente dans la réalité ou seulement imaginée. C'est la quête même décrite dans l'*Esquisse* en prenant le sein comme modèle. La réalité tient à ce qu'elle n'est pas retrouvée tout en étant chose à retrouver. Lacan considère ce dernier point comme le trait spécifique ou l'indice de la Chose. Il s'agit d'une troisième extériorité, volontiers mêlée aux deux autres, alors que, comme dit, Freud les différencie. Lacan métaphorise-conceptualise une Chose faite de la part obscure de l'Autre, hostile, du réel expulsé, et enfin d'une partie intégrée, jugée bonne, qui est à retrouver auprès de l'Autre mais ne le peut jamais. Comme on le voit, et comme on le verra à propos du nœud borroméen de « La troisième », les trois registres du réel, du symbolique et de l'imaginaire se fondent sur la Chose, s'extraient de son vide, tout comme l'univers des astrophysiciens émerge d'un autre vide qu'ils ont conçu dans leur théorie.

23. *Ibid.*, p. 136, p. 344.
24. *Ibid.*, p. 142.

En suivant les inventives digressions de Lacan qui partent de la Chose, on découvre qu'elle n'est pas qu'un lieu vide et passif, une vacuole générale d'avant toute vacuole définie, pas seulement une partie de l'anatomie psychique. Elle est aussi un trou énergétique d'où s'exerce sur le sujet, sur ses paroles, ses pulsions et ses désirs, et en fin de compte sur toute chose en lui, l'appel puissant vers une résorption annihilante auquel le célèbre cri de désespoir d'Œdipe de Sophocle « Puissé-je n'être pas né ! [25] » peut servir d'exergue ou d'épigraphe. Sur la base d'un tel rappel vers *l'ex nihilo*[26] toute création apparaît comme un forçage. La mère, créatrice par excellence, Chose pour Lacan susceptible de la transgression de l'inceste[27], est une figure de ce forçage. Lacan pêche la Chose en mère, dans le *Nebenmensch*, dans le prochain, grâce au premier Autre, à « l'inoubliable Autre préhistorique » de la lettre 52 de Freud à Fliess[28]. Cette « maternisation » de la Chose de la seconde occurrence de l'*Esquisse* associée à la quatrième, élargit la notion d'inceste. L'aversion hystérique pour le symbole qui s'est substitué à la Chose, pour l'Autre Chose en place de Chose, est aussi aversion et interdit de l'inceste. Cela s'applique à toute névrose et à tout le système des représentations qui s'y trouve à l'œuvre.

C'est à la lumière de cette aversion-interdit de la quatrième Chose qu'il convient d'entendre la première émergence du mot « jouissance » dans le séminaire sur *L'éthique de la psychanalyse.* Évoquant la disqualification de l'imaginaire en Occident, où il ne vaut pas car il n'est pas le réel, Lacan annonce que Freud radicalise et dépasse en même temps cette position : « La *Vorstellung* est prise dans

25. *Ibid.*, p. 353.
26. *Ibid.*, p. 146-147.
27. *Ibid.*, p. 83.
28. *Op. cit.*, 2006, p. 271.

Freud dans son caractère radical, sous la forme où elle est introduite dans une philosophie qui est essentiellement tracée par la théorie de la connaissance. Et c'est là ce qui est remarquable – il lui assigne jusqu'à l'extrême le caractère auquel les philosophes précisément n'ont pu se résoudre à la réduire [il s'agit de la *Vorstellung*], celui d'un corps vide, d'un fantôme, d'un pâle incube de la relation au monde, d'une jouissance exténuée qui en fait à travers toute l'interrogation du philosophe le trait essentiel. Et en l'isolant dans cette fonction, Freud l'arrache à la tradition[29]. »

C'est donc en faisant poésie de la crépusculaire évanescence de la représentation chez Freud – l'incube est un démon mâle qui abuse des femmes la nuit, ce qui fait de la représentation un atome de l'hystérie – que Lacan introduit la jouissance comme l'absence de saisie du monde de la représentation. La quasi-mort du fantôme qui pourtant abuse encore du monde image la Chose. La jouissance serait ici l'emprise pleine, le rapport sexuel complet avec le monde-femme. Ce serait là où la représentation ne représenterait plus seulement une autre représentation, mais là où elle serait la chose-même. Ce serait l'adéquation entre signifiant et signifié et, puisque Lacan se réfère à Kant, là où le phénomène rejoindrait le noumène.

L'adjectif « exténué » contient extériorité et atténuation. La jouissance semble exister mais elle est hors d'atteinte, ailleurs, au centre vide de la gravitation des signifiants ou représentants de la représentation. Et dans les signifiants il n'en reste qu'une faible part. Cette exténuation de la jouissance, cette inaccessibilité de la chose-même, de la Chose, est liée à la perte consubstantielle du symbolique mais aussi à une distance inhérente au miroir qui structure le registre imaginaire. « Le miroir, à l'occasion, peut impliquer les mécanismes du narcissisme, et nommément la

29. *Op. cit.*, 1986, p. 75.

diminution destructive, agressive [...]. Mais il remplit un autre rôle – un rôle de limite. Il est ce que l'on ne peut franchir. Et l'organisation de l'inaccessibilité de l'objet est bien la seule à quoi il participe[30] ». L'anamorphose[31] concrétise encore davantage cette distance en plaçant la Chose informe hors de l'angle de vue classique, en avant du miroir qui l'harmonise. Cette inaccessibilité peut concerner la face elle-même, celle qui se mire dans le stade du miroir. L'iconoclasme qui interdit l'adoration des idoles, le buisson-ardent de Moïse[32] qui l'empêche de soutenir la face de Dieu, le visage lui-même dans l'éthique de Levinas, mettent tous l'accent sur la dérobade de la Chose par l'image.

Le vide de la Chose, mis en relief par son contournement, est pour Lacan la source profonde de la sublimation. Celle-ci crée des objets dont il y aurait jouissance, mais qui dès lors ne sont plus des objets. Elle est l'élévation d'un objet à la dignité de la Chose. « Et la formule la plus générale que je vous donne de la sublimation est celle-ci [...] elle élève un objet [...] à la dignité de la Chose[33] ». Rappelez-vous que la dignité est une référence explicite à la quatrième Chose de l'*Esquisse*. La sublimation creuse, vide, excave ou « vacuolise » un objet en non-objet.

L'exemple princeps de Lacan pour ce devenir Chose est celui de la Dame dans l'amour courtois[34]. En une époque médiévale où la femme est livrée aux caprices en tous genres du seigneur local elle parvient en très peu de temps au statut d'objet inaccessible, comme protégée par un cercle magique. Son prétendant en jouirait si elle n'était désormais hors d'atteinte de toute jouissance. Protégée par

---

30. *Ibid.*, p. 181.
31. *Ibid.*, p. 318.
32. *Ibid.*, p. 205.
33. *Ibid.*, p. 133.
34. *Ibid.*, p. 174-184.

les cours d'amour la Dame devient cruelle, hostile, inhumaine, arbitraire dans ses exigences. Celle que le poète Guillaume de Poitiers désigne du terme de *Bon Vezi*, bon voisin, si proche du prochain de l'*Esquisse*, est en ce temps-là la part hostile du *Nebenmensch*. Contrairement à ce que l'on croit la Dame n'est nullement parée de toutes les vertus, mais sans qualités, évidée de particularités, sans substance, comme avant tout jugement d'attribution. Elle est tellement vidée de contenu qu'on la trouve dématérialisée de ses « matières couleur de rouille » sous la plume d'Arnaud Daniel. Lacan écrit à ce sujet : « La femme idéalisée, la Dame, qui est dans la position de l'Autre et de l'objet, se trouve soudain, brutalement, à la place savamment construite par des signifiants raffinés, mettre dans sa crudité le vide d'une chose qui s'avère dans sa nudité être la chose, la sienne, celle qui se trouve au cœur d'elle-même dans son vide cruel. Cette Chose, [...] est en quelque sorte dévoilée avec une puissance insistante et cruelle[35] ». Lacan repère ici dans la Dame une véritable préfiguration de l'achoséité de l'objet *a* et de l'objet plus-de-jouir.

Dans l'amour du prochain prôné par le christianisme Lacan décèle un amour de la part hostile analogue à celui de l'amour courtois. Il ne dit pas explicitement que la Dame en tant que Chose est lieu de jouissance. Il l'énonce par contre à propos de la sublimation constituante du père[36]. Celle-ci est un tournant dans le séminaire et donne lieu à une explosion de la notion de jouissance.

Moïse en est la porte d'entrée. Tout comme la Dame est vidée de substance, le Moïse de Freud est vidé de lui-même de par le meurtre d'un premier Moïse initiant l'advenue d'un second. Moïse l'Égyptien, que Lacan appelle le Grand Homme, un politique, rationaliste et surtout légis-

---

35. *Ibid.*, p. 193.
36. *Ibid.*, p. 213.

lateur, le porteur du message unitariste d'Akhenaton, a été assassiné et remplacé par Moïse le Midianite, celui de l'Horeb, du Sinaï, homme inspiré qui entend la parole « Je suis ce que je suis » sortir du buisson-ardent. Cet assassinat entre en résonance avec le meurtre futur du Christ et celui, inaugural de l'humanité, du père de la horde primitive.

Ce meurtre produit un objet tout aussi affolant que la Dame, qu'on pourrait nommer la Chose du père, dont la jouissance, figurée par toutes les femmes que le père primitif est censé posséder, est désormais inaccessible. Commentant le mythe freudien du meurtre premier Lacan dit : « Cet acte est tout le mystère. Il est fait pour nous voiler cela, que non seulement le meurtre du père n'ouvre pas la voie vers la jouissance [seconde apparition de la jouissance dans le séminaire sur *L'éthique de la psychanalyse*] que la présence de celui-ci était censée interdire, mais il en renforce l'interdiction. Tout est là, et c'est bien là, dans le fait comme dans l'explication, la faille. L'obstacle étant exterminé sous la forme du meurtre, la jouissance n'en reste pas moins interdite, et bien plus, cette interdiction est renforcée[37]. »

Comment se fait-il que le meurtre accroisse cette interdiction ? C'est qu'il crée une Chose, une jouissance à jamais séparée, tout comme la Chose de l'Autre, inassimilable comme telle et c'est sans doute pour cette raison que Lacan fait de l'instance intérieure du surmoi la loi en tant qu'incomprise. Elle est de l'ordre de la Chose qui tient en respect tout comme le symptôme hystérique, elle est l'objet hostile, le mal intérieur. Que ce maintien à distance de la jouissance soit appelé « inter-diction » nous indique que cette Chose est de l'ordre de la parole, ce qui peut être considéré, même si Lacan ne s'y réfère pas, comme une allusion à la cinquième Chose de l'*Esquisse*. Cet inter-dit

37. *Ibid.*, p. 207.

n'est lié qu'aux déplacements dans le dit, entre les dits, qui à la fois contournent et soulignent le vide de la Chose du père et sa jouissance. Ce n'est qu'en défiant cette Chose par la transgression que le sujet la rencontre. « [...] une transgression est nécessaire pour accéder à cette jouissance[38]. » Mais l'obéissance aux exigences de la loi morale surmoïque et plus généralement à l'éthique des biens, la rencontre également : elle élargit le territoire de la Chose inaccessible, le surmoi en devient plus féroce.

Lacan met en relation cet effet de jouissance de la reprise christique du meurtre du père de la horde primitive avec la loi qui lui est historiquement concomitante : « Tu aimeras ton prochain comme toi-même. » Un tel commandement paraît à Freud inhumain en raison du mal qui siège en ce prochain tout comme en son reflet : moi-même. Au cœur de l'Autre, du prochain, règne une terrible jouissance dont il convient de se garder. Freud la concentre dans un paragraphe véritablement sadien du *Malaise dans la civilisation* : « L'homme essaie de satisfaire son besoin d'agression aux dépens de son prochain, d'exploiter son travail sans dédommagement, de l'utiliser sexuellement sans son consentement, de s'approprier ses biens, de l'humilier, de lui infliger des souffrances, de le martyriser et de le tuer[39]. » Voilà le prochain qu'il faudrait aimer ! L'aimer sans condition ne serait-il pas donner caution à cette jouissance qui l'habite ? Lorsque Lacan soutient que « [...] la jouissance est un mal [...] parce qu'elle comporte le mal du prochain[40] » il ne s'agit pas seulement du mal infligé à ce prochain mais aussi du mal que celui-ci veut nous faire. Voilà pourquoi Lacan se permet de dire qu'« [...] il n'y a de loi du bien que dans le mal[41] ». Le bien auquel aspire mon

38. *Ibid.*, p. 208.
39. *Ibid.*, p. 217.
40. *Ibid.*, p. 217.
41. *Ibid.*, p. 223.

prochain implique le mal. Telle est la vérité des abysses pulsionnels.

Une question lancinante vient et revient à l'esprit du lecteur de ce séminaire sur *L'éthique de la psychanalyse* : n'existe-il pas quand même un accès à cette jouissance par principe inapprochable ? La réponse qu'il faut y lire entre les lignes est qu'on ne l'atteint qu'en fantasme. C'est ce que Lacan retire de l'œuvre du marquis de Sade. On peut certes agir les horribles intentions décrites dans le *Malaise dans la civilisation*, tuer, blesser, découper, violer, harceler son prochain, mais en arrive-t-on à la jouissance ? Sade décrit une jouissance qui de prime abord semble réalisée. Cette œuvre extrême a peut-être inspiré à Lacan l'idée de jouissance. Il en retire en tout cas la maxime morale de Kant inversée. Pour ce dernier la raison pratique fait intervenir une règle de conduite qui s'applique universellement. La règle de morale que Lacan retire de *Juliette* de Sade s'énonce ainsi : « Prêtez-moi la partie de votre corps qui peut me satisfaire un instant, et jouissez, si cela vous plaît de celle du mien qui peut vous être agréable[42] ». La maxime découpe déjà des objets partiels, futurs objets *a*.

C'est de cette manière que Sade explore le champ de la Chose du prochain. On n'y accède qu'à une partie et la partie ultime est un vide. Tout comme la Dame de l'amour courtois, et j'ajouterai tout comme les pères archaïques, la victime est chez Sade totalement désubstantialisée, ainsi que le démontre qu'elle ne puisse être altérée par ses bourreaux. Tous les carnages la laissent intacte. Tel est d'ailleurs le fantasme du masochiste : l'Autre jouit de lui comme d'un objet, mais de fait il ne jouit d'aucune substance, il ne jouit que du vide et ne jouit donc pas. Dans sa désincarnation des femmes outragées Sade rejoint Kant en ce que sa maxime générale implique une non-singularité de l'objet. La Chose est toujours vide.

42. *Ibid.*, p. 237.

Tout comme pour l'astrophysicien ce vide n'est pas pur néant mais lieu de création. C'est ce que Sade expose dans le « Système du pape Pie VI » auquel Lacan se réfère à plusieurs reprises. « La pulsion de mort [invoquée] est une sublimation créationniste[43]. » Ce système énonce « que les vices mêmes sont plus nécessaires que les vertus, puisqu'ils sont créateurs et que les vertus ne sont que créées, ou si vous l'aimez mieux, qu'ils sont causes et que les vertus ne sont qu'effets [...]. Si la guerre, la discorde et les crimes venaient a être bannis de dessus la terre, l'empire des trois règnes, devenu trop violent alors, détruirait à son tour toutes les autres lois de la nature [...] [Sade raisonne comme un Empédocle écologiste et darwinien]. Le crime est donc nécessaire dans le monde. Mais [les crimes] les plus utiles, sans doute, sont ceux qui troublent le plus, tels que le refus de la propagation ou la destruction[44] ».

Dans la foulée de cette apologie de la destruction Sade avance l'idée de seconde mort : « Il faudrait, pour la mieux servir encore [il s'agit de servir la nature], pouvoir s'opposer à la régénération résultant du cadavre que nous enterrons. Le meurtre n'ôte que la première vie à l'individu que nous frappons ; il faudrait pouvoir lui arracher la seconde, pour être encore plus utile à la nature [...][45] ». La seconde mort est donc pour toute chose, au-delà de la première qui est sa simple disparition, l'annulation totale d'avoir été. À bien lire Sade on voit que cette jouissance destructive de la seconde mort, inscrite dans la pulsion de mort freudienne au-delà de la simple entropie du retour à l'inanimé, est une tentative créationniste pour tout reprendre *ex nihilo*. Cette jouissance est « volonté de création à partir de rien, volonté de recommencement[46] ». La jouissance est la satisfaction

43. *Ibid.*, p. 251.
44. *Ibid.*, p. 249.
45. *Ibid.*, p. 249-250.
46. *Ibid.*, p. 251.

de la pulsion de mort, ainsi conçue comme créationniste. C'est pourquoi j'ai intitulé ce chapitre « La création de la jouissance ». La jouissance veut recréer à partir de rien. Elle implique la haine du créateur, qu'il s'agisse de Dieu, du père ou de la mère. Cette jouissance est au cœur du signifiant, à l'origine du symbolique ainsi que nous l'avons vu à propos de la Chose de *La négation*. Sur fond d'un vide premier, le signifiant comporte un autre vide tout comme le vide du vase du potier. C'est ce vide premier, repéré dans la notion de seconde mort, qui en constitue la signifiance.

Devant ce foyer d'incandescence de la jouissance l'esprit s'arrête. Une part importante du séminaire sur l'éthique détaille les deux principales défenses à l'encontre de ce champ de destruction de la jouissance. Après avoir détaillé la jouissance sadienne Lacan aborde la barrière du bien, car elle semble déjà prise dans les rets de la jouissance. Un bien quelconque, par exemple l'étoffe du manteau de saint Martin que celui-ci partage avec le pauvre, peut certes être utile à celui qui en a besoin, mais il possède aussi autre chose que sa valeur d'usage : « Il y a son utilisation de jouissance[47]. » Ici le bien s'accompagne du droit d'en priver les autres. « Le domaine du bien est la naissance du pouvoir[48]. » Par l'intermédiaire du bien de la générosité s'instaure un registre de la jouissance où celle-ci n'est accessible qu'à l'autre ; ce sera plus tard l'objet de la « jalouissance ». C'est en réalité l'autre, le semblable et ses possessions imaginaires qui constitue le premier obstacle sur la voie de la jouissance du sujet. De façon réfléchie un bien propre à ce sujet fait partie de cette muraille : « […] ce qui s'appelle défendre ses biens n'est qu'une seule et même chose que se défendre à soi-même d'en jouir[49]. »

47. *Ibid.*, p. 269.
48. *Ibid.*, p. 269.
49. *Ibid.*, p. 271.

Avant d'aborder la seconde ligne de défense, celle du beau, il nous faut nous pencher sur le terme de « désir » qui souvent connote celui de « jouissance » dans ce séminaire et semble parfois en être l'équivalent, alors que plus tard il en sera l'opposé. La Chose est au centre du désir : « La question de *das Ding* reste aujourd'hui suspendue à ce qu'il y a d'ouvert, de manquant, de béant, au centre de notre désir[50]. Déjà se dessine l'objet *a* cause du désir. Ailleurs il est question d'un « champ central [...] dans le désir[51]. » Au centre de ce champ est la seconde mort. Lacan dit : « La vraie barrière qui arrête le sujet devant le champ innommable du désir radical pour autant qu'il est le champ de la destruction absolue, de la destruction au-delà de la putréfaction [...][52]. » L'objet *a* est donc déjà l'objet plus-de-jouir à l'époque de ce séminaire. Nous l'avons vu à propos de la Dame. La jouissance n'est donc pas le contraire du désir, mais quelque chose de la pulsion de mort, présente au cœur du désir, en ce sens qu'elle implique, comme on l'a vu, une volonté de recommencement. Cette mort n'a pas seulement le visage d'une béance, elle est également figurée comme fin dernière : « Essayez de vous demander ce que peut vouloir dire *avoir réalisé son désir* – si ce n'est de l'avoir réalisé, si l'on peut dire, à la fin. C'est cet empiétement de la mort sur la vie qui donne son dynamisme à toute question quand elle essaie de se formuler sur le sujet de la réalisation du désir[53]. » L'être de la lettre du désir œuvre dans la rétroaction de cette fin dernière de la jouissance.

C'est ce que Lacan illustre à propos de la seconde barrière devant la jouissance, celle du beau, en disséquant

50. *Ibid.*, p. 102.
51. *Ibid.*, p. 259.
52. *Ibid.*, p. 256.
53. *Ibid.*, p. 341.

comme nul ne l'a fait, la figure d'une héroïne de la tragédie grecque : l'*Antigone* de Sophocle. Le désir inflexible d'Antigone la place dans une position où la mort à venir s'empare de sa vie et la nimbe ainsi d'une éclatante beauté.

Antigone, fille d'Œdipe se charge du devoir d'enterrer un de ses frères, traître à sa cité, dont le cadavre pourrit sans sépulture, conformément à la sanction légale soutenue par le roi Créon. Antigone défie cette loi des hommes au profit de la loi des Dieux qui la contraint aux funérailles de son frère. Elle rejoint ainsi le lieu de la seconde mort en étant condamnée à être emmurée vivante dans un tombeau.

Lacan attribue la fascination esthétique exercée par Antigone à la présence anticipée de cette seconde mort dans son implacable et imbrisable désir. La seconde mort se substitue d'ailleurs au terme de « jouissance ». La beauté d'Antigone est le scintillement qui se produit à l'approche de la visée mortelle de son désir. Elle est de l'ordre de l'inaltérable qui préserve la victime sadienne : « Il semble, au reste, qu'il soit de la nature du beau de rester, comme on dit, insensible à l'outrage, et ce n'est pas là un des éléments le moins significatif de sa structure[54]. » Il est l'ultime barrière devant le champ central de la jouissance – on peut aussi remarquer que ce terme de « jouissance » disparaît quasiment à partir de là. La seconde mort le remplace. Dès le départ de la pièce de Sophocle, dès son dialogue avec sa sœur Ismène, Antigone se situe dans une zone limite entre la vie et la mort, en bout de course, en deçà de tout miroir, au niveau de la Chose qui se reflète dans un miroir anamorphotique : « La tragédie, c'est ce qui se produit en avant pour produire cette image[55]. » Cette image est celle de la beauté. Mais Antigone ne se trouve pas seulement

54. *Ibid.*, p. 279-280.
55. *Ibid.*, p. 318.

dans la Chose en avant d'un miroir où se reflète sa beauté, elle n'est pas seulement en dehors de l'imaginaire, là où il n'y a ni crainte ni pitié, elle est également en dehors des lois de la cité, qui représentent les lois du signifiant, elle est en dehors du symbolique, là d'où elle peut saisir que ce qui est, ce qui a été « laissé-être[56] », ne peut se résorber dans le fait de n'avoir jamais été. La nécessité d'enterrer ses frères part de là d'autant plus qu'un frère est pour elle davantage unique et irremplaçable dans l'être qu'un mari ou un enfant. « Cette valeur est essentiellement de langage. Hors du langage, elle ne saurait même être conçue, et l'être de celui qui a vécu ne saurait être ainsi détaché de tout ce qu'il a véhiculé comme bien et comme mal, comme destin, comme conséquences pour les autres, et comme sentiments pour lui-même. Cette pureté, cette séparation de l'être de toutes les caractéristiques du drame historique qu'il a traversé, c'est là justement la limite, l'*ex nihilo* autour de quoi se tient Antigone. Ce n'est rien d'autre que la coupure qu'instaure dans la vie de l'homme la présence même du langage[57]. » Le signifiant ne tient son être que de cette absence d'annulation. Sa permanence n'est perçue qu'en position de seconde mort, laquelle se met en acte dans la mise au tombeau d'Antigone. Ce tombeau pétrifie la stase de la douleur d'être à l'image de celle de Niobé. Elle est la pétrification même du signifiant : « Antigone n'évoque aucun autre droit que cela, qui surgit dans le langage du caractère ineffaçable de ce qui est – ineffaçable à partir du moment où le signifiant qui surgit l'arrête comme une chose fixe à travers tout flux de transformations possibles. Ce qui est est [revoilà la parole du buisson-ardent de Moïse], et c'est à cela, à cette surface, que se fixe la position imbrisable, infranchissable d'Antigone[58]. » Elle

56. J. Lacan, *Écrits*, Paris, Le Seuil, 1966, p. 388.
57. *Op. cit.*, 1986, p. 325.
58. *Ibid.*, p. 324-325.

est dans la position de ce que Lacan nommera objet *a*, grâce à quoi toute chose n'est vécue dans la stabilité qu'à partir d'un futur, d'au-delà de la vie où elle est non seulement déjà perdue mais aussi jamais advenue. Ce n'est que de là qu'une Antigone peut soutenir que ce qui est ne peut rentrer dans le néant. Elle doit enterrer son frère.

Celui qui se maintient dans cette zone de la seconde mort y entraîne son partenaire. Implacablement, comme par une mécanique du destin, Antigone y conduit Créon : son fils Hémon se tue après avoir découvert qu'Antigone s'est pendue dans son tombeau – autre seconde mort. Ce suicide cause celui de la femme de Créon. Le roi de Thèbes, défenseur des biens par excellence, entre ainsi dans la zone, dans ce lieu de la Chose où tout est perdu, entre mort et vie, au-delà de toute limite. « À la fin d'*Antigone,* Créon parle bel et bien de lui-même comme d'un mort parmi les vivants, pour autant qu'il a littéralement perdu tous ses biens dans cette affaire[59]. »

Par la suite et jusqu'à l'achèvement du séminaire Lacan passe de la fermeté de ce pur et dur désir d'Antigone à celui de l'analyste pris dans la dimension tragique dans son expérience. Elle tient avant tout à la nécessité pour tout analyste d'abandonner l'éthique des biens traditionnelle promue par Aristote et dont Créon est un parfait exemple. Voulant le bien de la cité de Thèbes, il veut le bien de tous au-delà de la limite qui y convient. Cet idéal communiste de tous les pouvoirs politiques, de toutes les académies, de tous les projets éducatifs, toujours d'actualité, est à l'opposé d'une éthique qui ne soutient que le désir. Celle-ci, à l'instar d'Antigone dépasse la crainte et la pitié qui ne sont que des affects d'un idéal de la préservation des biens. « [...] l'accès au désir nécessite de franchir non seulement toute crainte, mais toute pitié, que la voix du héros ne

59. *Ibid.*, p. 369.

tremble devant rien, et tout spécialement pas, devant le bien de l'autre [...][60]. »

Ici la pensée de Lacan semble se clarifier et la jouissance se séparer du désir. Soutenir le désir, c'est payer en jouissance. « Sublimez tout ce que vous voudrez, il faut le payer avec quelque chose. Ce quelque chose s'appelle la jouissance[61]. » Le seul péché est de céder sur son désir au profit d'une recherche du bien. Il n'y a de jouissance qu'en fantasme[62]. Autant dire que l'humain ne jouit pas. Une position éthique si implacable n'est possible qu'à celui qui s'est approché de la seconde mort, celle de la jouissance sadienne, non pour la seule destruction mais en vue de la création la plus radicale qui soit : la signifiance du symbolique.

60. *Ibid.*, p. 372.
61. *Ibid.*, p. 371.
62. *Ibid.*, p. 345.

Subversion de la jouissance

Christophe Weber

La jouissance est-elle subversion ou subvertie ? Dans « Subversion du sujet et dialectique du désir dans l'inconscient freudien[63] », article daté de 1960 mais remanié en 1966, Lacan renverse l'ordre établi par les philosophes, en subvertissant le sujet, le désir et la jouissance. Cette subversion est celle du langage, c'est-à-dire du signifiant, donc de l'Autre, mais de l'Autre en tant que manquant, barré. À travers la dialectique du désir, Lacan aborde la jouissance en tant que définie par son rapport au signifiant, le signifiant d'un manque dans l'Autre, noté S(Ⱥ). Ainsi, la nouvelle version du graphe (dit du désir) servira de support au désir, mais aussi à la jouissance, et nous verrons les renvois de l'un à l'autre. La subversion du sujet et la dialectique du désir conduisent à la notion de jouissance par-devers le phallus et la castration, nous obligeant à revoir la théorie analytique. C'est bien le moins que nous devons à ce concept qui se dérobe à nous et reste un mystère, malgré nos classifications ou nos exposés, modestes outils de travail.

PRÉLIMINAIRES

En 1960, Lacan propose deux abords de la jouissance, d'une part *L'éthique de la psychanalyse*, que nous venons d'étudier[64], d'autre part « Subversion ».

---

63. J. Lacan, 1960, « Subversion du sujet et dialectique du désir dans l'inconscient freudien », dans *Écrits*, Paris, Le Seuil, 1966, p. 793 à 827.
64. J.-M. Jadin, « La création de la jouissance », *supra* p. 107.

1. Dans *L'éthique de la psychanalyse*[65], Lacan articule la jouissance à la Chose. Il pose la Chose, *das Ding*, comme « l'Autre préhistorique impossible à oublier » de la lettre 52 de Freud à Fließ, mais aussi comme la première figure de l'Autre, le grand Autre, ici la Mère en tant qu'objet de l'inceste. La Chose est vide, hors signifiant, innommable : c'est le Réel. *Das Ding* est une jouissance massive hors signifiant, qui n'est accessible que par forçage, par transgression. Il s'agit d'une jouissance connectée à l'horreur, une jouissance sadienne. S'avancer dans la cruauté est la limite que franchit Sade, la transgression maximale de toutes les limites humaines ; la jouissance de la transgression est une jouissance sexuelle non sublimée, une perversion au sens des pulsions partielles de Krafft-Ebing. Cette jouissance de transgression, qui est la jouissance de *das Ding* (du génitif objectif : jouir de *das Ding*), conduira à une satisfaction courte, ce que nous reverrons dans « Subversion ».

La jouissance se confond ici avec le mal, la tendance naturelle de l'homme étant – Lacan cite Freud dans *Malaise dans la civilisation* – la méchanceté, l'agression, la destruction, la cruauté, l'exploitation et l'humiliation de l'autre, son utilisation à des fins sexuelles, et la tendance à le martyriser et à le tuer. D'où l'inhumanité (freudienne) du commandement chrétien d'« aimer son prochain comme soi-même », commandement particulièrement cruel puisqu'il s'agit d'aimer la cruauté. Notons le paradoxe, tout cela étant très humain. Pour Lacan, ce commandement unique du christianisme résulte de la mort de Dieu : Dieu est mort depuis toujours, lui seul ne le savait pas. Ce que Lacan symbolise déjà en $S(\barA)$. La résistance à ce commandement est la même que celle de l'accès à la jouissance.

Dans *L'éthique de la psychanalyse*, Lacan indique que pour Freud, le désir essentiel de l'homme est l'inceste, son

65. J. Lacan, 1959-1960, *L'éthique de la psychanalyse*, Le Séminaire, Livre VII, Paris, Le Seuil, 1986.

interdiction est ce qui structure le plus profondément l'inconscient, et telle est la condition pour que subsiste la parole, pour qu'il existe une demande. Or pour Lacan, l'interdiction de l'inceste est la Loi et la structure. Le meurtre du père ne permet pas l'accès à la jouissance que ce père interdisait, mais renforce l'interdiction de cette jouissance. Avec la structure, l'accès à la jouissance est barré, ce qui amorce le débat du rapport entre désir et jouissance. Ce thème, que Lacan avait déjà élaboré en 1958 dans le séminaire sur *Les formations de l'inconscient*[66], traverse tout son cheminement théorique, puisque nous le retrouvons dans « Subversion », et en 1972 dans « L'étourdit », que nous étudierons plus loin dans ce même ouvrage[67].

2. À partir de « Subversion », Lacan articule la jouissance à l'Autre, il en fait un signifiant. Dans ce texte postérieur à *L'éthique de la psychanalyse,* la « Chose » n'est plus citée, peut-être en raison du remaniement de 1966. « Subversion » a été exposé à des philosophes, réunis en congrès à Royaumont, quelques jours après le Congrès International de Psychanalyse qui s'était tenu à Amsterdam, et qui portait sur la sexualité féminine, relaté dans les *Écrits*[68]. Notons que, dans cet ouvrage : « Subversion » est placé après « Kant avec Sade » ; il n'y a pas de hasard.

APPROCHE DE LA JOUISSANCE PAR LE GRAPHE

Le texte de « Subversion » est construit en trois parties successives : la subversion du sujet, le graphe du désir, la jouissance. Les deux premières parties préparent

66. J. Lacan, 1957-1958, *Les formations de l'inconscient,* Le Séminaire, Livre V, Paris, Le Seuil, 1998.
67. Cf. notre commentaire de « L'étourdit », *infra* p. 358.
68. J. Lacan, 1960, « Propos directifs pour un congrès sur la sexualité féminine », dans *Écrits*, Paris, Le Seuil, 1966, p. 725 à 736.

la troisième ; nous suivrons la chronologie de la pensée lacanienne.

Subversion du sujet

Lacan débute son texte en indiquant comment Freud subvertit le sujet de la philosophie et de la psychologie. Sa démonstration commence par un règlement de compte avec Hegel. Pour mémoire, chez Hegel, le sujet est le sujet du savoir, du savoir absolu, de la connaissance et de la vérité, et de la science, incluant la médecine et la psychologie. En psychanalyse indique Lacan, le sujet est différent, il n'est pas le sujet de la connaissance : Freud préfère le discours de l'hystérique à l'explication des phénomènes de l'hystérie mis en évidence par l'hypnose. « C'est là le fait énorme » souligne Lacan. Il nous semble opportun de le rappeler, ce qui était vrai il y a cent ans et cinquante ans restant encore d'actualité dans les demandes qui nous sont faites en pratique quotidienne, en particulier les demandes d'explication.

Freud passe ainsi de la vérité médico-psychologique au discours de l'inconscient. Le « qui suis-je » de Hegel, appelant la conscience de soi, devient un « qui parle », appelant l'inconscient freudien. « L'inconscient, à partir de Freud, est une chaîne de signifiants » précise ici Lacan. Chaîne marquée par les processus primaires de Freud (condensation et déplacement), par la division du sujet (l'« entre-deux sujets »), et la place de l'« inter-dit » (en deux mots dans le texte). La *Spaltung* du sujet est étroitement liée à sa subordination au signifiant. La subversion du sujet est le passage du Je et du Moi au sujet de l'inconscient, comme lieu de l'Autre. Le sujet, qui était celui de la pensée, du cogito cartésien, est subverti par le signifiant.

Pour Hegel, le désir est su, ce que le philosophe dénomme « la ruse de la raison » ; le sujet sait ce qu'il veut, dès l'origine et jusqu'au bout. La dialectique du désir obéit à la triade : thèse-antithèse-synthèse. En psychanalyse, commente Lacan, rien de tel : « ça ne s'emmanche pas ». Le désir est un désir de savoir, mais d'un savoir inscrit dans un discours non su du sujet. Le sujet voit son désir référencé au désir de l'Autre.

La psychanalyse se différencie ainsi radicalement de la philosophie, mais aussi de la psychologie et de la physiologie, en particulier de la physiologie sexuelle : « Le sort de la psychologie est scellé sans rémission » déclare Lacan, tordant le cou à ces disciplines. Tel est le premier temps de sa réflexion sur le chemin de la jouissance.

Dialectique du désir

En psychanalyse, la dialectique du désir procède de la demande et du besoin. Parce que la demande ne peut que passer par le signifiant – c'est un fait incontournable –, donc par l'Autre, le besoin passe au registre du désir.

Lacan produit ici le « graphe du désir », qui est l'aboutissement de ses sept premières années d'enseignement, et est établi à partir de 1957 pour le séminaire sur *Les formations de l'inconscient*[69]. En 1960, nous avons à faire au « graphe complet » (en trait plein). Ce graphe sert « à présenter où se situe le désir par rapport à un sujet défini de son articulation par le signifiant ». Lacan y place aussi la jouissance.

Le graphe du désir est une construction complexe[70-71], avec trois graphes préparatoires avant d'arriver au « grand graphe », à deux étages, dans un rapport homologique,

69. *Op. cit.*, 1998.
70. M. Ritter, « L'inconscient à la lumière du graphe », dans J.-P. Dreyfuss, J.-M. Jadin, M. Ritter, *Qu'est-ce que l'inconscient ? 2, L'inconscient structuré comme un langage*, Arcanes, 1999, p. 159-198.
71. É. Porge, *Jacques Lacan, un psychanalyste*, Toulouse, érès, coll. « Point Hors Ligne », 2004.

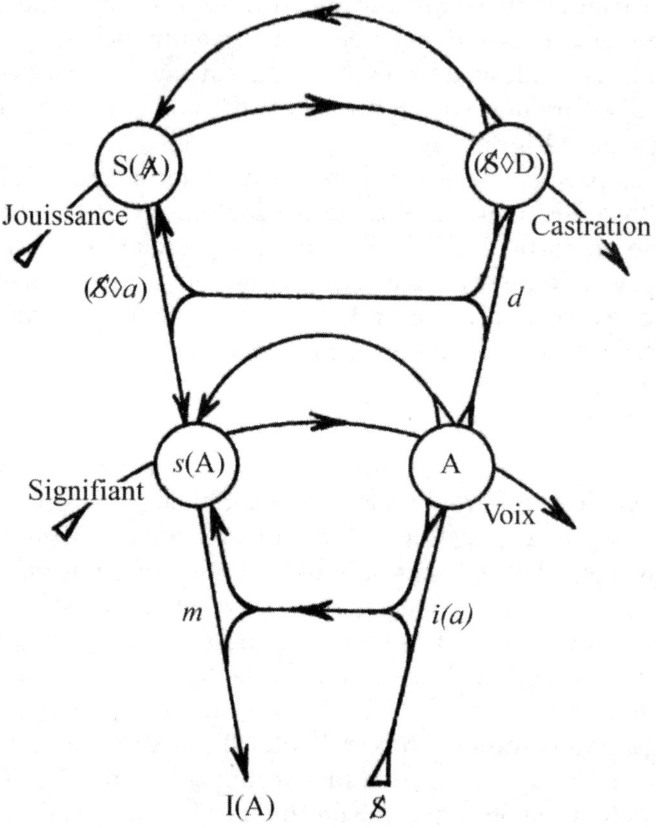

Figure 2. – Le graphe du désir.

c'est-à-dire le supérieur redoublant l'inférieur ; des flèches dans tous les sens, une incroyable circulation de termes et de symboles, le tout se présentant comme un outil de travail idéal pour la pratique analytique quotidienne. Mais, ce graphe n'est pas simplement une belle image ou une icône. Pour Moustapha Safouan[72], « le graphe n'est rien sans le discours qu'il représente » ; pour Lacan « l'écrit

72. M. Safouan, *Dix conférences de psychanalyse*, Paris, Fayard, 2001.

sans le soutien de la parole, n'est rien » : un bref commentaire s'impose donc.

Sur le graphe, de bas en haut, s'étagent le besoin, la demande, et le désir. « Le désir s'ébauche dans la marge où la demande se déchire du besoin » rappelle Lacan dans « Subversion ». Le premier étage est celui du passage du besoin à la demande, *via* l'Autre (maternel). Le besoin (de l'enfant) se manifeste par le cri, première demande, première nomination, mais aussi première satisfaction. La façon dont l'Autre, (qui s'incarne par exemple dans la Mère), répond aux premières demandes du sujet $ (enfant), et les satisfactions qu'il (l'Autre) lui apporte, ou pas, déterminent les premières identifications, avec la formation de l'idéal du moi I (A). A est l'Autre en tant que lieu de la parole, donnant rétroactivement son sens au message, s(A). « A est le lieu du trésor du signifiant », où les signifiants se composent selon les lois de la métaphore et de la métonymie.

Le deuxième étage est celui du passage de la demande au désir. L'Autre sert à cette articulation, le besoin passant au désir par le truchement de la demande, donc du signifiant : le désir ne peut être que métonymique, c'est un reste, un résidu. Le deuxième étage est celui du désir inconscient, donc de l'inconscient. Le lieu du code est ici : $ ◇ D. Du fait de son passage par le signifiant, la demande est une demande d'amour, sous la forme présence/absence (Fort/da), qui va constituer la mère en Autre symbolique. $ ◇ D, le sujet en rapport avec la demande d'amour est identifié à la pulsion.

Le désir est articulé à l'Autre, il est désir d'un autre désir. Pour Lacan : « Le désir de l'homme est le désir de l'Autre ». Le génitif est subjectif, c'est-à-dire que « c'est en tant qu'Autre qu'il désire » : pour le sujet, il ne s'agit pas d'être objet du désir de l'Autre, mais de prendre le désir de l'Autre comme objet de désir, c'est-à-dire ce que désire l'Autre devient son désir.

Mais l'Autre est barré. Il n'y a pas de signifiant assurant un point fixe d'où le sujet pourrait nommer son désir : aucun signifiant ne peut garantir l'authenticité de la suite des signifiants. Après avoir fait de l'Autre un sujet, Lacan, en 1960 dans « Subversion », le désubjectivise. L'Autre n'existe pas en tant que sujet qui fasse totalité. Lacan en donne l'inscription : S(Ⱥ) ; littéralement le signifiant de l'Autre barré, le signifiant d'un manque dans l'Autre.

L'Autre est barré parce que marqué par le signifiant. Le seul signifiant disponible étant le phallus, cette place est celle du phallus symbolique, en tant que marque de l'Autre manquant. Donc, l'Autre désire aussi, il est limité par ce signifiant (noté Φ), il est marqué par la castration, « il n'y a pas d'Autre de l'Autre » ; c'est-à-dire qu'il n'y a pas de garantie de l'Autre, de garantie de la vérité. Si tel n'était pas le cas, il n'y aurait pas de castration, l'Autre irait à l'infini, Dieu existerait et nous serions renvoyés à la religion habituelle. S(Ⱥ) est donc la place de la mort de Dieu, déjà évoquée dans *L'éthique de la psychanalyse*.

Premiers pas vers la jouissance

À partir de la dialectique du désir, ce graphe va permettre à Lacan d'introduire la jouissance, en se servant de la dialectique du maître et de l'esclave de Hegel (*La phénoménologie de l'esprit,* 1807). Encore Hegel, mais rappelons que Lacan s'adressait à un public de philosophes.

Pour Hegel, le maître, qui désire le pouvoir, risque sa vie ; il jouit du travail de l'esclave. L'esclave, par crainte de la mort, se soumet au maître, travaille pour lui, satisfait à la jouissance de son maître, ce qui lui permet de rester en vie et d'attendre la liberté (qu'il désire). Il ne risque ni sa vie, ni son désir. Il renonce à la jouissance, il travaille, et attend.

Lacan inverse la proposition philosophique. L'esclave jouit du fait que son travail soit indispensable au maître. L'esclave attend non la liberté, mais la mort du maître. Il s'installe au lieu de l'Autre, sans risque. Comme en clinique, dans la névrose obsessionnelle, « dont la structure n'est pas rare dans l'intelligentsia » indique Lacan, qui commente ici les comptes rendus en psychanalyse, leurs soucis d'honorabilité, leur infantilisme, leur absence totale d'humour et de caractère saugrenu comme l'est pourtant l'inconscient. Nous voici prévenus.

Cette référence au couple maître-esclave permet à Lacan d'introduire la jouissance à une place inattendue : c'est l'esclave qui jouit. La jouissance est ainsi inversée, ou subvertie. En 1974, dans « La troisième[73] », Lacan soulignera que seul l'esclave jouit. Notons ici qu'il jouit de son désir, qui est d'attendre.

Nous voyons ainsi comment la jouissance procède du désir. Cet aboutissement sera inscrit par Lacan comme le dernier terme de son graphe, au deuxième étage en haut à gauche, précisément en S(Ⱥ), le signifiant d'un manque dans l'Autre, qui vient boucler le graphe. Cela constitue le premier point important de « Subversion », l'inscription symbolique de la jouissance en tant que signifiant.

Pour le parlêtre, nous dit Lacan, la jouissance est un signifiant, rien qu'un signifiant, avec toutes les conséquences qui en découlent. Lacan donne ici pour la première fois la définition – devenue célèbre – du signifiant (p. 819 des *Écrits*) : « Un signifiant, c'est ce qui représente le sujet pour un autre signifiant ». S(Ⱥ) est le signifiant « pour quoi tous les autres signifiants représentent le sujet ». Mais S(Ⱥ) est le signifiant d'un manque dans l'Autre, il représente la jouissance en venant à la place du signifiant du phallus (Rappelons que le phallus est le seul signifiant disponible).

Cette place est aussi celle du Père mort, celui de l'Œdipe freudien, le Père idéal fantasmé par le névrosé, la

73. J. Lacan, 1974, « La troisième », Intervention au congrès de Rome, parue dans *Lettres de l'École freudienne*, n° 16, 1975, p. 177-203.

place des Nom-du père. Tout au long de « Subversion », Lacan insiste sur ce point, cette place de la mort de Dieu, du meurtre du père, de la Loi. La Loi s'origine du désir. La figure mythique du Père sert à boucher la béance de S(Ⱥ), et à ériger la castration, opposée à la jouissance, comme on le voit sur le graphe, en un roc incontournable. Le renoncement pulsionnel responsable de la conscience morale (le Surmoi) s'origine dans la culpabilité liée au meurtre du père ; quel que soit le mythe (péché originel, horde primitive, Œdipe), le père originel aurait droit à la jouissance absolue, si elle existait : c'est ainsi que Dieu jouit, tout comme les mystiques. Ce père originel ordonne, de façon surmoïque, un : « Jouis », appel à la jouissance pure, ordre impossible à réaliser, comme nous le verrons plus loin.

Érik Porge[74], reprenant une indication de Lacan dans *L'envers de la psychanalyse*[75], à propos de la différence entre Totem et Tabou, et le complexe d'Œdipe, souligne que les rapports entre jouissance et loi sont inverses. Dans Totem et Tabou, la jouissance vient avant la mort du père : le père jouit de toutes les femmes et après sa mort, la jouissance est interdite à ses fils. Dans l'Œdipe, la jouissance vient après la mort du père : alors, la jouissance est possible, pour la mère. Autre subversion de la jouissance.

Mais dans « Subversion », Lacan nous indique que cette question du père mort doit être relativisée : le meurtre primordial est celui du signifiant. Le père mort n'est pas le père assassiné et incorporé de *Totem et Tabou* : celui-ci est mort depuis toujours, comme Dieu, et « le tombeau de Moïse est aussi vide pour Freud que celui du Christ pour Hegel ». Il n'existe pas de père d'avant la Loi. La jouissance sans limite n'est que la supposition d'un fantasme obsessionnel. Le père mort est celui du nom propre, de la nomi-

74. É. Porge, *Jacques Lacan, un psychanalyste, op. cit.*, 2004.
75. J. Lacan, 1969-1970, *L'envers de la psychanalyse*, Le Séminaire, Livre XVII, Paris, Le Seuil, 1991.

nation, du « Je suis ce que je suis », et « Je suis » renvoie au Nom-du-père, donc au rapport à la loi. $S(\not{A})$ représente le signifiant d'un manque dans l'Autre en ce qui concerne la garantie de l'être du sujet, manque symbolisé par l'écriture - 1. Cela permet à Lacan d'introduire à présent la jouissance de l'être.

LA JOUISSANCE, SUBVERTIE EN QUATRE FORMES

Après avoir posé la jouissance en tant que signifiant, Lacan l'introduit dans « Subversion » en tant que champ, selon quatre axes de réflexion : le cogito, le manque, la castration, et le désir. Ces thèmes, qui vont mener à autant de formes de jouissances, mais dans l'après-coup, vont cerner la jouissance en tant qu'impossible.

1. Le cogito *: la jouissance est abordée dans son rapport à l'être et deviendra la jouissance de l'être.*

L'être est l'être de signifiant. Le parlant se pense être, mais le sujet, qui était celui du cogito cartésien, ne peut pas se penser parce qu'il est subverti par le langage. « Je pense » est un signifiant, « je suis » est le signifié de l'être du sujet. « Je pense, donc je suis », le *cogito* cartésien, devient : « Je pense : donc je suis ». D'où l'équation :

$$\frac{\text{Je pense}}{\text{Je suis}} = \frac{S(\text{signifiant})}{s(\text{signifié})}$$

« Je pense » est un signifiant noté 1, car en rapport avec le trait unaire à l'origine de la nomination, que Lacan appelle : « la mer des noms propres ». Ici, le nom propre n'est pas le patronyme, mais la fonction de désignation du sujet ou de l'être. En fait, « Je pense » est un signifiant à noter non pas 1, mais -1, symbolisant le signifiant qui manque, $S(\not{A})$, comme nous venons de le voir. Le « Je » du *cogito* étant manquant, barré (J̸e) vient à la place d'une jouissance impossible. C'est une jouissance attenante à un « Je suis » non déterminé par un « Je pense », une jouissance liée à un être qui reste « en défaut dans la mer des noms propres » souligne Lacan.

Pour représenter cette jouissance impossible, Lacan produit ici un algorithme, qui restera unique en son genre, disant que « chaque fois qu'un nom propre est prononcé – donc chaque fois qu'il y a désignation –, son énoncé égale sa signification ». Soit l'équation :

$$\frac{S(\text{signifiant})}{s(\text{signifié})} = s(\text{l'énoncé})$$

Le signifiant qui manque, S(A̸), est noté S = -1. L'algorithme linguistique lacanien S/s = s évolue alors pour son compte en $S = s^2$; si S = -1, alors s = √-1. Or mathématiquement, √-1 est impossible. Cette gymnastique mathématique, que Lacan décrit comme un « détournement », représente l'impossible jouissance du *cogito*. En mathématiques, √-1 est récupérée par l'algèbre des nombres imaginaires (i), qu'il ne faut pas confondre, rappelle Lacan, avec l'Imaginaire en psychanalyse.

Marcel Ritter [76] indique que cette jouissance impossible du *cogito* est la jouissance de l'être. Ce terme n'apparaît pas encore dans « Subversion », et se formulera dans « La troisième [77] » en : « Je pense, donc se jouit ».

2. Le manque : la jouissance est abordée dans son rapport à l'Autre, et deviendra la jouissance de l'Autre, que nous pouvons écrire : J(A)

« Subversion » se poursuit : « Le manque de jouissance fait l'Autre inconsistant ». Jouissance et Autre sont deux

76. M. Ritter, « Pour introduire à la jouissance », *supra* p. 25.
77. *Op. cit.*, 1975, p. 177.

notions liées et se renvoient l'une à l'autre leur manque. L'inconsistance de l'Autre n'est pas ici explicitée, mais indique déjà, dans l'expérience analytique, la butée qu'est toute stratégie rationnelle. Plus tard, cette inconsistance deviendra l'objet *a*.

La jouissance manque, car elle est interdite, « ordinairement interdite » précise Lacan. Cependant, il ne s'agit pas de l'interdiction d'un censeur. Elle est interdite, parce que c'est un signifiant, donc d'une part référée à l'Autre, d'autre part subvertie par le langage. Référée à l'Autre, la jouissance est interdite parce que l'Autre n'existe qu'en tant qu'il ne fait pas totalité, qu'il est manquant : d'où la genèse de la culpabilité qui se porte sur Je, et dont sont issus les mythes originels. Subvertie par le langage, la jouissance est interdite à cause de l'interdit de l'inceste : « puisque la Loi se fonde sur cette interdiction même, la jouissance est interdite à qui parle comme tel (le sujet subverti par le langage) ; elle ne peut être dite qu'entre les lignes pour qui est sujet de la Loi ». À entendre comme jouissance « inter-dite ».

Du fait du langage, l'ordre : « Jouis », de la loi – ou du surmoi obscène et féroce – devient : « J'ouïs ». Quand j'ouïs, je ne jouis plus. La jouissance est impossible. Plus tard, « jouissance » deviendra « J'ouïs-sens ». L'homologie de ces deux jeux de mots lacaniens montre l'intrication de la jouissance au langage. Nous pourrions dire que la jouissance est structurée comme un langage. Du fait qu'il parle, le sujet ne peut plus jouir, parce que la jouissance est faite de l'étoffe même du langage. La conséquence en est que la jouissance humaine est marquée par le manque. La jouissance manque dans l'Autre, ce qui va permettre de poser la jouissance de l'Autre, J(A), ici non mentionnée mais repérable en tant que telle. L'Autre étant barré, nous pouvons poser l'équation : $J(A) = J(\not{A})$.

Mais la jouissance de l'Autre est à envisager différemment selon que le génitif soit objectif ou subjectif. La jouissance de l'Autre au génitif objectif veut dire que le sujet s'assure sa jouissance à lui au moyen de l'Autre ; l'Autre fait jouir le sujet : telle est la position perverse. La jouissance de l'Autre au génitif subjectif veut dire que c'est l'Autre qui jouit ; le sujet assure à l'Autre sa jouissance : telle est la position névrotique. Avec « Subversion », Lacan nous propose une application clinique à la névrose et à la perversion.

Dans la perversion, le sujet fait de l'Autre l'instrument de sa jouissance. Il y a substitution du $-\varphi$ au Φ, soit de l'image (phallique) au signifiant (phallique), ou de la fonction imaginaire à la fonction symbolique, ou encore de l'objet *a* du fantasme au Ⱥ. Le pervers s'identifie à cette image et entre ainsi dans le scénario comme « instrument de la jouissance de l'Autre » ; à entendre au génitif objectif : c'est lui qui instrumente. « Le pervers s'imagine être l'Autre pour assurer sa jouissance » (à lui). Il tente de subjectiver l'Autre pour capturer sa jouissance imaginée. L'objet (fétiche) vient là où la castration est niée.

Dans la névrose, le sujet s'imagine que « l'Autre demande sa castration ». Il identifie « le manque de l'Autre à sa demande » (Φ à D), d'où la réduction du fantasme ($\$ \diamond$ a) à la pulsion ($\$ \diamond$ D). Le névrosé s'imagine être pervers pour s'assurer de l'Autre. Il se défend de la jouissance de l'Autre, il angoisse devant le désir de l'Autre. Ainsi, le phobique cache cette angoisse, l'obsessionnel la nie et l'hystérique en est insatisfait.

3. La castration : la jouissance est abordée dans son rapport au phallus

Lacan rappelle dans « Subversion » que le complexe de castration de Freud est le ressort majeur de la subversion, indispensable à la formation du désir : « la castration est ce qui règle le désir, dans le normal et l'anormal ».

Le symbole de la castration est le phallus (Φ), phallus symbolique, au parcours complexe, d'abord objet du désir (absence du pénis chez la femme), puis signifiant du désir (s'originant dans la métaphore paternelle selon l'opération de l'Œdipe / complexe de castration), et devenant enfin ici, dans « Subversion », signifiant de la jouissance.

Devenant signifiant, la jouissance se substitue au phallus, et s'inscrit, comme nous l'avons vu, au deuxième étage du graphe, sur la trajectoire de la castration, entre désir et fantasme. « Le phallus donne corps à la jouissance, dans la dialectique du désir » indique Lacan.

Le phallus est le signifiant de la jouissance. Mais le phallus « est égalable au $\sqrt{-1}$ », ce qui veut dire, pour Lacan, que la jouissance est impossible. Le signifiant efface la jouissance. Le complexe de castration est l'instrument de l'interdiction de la jouissance.

Jacques-Alain Miller[78] souligne que dans « Subversion », Lacan tente de récupérer la jouissance impossible, « hors symbolisée », dans le signifiant, sous la forme de Φ. C'est une ultime tentative d'introduire la jouissance dans le système signifiant, de formuler le statut de la jouissance en termes de signifiant et de signifié, à partir du phallus, en faisant la distinction entre d'une part le signifiant de la jouissance (Φ) et d'autre part la signification de la jouissance comme jouissance interdite ($-\varphi$).

Notons qu'ici, n'est pas encore établie comme telle la jouissance phallique, qui deviendra la jouissance du blabla-bla.

4. *La jouissance dans son rapport au désir*

Le rapport entre désir et jouissance est l'un des points centraux du texte qui nous occupe. Dans *Les formations de l'inconscient*[79], Lacan avait déjà commencé à distinguer ces deux pôles du désir et de la jouissance, dont il avait dit que

78. J.-A. Miller, 1999, « Les six paradigmes de la jouissance », dans *La cause freudienne*, revue de psychanalyse, n° 43, 2000.
79. *Op. cit.*, 1998.

l'un (le désir) faisait barrière à l'autre (la jouissance). Dans « Subversion », cette différence est décrite en deux temps.

Dans un premier temps, le désir fait exister la jouissance, mais comme perdue. Nous avions vu dans *L'éthique de la psychanalyse* que le désir essentiel était l'inceste, c'est-à-dire la jouissance de la Chose. Dans « Subversion », Lacan insiste : le désir est ce qui fait exister la jouissance, au sens où l'interdiction de l'inceste faisant la Loi et la structure, le meurtre du père ne permet pas l'accès à la jouissance que le père interdisait, mais renforce l'interdiction de cette jouissance. Avec la structure, l'accès à la jouissance est barré, la jouissance est perdue. Le désir ici en question est le désir inconscient.

Dans un deuxième temps, le désir est une limite à la jouissance. « Le désir est une défense d'outrepasser une limite dans la jouissance » précise Lacan. Outrepasser l'interdiction de la jouissance est de l'ordre de la transgression qui, d'une part, ramène à l'auto-érotisme, avec sa brièveté et sa culpabilité (cf. *L'éthique de la psychanalyse*), mais qui d'autre part est aussi la dynamique à l'origine du désir : le désir (conscient) provient de la transgression de l'interdit du désir (incestueux). La « défense d'outrepasser une limite dans la jouissance » est une défense au sens, non d'une interdiction, mais d'une protection : le désir empêche la transgression, le désir est une limite à la jouissance. Le désir en question est ici le désir conscient.

Nous sommes donc en présence d'un processus d'aller-retour, de balancement, d'opposition-attraction, entre désir et jouissance, où le désir est en même temps un mouvement vers, et une défense contre, la jouissance. Le désir fait exister la jouissance tout en l'interdisant, mais aussi en la limitant. Le désir conscient est une limite à la jouissance provoquée par le désir inconscient.

Pour Moustapha Safouan[80], le désir est une défense contre un désir incestueux. « Un désir qui se défend de sa

80. *Op. cit.*, 2001.

propre réalisation mérite bien le nom de jouissance ». Comme l'avare, dont la jouissance est de ne pas dépenser son argent. Lacan, dans *Le désir et son interprétation*[81], soulignait déjà que l'avare ne jouissait pas de la retenue de l'objet : il retient sa jouissance pour continuer à désirer, et c'est ce qui le fait jouir. De même dans *L'éthique de la psychanalyse* : « Ce qui s'appelle défendre ses biens n'est qu'une seule et même chose que se défendre à soi-même d'en jouir. » On peut remarquer qu'entre l'avare et l'avoir, il n'y a qu'un pas phonétique. L'avare jouit de l'avoir, ou de l'avoir pas. Ce qui est sûr, c'est qu'il jouit de son désir. Tout comme l'esclave de Hegel, ou l'obsessionnel de la clinique. Nous sommes de cette façon amenés à la notion de jouissance du désir.

Le graphe du désir est aussi le graphe de la jouissance, mais de la jouissance isolée comme notion, séparée de la notion de désir, puisque le désir fait barrière à la jouissance. Cette séparation du pôle du désir et du pôle de la jouissance correspond aussi à la séparation entre Freud et Lacan[82] : le champ freudien est celui du désir inconscient, le champ lacanien celui de la jouissance. Aussi bien le bonheur chez Freud que la jouissance chez Lacan sont inaccessibles.

« *Wo es war soll ich werden* » : la formule freudienne citée par Lacan dans « Subversion » me suggère une formule personnelle : là où était le désir (du champ freudien), doit advenir la jouissance (du champ lacanien). Cette formule fait écho au travail théorique de Lacan, mais représente l'inverse du travail analytique, lequel est censé aller de la jouissance au désir, soit de la totalité à la limite.

Ainsi dans « Subversion », quel que soit l'angle de vision, la jouissance est toujours impossible : aussi bien

81. J. Lacan, *Le désir et son interprétation*, séminaire inédit, 1958-1959.
82. M. Ritter, « Pour introduire à la jouissance », *supra* p. 16-17.

pour l'être, l'Autre, la castration, le désir, nous sommes chaque fois confrontés au signifiant, donc au manque.

Enfin, Lacan dans « Subversion » pose la question du plaisir, ce plaisir « qui apporte à la jouissance ses limites ». Lacan rappelle que pour Freud, le plaisir en son principe vise la réduction de l'excitation, dont l'augmentation correspond à la jouissance. Le plaisir est donc un moyen de régulation de la jouissance. Freud pose l'existence d'une jouissance sans la nommer, un « au-delà du principe de plaisir ». La jouissance se définit par rapport au plaisir comme son « au-delà ». Lacan en fera le plus-de-jouir, soit l'objet *a*, ouvrant d'autres perspectives.

Perspectives

Dans « Subversion » Lacan nous propose de renverser la perspective habituelle – philosophique – du sujet, du désir et de la jouissance. Le sujet n'est ni un idéal, ni une essence, mais une place. La jouissance n'est pas la plénitude de l'être, ou sa perfection, ou sa totalité, mais elle est intriquée au langage et marquée par le manque. Du fait du langage, le désir est un désir d'autre chose, le désir est le désir de l'Autre, et la jouissance dès lors limitée est de fait impossible. Le sujet parlant, barré par l'interdit de l'inceste, se voit interdit et inter-dit de jouissance.

Nous sommes invités à conjuguer ensemble jouissance, castration et désir. « La castration veut dire qu'il faut que la jouissance soit refusée, pour qu'elle puisse être atteinte sur l'échelle renversée de la Loi du désir ». L'accès à la castration suppose le renoncement à la jouissance ; Lacan souligne ici l'incompatibilité entre castration et jouissance. La castration est ce qui gère le désir, donc l'impossibilité de la jouissance.

Dans « Subversion », la position centrale de S(Ⱥ) est la position centrale de la castration, le manque central. Cette place centrale est aussi celle du « je » barré ($\not{J}e$), et il devient possible de poser l'équivalence entre $S(\not{A})$ et $\not{J}e$. La jouissance manque : elle manque dans l'Autre. En représentant la jouissance, le signifiant la manque. La jouissance de l'Autre, J(A), est marquée par le manque, l'impossibilité, l'inter-diction, et nous pouvons poser l'équivalence entre $S(\not{A})$ et J(A). Mais l'Autre est une fiction, il n'existe pas, et J (A) n'existe pas : il n'existe que la jouissance de l'Autre barré, soit $J(\not{A})$. D'où l'équivalence entre $S(\not{A})$ et $J(\not{A})$.

La prochaine étape est introduite par Lacan tout à la fin de « Subversion », à partir du dialogue entre Alcibiade et Socrate dans *Le Banquet* de Platon. Cette prochaine étape est l'objet *a*. D'abord objet du fantasme ($\$ \diamond a$) contenant $-\varphi$ (la fonction imaginaire de la castration), *a* contient ensuite l'agalma, l'objet du désir, mais en négatif, soit la queue de Socrate pour Alcibiade. Lequel, précise Lacan, est le « désirant par excellence, celui qui va aussi loin qu'il se peut dans la jouissance », celui qui projette Socrate dans l'idéal du Maître parfait, mais dans une pure opération imaginaire ($-\varphi$), celui qui désire Socrate parce que, précisément, il ne peut pas l'avoir. Ajoutons qu'il ne peut pas non plus la voir, la queue de Socrate. Celui-là reste le Maître de la psychanalyse antique, le grand précurseur du transfert. Dans le séminaire *Le transfert*[83] qui fait suite à « Subversion », *a* viendra à la place de Φ, du signifiant de la jouissance, et désignera ce qui, dans la jouissance, n'est pas articulé au signifiant, ce qui échappe à l'inscription signifiante. Telle est la chute, la chute de l'Autre, de A, qui permettra l'équation : $a = A - \Phi$.

Dans ce texte de « Subversion », nous sommes passés du couple maître-esclave au couple névrosé-pervers. Mais,

83. *Op. cit.*, 1991.

qui fait quoi ? Celui qui désire est-il du côté de la névrose et celui qui jouit du côté de la perversion, ou l'inverse ? Comme nous l'avons vu, celui qui jouit n'est pas forcément celui que l'on croit, la jouissance n'est pas là où on pourrait l'attendre. Il n'y a pas d'Autre de l'Autre, et nous n'avons pas la jouissance de la jouissance. Le maître, c'est Lacan, qui risque son désir (pour la psychanalyse), comme Freud et Socrate. L'esclave, c'est moi – ou nous -, qui travaille et ânonne, pour assurer au maître sa jouissance, c'est-à-dire à l'œuvre de Lacan sa pérennité. L'esclave jouit de ce que son travail soit indispensable au maître... Terminons notre commentaire de subversion comme Lacan son texte subverti : « Nous n'irons pas ici plus loin ! »

L'angoisse, la jouissance et l'objet *a*

Gabriel Boussidan

« Pour vous situer l'angoisse, j'ai annoncé qu'il me fallait en revenir au champ central déjà dessiné dans le Séminaire sur l'éthique comme étant celui de la jouissance[84]. »

Dans cette séance du 20 mars 1963, Lacan nous signale ainsi qu'il « revient » à la jouissance. L'indication est de taille : la jouissance est reprise telle qu'elle avait été développée dans *L'éthique de la psychanalyse.* Elle est qualifiée de champ central. Elle est, ici, utilisée pour nous situer l'angoisse. En effet, après les avancées et les apports considérables que nous avons suivis dans les séminaires précédents, le concept de jouissance « disparaît » de l'enseignement oral de Lacan. On n'en trouve aucune trace dans le séminaire suivant, *Le transfert.* Dans *L'identification,* hormis quelques références dans les séances de mars et d'avril 1962 où l'on trouve des éléments repris des développements précédents, il n'y a pas d'apports nouveaux. Ce concept semble marquer le pas et l'on assiste donc, après ce que j'appelle une pause, à une reprise, ce thème n'étant repris, remis sur le métier que dans ce séminaire *L'angoisse.*

Dans les lignes qui suivent, nous essayerons de rendre compte de la nature de cette suspension ; qu'est-ce qui l'a rendue nécessaire à ce moment précis du développement de la doctrine de la jouissance ? Mais surtout quelle a été la réponse apportée par Lacan pour se sortir de ce que Jacques-Alain Miller appelle une « impasse[85] » ?

---

84. J. Lacan, *L'angoisse,* Le Seminaire, Livre X, Paris, Le Seuil, 2004, p. 213.

85. J.-A. Miller, « Les six paradigmes de la jouissance », dans *La cause freudienne,* n° 43, 1999, p. 7-29. Notre travail s'appuie largement sur

Cela va nous amener à aborder la lecture de ce séminaire d'une manière décentrée ou désaxée puisque le pivot même n'est pas la jouissance, mais l'angoisse et l'extraction de l'objet *a*. Si l'angoisse est une étape cruciale dans le développement de la jouissance, c'est bien parce que l'abord de l'angoisse permet à Lacan d'apporter un élément indispensable à la poursuite du développement du concept de jouissance. Cet élément conceptuel nouveau c'est l'objet *a*, maillon essentiel, comme nous le verrons.

Pour rendre compte de ces différentes évolutions, il m'a semblé plus commode de procéder dans cette lecture non pas à un compte rendu linéaire des différentes séances de ce séminaire, mais de ré-ordonner les différents développements ayant trait au concept de jouissance et d'opérer des regroupements.

En effet, extraire de toute cette richesse clinique les références à la seule jouissance s'est révélé une tâche quasi impossible. Lacan n'aborde ici la jouissance que dans son surgissement comme un effet second. Ce qui le préoccupe, c'est l'abord de l'angoisse, de l'objet *a* cause du désir, de la constitution du sujet dans l'Autre et de la position centrale du phallus. C'est la définition de ces termes et leur articulation que nous allons suivre.

Ici donc dans ce séminaire, angoisse et jouissance ont partie liée. Pas l'une sans l'autre. Mais il y a plus, un troisième terme apparaît : c'est le désir. Le rapport de ces trois thèmes est annoncé par Lacan dans la séance du 5 décembre 1962 : « pour ce qui est de l'angoisse… le mode précis de sa situation… est à situer entre les trois thèmes que vous avez vu se dessiner dans mon discours. L'un est

l'enseignement de Jacques-Alain Miller publié dans cette revue ainsi que sur les deux articles « Introduction à la lecture du Séminaire de *L'angoisse* » parus dans les n° 58 et 59 de cette même revue. Cette lecture nous a servi de guide et le simple emploi des guillemets ne suffirait pas à rendre compte de l'importance de nos emprunts.

la jouissance de l'Autre. Le second est la demande de l'Autre. Le troisième, c'est cette sorte de désir qui se manifeste dans l'interprétation... [86] ».

Suivre ce cheminement va nous amener à prendre comme point de départ le schéma appelé par Lacan, schéma de la division subjective.

L'ANGOISSE ENTRE JOUISSANCE ET DÉSIR

Au cours de la séance du 21 novembre 1962, Lacan inscrit au tableau un schéma qu'il va utiliser tout au long du séminaire et qu'il va modifier au gré de ses développements. Ce schéma apparaît pour la première fois ici dans ce séminaire et il ne sera plus utilisé par la suite. En effet, nous n'en trouverons plus aucune trace, ni dans les *Écrits,* ni dans les autres séminaires. C'est en quelque sorte un « atelier [87] », un laboratoire et nous verrons qu'à chaque version correspond une avancée conséquente. Plus tard, au-delà du temps de *L'angoisse,* ce schéma laissera place à une autre opération. Lacan inventera en effet le terme de la « causation » du sujet, néologisme pour désigner la création du sujet à partir de l'opération de l'aliénation-séparation (cf. séminaire XI).

Les termes de cette opération de division

$$\begin{array}{c|l} \mathrm{A} & \mathrm{S} \\ \not{\mathrm{S}} & \not{\mathrm{A}} \\ \mathrm{a} & \end{array}$$

Figure 3. – Premier schéma de la division.

86. *Op. cit., L'angoisse,* 2004, p. 67-68.
87. J.-A. Miller, « Introduction à la lecture du Séminaire de *L'angoisse* », dans *La cause freudienne,* n° 58, *op. cit.,* 2004, p. 67.

A – C'est l'Autre originaire comme lieu du signifiant, lieu de toutes les déterminations, lieu de la structure.
S – C'est le sujet non encore existant, sujet à ce stade dit mythique. Ce sujet ne peut en aucune manière être considéré comme le sujet de l'inconscient.
Ⱥ – C'est l'Autre en tant que je ne l'atteins pas. C'est ce qui me constitue comme inconscient.
$ – C'est le sujet nouveau, émergeant, le sujet du signifiant.
a – « c'est cet Autre dernier, cet irrationnel », c'est un reste, un résidu.

L'opération proprement dite

Première écriture du schéma

Il y a dans un premier temps passage du sujet mythique, non encore existant, celui qui a à être au lieu de l'Autre comme lieu du signifiant. Ce sujet émergeant c'est le sujet $, sujet du signifiant qui apparaît ; dans cette opération et de façon supplémentaire surgit, s'inscrit le *a* comme reste. De l'isolement de ce *a* l'Autre se trouve du même coup barré et s'écrit Ⱥ.

Ainsi, par rapport à l'Autre, le sujet dépendant de cet Autre s'inscrit comme un quotient, il est alors marqué du trait unaire du signifiant dans le champ de l'Autre. C'est cette opération qui est appelée division ou pour l'énoncer sur le mode arithmétique, combien de fois S dans A.

De cette opération de division, il y a un reste, un résidu. Ce résidu, Lacan l'appelle « Cet irrationnel, cet Autre dernier c'est le *a* ».

$ et *a* se situant du même côté de la barre, c'est le côté objectif, ils sont tous les deux situés du côté du grand Autre. De l'autre côté de la barre, vient s'inscrire Ⱥ. C'est l'Autre en tant que je ne l'atteins pas, c'est ce qui me constitue comme inconscient.

Cette première écriture amène donc dans l'étagement de haut en bas A, $ et *a*.

Cette écriture va changer dans la suite, à la faveur de nouveaux développements.

Seconde écriture du schéma

À partir de ce premier stade, Lacan va abandonner cette écriture et il ne la reprendra qu'après un saut dans la deuxième partie du séminaire intitulée « Révision du statut de l'objet ». Cette reprise s'effectuera lors de la séance du 23 janvier 1963 sous le titre « Second schéma de la division ».

A	S
$\$$	$\not{A}$
a	0

Figure 4. – Second schéma de la division.

Ici, l'étagement des termes n'a pas varié. Ce à quoi va s'attacher Lacan, c'est le *a* dans son rapport au grand Autre. « C'est de l'Autre que le *a* prend son isolement et c'est dans le rapport du sujet à l'Autre qu'il se constitue comme reste [88] ». S est dit toujours le sujet hypothétique, c'est ce sujet qui est à l'origine de toute cette dialectique. Le sujet barré lui se constitue au lieu de l'Autre comme marque du signifiant, et inversement toute l'existence de l'Autre se suspend à une garantie qui manque et c'est là le sens de l'écriture de l'Autre barré.

Troisième écriture du schéma

Un pas de plus, c'est la troisième partie du séminaire, celle consacrée à « L'angoisse entre jouissance et désir ». Ici, c'est la séance du 6 mars 1963 qui constitue avec la séance suivante et celle du 20 mars 1963 l'épine dorsale, l'axe même du développement de ces trois termes, de l'angoisse, du désir et de la jouissance.

88. *Ibid.*, p. 135.

C'est le troisième schéma de la division qui apparaît (p. 189 et 190) avec pour la première fois, l'angoisse située entre *x* et désir.

A	S
a	$\not{A}$
$\not{S}$	

Figure 5. – Troisième schéma de la division.

D'emblée une première remarque s'impose, l'étagement des termes, l'écriture a changé. En plus du trait vertical, apparaît le signe de la barre. Le point de départ de Lacan, c'est toujours l'angoisse, le signal devant quoi l'angoisse opère est de l'ordre de l'irréductible du réel. Ici, la formule est : « L'angoisse, de tous les signaux, est celui qui ne trompe pas ». Ce dont l'angoisse est le signal est donc du réel, ce réel tel qu'il se présente dans l'expérience, c'est ce réel que Lacan va inscrire avec le support du signe de la barre dans l'opération de la division. Le *a* c'est le reste, reste irréductible dans l'opération d'avènement du sujet au lieu de l'Autre. Le rapport de ce *a* au sujet S en tant que *a* est justement ce qui représente le S dans son réel irréductible, ce *a* sur S c'est ce qui boucle l'opération de la division. $\not{S}$ du coup s'écrit $\not{S}$ = a / S.

Le terme même de l'opération c'est en fait $\not{S}$, c'est le sujet marqué de la barre du signifiant. L'étagement modifié s'écrit alors A, *a*, $\not{S}$.

Qu'apporte cette nouvelle écriture ?

Aux trois étages de l'opération de division, Lacan va superposer trois termes :

– au départ, « il y a un *x* que nous ne pouvons nommer que rétroactivement, qui est à proprement parler l'abord de l'Autre, la visée essentielle où le sujet a à se poser[89] » ;

89. *Ibid.*, p. 190.

– vient ensuite le niveau de l'angoisse, niveau constitutif de l'apparition de la fonction de *a* ;
– et enfin troisième terme, c'est là qu'apparaît le $\$$ comme sujet du désir, sujet du signifiant.

A	S	*x*
a	Ⱥ	*angoisse*
$\$$		*désir*

Figure 6. – L'angoisse entre x et désir.

Cette écriture introduit une nouveauté. Lacan reconnaît que c'est là une « abstraction extrême ». C'est là qu'il fait appel à l'image et à ce que ce *a*, ce qu'il a d'irréductible est de l'ordre de l'image. Suivent les très longs développements sur les tableaux de Zurbaran et la position masochiste et sadique.

Retenons simplement de cette séance cette inversion qui va trouver ici son aboutissement (p. 203), et où l'angoisse est située entre jouissance et désir. À la place du *x*, (sujet primitif allant vers son avènement comme sujet, selon la figure d'une division du sujet S par rapport à A), apparaît la jouissance. Ce sujet S, Lacan l'appelle nommément, « le sujet de la jouissance ». Puis vient cette affirmation qu'il faut lire impérativement dans l'étagement et qui s'énonce : « c'est dans cet étagement que je vais m'avancer pour vous montrer la fonction, non pas médiatrice, mais médiane, de l'angoisse entre la jouissance et le désir [90] ».

Immédiatement, à la suite de cette phrase, Lacan donne le sens de ce qu'il vient d'avancer :

« La jouissance ne connaîtra pas l'Autre, sinon par ce reste *a* ».

À l'étage inférieur, côté gauche, ce qui advient à la fin de l'opération, c'est le sujet barré en tant qu'impliqué dans

90. *Ibid.*, p. 203.

le fantasme, écrit selon le mathème $ poinçon de *a*, c'est-à-dire $ dans un certain rapport d'opposition à *a*. Ici, je vous propose de retenir cette phrase qui est l'aboutissement de ce renversement, c'est que « $ est le terme même de cette opération à forme de division puisque *a* est irréductible, *a* est un reste et qu'il n'y a aucune façon d'opérer avec lui ». Fin de l'opération.

Résultat des trois temps de l'opération

Lacan commence par suggérer (p. 204) que *a* vient à prendre fonction de « métaphore du sujet de la jouissance ». Cette citation mérite d'être lue dans sa totalité : « ce ne serait juste que si *a* était assimilable à un signifiant, or il est justement ce qui résiste à toute assimilation à la fonction de signifiant et c'est bien pour cela qu'il symbolise ce qui dans la sphère du signifiant se présente toujours comme perdu, comme ce qui se perd à la signifiantisation. Or, c'est justement ce déchet qui vient à se trouver constituer le fondement comme tel du sujet désirant, non plus le sujet de la jouissance mais en tant que sur la voie de sa recherche, qui n'est pas recherche de sa jouissance[91] ». C'est à une révision du statut de l'objet *a* qu'on vient d'assister. Pour le résumer, si *a* n'est pas un signifiant, il possède néanmoins une substance signifiante qui va lui permettre justement d'être dans un certain rapport au grand Autre. Cette recherche du sujet n'est pas la recherche de la jouissance, c'est la recherche du devenir sujet. De là, cette phrase qui prête souvent à confusion : « L'angoisse est donc terme intermédiaire entre la jouissance et le désir, en tant que c'est franchie l'angoisse, fondée sur le temps de l'angoisse, que le désir se constitue. » La confusion évoquée plus haut concerne la compréhension des termes « médiane » et « médiatrice ». Lacan précise bien (p. 203) la

91. *Ibid.*, p. 204.

fonction non pas médiatrice mais médiane de l'angoisse entre la jouissance et le désir. Médiane, c'est un terme de géométrie, ça se réfère à un lieu, un espace, une topographie. Médiatrice se réfère plutôt à ce qui aide à faire passer, un objet intermédiaire. Nestor Braunstein affirme : « L'essentiel de cette réflexion sur l'angoisse nous montre bien sa place centrale d'intermédiaire, sa fonction médiatrice entre la jouissance et le désir, entre S et le $\not{S}$ [92] », soit le contraire de ce qu'avance Lacan. En fait, la confusion naît de la lecture erronée du tableau et consiste à attribuer à l'angoisse comme affect, ce qui, en fait, revient à l'objet *a*. Du reste, si on s'en tient au libellé de Lacan qui nous aide à faire la part des choses, c'est : « l'angoisse est donc un terme intermédiaire [93] ».

Le reste de cette séance, riche, va permettre à Lacan d'aligner un certain nombre d'aphorismes qu'il ne semble pas prendre très au sérieux, les aphorismes sur l'amour. Mais c'est là que vient prendre place cette précision qui conclut ce que je viens de relever, (p. 209), « où il se montre que *a* comme tel et rien d'autre, (ce rien d'autre est précieux), c'est l'accès non pas à la jouissance, mais à l'Autre ». Ainsi, le renversement de cette écriture aboutit à cela qui est à proprement parler une révision grâce à la nouvelle promotion de cet objet *a*.

Et la jouissance de l'être ? « Me proposer comme désirant, c'est me proposer comme manque de *a* et c'est par cette voie que j'ouvre la porte à la jouissance de mon être ».

Cette jouissance de l'être qu'on pourrait traduire par la jouissance du corps telle qu'elle peut se mettre en route dans les rapports de l'homme et de la femme sera plus amplement reprise dans la séance du 13 mars 1963 et dans

92. N. Braunstein, *La jouissance. Un concept lacanien*, Paris, Point Hors Ligne, 1992 ; Toulouse, érès, coll. « Point Hors Ligne », 2005, p. 120.
93. *Op. cit., L'angoisse*, 2004, p. 204.

la suivante intitulée « La femme plus vraie et plus réelle », reprises dans le deuxième regroupement de termes que j'ai opéré.

Résumons avant de poursuivre ce que nous amène le tableau de la division subjective : trois moments donc matérialisés par les trois étages.
1 – Le premier moment de la division avec le résultat du *a* comme reste, c'est celui de la jouissance, c'est-à-dire, seul le sujet peut entrer en A pour inscrire sa jouissance comme *a*.
2 – Le résultat de cette opération est la barre sur l'Autre. Cela correspond au deuxième moment, celui de l'angoisse.
3 – Survient alors le troisième moment, terme de la division du sujet S qui après être passé par la position d'objet *a* pour l'Autre, se produit en tant que sujet barré, sujet du désir inconscient, $. C'est le temps du désir.

De là procède cette lecture de l'angoisse qui apparaît comme affect qui ne trompe pas au moment de la plus grande proximité de la jouissance mais qui ne constitue en aucun cas une médiation. C'est cela sa place centrale entre jouissance et désir et cela est particulièrement patent en clinique chez le névrosé. Cela nous renvoie à l'une des toutes premières séances du séminaire, celle du 5 décembre 1962, là où Lacan évoque la demande du névrosé : « le vrai objet que cherche le névrosé, c'est une demande qu'il veut qu'on lui demande. Il veut qu'on le supplie. La seule chose qu'il ne veut pas, c'est payer le prix[94] ».

VERS LA JOUISSANCE FÉMININE

Ici, pour Lacan, il s'agit d'étudier le rapport de la femme à la jouissance et au désir. C'est le deuxième regroupement que je propose.

95. *Ibid.*, p. 64.

Pour compléter ce panorama sur la jouissance, Lacan va aborder la question de la jouissance de la femme, et cela, dès la séance du 20 mars 1963, « La femme plus vraie et plus réelle », question qu'il va reprendre lors de la séance du 29 avril 1963 intitulée « Le phallus évanescent ». Il va y consacrer ainsi pas moins de trois séances où nous allons voir défiler la question de la jouissance dans le coït avec la question de l'angoise de castration, du désir et du phallus, celui noté - φ, le phallus Φ ayant été promu quant à lui et cela depuis quelque temps au rang de signifiant de la jouissance ou signifiant du désir.

Le reste du séminaire sera consacré, notamment à partir du tableau reproduisant les formes stadiques de l'objet *a*, à la question du désir de l'obsessionnel. Enfin, une séance particulière, la toute dernière, celle du 3 juillet 1963 constitue pour Lacan à la fois un résumé de l'ensemble des thèmes abordés et dans le même temps l'annonce du séminaire suivant qui n'aura jamais lieu : *Les noms du père.*

Examinons d'abord à partir des séances citées la question de la jouissance chez la femme. Plusieurs rappels au passage, celui-ci notamment : « il nous faut concevoir la jouissance comme profondément indépendante de l'articulation du désir[95] ». Cela a déjà été dit. Ensuite, « le désir se constitue en deçà de la zone qui sépare jouissance et désir et qui est la faille où se produit l'angoisse ». Plus explicitement, Lacan poursuit : « Ce n'est pas dire que le désir ne concerne pas l'Autre intéressé dans la jouissance, qui est l'Autre réel mais plutôt que le désir n'arrive pas à concerner cet Autre en son centre mais excentriquement et à côté par l'intermédiaire de *a*, substitut du A[96] ».

Puis viennent les considérations concernant la femme et son rapport à la jouissance : « La femme s'avère comme

95. *Ibid.*, p. 213.
96. *Ibid.*, p. 213.

supérieure dans le domaine de la jouissance en cela que son lien au nœud du désir est beaucoup plus lâche. »

Cela tient au statut de - φ. Ce passage, nécessaire pour l'homme pour qui la fonction phallique est marquée par la négativation du phallus et le complexe de castration, ce passage-là n'est pas pour la femme un nœud nécessaire, elle est là sa supériorité. Autrement dit, la femme est effectivement confrontée au désir de l'Autre, d'autant plus que dans cette confrontation, l'objet phallique ne vient pour elle qu'en second. La simplification tient à cela. Le rapport à l'Autre, la femme n'y tient pas aussi essentiellement que l'homme, en particulier pour ce qui est de la jouissance. Autrement dit, si le statut du – φ est au centre du désir de l'homme, il n'en est pas de même pour la femme. C'est là que Lacan amène l'une de ses propres observations, ce qui est rare dans son enseignement, justement pour essayer d'expliquer ce qu'il entend dire quant au rapport de la femme à la jouissance et au désir.

« Alors, où tout ceci nous mène-t-il ? Au vase. Le vase féminin est-il vide, est-il plein ? Qu'importe, puisqu'il se suffit à lui-même [...] Il n'y manque rien. La présence de l'objet y est, si l'on peut dire, de surcroît. Pourquoi ? Parce que cette présence n'est pas liée au manque de l'objet cause du désir, au (– φ) auquel il est relié chez l'homme. » Notons ici que – φ et *a* se retrouvent tous deux qualifiés d'objet cause du désir. L'angoisse chez l'homme est liée à la possibilité « de ne pas pouvoir ». L'angoisse existe aussi chez la femme par le biais du désir de l'Autre. Autrement dit, c'est le désir de l'Autre qui l'intéresse. « Pour la femme, le désir de l'Autre est le moyen pour que sa jouissance ait un objet convenable[97] ».

Son angoisse n'est que devant le désir de l'Autre, dont elle ne sait pas bien en fin de compte ce qu'il recouvre.

97. *Ibid.*, p. 221.

Lacan reprend lors de la séance du 29 mai 1963, les développements concernant le phallus et l'angoisse de castration. Ici, c'est la remise à plat de l'angoisse de castration, moment dit-il, caractérisé par la notation – φ.

D'emblée cette affirmation pour débuter son explication : « La fonction du phallus comme imaginaire fonctionne partout à tous les niveaux par une certaine relation du sujet au *a*. Le phallus fonctionne partout dans une fonction médiatrice, sauf là où on l'attend nommément au stade phallique. »

« C'est l'évanouissement du stade phallique à ce niveau où le phallus est attendu pour fonctionner qui est le principe de l'angoisse de castration. D'où la notation (– φ) dénotant cette carence, si je puis dire, positive ». C'est une véritable définition de – φ absent là où on s'attend à le trouver. Ici l'exemple que nous donne Lacan, c'est celui de la scène primitive. Bien que chacun sache que le phallus y est présent, notamment sous sa forme d'un pénis en fonctionnement. Dans la forme fantasmée de la scène primitive, cette présence même est occultée. Ce pénis ou ce phallus organe, on ne le voit pas à sa place. Lacan ajoute même que l'effet traumatique de la scène tient justement à cet escamotage.

Le reste du développement concerne plus spécifiquement la question du rapport de la jouissance et de l'orgasme. Ici, Lacan tient à faire un rappel, un démenti, (p. 303) : « Je n'ai point dit que la satisfaction de l'orgasme s'identifie avec ce que j'ai défini dans le séminaire sur *L'éthique de la psychanalyse* sur le lieu de la jouissance. » Il y a lieu de souligner le peu de satisfaction qui est apporté par l'orgasme. Cette précision rétablit la disjonction entre la satisfaction de la pulsion et la jouissance.

Qu'est-ce qui est demandé au niveau génital et à qui ? « Ce que nous demandons, c'est à satisfaire une demande qui a un certain rapport avec la mort. Ce que nous demandons, c'est la petite mort. La pulsion y est intimement mêlée à la demande de faire l'amour ». Ici, si l'angoisse est intéressée, ce n'est pas que l'angoisse de castration soit une angoisse de mort. « C'est une angoisse qui se rapporte au champ où la mort se noue étroitement au renouvellement de la vie », soit la reproduction sexuée.

Au niveau de la copulation, l'organe, donc, n'est jamais susceptible de tenir très loin sur la voie de l'appel de la jouissance. L'organe peut être dit « céder toujours prématurément ».

Pour le dire plus simplement, c'est la détumescence de l'organe dans l'après-orgasme. « Il n'est plus qu'un petit chiffon, il n'est plus là pour la partenaire que comme un souvenir de tendresse [98] ». C'est de cela qu'il s'agit dans le complexe de castration.

Du signifiant phallique au phallus organe

Après l'extraction de l'objet *a*, la place du – φ est tout aussi centrale dans ce séminaire. L'intérêt de Lacan est, dès le début de *L'angoisse*, d'approfondir la fonction de l'objet dans l'expérience analytique. Il rappelle que « ce qui est désigné par – φ, ce qui vient se signaler à la place désignée par le – φ, c'est l'angoisse, l'angoisse de castration dans son rapport à l'Autre [99] ».

Si l'angoisse est liée à – φ, c'est dans la mesure où elle est liée plutôt à tout ce qui peut apparaître à la place de ce – φ. C'est là que prend place le phénomène de l'*Unheimlichkeit*, de l'étrangeté. Ce que nous retrouvons plus tard sous le terme de phallus évanescent, phallus partout présent sauf là où il est attendu pour fonctionner.

Ce n'est plus un phallus signifiantisé ni même imaginarisé, cela va devenir dans ces leçons un phallus organe

98. *Ibid.*, p. 310.
99. *Ibid.*, p. 57.

quasiment équivalent du pénis réel. Nous avons donc un nouveau renversement : on passe du phallus signifiant au phallus organe. Par cette voie-là, le corps reprend droit de cité. Ce corps, c'est un corps avec ses attributs, ses organes et n'est donc plus le corps imaginaire, celui du stade du miroir, ou le corps marqué de la barre du signifiant.

Notons déjà que ces prémices (du retour en force du corps) vont se trouver prolongées dans le séminaire *Les quatre concepts fondamentaux de la psychanalyse*, où le corps apparaîtra également sous la forme de cette libido présentée comme organe. Pour résumer, en suivant Jacques-Alain Miller, ici l'organe prend la place du signifiant. Jusqu'à ce temps-là du développement de *L'angoisse* et après le texte *Subversion du sujet et dialectique du désir*, c'est selon cette affirmation de Lacan « le phallus qui donne corps à la jouissance dans la dialectique du désir ». Ici, dans *L'angoisse*, la perspective change et elle se résume à « il faut bien un corps à la jouissance » c'est-à-dire autre chose qu'un signifiant qui lui ne peut donner que le phallus symbolique. Autrement dit, le pas opéré dans *L'angoisse*, se résume à cela, « la jouissance se libère de l'emprise du signifiant phallique et se trouve remplacée par autre chose et cet autre chose, ce sont les objets *a* qui dorénavant donneront corps à la jouissance ». Mais cette phrase n'est jamais employée de manière aussi explicite par Lacan, sauf quelquefois au détour de certaines métaphores et nous en avons une dans l'allusion à la « livre de chair » que réclame Schylock dans le conte shakespearien, c'est-à-dire à ce stade-là des bouts matériels, des morceaux de corps. Le résultat, on peut le noter ainsi : $-\varphi$ n'est plus en rapport avec la castration mais est une propriété anatomique de l'organe, organe qui se trouve frappé de la détumescence au moment de sa jouissance. C'est en tant qu'organe qu'il ne mobilise rien de l'ordre de la castration et c'est ainsi que cet organe en tant qu'objet se trouve arraché au statut de signifiant qui lui était appendu jusque-là. C'est entre ces deux positions que se situe le séminaire *L'angoisse* et ces deux positions, résumons-les : le phallus signifiant se rencontre sur le chemin du désir, alors que le phallus organe se découvre sur le chemin de la jouissance. Et cela nous permet de comprendre cette distribution de la position par rapport à ce phallus organe, respectivement chez le mâle et chez la femme. Cette conjonction des sexes ainsi amorcée sera reprise et amplement développée dans le séminaire *Encore*.

Chez le mâle, c'est le phallus organe qui se négative dans l'opération copulatoire. Ici, la dialectique telle qu'elle avait été développée dans le texte « La signification du phallus », dialectique qui se résume entre cette alternative « avoir le phallus ou être le phallus » se trouve battue en brèche. Dans le séminaire *L'angoisse,* la dimension des rapports entre les sexes prend une autre perspective dans la suite de cette nouvelle promotion de $-\varphi$. C'est ce propos renversant : « La femme ne manque de rien. » Cette phrase balaie, efface toutes les constructions précédentes concernant le phallus imaginaire et symbolique, il n'est plus ici question de castration. « La femme ne manque de rien, ça saute aux yeux » dit Lacan. Nous étions encore naïvement dans l'enseignement qui disait que justement, la femme est affectée de manque. Du coup, ici, c'est le mâle qui a à faire au manque, puisque c'est lui qui est affecté de $-\varphi$ et son angoisse est de « ne pas pouvoir », à savoir que le sujet mâle, dans son rapport au désir et à la jouissance se trouve embarrassé. Ce rapport-là est compliqué et c'est de là que la femme tient sa supériorité puisque pour elle, quant à son désir, elle se trouve dans un rapport direct au désir de l'Autre, désir qui n'est pas médié, désir qui ne prend pas pour intermédiaire $-\varphi$. Ce phallus n'est donc plus impliqué comme signifiant mais comme organe dans la copulation humaine.

Que devient alors le signifiant phallique, symbolique ? Eh bien, il se trouve au rang de leurre « comme emblème de la puissance, emblème qui conduit le sujet mâle à l'imposture et la femme à la mascarade ».

Voilà pour ce renversement où c'est l'homme qui se trouve marqué par le manque et qui du côté homme, fait passer l'angoisse dans la castration, initialement présentée comme de l'ordre de la menace paternelle, à une angoisse qui tient à un « ne pas pouvoir » d'un instrument qui défaille. C'est ce qui fait que la femme au niveau de sa jouissance est moins sujette à l'angoisse.

Ce qui ne veut pas dire que l'angoisse du côté féminin se trouve absente, Lacan va la situer plutôt comme émergeant devant le désir de l'Autre, en tant que ce désir est pour elle une énigme, en tant qu'elle ne sait pas ce qu'il recouvre, en tant qu'elle est devant un Autre qui se trouve marqué par le manque. C'est de là que tient pour Lacan cet éloge de la femme et en particulier des femmes analystes dans le repérage du contre-transfert.

Le résultat de ce nouveau développement d'importance dans ce séminaire est que Lacan va le plus tranquillement du monde mettre à la place de la castration, la détumescence de l'organe. C'est ce que Jacques-Alain Miller appellera plus tard, la « dés-œdipianisation de la castration[100] ».

Conclusion

Il me semble qu'au détour de tout ce temps d'élaboration du concept de jouissance, Lacan tient intuitivement (il n'hésite pas à revendiquer cette intuition à certains moments), l'idée de la jouissance sans que pour autant cet objet théorique nouveau ne soit constitué d'emblée pour qu'il puisse être saisi et clairement formulé.

---

100. J.-A. Miller, *op. cit.*, 1999.

Si je devais utiliser une formule, j'avancerais ceci : Lacan semble tenir quelque chose, mais quelque chose qui pour le moment reste insaisissable. Toutes ses tentatives de l'appréhender de multiples parts en y revenant sans cesse par des formules et des reformulations, frisent quelquefois la contradiction, et nécessitent de parcourir tout un cheminement l'amenant à reconsidérer les théorisations concernant les concepts comme celui de la Chose, de l'objet, du désir, du fantasme, de l'angoisse, de l'Autre, du phallus et surtout de l'objet *a*.

C'est ce parcours même et ces reformulations qui font dire à Nestor Braunstein que « le concept de jouissance nous oblige à réécrire ou en tout cas à reformuler la psychanalyse » et force tout analyste à repenser son rapport à sa pratique et son écoute.

Au terme de cette revue de détail, essayons-nous à un bilan de ce qui nous reste de notre parcours, un peu comme ce chercheur d'or qui scrute à la fin de son tamisage, la récolte au fond de son tamis. Que nous reste-t-il ?

J'ai retenu un certain nombre de points que j'ai regroupés. Ces différents développements n'obéissent pas en effet à une démarche chronologique, mais procèdent bien par à-coups. Il ne s'agit donc en aucune façon d'un thesaurus mais plutôt des éléments les plus saillants et à ce stade du développement, les mieux établis, même s'ils vont subir par la suite quelques révisions.

Premier point : la jouissance première ou jouissance pleine

« Au commencement était la jouissance », c'est la métaphore utilisée par Nestor Braunstein qui va nous servir de point de départ. Un conditionnel aurait été plus conforme à cette hypothèse. Pour Lacan, ce point de départ sera pris (et notamment au niveau du séminaire *L'angoisse*), au niveau du sujet dit hypothétique ou mythique. Ce sujet transcrit S résonne également dans sa transcription allemande *Es*. C'est ce sujet qui, prenant son départ dans son rapport au signifiant, va avoir à se constituer comme sujet divisé, transcrit $\$$, ce qui revient à dire qu'il se constitue dans l'Autre, qui est le lieu du signifiant même. Il en résulte inversement que « l'Autre se trouve suspendu à une garantie qui manque, et est en ce sens barré ». Cela donne A barré. C'est cette opération que Lacan appelle l'opération de la division subjective et qui se solde par le reste *a*. Ce quelque chose en plus que Lacan nomme objet *a*, ne surgit pas là comme un nouvel objet. Il est en effet déjà présent dans les séminaires antérieurs, utilisé et usé mais ce n'est que dans le séminaire *L'angoisse* qu'il prend toute sa valeur conceptuelle, toute sa nouveauté. Tout au long de ce séminaire, Lacan va pousser aussi loin que possible « sa théorisation de l'objet *a*, qu'il s'agisse de sa dérivation à partir de la relation du sujet au signifiant, de ses différentes formes, et de leur relation les unes aux autres, de son caractère de cause et de son effet... [101] » Mais avant cette étape-là, nous sommes toujours au commencement, c'est-à-dire aussi quand la Chose est là et qu'il n'y a pas de sujet encore advenu. Ce sujet, Lacan va le nommer, « le sujet de la jouissance ». Ce sujet de la jouissance est donc antérieur à l'intervention du signifiant et serait corrélatif à un autre mythe qui est celui de la Chose, *das Ding*. Ici donc, dans cette « jouissance première », la jouissance est contemporaine au temps de la Chose, cette Chose, une fois perdue, sera définie comme ce qui reste dans le sujet comme trace de ce qui ne sera jamais plus.

Dans cette première version de la jouissance, plusieurs énoncés résonnent de manière équivalente : la jouissance première ou la jouissance du sujet mythique ou la jouissance de l'être ou encore la jouissance pleine [102]. Ce terme de

101. M. Safouan, *Lacaniana - Les Séminaires de Jacques Lacan, tome 1 : 1953 – 1963*, Paris, Fayard, 2001.

102. Je dois cette précision à Marcel Ritter et à son repérage de cette notion dans le texte de Freud.

jouissance pleine est explicitement référé à la notion de *volle Befriedigung* que Freud développe dans le chapitre V *d'Au-delà du principe de plaisir*[103]. Cette pleine satisfaction renvoie donc à cette jouissance première perdue. Mais elle pose la question du rapport de la pulsion et de la jouissance.

On pourrait comprendre la jouissance comme satisfaction de la pulsion. La réalité, c'est que la pulsion n'est pas compatible avec la satisfaction. C'est le besoin qui se satisfait. La pulsion reste une force constante. Donc la jouissance n'est pas la satisfaction d'une pulsion.

Autrement dit, la pulsion ne se satisfait pas, elle vise une cible qu'elle rate toujours, ce qu'on pourrait formuler ainsi : « La pulsion n'est qu'une aspiration à la jouissance qui échoue. »

Dans un seul cas, la jouissance peut être la satisfaction d'une pulsion, mais c'est d'une pulsion précise, particulière, qui serait la pulsion de mort. Dans tous les autres cas, la jouissance est refusée mais elle insiste et c'est cette insistance qui est le fondement de la compulsion de répétition.

Deuxième point : de la Chose à l'objet a

La Chose est donc perdue. Ce qui est nouveau, c'est que corrélativement à cette perte, il peut y avoir un sujet dans la trace de cette Chose. Autrement dit, on passerait d'une jouissance première du sujet S à une jouissance seconde, qui elle, est corrélative au sujet $\$$, sujet du désir inconscient.

On passerait donc de la jouissance de l'être, celle du sujet mythique, celle du temps de la Chose, à la jouissance seconde, dite, jouissance phallique. Cette jouissance phallique ici ébauchée sera largement reprise et développée

103. S. Freud, 1920. « Au-delà du principe de plaisir », *Œuvres complètes*, tome XV, Paris, PUF, 1996, p. 314-315.

dans le séminaire *Encore*. Ce n'est pas le seul lien entre ces deux séminaires, nous en verrons d'autres, nombreux.

À ce stade de la jouissance seconde, il ne reste de la Chose des origines que les objets fantasmatiques qui causent le désir, autrement dit les objets *a*. C'est l'objet *a* qui devient la mesure de la jouissance et c'est en tant qu'objet manquant qu'il est cause du désir. Pour le dire autrement, entre ces deux répartitions, la jouissance de la Chose était dite massive, la jouissance de l'objet *a* sera elle, résiduelle, compensatoire et aura à négocier avec le grand Autre. C'est le temps développé dans *L'angoisse*, c'est-à-dire le passage de la jouissance de la Chose à la jouissance de l'objet *a*. Une question demeure : la jouissance de l'être ou la jouissance phallique, s'agit-il là de deux jouissances différentes ? Il semble bien qu'il existe pour ainsi dire un joint ou plutôt une charnière entre ces deux. Cette charnière, ça serait l'inconscient même, comme le propose Nestor Braunstein. Mais cette hypothèse est peu compatible avec la chronologie que laissent entendre les termes de jouissance première ou encore le terme de commencement.

Troisième point : la jouissance et le signifiant

Cette jouissance seconde dite phallique serait-elle, langagière, située hors corps ? Autrement dit, la parole expulse la jouissance du corps tout en se chargeant de donner corps à la jouissance, mais dans ce deuxième corps, il s'agit d'un autre corps, un corps marqué par le signifiant. Marcel Ritter nous l'a rappelé précédemment. Ici, la jouissance n'existe que par l'intermédiaire du signifiant. C'est cette phrase qui nous l'indique : « Le signifiant c'est la cause de la jouissance », mais qui lui impose en même temps une limite. Autrement dit, la jouissance seconde, phallique a à faire au signifiant qui est en même temps cause et limite. Ici encore, Lacan nous rappelle : « Le signifiant, c'est ce qui fait halte à la jouissance. » Mais cette phrase ne viendra que beaucoup plus tard, dans le séminaire *Encore*. Ce qu'on peut retenir, c'est que le langage fait office de barrière à la jouissance, mais celle-ci n'existerait pas sans lui.

Quatrième point : jouissance impossible ou jouissance interdite ?

Au moment de l'examen du texte *Subversion du sujet et dialectique du désir*, nous nous étions heurtés à la distinction entre jouissance interdite ou jouissance impossible.

« À quoi sert d'interdire quelque chose de toute façon impossible ? » Il me semble que la question, telle qu'elle est posée par l'entremise de ce « ou » exclusif peut mener à une impasse. Je propose de donner à ce « ou » la valeur d'un « et » : « La jouissance est tout autant interdite qu'impossible, mais par des voies différentes. »

A – La jouissance est impossible quand elle emprunte le chemin du plaisir : « Le plaisir devient l'antidote de la jouissance[104] ». Cette barrière à la jouissance est due à la copulation et à la détumescence de l'organe, obstacle presque naturel.

B – La deuxième catégorie serait une jouissance interdite, interdite selon la loi du langage qui impose le renoncement aux jouissances : « Le désir et la loi sont une seule barrière qui nous entrave l'accès à la Chose ».

C'est justement parce que la jouissance est tout autant interdite qu'impossible qu'elle polarise le désir qui se trouve là dans une double fonction qui est à la fois d'animer un mouvement, une tension vers la jouissance et dans le même temps, de fonctionner comme une défense, comme une barrière contre cette même jouissance.

104. N. Braunstein, *op. cit.*, 2005.

Cinquième point : a, *pour sortir de l'impasse*

Il reste à éclaircir la question du rapport de la Chose, de l'objet *a* et de l'Autre et leur articulation. Jacques-Alain Miller propose de « concevoir la Chose en définitive comme l'Autre de l'Autre[105] », c'est-à-dire ce qui vient à manquer dans l'Autre, d'où l'inscription de Ⱥ. Si on admet cette définition de la Chose, qu'est-ce qui fait de la jouissance ici assimilée à la Chose, l'Autre de l'Autre, au sens de ce qui manque, de ce qui fait défaut. Est-ce cela la perte ? C'est ici, on pourrait dire que s'opère une substitution, l'objet *a* prenant la place qui était dévolue dans la théorisation de Lacan à la Chose.

C'est le sens de cette autre définition de l'objet *a* qui ne serait que « la menue monnaie de la Chose[106] », la Chose fragmentée. Sans cet objet *a*, pas moyen pour le sujet de frayer avec l'Autre. L'objet *a* acquiert ainsi le statut d'intermédiaire entre le sujet en son désir et l'Autre ou la jouissance dans l'Autre.

La pause relevée entre le séminaire *L'éthique de la psychanalyse* et *L'angoisse* apparaît alors comme une étape intermédiaire dans la constitution de la jouissance, étape rendue nécessaire par l'impasse consistant à isoler la Chose comme hors symbolisée. Mais pour faire de *a* qui est défini comme ce qui résiste à toute assimilation à la fonction de signifiant cet intermédiaire-là, il était nécessaire auparavant de le doter d'une propriété nouvelle. Un signifiant n'est ni matériel, ni substantiel. L'objet *a* n'est pas matériel mais il est substantiel. C'est cette substance, dit Jacques-Alain Miller, qui lui octroie une « propriété signifiante », propriété signifiante qui le rend apte à frayer avec le grand Autre, et donc d'être un intermédiaire. La jouissance trouve ainsi son représentant conceptuel, à savoir l'objet *a*.

---

105. J.-A. Miller, *op. cit.*, 1999.
106. *Ibid.*

Ce qui est vrai du *a* ne l'est pas pour l'angoisse. En effet, si l'angoisse est un terme intermédiaire entre jouissance et désir, « c'est en tant que franchie l'angoisse, fondée sur le temps de l'angoisse, que le désir se constitue [107] ». Ici, la lecture de l'étagement se fait de haut en bas. La jouissance passe par l'angoisse pour atteindre le désir. L'angoisse ne mène donc pas à la jouissance mais au désir. L'angoisse surgit dans les moments où le sujet se trouve dans la plus grande proximité avec sa jouissance.

107. *Op. cit.*, *L'angoisse*, 2004, p. 205.

Une reprise

Marcel Ritter

« Quand on a suivi un étroit sentier et que l'on arrive brusquement sur une hauteur, d'où l'on découvre en diverses directions des perspectives très vastes, on s'arrête et on se demande de quel côté on se tournera d'abord ». C'est ainsi que Freud introduit le Chapitre III de *L'interprétation des rêves* intitulé « Le rêve est un accomplissement de désir [108]. »

Il n'est effectivement pas inutile dans notre travail de procéder périodiquement à des temps d'arrêt, non seulement pour envisager la suite, mais aussi pour faire le point sur le chemin déjà parcouru, et pouvoir ainsi préciser voire rectifier certaines formulations. La présente reprise n'amènera pas d'éléments nouveaux. Elle se situe dans le fil de deux des débats déjà évoqués [109] : le débat entre le signifiant ou l'Autre comme lieu du signifiant et la jouissance, et le débat inaugural entre le désir et la jouissance.

Je rappelle que le terme de jouissance apparaît tout d'abord dans le sens de satisfaction. Lacan l'utilise dans le séminaire sur *La relation d'objet*, le 16 janvier 1957, pour désigner la satisfaction du besoin par le sein, appelé en l'occasion l'objet de jouissance. Le terme est repris dans le même séminaire, le 20 mars 1957, pour désigner chez le garçon la satisfaction sexuelle liée à la masturbation.

Dans le séminaire de l'année suivante sur *Les formations de l'inconscient*, il est l'équivalent de la satisfaction du désir, définie comme satisfaction symbolique vu le rapport du désir au langage, donc au signifiant, et ce en référence au mot d'esprit. C'est dans ce même séminaire, lors de la séance du 5 mars 1958, que la jouissance est désignée et

108. S. Freud, 1900, *L'interprétation des rêves*, Paris, PUF, 1971, p. 113.
109. Cf. « Pour introduire à la jouissance », *supra* p. 29.

isolée comme notion et comme telle distinguée et opposée à la notion du désir.

Il convient de noter que dès ce moment de l'enseignement de Lacan les deux notions, celle de la jouissance comme celle du désir, s'articulent intimement avec le rapport du sujet au signifiant, représenté ou topologisé le 23 avril 1958 par le schéma du graphe complet.

Le séminaire sur *L'éthique de la psychanalyse* est en rupture complète par rapport à tout ce qui le précède concernant la jouissance. Il constitue ce que j'ai appelé le premier moment fort dans l'élaboration de Lacan, où la notion de jouissance prend pour la première fois forme et consistance. Les autres moments repérés dans cette première approche étaient le séminaire *Encore*, puis « La troisième » et le séminaire *R.S.I.*, auxquels il convient d'ajouter à présent le séminaire sur *L'angoisse* et le séminaire sur *Les quatre concepts fondamentaux de la psychanalyse.*

Dans ce séminaire sur *L'éthique de la psychanalyse* la jouissance est définie dans son rapport à la Chose. C'est donc la jouissance de la Chose, où la jouissance occupe le lieu de la Chose. La Chose est en un lieu vide, une vacuole, une béance au centre du système des représentations ou des signifiants, qui gravitent autour sans jamais atteindre ce champ central.

Ce lieu de la Chose est le lieu de l'objet perdu, impossible à retrouver. Nous avons là un début d'articulation entre la Chose et l'objet *a*, qui se verra confirmé par la suite. Le lieu de la Chose est également le lieu de la mère en tant qu'interdite, donc perdue. Il est aussi le lieu du mal, de la destruction, de l'agressivité.

Entouré de barrières, il est structuralement inaccessible, si ce n'est par forçage ou transgression. La jouissance en tant que jouissance de la Chose renvoie au réel. C'est la jouissance réelle, massive, hors tout signifiant et signifié. Elle est hors-système, à entendre comme hors du système signifiant. C'est ainsi que Jacques-Alain Miller la définit dans son Paradigme 3, intitulé « La jouissance impossible[110] ». Il y a donc à ce moment disjonction, séparation radicale entre la jouissance et le signifiant.

Mais dans ce même séminaire Lacan envisage la jouissance comme la satisfaction d'une pulsion. Autant d'une pulsion partielle, donc sexuelle, faisant le tour de l'objet sans l'atteindre, que de la pulsion de mort – les deux dans leur rapport à la répétition signifiante. Par ailleurs, il évoque le processus de sublimation à propos de la jouissance, défini par Freud comme satisfaction de la pulsion sans refoulement. Il le définit quant à lui comme l'élévation d'un objet à la dignité de la Chose, ce qui implique également la référence au signifiant, puisque Lacan reconnaît à l'objet créé une valeur de signifiant au même titre qu'à la dame dans l'amour courtois. Dans ces deux modes d'approche de la jouissance, la pulsion et le processus de sublimation, on s'aperçoit déjà qu'il est impossible de faire l'impasse sur le signifiant, dès lors qu'il s'agit de la jouissance.

Le texte « Subversion du sujet et dialectique du désir dans l'inconscient freudien » (septembre 1960) marque une nouvelle rupture, cette fois par rapport aux avancées du séminaire sur *L'éthique de la psychanalyse*. En effet, il déplace la question de la jouissance entièrement du côté du signifiant. La jouissance n'a plus sa place hors du système signifiant, mais en son centre, au cœur même de l'Autre défini comme lieu du signifiant. Mais cette place est celle d'un manque dans l'Autre notée S(Ⱥ), signifiant de l'Autre barré, qui désigne autant le manque de l'Autre que le manque à être du sujet, son manque à se penser ou à se dire dans une totalité.

La jouissance est donc toujours impossible, l'équivalent d'un lieu vide. Elle est qualifiée aussi d'interdite ou inter-

110. J.-A. Miller, « Les six paradigmes de la jouissance », dans *La Cause freudienne*, Revue de psychanalyse, n° 43, 1999, p. 12.

dite. Il convient de préciser que le terme « impossible » se réfère au registre du réel, alors que le terme « interdite » se réfère au registre du symbolique. Il s'agit de deux points de vue différents. Nous trouvons donc dans ce texte une articulation manifeste de la jouissance avec le symbolique ou le signifiant, désignée par Jacques-Alain Miller comme « La signifiantisation de la jouissance [111] », ce qui renvoie au titre de son Paradigme 2.

Le séminaire sur *L'identification* relance le débat entre le signifiant ou l'Autre comme lieu du signifiant et la jouissance ou la Chose. Lacan semble marquer un retour aux formulations du séminaire sur *L'éthique de la psychanalyse,* c'est-à-dire à une séparation radicale entre la jouissance, toujours conçue comme jouissance de la Chose, et l'Autre comme lieu du signifiant, en posant un rapport antinomique entre l'Autre et la Chose ou la jouissance.

Pourtant, en définissant l'Autre comme le lieu de la Chose effacée ou élidée par le signifiant, d'une part à partir de la sublimation où la jouissance est obtenue par des voies qui lui sont apparemment contraires, à savoir justement le signifiant, et d'autre part à partir de l'instauration du sujet $\$$ par le trait unaire, Lacan établit nécessairement un rapport entre les deux termes. Il y a certes antinomie entre l'Autre et la Chose, mais les deux termes sont néanmoins noués. La jouissance dès lors se définit et par rapport à la Chose et par rapport à l'Autre ou le signifiant.

Le résultat de cette collusion est une perturbation profonde de la jouissance, où l'on entend déjà ce qui va suivre à partir du séminaire *Encore,* à savoir la jouissance phallique comme obstacle à la jouissance de l'Autre dans le sens cette fois de la jouissance de l'Autre sexe, donc comme obstacle au rapport sexuel. Mais pour l'instant il s'agit de l'Autre comme lieu du signifiant, donc de la loi.

111. *Ibid.*, p. 10.

Cet Autre est désigné dès lors comme la métaphore de l'interdiction de la jouissance ou de la jouissance en tant qu'interdite. Lacan en conclut que le seul Autre réel, c'est l'Autre comme lieu du signifiant, c'est-à-dire l'Autre dont on pourrait jouir sans la loi. Il ne s'agit donc là que d'une virtualité. L'Autre ne peut être défini que comme un lieu, le lieu de la Chose élidée par le signifiant ou de la Chose réduite à son lieu. C'est pourquoi le sujet, dans son avancée vers le désir, le rencontre, ce lieu de l'Autre, comme métaphore de l'interdiction de la jouissance de la Chose.

Le séminaire sur *L'angoisse* articule la jouissance avec le processus de la subjectivation, c'est-à-dire la constitution du sujet dans son rapport à l'Autre ou au signifiant. Ce processus, illustré par le schéma de la division subjective et de la constitution du désir [112] marque la suite du débat entre signifiant et jouissance. Lacan distingue un premier temps d'avant tout rapport à l'Autre, c'est-à-dire avant toute intervention du signifiant marquant le sujet, qui est le temps d'une jouissance mythique et d'un sujet mythique, hypothétique, primitif de la jouissance visant à accéder à l'Autre. Cette jouissance serait la jouissance de l'être si elle existait. Avec le rapport du sujet à l'Autre, instaurant le sujet barré comme sujet du désir ($) au troisième temps, *via* le deuxième temps dit de l'angoisse mettant en jeu la fonction de l'objet *a* comme reste de l'opération ou comme objet d'angoisse, la jouissance se trouve irrémédiablement séparée du désir par l'angoisse.

Ce séminaire s'inscrit donc également dans le débat entre désir et jouissance. Il marque la séparation irréductible entre les deux notions, du fait de la béance centrale liée à la castration (rapport entre *a* et $-\varphi$) ou à l'angoisse de castration. Ce qui permet à Lacan d'énoncer que la jouis-

112. J. Lacan, 1962-1963, *L'angoisse*, Le Séminaire, Livre X, Paris, Le Seuil, 2004, p. 203.

sance n'est pas de nature promise au désir. Le désir ne peut qu'aller à sa rencontre.

De plus, ce séminaire introduit le rapport entre l'objet *a*, comme substitut de la Chose, et la jouissance, dans le sens de la jouissance de l'Autre (génitif objectif) ou dans l'Autre, l'Autre comme lieu du signifiant. En effet la jouissance ne connaîtra pas l'Autre sinon par le reste *a*[113]. Le sujet est désirant d'un manque dans l'Autre, et ce manque est défini comme un défaut fait à la jouissance au niveau de cet Autre.

Nous pouvons dès lors formuler les différentes fonctions de l'objet *a* : d'abord objet d'angoisse dans une antériorité logique, puis objet cause du désir, et par la suite plus-de-jouir.

La jouissance apparaît donc ici sous deux formes : jouissance de l'être et jouissance de l'Autre. Ces deux formes se répondent. Elles correspondent à deux aspects de la même chose. Elles sont marquées toutes les deux du sceau de l'impossible.

Enfin, ce séminaire marque l'entrée en scène du corps. Le fait est déjà patent avec la référence à l'objet *a* au niveau du schéma de la division. Il l'est encore plus avec la promotion du phallus-organe comme instrument de la jouissance et la référence à la détumescence. G. Boussidan a insisté sur ce retour au corps naturel avec ses organes, pour l'opposer au corps imaginaire du stade du miroir et au corps marqué par le signifiant encore à venir[114].

Le schéma de la division trouve sa suite logique dans le séminaire sur *Les quatre concepts fondamentaux de la psychanalyse* avec le mécanisme de l'aliénation et de la séparation. Jacques-Alain Miller a mis l'accent sur ce séminaire dans son Paradigme 4, intitulé « La jouissance normale ou frag-

113. *Ibid.*, p. 203.
114. *Cf. supra* p. 163.

mentée[115] ». Nous nous sommes donc référés à son travail. Il interprète ce séminaire comme une nouvelle alliance du symbolique et de la jouissance. En effet, il n'y est plus question de clivage entre le signifiant et la jouissance mais d'une étroite articulation entre les deux termes. Pour Jacques-Alain Miller, il s'agit d'une reprise de la « signifiantisation de la jouissance », abordée dans le Paradigme 2.

À partir du mécanisme de l'aliénation, qui est de l'ordre symbolique, et celui de la séparation, qui est réponse de jouissance, il montre que la jouissance s'insère dans le fonctionnement d'un signifiant, qu'elle est donc connexe du signifiant. La jouissance n'est plus hors-système mais intégrée dans le système signifiant lui-même. Il y a surimposition de la structure du sujet (résultat de l'aliénation) à la jouissance (résultat de la séparation). La jouissance est liée au fonctionnement normal de la pulsion, soit son aller et retour autour de l'objet *a,* à partir de et vers le corps propre ou les zones érogènes. D'où la superposition de deux manques : manque à être du sujet d'un côté comme résultat de l'aliénation, béance ou creux de l'objet *a* de l'autre comme résultat de la séparation. Il en conclut que Lacan modèle la jouissance sur le sujet lui-même, c'est-à-dire l'appareil du corps constitué de zones érogènes sur l'inconscient.

À partir de ce séminaire la jouissance, conçue comme jouissance pulsionnelle normale, est fragmentée en objets *a*. L'objet *a* est un élément de jouissance, qui vient à la place de la jouissance massive de la Chose. Mais cet objet *a* a un caractère ambigu : il est figure élémentaire de la Chose, et il tient en même temps à l'Autre. Il fait ainsi médiation entre la Chose et l'Autre.

115. J.-A. Miller, « Les six paradigmes de la jouissance », *op. cit.*, 1999, p. 14-18.

Tout cet apport de Jacques-Alain Miller nous a été particulièrement précieux pour préciser le passage de la jouissance de la Chose à la jouissance supportée par l'objet *a.*

Ce séminaire reprend donc l'articulation de la jouissance avec le corps, introduite au cours du séminaire sur *L'angoisse.* Le corps devient ainsi le support de la jouissance. Cette articulation sera encore accentuée dans *L'objet de la psychanalyse* et confirmée dans *La logique du fantasme.* S'ouvre ainsi un troisième débat, celui entre corps et jouissance, par le biais du signifiant, qui aboutira à la notion de corporéisation du corps par le signifiant dans le séminaire *Encore.*

6

Jouissance et corps

Un corps pour la jouissance

Paul Hoffmann

Comment introduire le corps réel dans le champ de la jouissance ? Telle est la préoccupation de Lacan dans le *Séminaire XIII* qui s'intitulait *L'objet de la psychanalyse*[1] en 1965-1966 et dans sa conférence faite à des médecins le 16 février 1966, retenue sous le titre « Psychanalyse et médecine[2] ». Si la question du corps avait déjà surgi les années précédentes, notamment dans le *Séminaire X, L'angoisse*[3], les choses se précisent. *Un corps est fait pour jouir* ; il s'agit bien d'une idée nouvelle et ce n'est sans doute pas un hasard si Lacan l'a exprimée pour la première fois face à des médecins.

---

1. J. Lacan, 1965-1966, séminaire inédit. Les citations sont extraites du texte établi sous la responsabilité de Claude Landmann pour l'Association lacanienne internationale.
2. *Lettres de l'École freudienne*, n° 1, 1967, 33-51. La conférence est téléchargeable à l'adresse http://aejcpp.free.fr/lacan/1966-02-16.htm (page consultée le 19 mai 2007).
3. J. Lacan, 1962-1963, *L'angoisse*, Le Séminaire, Livre X, Paris, Le Seuil, 2004.

La jouissance ne constitue le sujet principal ni du *Séminaire XIII* ni de la conférence aux médecins. C'est souvent au détour d'autres considérations que Lacan l'aborde, parfois en quelques lignes en fin de leçon. J'ai pour l'essentiel respecté l'ordre chronologique des textes pour suivre l'évolution de la pensée de Lacan en cours d'année ; j'intercalerai donc mon commentaire de « Psychanalyse et médecine » entre ceux des leçons du 9 février et du 23 mars du *Séminaire XIII.*

Je ne signalerai que brièvement une des allusions à la jouissance dans deux petits textes écrits cette année-là – mais sans date connue précise – comme introductions aux textes rassemblés en 1966 dans les *Écrits* : ce sont « De nos antécédents » et « D'un dessein[4] ».

Sauver la vérité ou en jouir ?

C'est par l'intermédiaire de la question du *désir de savoir,* « la première apparition [du langage] dans le développement de l'individu[5] » que sont abordés dans le séminaire les rapports du corps et de la jouissance

Dans les leçons des 8 et 15 décembre 1965, Lacan distingue la position de la science – *sauver la vérité* – et celle de la pulsion épistémologique – *jouir de la vérité.* La science vise à *sauver la vérité,* c'est-à-dire, interprète Lacan, *ne rien vouloir en savoir.* Le sujet de l'inconscient, ici identifié au sujet de la science né du cogito cartésien, est le résultat d'une coupure entre vérité et savoir, qui par ailleurs fait choir l'objet *a.* Ainsi, la science est-elle ce « savoir au milieu duquel s'étale le trou du manque de l'objet *a*[6] » : cet objet

4. J. Lacan, *Écrits,* Paris, Le Seuil, 1966, « De nos antécédents », 65-67, « D'un dessein », 365-367.
5. « Psychanalyse et médecine », 1966, *op. cit.*
6. Leçon du 15 décembre 1965.

est représenté par Lacan comme le champ d'intersection de deux cercles eulériens, figurant l'un la vérité, l'autre le savoir. S'il veut sauver la vérité, le sujet ne peut se situer entièrement du côté du savoir mais dans la zone où il y a manque.

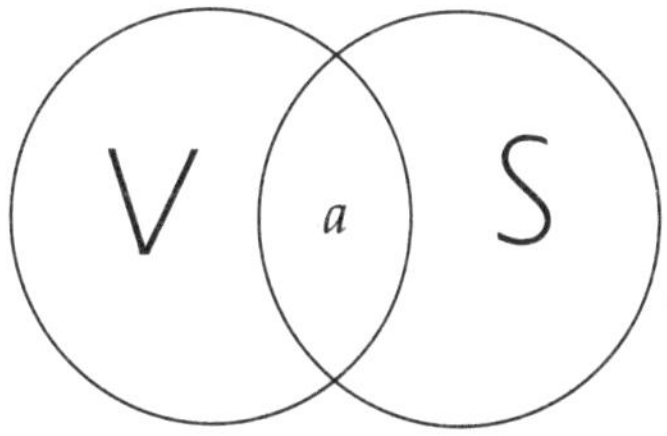

Figure 7. – Le trou de l'objet *a* entre vérité et savoir.

À l'opposé, le sujet de la pulsion épistémologique vise à *jouir de la vérité*. Pour comprendre cette formule, il faut faire le détour par Freud, inventeur et descripteur de cette pulsion à laquelle il consacre des développements dans les *Trois essais sur la sexualité* [7] et *Un souvenir d'enfance de Léonard de Vinci* [8].

---

7. S. Freud, 1905, « Drei Abhandlungen zur Sexualtheorie », *Gesammelte Werke V*, S. Fischer Verlag, Frankfurt am Main, 1977, 27-145. Traduction française : « Trois essais sur la vie sexuelle », *Œuvres complètes tome VI*, Paris, PUF, 2006, 59-182. Freud emploie, à mon avis indifféremment, les termes de *Wisstrieb*, pulsion de savoir, *Forschertrieb*, pulsion d'investigation et *Wissbegierde*, désir de savoir. J'ai employé la traduction pulsion épistémologique pour les deux premiers et réservé le désir de savoir plutôt à ce qui vient en bout de chaîne.
8. S. Freud, « Eine Kindheitserinnerung des Leonardo da Vinci », *Gesammelte Werke VIII*, S. Fischer Verlag, Frankfurt am Main, 1910, 147-211. Traduction française : *Un souvenir d'enfance de Léonard de Vinci*, Paris, Gallimard, Collection Connaissance de l'inconscient, 1990.

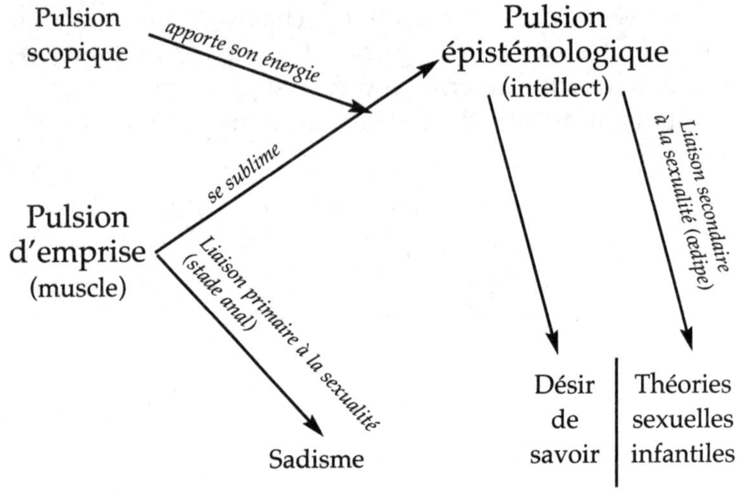

Figure 8. – La pulsion épistémologique
(schéma d'après des textes de Freud).

La pulsion épistémologique n'est pas une pulsion élémentaire ; elle dérive de la pulsion d'emprise, *Bemächtigungstrieb*, par sublimation de la musculature à l'intellect. Un autre dérivé de la pulsion d'emprise est le sadisme, quand il y a liaison avec la sexualité. L'activité de la pulsion épistémologique s'exerce par liaison avec une troisième pulsion, scopique, qui apporte son énergie. La pulsion épistémologique n'est ainsi pas sexuelle à l'origine mais son éclosion se faisant parallèlement à celle de l'œdipe, elle s'intéresse aux questions sexuelles. Son activation ne se fait pas primitivement par quelque chose qui s'apparenterait à une curiosité strictement intellectuelle, mais par la naissance vécue ou attendue d'un petit frère ou d'une petite sœur et des changements que cela peut occasionner dans la vie de l'enfant et dans la place qu'il occupe à ses yeux pour ses parents. Ainsi, pour Freud, la pensée, pour se développer, nécessite-t-elle la présence de semblables et démarre-t-elle avec des motifs égoïstes. La grande question que se pose l'enfant en pleine phase pulsionnelle épistémologique est celle de l'origine des enfants ; c'est l'interprétation freudienne de l'énigme de la sphinge thébaine. Ce questionnement ne tient aucun compte de la différence des sexes, qui à ce stade-là n'est même pas niée ; elle n'est tout simplement pas reconnue ; nous sommes à un stade précédent l'*angoisse de castration* du garçon et l'*envie de pénis* de la fille. La différence des sexes ne peut cependant échapper longtemps à l'œil de l'enfant[9] qui y réagit par l'angoisse de castration ou l'envie de pénis. Quand il en aura pris connaissance, il inventera un pénis bien particulier, celui de la mère ; c'est ainsi que naît la première, en importance, des théories sexuelles infantiles. La vérité sur l'origine des enfants se construit en ignorant l'existence de la fonction séminale masculine et d'une béance dans l'appareil génital féminin *(Geschlechtsöffnung)*. L'enfant découvre ainsi une première vérité, mythique : les enfants naîtraient d'un corps dans lequel ne s'est pas encore signifiée la différence des sexes. Pourquoi s'y accrocher, alors que l'évidence devrait imposer à l'enfant de renoncer à cette théorie ? Ne peut-on la rapprocher de *la Chose*, objet de jouissance de la pulsion épistémologique, selon Lacan ?

À ce point, il n'y a pas de différence entre Freud et Lacan ; la *jouissance* dont parle ce dernier recouvre la *satisfaction pulsionnelle* avancée par le premier ; pour Freud, la pulsion se satisfait de la vérité (fausse) trouvée, pour Lacan elle est source de jouissance. Ils se séparent quand on en vient à la question du destin de la pulsion épistémologique et qu'on se place d'un point de vue éthique. Freud décrit trois devenirs de cette pulsion selon la nature du lien qui se maintient avec la sexualité :

9. Cf. l'importance de la pulsion scopique.

– quand pulsion et sexualité infantile sont refoulées ensemble, il en résulte un état caractérisé par l'inhibition intellectuelle ;
– quand la sexualité subit seule le refoulement, la pulsion devient *compulsion de pensée (Grübeltrieb)*. Pour autant, son lien avec la sexualité n'a pas disparu ; la pensée, la recherche, deviennent ici l'activité sexuelle du sujet ;

Freud précise que dans certains cas extrêmes c'est même la seule activité sexuelle du sujet. La pensée conserve dans ce cas une autre caractéristique de la pulsion épistémologique ; elle n'aboutit jamais, la vérité se situe toujours dans un au-delà de la pensée actuelle.

Dans un article spécifiquement consacré à la névrose obsessionnelle, Freud fait de la pulsion épistémologique l'une des dispositions à la base de cette névrose[10].
– la sublimation, enfin, est l'éventualité la plus rare ; la sexualité est refoulée et la pulsion se maintient sans lien avec elle. Le désir de savoir qui en résulte n'est pas inhibé comme dans le premier cas ; son lien avec la sexualité n'est pas de l'ordre du refoulement comme dans le deuxième cas, c'est-à-dire qu'il n'a pas le caractère névrotique de la compulsion à penser.

Cet idéal freudien d'un désir de savoir issu par sublimation de la pulsion épistémologique, qui serait celui de Léonard mais aussi sans doute celui de l'homme Freud lui-même, est différent de l'idéal lacanien d'une science qui sauve la vérité au lieu d'en jouir. En effet, dans les trois cas décrits par Freud, la pulsion est satisfaite ; il n'y a pas de renoncement à la jouissance. Pour Lacan, la science ne peut sauver la vérité qu'en n'en jouissant pas, en se dégageant de la jouissance attendue de la pulsion épistémologique. Ce renoncement nécessite la rencontre d'un sujet (de la

10. S. Freud, « Die Disposition zur Zwangsneurose », *Gesammelte Werke VIII, op. cit.*, 1913, 442-452.

science, de l'inconscient...) avec l'Autre (sous la forme du désir de l'Autre). Une telle rencontre peut se faire dans la cure analytique, à condition que l'analyste renonce lui-même à la vérité qui lui est offerte par le sujet parce qu'il sait qu'au-delà de cette vérité-là (les théories sexuelles infantiles en termes freudiens, l'« objet fallacieux qu'est son image de soi[11] » en termes lacaniens) il y en a une autre, transcendante. À vouloir jouir de la première des deux vérités, l'analyste confondrait jouissance et angoisse, insiste Lacan avant de préciser que les deux vérités entretiennent entre elles un rapport mœbien (deux faces opposées mais sans solution de continuité) et non concentrique (comme des poupées russes).

À ce stade, les termes *jouissance* et *satisfaction pulsionnelle* se séparent ; il faut un sujet à la jouissance, alors qu'une pulsion peut se satisfaire seule. On ne voit pas, en effet, comment un sujet pourrait renoncer à la satisfaction d'une pulsion dont il n'a par définition pas le contrôle. À partir du moment où Lacan introduit dans son commentaire des textes freudiens, d'une part la question de la vérité, d'autre part celle des rapports du sujet à l'Autre, il ne peut plus parler simplement d'une pulsion qui se satisfait dans le désir de savoir ; il y a autre chose en jeu, un *x* pourrait-on dire, qu'il appelle jouissance.

Appeler épistémologique une pulsion qui ignore la vérité scientifique peut prêter à rire ; Lacan ne s'en prive pas dans la leçon du 2 février 1966, quand reprenant la question, il parle d'une pulsion plutôt mythique et ose le néologisme *la plutomythique*.

11. Leçon du 5 janvier 1966. Fallacieuse comme le montre l'écriture i(a) ; « Il y a donc une double erreur, erreur du mirage de l'identification et méconnaissance de ce qu'il y a au cœur de ce mirage qui le soutient réellement ».

LA JOUISSANCE, UNE DIMENSION DU CORPS

Dans la conférence faite lors de la séance du 16 février 1966 au Collège de médecine à La Salpêtrière, connue sous le titre « Psychanalyse et médecine[12] », Lacan fait une avancée majeure concernant la jouissance. Il n'en désigne pas encore des variétés, dont une jouissance corporelle, mais, pour la première fois dans son enseignement, le corps réel est décrit comme lieu de la jouissance.

Quelques mots pour résumer la conférence. Pour Lacan, la fonction traditionnelle du médecin jusqu'au XIXe siècle s'apparentait plus à une philosophie qu'à la science. Il en veut pour preuve les deux franchissements importants qu'il repère, avec Michel Foucault, dans l'histoire de la médecine[13] :

– l'isolation médicale de la folie, qui a provoqué une grande crise éthique. En effet, avec la description de folies, la définition de l'homme n'est plus la même puisque le normal se déduit du pathologique.

– la promotion par Bichat[14], « d'un regard qui se fixe sur le champ du corps dans ce court temps qu'il subsiste comme rendu à la mort, c'est-à-dire le cadavre[15] ».

Un homme qui provoque une crise éthique et regarde la mort ne peut pas ne pas être philosophe ; voilà en substance ce que Lacan tient à rappeler aux médecins. Le vingtième siècle, reconnaît-il, est celui d'une médecine

12. *Op. cit.*,1966.

13. Lacan se réfère à deux ouvrages : M. Foucault, *Histoire de la folie à l'âge classique*, Paris, Gallimard, 1961 ; et M. Foucault, *Naissance de la clinique*, Paris, PUF, 1963.

14. François-Xavier Bichat (1771-1802) étudia en tant que médecin à l'Hôtel-Dieu les modifications post mortem provoquées par la maladie dans divers organes.

15. Sauf mention contraire, toutes les citations de cette partie de mon texte sont issues de « Psychanalyse et médecine », *op. cit.*, 1966.

scientifique du fait de l'introduction, avec Claude Bernard[16], de la méthode expérimentale mais aussi et surtout, assure-t-il, du fait que la médecine s'est mise au service de la science qui domine notre époque. Pour illustrer une affirmation, assez forte, reconnaissons-le, il prend l'exemple de la physiologie cardio-vasculaire et respiratoire qui a, selon lui, plus progressé du fait du besoin des astrophysiciens d'étudier le comportement des astronautes en apesanteur, que du fait du besoin d'opérer des cœurs ou des poumons malades. La médecine est scientifique parce que la science exige d'elle qu'elle se mette à son service. Par ailleurs, les moyens dont elle dispose lui sont bien souvent fournis par l'industrie qui « déverse entre les mains [du médecin] » les médicaments aux fins de les mettre à l'épreuve. Le médecin devient ainsi « agent distributeur » de l'industrie. Cette remarque, qui, elle aussi, reste pleinement actuelle, a suscité une vive réaction critique de la part de l'un de ses auditeurs.

Il y a ainsi un glissement de la demande adressée au médecin, dans la mesure où elle n'émane plus seulement du malade mais aussi de la société. « C'est dans le registre du mode de réponse à la demande du malade qu'est la chance de survie de la position proprement médicale ». Pour cela, Lacan apprend aux médecins :

– à faire la distinction entre *demande* et *désir*. Ce n'est pas parce qu'un malade demande au médecin de le guérir, que c'est ce qu'il attend de lui ; il peut même attendre tout à fait le contraire ;

– à reconnaître au corps une autre dimension que l'*étendue*, à savoir la jouissance. Rappelons que Descartes opposait *étendue* et *pensée*. L'étendue est la propriété des corps d'être situés dans l'espace, d'en occuper une partie. La pensée n'a

16. Théoricien de la méthode expérimentale, Claude Bernard (1813-1878) a tracé la voie des grandes découvertes scientifiques en médecine.

évidemment pas cette propriété. Pour Descartes, il faut forcément qu'en un endroit, qu'il nomme *glande pinéale,* il y ait passage de l'âme, qui est pensée, au corps, qui est étendue. La jouissance est, selon Lacan, une dimension du corps à considérer au même titre que les autres que l'on peut mesurer, photographier ou radiographier. Elle oblige le médecin à entrer dans la dimension éthique.

« Un corps est quelque chose fait pour jouir, jouir de soi-même » : voilà l'aphorisme que l'on retient généralement de cette conférence de 1966. La dimension de la jouissance n'est cependant pas celle de la pulsion, celle du regard ou de la voix qui viennent pourtant également du corps. Elle en est même le « pôle opposé », précise Lacan. D'ailleurs si le corps jouit de lui-même, la jouissance se différencie de la satisfaction pulsionnelle, dont l'objet n'est pas la totalité du corps. Ancrée dans le corps, la jouissance quitte l'amarrage signifiant que nous lui avons connu jusqu'à présent. Il ne saurait y avoir d'incertitude sur le message de Lacan dans cette conférence. L'ancrage de la jouissance se fait bien dans le réel du corps ; le fait que, selon lui, il faille fortement tenir compte de la jouissance dans l'action des psychotropes, qu'ils soient drogues ou médicaments, le démontre. Pour autant, l'ancrage signifiant de la jouissance n'est pas oublié car c'est au lieu de l'Autre que se fait la jonction du corps avec le pôle de la jouissance. La précision est d'importance car elle signifie que si la jouissance a un ancrage dans le réel, elle ne peut cependant se repérer que dans ce lieu hautement symbolique qu'est le lieu de l'Autre. Ce n'est d'ailleurs qu'au lieu de l'Autre que, conformément au stade du miroir, peut s'envisager la *totalité du corps,* objet de la jouissance.

Lacan poursuit en précisant, comme il l'avait déjà fait ailleurs, que jouissance et plaisir s'opposent. « Le plaisir est une barrière à la jouissance. » Le plaisir est baisse des tensions : « Ce que j'appelle jouissance, au sens où le corps s'éprouve, est toujours de l'ordre de la tension, du forçage, de la dépense, voire de l'exploit. Il y a incontestablement jouissance au niveau où commence d'apparaître la douleur, et nous savons que c'est seulement à ce niveau de la douleur que peut s'éprouver toute une dimension de l'organisme qui autrement reste voilée. » Ainsi, la jouissance est-elle plus proche de la douleur que du plaisir. Notons au passage que si la jouissance *reste voilée,* c'est donc qu'elle est inconsciente. Nous y reviendrons plus loin.

L'idée de jouissance, forçage de la barrière du plaisir est reprise dans « De nos antécédents[17] », avec cette précision supplémentaire que dans ce cas « l'être s'épingle du masochisme ».

Enfin, revenons un instant au désir. Décrit comme « échelle de la dimension de la jouissance », il vise à repousser toujours plus le point où plaisir devient jouissance. Précision importante : ce point est fantasmatique, « le désir est suspendu à quelque chose dont il n'est pas dans sa nature d'exiger véritablement la réalisation ». On peut compléter, en se référant à « Subversion du sujet et dialectique du désir dans l'inconscient freudien », que c'est la dimension symbolique, la castration, qui permet que ce point fantasmatique ne soit pas vainement cherché dans le réel. « La castration veut dire qu'il faut que la jouissance soit refusée, pour qu'elle puisse être atteinte sur l'échelle renversée de la Loi du désir[18]. »

Résumons. Dans les développements du *Séminaire XIII* à l'automne 1965, le corps dont il s'agissait dans la question de la jouissance était un corps soit mythique, celui précédant la perception de la différence des sexes, soit imaginaire, celui du déni de la castration. Dans « Psychanalyse et médecine », la jouissance est ancrée dans le corps

17. *Op. cit.,* 1966, p. 67.
18. Dans *Écrits, ibid.,* p. 827.

réel, même si elle ne se repère qu'au lieu de l'Autre, lieu symbolique. C'est une précision majeure. On pourrait dire que la jouissance s'ancre dans le corps réel, physiologique, se repère au lieu de l'Autre et a pour objet le corps envisagé dans sa totalité.

Si la jouissance fait frontière entre le corps où elle s'ancre et le langage, lieu de l'Autre, où elle se lit, on pourrait y voir un équivalent lacanien de la glande pinéale cartésienne. Ce serait un contresens car il faut se souvenir que Lacan voit en la jouissance une dimension autre, à côté de celle de l'étendue que Descartes relie à la pensée dans la glande pinéale.

DÉSIR DE JOUISSANCE ?

De retour d'un voyage aux États-Unis d'Amérique, Lacan consacre l'essentiel de l'heure de séminaire du 23 mars 1966 à en faire un récit d'où il ressort que ce qu'il a préféré est une petite halte en fin de séjour… à Mexico. Il a, nous dit-il, tenté d'expliquer aux Américains sa conception de l'analyse et notamment de ce point fondamental qui est la différence entre demande et désir. En toute fin de leçon, il en vient à distinguer trois espèces de désir : le désir de savoir, le désir de domination et le désir de jouissance.

Le *désir de savoir* a déjà été évoqué.

Le *désir de domination* est soit une invention lacanienne, soit sa traduction du *Bemächtigungstrieb*, qui n'a été rendu par *pulsion d'emprise* qu'en 1967 par Laplanche et Pontalis dans leur *Vocabulaire de la psychanalyse*[19] et qui en anglais se dit *instinct to master*. Lacan nous dit que ce désir de domination est en rapport avec le narcissisme, ce qui pose un

19. J. Laplanche et J.-B. Pontalis, *Vocabulaire de la psychanalyse*, Paris, PUF, 1967.

problème s'il s'agit de la pulsion d'emprise ; nulle part Freud ne fait de lien narcissisme-pulsion d'emprise. Au contraire, dans sa description, la pulsion d'emprise n'est pas primitivement sexuelle.

Avec le *désir de jouissance,* Lacan reprend le thème sur lequel s'achevait « Psychanalyse et médecines ». Ici, il évoque la « duplicité du désir[20] ». « Car, loin que le désir soit désir de jouissance, il est précisément la barrière qui vous maintient à la distance plus ou moins justement calculée de ce foyer brûlant, de ce qui est essentiellement à éviter pour le sujet pensant et qui s'appelle la jouissance[21]. » Je résume. Hypocrite, de mauvaise foi, le désir peut prendre l'aspect d'un désir de jouissance, alors qu'il sait parfaitement bien qu'il ne doit pas s'aventurer dans ce champ-là, qu'il s'y brûlerait. Voici, peut-être, de quoi mettre d'accord ceux qui s'opposent dans un débat qui a cours depuis le début de ce séminaire ; la jouissance ne serait ni interdite ni impossible, mais dangereuse.

Cliniquement, cette duplicité du désir qui veut tout en sachant se tenir à respectueuse distance de l'objet du désir, femme ou homme par exemple, me paraît assez parlante. Je pense à ces personnes qui restent vierges mais pas en raison de leur timidité ; bien au contraire, très entourées d'ami(e)s, elles sont dans un dialogue permanent avec l'autre sexe.

L'ESCLAVE, DÉVOLU À LA JOUISSANCE PURE ET SIMPLE

Une petite occurrence du terme jouissance à la fin de la leçon du 20 avril 1966 ne nécessite pas de longs commentaires. En effet, l'idée défendue ici n'est pas neuve, elle est une adaptation de la *dialectique du maître et de l'esclave* de Hegel et était déjà exprimée dans « Subversion du sujet et

20. *Op. cit.,* leçon du 23 mars 1966.
21. *Ibid.*

dialectique du désir dans l'inconscient freudien[22] » et, comme telle, exposée ailleurs dans cet ouvrage[23] Pour Lacan, dans le monde antique, « les êtres dévolus à la jouissance, à la jouissance pure et simple, c'était les esclaves[24] », et non les maîtres comme dans la version hégélienne. Mais qu'est-ce qu'une jouissance *pure et simple ?*

JE PENSE, JE JOUIS, DONC JE SUIS

Y a-t-il un sujet de la jouissance ? Peut-on dire je jouis au même titre que je suis ? La séance du séminaire du 27 avril 1966 répond à cette question. J'en suivrai la progression en quatre temps.

Premier temps

Muriel Drazien commente le texte de 1927 d'Ernest Jones « Développement précoce de la sexualité féminine[25] ».

Ernest Jones n'acceptait pas la conception selon laquelle la femme comme l'homme seraient soumis au même complexe de castration concernant le seul organe mâle, comme si l'organe féminin n'existait pas. Il refusait une psychologie qui ne tiendrait pas compte de la réalité biologique, à savoir que le vagin aussi est un organe. Son *aphanisis* est un concept plus général que le complexe de castration, qui, en quelque sorte, n'en est que la résultante psychologique sous l'effet du complexe d'Œdipe et de son primat du phallus.

L'aphanisis est la disparition totale, irrévocable, de toute capacité à l'acte sexuel ou au plaisir de cet acte, nous

22. Dans *Écrits, op. cit.*, 1966, p. 793-828.
23. Voir l'article de Christophe Weber, « Subversion de la jouissance », *supra* p. 136-137.
24. Leçon du 20 avril 1966.
25. E. Jones, 1927, *Théorie et pratique de la psychanalyse*, Paris, Éd. Payot, 1969 et 1997, p. 399-411.

dit Muriel Drazien, reprenant Jones. *Capacity of sexual enjoyment* dans le texte anglais, selon Lacan, « Abolition totale et permanente de la capacité (et de l'occasion) de jouir » dans ma traduction, datant de 1967. Et de cette aphanisis homme et femme auraient également la crainte, voire la terreur (*dread* en anglais).

Il est plus habituel de définir l'aphanisis comme abolition du désir. Ainsi, dans le *Séminaire VI, Le désir et son interprétation,* Lacan critiquait-il la notion qui, en quelque sorte, exclurait la femme de la problématique de la castration, en disant que « c'est parce qu'il peut y avoir castration, parce qu'il y a le jeu des signifiants impliqués dans la castration que [...] le sujet peut prendre crainte [...] de la disparition possible future de son désir[26] ». Dans la leçon du 27 avril 1966 de *L'objet de la psychanalyse,* Lacan reprendra la notion d'aphanisis en l'appliquant là aussi au désir, pour dire qu'alors elle est impossible. Le désir ne saurait se soutenir de ce qu'il craint de perdre.

Rappelons aussi que dans le *Séminaire XI, Les quatre concepts fondamentaux de la psychanalyse,* Lacan reprend le terme aphanisis pour désigner tout autre chose, une particularité du rapport du sujet au signifiant ; si le signifiant est ce qui représente le sujet pour un autre signifiant, alors il n'y a pas de signifiant qui représente définitivement le sujet qui échappe ainsi à tout être définitivement amarré à un signifiant. Lacan reprend cet usage dans la leçon qui nous concerne, mais en le désignant comme *fading*.

Deuxième temps

Ernest Jones est à nouveau convoqué, à propos de sa « Théorie du symbolisme[27] » de 1919 cette fois. Pour le

---

26. Cité dans l'article « Aphanisis » de R. Chemama, et B. Vandermersch, *Dictionnaire de la psychanalyse,* Paris, Larousse, 2003. Roland Chemama est l'auteur de cet article.
27. E. Jones, *Théorie et pratique de la psychanalyse,* 1927, *op. cit.,* p. 82-131.

psychanalyste anglais, si le *phallus* est bien une métaphore, c'est du *pénis* pris dans une langue primaire, uniquement concrète. Lacan rejette cette hypothèse mais il reconnaît à Ernest Jones le mérite de poser la question de l'*incarnation*, c'est-à-dire du rapport du phallus et des objets *a* au corps réel. Ce rapport est à entendre au sens de l'expression de saint Augustin, *inter urinas et faeces nascimur*. Lacan précise que « ce n'est pas à titre de vivant, de corps, que nous naissons *inter urinas et faeces*, mais à titre de sujet[28] ». Les objets *a* sont présentés dans cette leçon du *Séminaire XIII* sous quatre versants, correspondants à quatre objets dialectisés : demande adressée à l'Autre (sein), demande de l'Autre (excrément), désir de l'Autre (voix) et désir à l'Autre (regard).

La fonction de l'objet *a* est de relier corps et langage. Mais son support organique a un « caractère dérobant, [...] insaisissable », dont on se rend facilement compte en songeant aux objets regard et voix. Au cœur de la fonction de l'objet *a*, nous devons retrouver ce qui institue la fonction du sujet ; la place est dévolue au phallus, avec cette particularité par rapport aux objets *a*, que ce n'est pas en tant qu'organe ni même en tant que représentant d'organe, mais en tant que signifiant qu'il intervient. Le phallus est un représentant de l'organe, il est bien une métaphore du pénis, mais ce n'est pas en tant que cela, mais en tant que signifiant coupé de son signifié qu'il institue le sujet. On a pris l'habitude après Freud de distinguer pénis et phallus. Cela n'a de sens qu'en précisant qu'ils désignent le même objet, le premier en tant qu'organe, le second en tant que fonction où l'objet n'intervient qu'en tant que signifiant.

Enfin, dans le grand débat, le phallus est-il ou n'est-il pas un objet *a*, on a ici des éléments de réponse : si le phallus intervient au cœur de la fonction de l'objet *a*, il n'y

28. Leçon du 27 avril 1966.

intervient pas comme objet mais comme signifiant. Il n'est donc pas objet *a*.

Le débat n'est pas clos car à la fin du *Séminaire XIII* que je n'ai pas étudiée précisément, Lacan dit que « le mâle ne saurait [...] accéder [à la jouissance] qu'à faire choir l'organe pénien au rang de fonction d'objet *a* mais avec [...] le signe négatif[29] ».

Troisème temps

Comment penser les rapports être-non être ? Ils sont « tordus », dit Lacan ; il y a, ajoute-t-il, une « profonde duplicité[30] » du sujet dont peut rendre compte le *cogito* cartésien. Le *je pense, donc je suis* implique que pour le sujet (*je suis*), il y a un point où il se réduit de plus en plus, « jusqu'à être, lui, de néant » ; ce point est le *je pense*. « L'être est dissocié entre l'être antérieur à la pensée et l'être que la pensée fait surgir[31] ». Il y a un sujet du *je pense* et un sujet du *je suis*. La duplicité, c'est-à-dire la fausse apparence, c'est que derrière le sujet du je suis, il y a le sujet du je pense où le premier est réduit à néant.

Quatrième temps

Nous pouvons enfin en venir à la jouissance ; elle a bien un sujet, qui est celui du premier temps du *cogito*. Lacan ne le dit pas aussi précisément, mais c'est ce qui se déduit de son raisonnement. En effet, il affirme que l'aphanisis de Ernest Jones n'est concevable que dans la dimension d'un être dissocié tel qu'il vient d'être décrit. Par ailleurs, il traduit *capacity of sexual enjoyment* par jouissance. Pour

29. Leçon du 15 juin 1966.
30. Leçon du 27 avril 1966. Après la duplicité du désir qui peut prendre l'aspect d'un désir de jouissance, voici celle du sujet qui cache le lieu de la jouissance (voir plus loin).
31. *Ibid.*

Ernest Jones, la jouissance étant déterminée par lui-même, le sujet peut dire « Je jouis » au même titre que « Je suis ». Ce qui amène à une aporie : comment le sujet pourrait-il craindre la perte de cette jouissance alors qu'il la détermine ? Pour Lacan, la jouissance « ne peut être qu'identique à toute présence des corps. La jouissance ne se conçoit que de ce qui est corps. Et d'où jamais ne pourrait-il surgir d'un corps quelque chose qui serait la crainte de ne plus jouir ? » Il ne saurait y avoir d'aphanisis pour le sujet de la jouissance, le sujet du premier temps du *cogito*. Par contre le sujet du second temps, le sujet du je suis, pourrait légitimement craindre la perte de ce qui le détermine. Cela dit, précise Lacan, « s'il y a quelque chose que nous indique le principe de plaisir, c'est que s'il y a une crainte, c'est une crainte de jouir [32] ». La jouissance, en effet, en rappelant au sujet ce qui le détermine, lui rappelle le *inter urinas et faeces nascimur*. Jouissance et plaisir s'opposent.

Encore un extrait de la suite du texte : « De quelque façon qu'il jouisse, bien ou mal, il n'appartient qu'à un corps de jouir, c'est tout au moins la définition que nous allons donner de la jouissance ». On aimerait de la part de Lacan des éclaircissements sur ce qu'est jouir bien ou mal.

Jouissance, orgasme et symptôme

Nous l'avons déjà vu avec la *jouissance voilée* de « Psychanalyse et médecine » ; la jouissance est essentiellement inconsciente. Si elle est une fonction du corps réel, le fait qu'elle soit inconsciente est à entendre au sens descriptif du mot. Cependant comme le lieu de la jouissance est celui d'un *je pense*, inconscient doit aussi être entendu au sens topologique. Le lieu de la jouissance est le même que

---

32. *Ibid.*

celui de la pulsion, entre soma et psyché, mais après que le signifiant phallus aura institué la fonction du sujet.

Il est pourtant des points où la jouissance émerge de l'inconscient. Dans la séance du 27 avril 1966, Lacan cite l'orgasme et le symptôme.

Sans doute pourrait-on ajouter ces expériences sportives de l'extrême très à la mode de nos jours.

Les rapports entre symptôme et jouissance sont une allusion évidente à la théorie freudienne du symptôme comme équivalent à la vie sexuelle pour le névrosé.

L'exemple de l'orgasme permet à Lacan d'illustrer sa conception de la jouissance comme nécessitant un corps et un sujet. La psychanalyse, nous dit-il, montre que pour un sujet il n'y a pas de bien supérieur à l'orgasme. Cependant, quelle que soit la qualité qu'il accordera à tel ou tel orgasme, quel que soit le nom qu'il lui donnera, « union, voie unitive, effusion, totalité, perte de soi, quoi que vous voudrez », ce sera de toujours de l'orgasme qu'il s'agira. Un orgasme est un orgasme, comme un chat est un chat, en quelque sorte. La preuve, nous dit Lacan, est « que le moment d'orgasme est exactement équivalent dans la masturbation [et la] conjonction sexuelle[33] ». Précision supplémentaire : l'orgasme, en ce qu'il est un point d'émergence de la jouissance, est un point où « toute demande se réduit à zéro ». Sur le *tore* qui représente « le cycle du désir qui s'accomplit par la suite des boucles répétées d'une demande », l'orgasme peut être représenté par un étranglement du pneu réduit en un point. Qu'on n'aille pas croire pour autant qu'en ce point le désir serait plus apparent. Même réduite à un point, la surface du tore oblige le désir à passer par la demande. C'est ainsi que l'orgasme « blouse le désir » au même titre que la demande.

33. Leçon du 27 avril 1966.

Il semble que l'assimilation de l'orgasme à un moment de jouissance ne soit pas habituelle dans l'œuvre de Lacan. Dans le *Séminaire X, L'angoisse,* le 29 mai 1963[34], il différencie nettement jouissance et orgasme ; il faut cependant préciser que dans ces lignes, la jouissance est assimilée à la satisfaction pulsionnelle, ce qui n'est plus le cas ici. Pour le reste les deux textes ne sont pas contradictoires ; à l'étranglement de la demande du *Séminaire XIII* correspond « l'écrasement de la demande sous la satisfaction du besoin[35] » dans le *Séminaire X.* Lacan y précise que si la demande dont il s'agit dans la pulsion orale est simple, celle dont il s'agit au niveau génital s'articule dans la pulsion de mort.

Cependant, si l'orgasme est à l'évidence une manifestation de la jouissance sexuelle chez l'homme, il n'en est pas nécessairement de même chez la femme. Lacan rappelle que le *post coitum animal triste*... comporte une suite ...*praeter mulierem gallumque*[36]. La femme et le coq échappent à cette tristesse. « Personne n'a encore définitivement prouvé qu'il faille à tout prix qu'une femme ait un orgasme pour remplir son rôle de femme. Et la preuve, c'est qu'on en est encore à ergoter sur ce qu'il est ce fameux orgasme chez elle[37] ». C'est à une certaine *mystique psychanalytique* que Lacan attribue le fait que la femme d'aujourd'hui déprime quand elle ne jouit pas.

Revenons un instant au texte de Ernest Jones sur la sexualité féminine. On y apprend que la femme doit faire face à une alternative : renoncer à l'objet de son désir, le père, ou renoncer à son sexe, sa féminité. Le premier cas est

34. *Op. cit.*, 1962-1963, p. 303 et suivantes.

35. *Ibid.*, p. 304.

36. *Triste est omne animal post coitum, praeter mulierem gallumque* ; attribué à Galien.

37. *Op. cit.*, leçon du 27 avril 1966.

le cas « normal » ; le second est le choix homosexuel qui comprend lui-même une alternative. La femme peut ne pas renoncer à l'homme mais tenter de se faire accepter par les hommes comme étant l'un des leurs ; cas de la pseudo-homosexualité. Elle peut aussi se détourner des hommes, centrer sa libido sur les femmes, cas de l'homosexualité proprement dite. L'analyse montre alors que les femmes représentent pour l'homosexuelle un moyen substitutif de jouir de sa féminité. Lacan reprend cette deuxième alternative dans ses termes à lui. Pour lui, elle concerne un objet, le *phallus*. Dans le premier cas, le phallus est revendiqué ; dans le second cas, « c'est au titre de ne pas l'avoir qu'elle [il s'agit de l'homosexuelle vraie] aime, c'est-à-dire de réaliser ce qui est en somme le sommet de l'amour, de donner ce qu'elle n'a pas ».

On en déduit que seule l'homosexuelle jouit de sa féminité. Paradoxe qui ne fait, selon Lacan, qu'illustrer la *fonction médiatrice* du phallus. Le phallus, objet de la jouissance, apparaît dans une triple dimension :

– il est objet au sens propre du terme, objet « que l'homme a sous la main[38] » ;

– plus intéressant, selon Lacan, il est le « signifiant de la perte qui se produit au niveau de la jouissance de par la fonction de la loi » ;

– encore plus intéressante est sa fonction de *signifiance* en tant que *morphème non marqué*. *Morphème* doit être pris ici au sens d'élément grammatical s'opposant au *lexème*[39]. Il y a des cas simples, dans lesquels le morphème est marqué : l'*il* d'illégal, par exemple. Il y a des cas plus complexes, dans lesquels le morphème n'est pas marqué ; le *went*, prétérit de *go*, ou l'interrogation dans *Il pleut ?* pour prendre deux exemples. La *signifiance* serait le jeu de la

38. *Ibid.*

39. Le *lexème* est l'unité significative minimale qui indique le sens.

signification au niveau du *signifiant* et non du *signifié*. La signifiance fait, par exemple, qu'un texte ne comportant aucune scène érotique, peut quand même apparaître érotique au lecteur.

Le cas de la femme illustre parfaitement la fonction de signifiance du phallus en tant qu'objet de la jouissance : « [...] si la femme garde, conserve, porté à une puissance supérieure ce que lui donne de n'avoir pas le phallus, c'est justement de pouvoir faire de cette fonction du phallus le parfait accomplissement de ce qu'est au cœur de la castration le mot phallus, c'est-à-dire la castration elle-même, c'est de pouvoir porter la fonction de signifiance en ce point d'être non marquée [40]. »

Un corps pour la jouissance

Les apports de *L'objet de la psychanalyse* et de « Psychanalyse et médecine » concernant la jouissance se résument en ce qu'elle est une tension qui s'ancre dans le corps réel dont elle est une propriété, une dimension, mais qu'elle ne se repère qu'au lieu hautement symbolique de l'Autre et a pour objet le corps envisagé dans sa totalité.

Dans un travail consacré à la jouissance comme champ lacanien de la psychanalyse, il faut rappeler qu'elle peut devenir champ de résistance quand, dérivant de la pulsion épistémologique, elle cherche plus à jouir de la vérité qu'à la sauver.

40. *Op. cit.*, leçon du 27 avril 1966.

Le fantasme : un cadre pour la jouissance

Daniel Loescher

Le 31 mai 1967, au cours d'une leçon du séminaire *La logique du fantasme,* Lacan dit articuler d'une nouvelle façon le rapport du mot jouissance à ce qui est en exercice dans l'analyse. Ce qui donne du signifiant « jouissance l'effective et dernière référence est l'instauration qui résulte des effets de l'introduction d'un signifiant dans le réel[41] ».

Questionnant le primat de l'acte sexuel et sa satisfaction, il dit qu'il s'articule de l'écart de deux formules :
– la première, il n'y a pas d'acte sexuel, sous-entend : qui fasse le poids à affirmer dans le sujet la certitude de ce qu'il soit d'un sexe ;
– la seconde, il n'y a que l'acte sexuel, implique : dont la pensée a lieu sous la forme du fantasme $\$ \diamond a$. Il n'y a que le fantasme qui se substitue et recouvre l'impossible d'une écriture qui rendrait compte d'une jouissance commune aux deux sexes. Le fantasme indique le lieu de la jouissance dans l'objet *a*.

C'est à partir de l'esclave que Lacan opère la séparation entre le corps défini pour la première fois comme lieu de l'Autre et la jouissance supportée par l'objet *a* séparée du corps après en avoir fait partie. Auparavant il avait dit qu'il n'y avait de jouissance que du corps : « Il ne m'est donné, ni donnable d'autres jouissances que celle de mon corps[42]. »

Il n'y a de jouissance que du corps, mais d'un corps marqué par le langage. La subjectivation de ce corps produit des objets hors corps *a* qui ne sont pas pris par la domination du signifiant. Il faut alors interroger la jouis-

41. J. Lacan, 1966-1967, *La logique du fantasme »,* inédit, leçon du 31 mai 1967.
42. *Ibid.,* leçon du 22 février 1967.

sance au niveau de l'objet *a* séparé du corps, qui se fonde sur ce qui réchappe à la subjectivation du corps.

Cela le conduit une fois encore à interroger la différence entre la névrose et la perversion. Le pervers étant celui qui tente de conjoindre corps et jouissance.

Ce séminaire illustre ce que Marcel Ritter a rappelé concernant les deux pôles de l'expérience analytique : le pôle freudien comme champ du désir et le pôle lacanien qui est celui de la jouissance[43]. Il ne s'agit pas d'une promotion de la jouissance mais plutôt d'un savoir sur le réel autorisé.

La logique du fantasme s'est effectuée au moment où venaient d'être publiés les *Écrits* et en pleine actualité des discussions de la loi Neuwirth, peu avant les événements de mai 1968. En affirmant de façon quelque peu provocante qu'il n'y a pas d'acte sexuel, Lacan n'apportait-il pas une réponse face aux exigences de performance de la société ? La réalisation d'une jouissance (si elle était possible) serait l'annulation d'une fonction de limite qui supprimerait toute érogénéité, qui remettrait tout dans une indistinction, où le biologique n'est plus distinct de l'érogène.

L'inconscient, c'est le social et nous retrouvons deux pôles structuraux. Le pôle freudien où l'interdit social est un point de butée et le pôle lacanien où il s'agit de redécouvrir dans la psychanalyse ce qui triomphe dans le lien social, qu'on appelle l'individualisme moderne. Nous devons nous poser la question de savoir si l'analyse n'est qu'un système de savoir qui promeut un homme qui s'opposerait au fait social, qui méconnaît la dimension sociale.

Ajoutons qu'en cette année 1967, Lacan fait, au terme de ce séminaire, sa proposition sur la passe. La fin de l'ana-

43. Cf. *supra*, p. 16-17.

lyse est-elle une reconnaissance de la castration ? Ou s'agit-il de reconnaître que son être est l'objet *a* : « Je suis ça » (reconnaissance d'un masochisme primaire) ?

La jouissance dans ce séminaire est introduite sous les termes de « point de jouissance ». Le 25 janvier, en rapport avec l'objet *a* : « Cet objet ayant comme statut d'être un point de jouissance dans le trou de la *Bedeutung* ». Le 15 février, en rapport avec l'Autre, A : « Un point de jouissance est repérable comme jouissance de l'Autre », point essentiel à la compréhension de la perversion.

La satisfaction dans la relation sexuelle

Lacan interroge ce qu'il en est de la répétition et de la satisfaction dans la relation sexuelle.

Le modèle construit sur la réduction des tensions, de la décharge, sur la base de la détumescence qui pouvait donner l'illusion qu'il n'y a pas de reste ou que le reste est évanouissant, est la face la plus décevante qu'on puisse supposer à une satisfaction. Ce modèle, si la jouissance était au centre de ce qu'il en est de la satisfaction sexuelle, est aussi ce qui donne sa limite à la jouissance. Le manque à la jouissance (sous la forme de la détumescence) paraît dériver de la loi du plaisir. « C'est dans la mesure où le plaisir est un déplaisir que ça s'arrête là et qu'il paraisse qu'il ne manque rien [44] », mais c'est une erreur de calcul. Le plaisir est une défense contre la jouissance. À partir du moment où quelque chose de l'ordre de la jouissance survient, il n'est plus d'érogénéité possible. Il n'y a plus de plaisir possible (par exemple : le caractère ineffable des expériences incestueuses).

44. *Ibid.*, leçon du 8 mai.

L'exercice du plaisir pose à chaque fois qu'il se renouvelle, la jouissance comme inaccessible, interdite. Ainsi, le sujet ne saurait prendre de jouissance en lui-même parce que dans la relation sexuelle, il y a l'idéal de la jouissance de l'Autre et c'est ce qui en constitue l'originalité subjective. À se limiter aux fonctions organiques, rien n'est plus précaire que cet entrecroisement des jouissances.

Les conceptions qui font de la conjonction sexuelle un idéal qui s'accorderait avec l'aspiration unitive d'Éros sont qualifiées d'obscurantistes. « Si l'ordre véritable de la satisfaction subjective est à chercher dans l'acte sexuel, c'est là aussi où elle s'avère la plus déchirée[45]. »

Dans le champ de l'acte sexuel, l'acte met en suspens le désir de savoir de la même façon que le « ce n'est qu'un rêve » du préconscient assume le désir de dormir. Le sujet de l'acte n'est pas le sujet du désir de savoir, le sujet du rêve n'est pas le sujet du désir de dormir. Le sujet au regard de la satisfaction sexuelle est barré dès qu'il entre en rapport avec l'objet *a* : $\$ \diamond a$.

La fille comme le garçon entre dans le rapport sexuel en tant que produit. Ce produit est au centre d'un chiasme constitué par le couple [*a* – A] d'une part et le couple [homme – femme] d'autre part. Dans le couple [*a* – A], l'idée de l'union de la mère à l'enfant n'a rien à voir avec l'opposition [masculin – féminin]. Cependant, dans les deux cas, il y a un reste, un manque. L'expérience nous révèle l'hétérogénéité radicale de la jouissance mâle et de la jouissance femelle (c'est pour cela qu'il y a tant de bonnes âmes occupées à vérifier la simultanéité de leur jouissance avec celle de leur partenaire).

Si quelque chose vient se fonder autour de la jouissance de l'autre, c'est pour autant que la structure fait surgir le fantôme du don. C'est parce qu'elle n'a pas le phallus que le

45. *Ibid.*

don de la femme prend une valeur privilégiée quant à l'être et qui s'appelle l'amour, défini comme don de ce qu'on n'a pas. Dès lors la question de la différence [homme-femme] n'est plus à poser au niveau de l'avoir ou pas.

Dans la relation amoureuse, la femme trouve une jouissance qui est de l'ordre *causa sui*. En quelque sorte elle devient ce qu'elle crée, de façon purement imaginaire. Ce qu'elle donne de ne pas l'avoir devient la cause de son désir : cela qui la fait objet, être et ne pas être à la fois le phallus. De sorte qu'elle ne perd rien, elle le crée et cela peut lui donner à elle aussi l'illusion qu'il n'y a pas de reste (chez l'homme c'était la détumescence). C'est pour cela que c'est toujours par identification à la femme que la sublimation produit l'apparence d'une création.

Une femme ne disparaît pas dans l'objet, cause de son désir ; l'objet ne disparaît que par le truchement de la castration masculine. Pour un homme, la défaillance phallique prend valeur d'évanouissement de l'être du sujet.

La satisfaction de l'acte sexuel ressortit à cela qu'il y a, non pas d'un partenaire à l'autre, mais d'un quelconque des partenaires à l'idée du couple comme Un, ce manque défini comme manque à être ou manque à la jouissance de l'Autre. Il faut rappeler que pour Lacan, il y a deux représentations hétérogènes de l'Un auquel l'objet *a* est confronté, ce qui peut s'illustrer à l'aide d'un schéma (cf. figure 9) : d'une part le Un de la mesure ou Un unifiant (segment CB) qui est le champ de la prétendue union sexuelle dont le modèle est l'unité du couple [mère – enfant], et de l'autre le « 1 » de l'identité ou trait unaire (segment BD) qui est aussi le 1 de la répétition. En ce qui concerne l'objet *a*, il est incommensurable au champ de l'Un (CB), et hétérogène au lieu de l'Autre (BD), lieu où s'inscrit l'impossible subjectivisation du sexe.

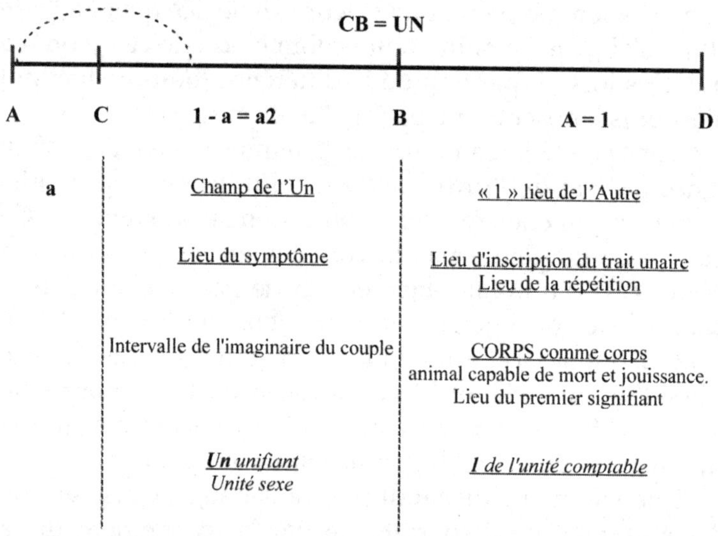

Figure 9. – Le UN de la mesure ou UN unifiant.

Il faut attendre le 12 avril pour que Lacan nous livre le secret de l'analyse : « Il n'y a pas d'acte sexuel », et le 24 mai il dit : « *chi lo sa* ». Il y a peut-être : « Nous saurons peut-être un jour s'il y a un acte sexuel, si le sexe repose sur la question d'un signifiant capable d'opérer dans cet acte ».

La valeur de jouissance

Lacan introduit deux valeurs : la valeur d'usage représentée par le sexe du taureau n'est plus ce qui va servir à cette sorte de circulation où s'instaure l'ordre sexuel, et la valeur de jouissance qui joue le rôle de valeur d'échange. Et il ajoute que « Cette fonction de valeur de jouissance concerne le cœur même de l'enseignement analytique[46] ».

46. *Ibid.*, leçon du 12 avril 1967.

Il y voit la possibilité de formuler de façon complètement différente ce qu'il en est de la castration. Ce qui est en cause dans la castration, c'est que le sujet ne saurait prendre sa jouissance en lui-même. Le complexe de castration joue un rôle analogue à celui de l'interdiction de l'inceste et peut être traduit par l'interdiction de l'auto-érotisme. Cela n'a rien à voir avec le plaisir.

Si le plaisir est toujours à mettre en rapport avec une autre chose, qui est la jouissance, et s'il ne suffit pas pour désigner la satisfaction de l'acte sexuel (par la détumescence) c'est parce que le phallus n'est pas le pénis.

Comme l'écrit Moustapha Safouan, la fonction phallique offre à l'être parlant qui ne peut que demander d'être privé de quelque chose de réel, la privation d'une jouissance dont la satisfaction scellerait son assujettissement au désir de l'Autre et signifierait l'extinction de la demande[47]. L'interdit de l'auto-érotisme porte bien sur un organe précis (le pénis), mais par cet interdit celui-ci acquiert la valeur de symbole du manque.

La négativation portant sur un organe dont la jouissance est interdite permet le passage de la jouissance à la valeur de jouissance. La jouissance du champ de l'Un où se dessine toute tentative de partition entre mâle et femelle est valeur de jouissance. « Si la jouissance, j'entends la jouissance pénienne, porte la marque de la castration, il semble que ce soit pour que la femme devienne ce dont on jouit. Prétention singulière qui nous ouvre toutes les ambiguïtés propres au mot jouissance pour autant qu'il implique possession. » La femme devient le lieu de transfert de la valeur soustraite au niveau de la valeur d'usage, sous la forme d'objet de jouissance. Ainsi si la jouissance pénienne porte la marque de la castration, c'est pour que

47. M. Safouan, « Introduction », dans *Lacaniana 2*, Paris, Fayard, 2005, p. 28.

de façon fictive, la femme devienne ce dont on jouit. Notons qu'il n'est pas question ici de la privation de la mère appréhendée au regard d'un être qui lui, possède l'objet manquant, le père.

Ce qui fait, comme le dit Moustapha Safouan, de la perception du manque la perception d'un désir sexuel et ajoute au phallus une valeur juridique qui interdit l'identification au phallus et en exclut le sujet[48].

Pour Lacan la femme, dans l'acte sexuel, joue la fonction de l'homme *elle par rapport au he man*. [D'où la place de la mascarade dans la sexualité.] En effet, si un homme ne peut, seul, s'assurer de la possession du phallus, une femme est en mesure d'incarner pour lui la brillance de cet objet.

Dans le séminaire sur *L'angoisse*, Lacan ajoute qu'il s'agit pour une femme de faire de ses attributs féminins les signes de la toute puissance de l'homme, de lui ménager un accès à un objet qui ne serait pas détumescence. Cela aboutira à un « Il n'y a pas de rapport sexuel parce que la parole ne fonctionne qu'au niveau de ce qui fait du sexe le semblant. » Cette soustraction de jouissance, voilà le pivot.

Notre rapport au sexe

La valeur de jouissance que Lacan vient d'introduire est au principe de l'économie de l'inconscient, l'inconscient qui parle du sexe mais ne parle pas sexe. Lacan emprunte deux voies pour interroger notre rapport au sexe.

La première est celle de la subjectivité, qui lui permet de rappeler qu'il est impossible de donner un sens analytique aux termes masculin et féminin. Mâle n'est pas repré-

48. *Ibid.*, p. 26.

senté comme sujet auprès de femelle. Le langage nomme les choses mais ne donne aucune essence. Dire d'un homme qu'il est homme ne le met pas en possession de sa réalité sexuelle. Si la relation sexuelle existait, cela voudrait dire que le sujet de chaque sexe peut toucher quelque chose dans l'autre au niveau du signifiant. Mais entre ce jeu des significations primordiales, telles qu'elles seraient inscriptibles en termes impliquant quelque sujet, il y a le corps, il y a la chair.

La deuxième voie passe par l'objet *a*. Le sujet sous la forme de son support *a* se mesure à l'unité sexe, le Un. Lacan revient sur la soustraction de jouissance. L'interdit de l'auto-érotisme (avant il parlait de détumescence) donne une valeur d'unité qui inaugure un statut d'échange. Le complexe de castration mène à la constitution de l'objet.

C'est pour autant que le phallus désigne quelque chose de porté à la valeur par ce moins que constitue le complexe de castration, ce quelque chose qui fait la distance de *a* à l'unité sexe, que la femme va prendre sa valeur d'objet de jouissance. Mais alors, il ne s'agit plus de « il jouit » mais d'un « il jouit de ». Il y a un virage qui fait du partenaire sexuel un objet phallique. La femme n'a pas à faire le même sacrifice que l'homme puisqu'il est porté à son compte au départ.

La fonction mâle serait : « On est ce qui a », « On a ce qui est ». Ce qui est, c'est l'objet de désir, à savoir la femme.

Lacan y oppose la valeur « Homme elle ». « On est ce qui a », mais « On n'est pas ce qu'on a ». C'est pour autant que l'homme a l'organe phallique qu'il ne l'est pas.

Ce qui implique que chez la femme : « On est ce qu'on n'a pas[49] ». C'est précisément en tant qu'elle n'a pas le phallus, que la femme peut en prendre la valeur.

49. *Ibid.*, leçon du 19 avril 1967.

Lacan reprend ce qu'il avait déjà dit dans le séminaire sur *L'identification*, à savoir, que si la théorie freudienne reconnaît un stade phallo-narcissique, elle n'établit pas une incompatibilité entre le narcissisme et l'amour objectal. L'amour de l'objet serait interchangeable avec l'amour du sujet pour lui-même, ce que l'on retrouve dans les théories traditionnelles de l'amour.

En fait ce qui est reporté comme libido objectale c'est la valeur de jouissance, interdite au point précis, point d'organe constitué par le phallus.

PASSAGE DE LA JOUISSANCE DU PHALLUS À LA JOUISSANCE DU CORPS

Lacan poursuit son retour à Freud en abordant la jouissance, le savoir et la vérité à travers le mythe d'Œdipe.

Il y a une différence entre la pourriture et la merde. Ce que Freud désigne, c'est ce qu'il y a de pourri dans la jouissance. (La Terre gaste de la littérature courtoise : Terre gaste est le domaine dévasté du Roi Méhaigné chez Chrétien de Troyes).

Même s'il est par moment difficile de faire la part des choses, il me semble que Lacan parle d'une part de la jouissance d'Œdipe, qui ne savait pas ce dont il jouissait, et d'autre part de la jouissance de Jocaste, qui était de laisser Œdipe dans l'ignorance (« Quel océan de jouissance féminine, je vous le demande, n'a-t-il fallu pour que le navire d'Œdipe flotte sans couler, jusqu'à ce que la peste montre enfin de quoi était faite la mer de son bonheur[50] »).

Le mythe d'Œdipe vient nous dire qu'accéder à l'acte sexuel, c'est accéder à une jouissance coupable, une jouissance pourrie sans descendance, qui ne peut enfanter que le malheur, la vérité en étant écartée. Quand Œdipe

50. *Ibid.*, leçon du 26 avril 1967.

tranche l'énigme et accède à sa coupable jouissance, la vérité se jette dans l'abîme.

Un savoir sur le corps est nécessaire à l'institution de l'acte sexuel comme le montre la forme de l'énigme. Ce savoir rompt, pour un temps, le pouvoir d'une jouissance féroce, celle de la sphinge, mais ce savoir ne fait accéder Œdipe qu'à une valeur de jouissance marquée du signe de la culpabilité et qui est située au champ de l'Un. Ce savoir est intolérable à la vérité, car la sphinge, c'est ce qui se présente chaque fois que la vérité est en cause.

Ainsi se révèle la possibilité d'une jouissance qui n'est pas valeur (une jouissance qui excède les limites imposées par le principe de plaisir – détumescence), une jouissance qui est au principe de la vérité et dont le lieu est alors dans le grand Autre. Cette jouissance ne concerne plus le phallus mais ce qu'il faut appeler corps.

Le passage du champ de l'Un, où se situe la valeur de jouissance au lieu de l'Autre (lieu de jouissance) est impossible parce qu'il est réel. Œdipe n'aurait eu accès qu'à un certain savoir sur le corps. Jocaste, mensonge incarné, aurait un savoir sur la jouissance. Cependant, parler d'un savoir sur la jouissance n'est-il pas une illusion névrotique, puisque la dimension à laquelle nous avons à faire est la vérité ?

JOUISSANCE ET MASOCHISME

La clinique du masochisme va-t-elle nous faire progresser dans l'abord de la jouissance maintenant que le passage de la jouissance phallique à la jouissance du corps a été opéré ? Lacan fait une lecture critique d'un texte de Edmund Bergler : *La névrose de base*[51]. Edmund Bergler

51. E. Bergler, *La névrose de base*, Paris, Petite Bibliothèque Payot, 1963.

accumule les observations qui renvoient à une « structure profonde de l'oralité ». Selon l'auteur, les névrosés oraux créent pour eux-mêmes une situation fondamentale où ils se sentent rejetés, ou même une situation où ils se font rejeter. Ce sont des « masochistes psychiques. » Lacan montre que la conception du masochisme selon Edmund Bergler est un usage vulgaire du terme. Il est inexact de dire que ce qui caractérise le masochisme, c'est le côté pénible, assumé comme tel. La dimension du masochisme est définie par le fait que le sujet assume une position d'objet pour le définir comme effet de chute et de déchet, de reste de l'avènement subjectif. Au regard du « je ne suis pas » structural, le je suis rejeté du masochiste est un alibi (en complémentant l'Autre, le masochiste se fait exister en quelque sorte, l'alibi de l'être rejeté est plus supportable que le je ne suis pas).

Le fait que le masochiste instaure un scénario réglé dans ses détails, a son sens et son bénéfice qui est au principe d'un bénéfice de jouissance. Cette jouissance est étroitement liée à une manœuvre de l'Autre, qui s'exprime le plus communément sous la forme du contrat écrit, de quelque chose qui dicte tout autant à l'Autre et bien plus à l'Autre qu'au masochiste, sa conduite. Cela nous éclaire sur la part qu'y joue l'Autre, lieu où se place une parole qui est une parole de contrat (loi).

Les analystes sont conviés à réviser leur position sur le masochisme, sur le plan individuel, quant à leur pratique et sur le plan social. Car l'inconscient c'est le politique, le social et l'économique. Sommes-nous par exemple assurés que ce soit un malheur pour un sujet de rater son mariage avec telle ou telle ? Savons-nous si ce n'est pas une veine d'être rejeté ? La seule chose à quoi nous avons à faire, c'est la structure logique de ce dont il s'agit. Nous avons à nous intéresser à la position du désir d'être rejeté et à ce que le sujet poursuit à ce niveau.

LE CORPS EST LE LIEU DE L'AUTRE

Lacan revient ensuite à la question de l'acte sexuel et de la satisfaction.

L'acte sexuel, comme tout autre acte, ne se soutient que d'une articulation signifiante. Il dépend de la possibilité de mettre en rapport deux signifiants.

Nous avons déjà vu que la satisfaction de l'acte sexuel implique une autre dimension que la satisfaction de la décharge de la détumescence. Il n'y aurait qu'un seul registre où le plaisir pourrait venir comme réponse à la satisfaction. C'est Diogène qui fait le geste public de la masturbation, mais cela se paye d'une exclusion de la Cité. Cette jouissance phallique est la jouissance de l'idiot, du solitaire qui s'établit dans le non-rapport à l'Autre. Nous avons vu aussi que l'acte sexuel ne conjoint pas une pièce mâle et une pièce femelle comme une clef de la serrure.

Alors l'acte sexuel serait-il celui qui conjoindrait plus que les deux sexes, les signifiants qui viendraient les représenter, de telle sorte qu'une répartition entre eux s'établirait ? Mais nous butons sur l'absence de signifiant qui, au niveau de ce que serait l'acte sexuel, viendrait dire ce qui est homme et ce qui est femme.

Du matériel s'accumule du fait que l'acte est impossible. Ce matériel s'accumule dans l'Autre et l'Autre c'est le corps, le corps comme le premier lieu où mettre des inscriptions, le premier signifiant, le corps fait pour inscrire la marque. Le symptôme hystérique le déchire, les marques rituelles, les scarifications s'y inscrivent.

Après avoir interrogé au champ de l'Un, si dans l'acte sexuel l'homme arrive au statut d'homme et la femme au statut de femme, Lacan passe à un autre registre. Est-ce que, au lieu de l'Autre, l'homme, dans l'acte sexuel, est assuré de rencontrer un partenaire qui convienne ? La réponse ne se fait pas attendre : « Que ce soit une personne peut faire sourire quiconque a un aperçu de la jouissance féminine[52] ». On peut se demander avec R. Chemama, pourquoi ce recours à la jouissance féminine[53] ? Car l'homme aurait pu donner une illustration plus évidente de ce qui peut faire obstacle au rapport avec une personne. Lacan n'a-t-il pas dit que la masturbation peut prendre une valeur hédonique puisqu'elle peut être poussée jusqu'à l'ascétisme comme chez Diogène ? Il dira aussi que pour l'homme, l'érection est jouissance. La masturbation ne prend sa valeur coupable que là où on s'efforce d'atteindre l'acte sexuel. Elle n'est pas envisageable comme un péché grave qui détourne un moyen de sa fin, la reproduction de petits chrétiens. La valeur coupable vient de la résignation de l'organe à l'accomplissement de sa fonction d'échange passant par la subjectivation du manque qui est ce qui concède à la jouissance une certaine valeur, une valeur de jouissance.

L'interdiction portée sur l'organe permet le passage de la jouissance à une certaine négativation et l'introduction à une valeur (Lacan semble faire jouer à l'interdiction le même rôle qu'il avait donné à la détumescence). La castration est définie comme négativation de la jouissance masturbatoire qui permet le passage à une valeur de jouissance.

Ainsi l'objet intéressé dans la dimension génitale de l'acte sexuel n'est pas donné par la réalité du partenaire. Il est plus proche de la détumescence. Lacan a déjà parlé de la détumescence et nous avons vu qu'elle pouvait faire croire qu'il n'y a pas de reste. Ici la détumescence n'est pas là que pour son utilisation subjective et rappelle la limite du principe de plaisir. La détumescence, pour être la carac-

52. J. Lacan, *Op. cit.*, leçon du 24 mai 1967.

53. R. Chemama, *La logique du fantasme*, conférence inédite du 10 septembre 2004, téléchargeable sur le site http://www.freud-lacan.com.

téristique du fonctionnement de l'organe pénien dans l'acte génital, est là pour introduire qu'il y a une jouissance au delà. Le principe de plaisir fonctionne comme limite, au bord d'une dimension de la jouissance en tant qu'elle est suggérée par la conjonction dite acte sexuel.

Lacan donne ici une note clinique de l'éjaculation précoce. « La détumescence précoce donne lieu à l'idée que la fonction de la détumescence peut présenter elle-même le négatif d'une certaine jouissance qui est devant quoi le sujet se refuse, pour autant que cette jouissance comme telle est trop cohérente avec la dimension de la castration perçue comme menace dans l'acte sexuel[54] ». Exemple de l'offre faite par la médecine à une femme qui se plaint de l'impuissance de son mari et qui demande un enfant par le biais du savoir-faire scientifique. Le mari peut de son côté faire l'économie d'une interrogation sur son symptôme et s'installer dans la jouissance de ce dernier. La médecine devient-elle prescriptive de la jouissance du symptôme ?

Donc il n'y a de jouissance repérable que du corps propre. Mais qu'est-ce qu'un corps propre ? Il serait le résultat d'une dénaturation d'un organisme par le langage.

Comme le dit Charles Melman[55], il s'agit d'un corps dont les demandes sont perverties par l'exigence d'un objet sans fondement et qui sont aussi impossibles à satisfaire, dont les besoins sont transformés du fait de ne trouver apaisement que sur fond d'insatisfaction, dont les pulsions se révèlent organisées par un montage grammatical, dont le désir se montre articulé par un fantasme. Un corps marqué par le langage.

Pour s'orienter dans la jouissance que la rencontre sexuelle comporte, une femme n'a d'autre repère que cette

54. *Op. cit.*, leçon du 24 mai 1967.

55. C. Melman, *Dictionnaire de la psychanalyse*, Article Lacan, Paris, Larousse Bordas, 1998, p 221.

sorte de négativation portée sur la jouissance de l'organe de la copulation en tant que c'est celui qui définit le présumé mâle, à savoir le pénis. C'est de là que surgit l'idée d'une jouissance de l'objet féminin – l'idée et non pas la jouissance. La jouissance féminine ne peut passer que par le même repère (détumescence du pénis) et c'est ce qu'on appelle chez la femme le complexe de castration. C'est pour ça que le sujet féminin n'est pas facile à articuler, et que Lacan propose « Homme Elle ». Le 12 avril, la femme était évoquée comme objet de jouissance, comme ce dont on jouit, et ici Lacan parle de la jouissance féminine.

Une fois écartée l'image d'une jouissance qui permettrait la réalisation de la personne grâce à la rencontre avec un autre corps ; une fois accepté que l'orgasme n'est qu'un plaisir d'organe (concession masturbatrice) ; une fois reconnu l'impossible passage, dans la rencontre sexuelle, de quelque chose de l'Autre à l'Un : alors se posent les questions de la nature des jouissances de l'Un et de l'Autre et de leur rapport.

S'il nous faut laisser désert, en friche, le champ central de l'Un de l'union sexuelle (pour autant que s'y avère dérapante l'idée d'un procès permettant de fonder les rôles, les signifiants de l'homme et de la femme), qu'en est-il du registre de l'Autre ? Tablettes où s'inscrit toute cette aventure, tablettes qui ne sont que le corps même ? Il s'agit du rapport de l'Autre avec le partenaire qui est en *a*, à savoir cette substance de sujet pour autant que comme sujet, il n'en a aucune sinon celle de cet objet chu de l'inscription signifiante. « Ce qui fait que *a* est cette sorte de fragment de l'appartenance du A [Autre], en ballade, c'est-à-dire vous-même, qui êtes bien ici comme présence subjective mais qui montrez bien votre nature d'objet *a*[56]. » Lacan fait de la castration ce par quoi pourrait ne pas se

56. *Op. cit.*, leçon du 24 mai 1967.

produire un flouage du désir masculin. Flouage qui consiste en cela que même une partenaire peut se confondre avec une partie de son propre corps, de sa propre chair – ce qui paraît difficile quand il s'agit du regard comme chez Lol V. Stein de Marguerite Duras. À la fin de sa vie, Kafka, répondant à quelqu'un qui lui demandait « Que faut-il pour vivre ? », aurait dit : « Cesser de jouir de soi-même ». En somme, un flouage par quoi ce qu'un homme croit être un rapport sexuel, peut ne pas le sortir de la jouissance autoérotique.

Le sujet est forclos du langage. Son émergence est liée à celle de l'objet *a*, au titre de ce qui subsiste hors de la prise du symbolique. Comme le dit Mustapha Safouan, il s'agit d'une exclusion interne au système qui la produit. Le complexe de castration veut dire qu'il n'y a pas d'objet phallique. C'est ce qui nous laisse notre seule chance qu'il y ait un acte sexuel.

L'objet phallique, la positivation du phallus, est l'effet du rêve autour de quoi échoue l'acte sexuel. « Est-ce qu'il peut y avoir illustration plus saisissante de ce qu'introduit dans la dialectique de l'acte sexuel, ce fait que l'homme, au moment précis où vient se marquer sur lui, l'intervention divine, se trouve avoir à faire comme objet *a*, à un morceau de son propre corps ? [57] » Cela veut dire que dans un champ interposé entre nous et l'acte sexuel en tant que l'homme et la femme s'y font valoir l'un pour l'autre, il y a le rapport autonome du corps à quelque chose qui en est séparé après en avoir fait partie. La loi de l'acte sexuel dans sa donnée cruciale est que l'homme châtré puisse être conçu comme ne devant jamais étreindre que ce complément, avec lequel il peut se tromper en le prenant pour complément phallique. La fiction que cet objet soit autre nécessite le complexe de castration sinon la porte de la perversion s'ouvre.

57. *Ibid.*

Résumons :

– le complexe de castration nous dit qu'il n'y a pas d'objet phallique. Il évite un flouage en affirmant que le rapport sexuel ne se fait jamais qu'avec une image de l'instrument qui fait la signifiance du langage, c'est-à-dire le phallus ;

– cependant c'est l'objet *a* qui pare dans l'acte sexuel à l'irréductibilité de l'Autre et se substitue comme partenaire de la jouissance à l'impossible de faire Un avec le corps de l'Autre ;

– le flouage consiste à rêver d'un objet phallique : l'objet *a* serait pris pour le phallus. Y aurait-il une clinique de la jouissance ayant pour partenaire *a,* une clinique du fantasme et de la perversion – le manque se situerait au niveau du signifiant en tant que *a* échappe à l'inscription signifiante – en regard d'une clinique ayant pour partenaire le phallus qui définit le sujet du désir, où le manque se situe au niveau de l'être ?

IL N'Y A DE JOUISSANCE QUE DU CORPS

Lacan revient par la suite sur les « articulations » nouvelles introduites dans les leçons précédentes, notamment celle où il a désigné le lieu de l'Autre dans le corps. Le corps étant lui-même, d'origine, le lieu de l'Autre, où s'inscrit la marque en tant que signifiant. Le rapport de la jouissance au corps est de plus en plus insistant chez Lacan. Ce corps n'est pas seulement le corps de la masturbation, le corps matériel, mais le corps parlant marqué par le langage, par le trait unaire. Il s'agit donc d'interroger les effets du signifiant pour le corps. Nous venons de voir que le corps est d'origine le lieu de l'Autre où s'inscrit la marque en tant que signifiant. De ce fait il y a production de l'objet *a* comme perte, comme reste. Et le sujet se fonde dans la marque inscrite dans le corps (trait unaire) alors que le corps se subjective.

Lacan reprend la dialectique du maître et de l'esclave empruntée à Hegel pour continuer d'interroger la question de la jouissance. Pour Hegel, la jouissance est le privilège du maître. De quoi jouit-il ? Il ne jouit que de son loisir, ce qui veut dire la disposition de son corps. Lacan dit qu'en fait il est loin d'en être ainsi ; parce que de tout ce dont il a à jouir comme choses, il est séparé par celui qui est chargé de les mettre à sa merci, l'esclave. Il y a une certaine jouissance de la chose pour l'esclave en tant que non seulement il l'apporte au maître, mais qu'il a à la transformer pour la lui rendre recevable. Lacan distingue alors ce qui est « jouir de » et « jouir tout court, absolument ».

Le maître jouit de… lui-même (il est son maître) mais il a aussi la jouissance du travail de l'esclave et du corps de l'esclave. Le maître dit « Va ! » et il va. L'autre ne peut répondre que « J'ouis ». Cependant la jouissance n'est nullement ce qui caractérise le maître. Le maître « ne jouit pas absolument ». Il a bien autre chose à faire qu'à s'abandonner à la jouissance. Alors ce dont jouit le maître, et par extension, ce dont on jouit, cela jouit-il ?

Pourquoi la jouissance ne resterait-elle pas dans les mains de celui qui a tenu à elle pour se soumettre et aliéner son corps. « Nous avons mille témoignages pour dire que la pure jouissance s'ouvre pour celui dont le corps est remis à la merci d'un autre[58]. »

Lacan articule un nouveau principe : il n'y a de jouissance que du corps. Deux conséquences en résultent. Cela nous refuse les jouissances éternelles et nous oblige à nous tourner vers les jouissances de la vie. L'effet de l'introduction du sujet, comme effet de la signifiance, est de mettre le corps et la jouissance dans le même rapport d'aliénation.

58. *Ibid.*, leçon du 31 mai 1967.

SÉPARATION DU CORPS ET DE LA JOUISSANCE LOCALISÉE DANS L'OBJET *A*

Le corps se subjective et la jouissance dépend de cette subjectivation du corps puisqu'elle se fonde sur ce qui en réchappe. Mais la jouissance est-elle toujours corporelle, dans le sens d'éprouver son corps au-delà de certaines limites ?

L'esclave est privé de son corps mais ça ne l'empêche pas d'atteindre une certaine jouissance au niveau d'objets hors corps. Ainsi, à partir de l'esclave, Lacan opère une séparation du corps et de la jouissance. Cela peut paraître surprenant après qu'il ait dit qu'il n'y avait de jouissance que du corps. Mais la séparation renvoie à un type d'objet défini d'être objet séparé. La jouissance est jouissance de l'objet *a*, objet séparé dans le sens détaché mais aussi comme ce dont le sujet peut se parer, se protéger grâce à lui. Les objets *a* surgis de la dialectique signifiante restent préservés. Rien ne peut retirer à l'esclave la fonction ni de son regard, ni de sa voix, ni de sa fonction de nourrir et d'objet rejeté. Ces objets ne sauraient d'aucune façon être pris par la domination du signifiant. S'il est vrai que quelque chose du réel de la jouissance ne peut subsister qu'au niveau de l'esclave, ce sera dans cette place laissée en marge du champ de son corps. C'est au niveau des objets *a* que doit se poser la question de la jouissance.

Lacan interroge alors le masochiste. Le masochiste n'est pas un esclave. C'est un petit malin. Il sait qu'il est dans la jouissance. La perversion est considérée par Lacan comme un savoir ou plutôt une prétention à un savoir sur la jouissance. Le pervers est à la recherche d'une partie du corps qui échappe à l'inscription dans le langage, part non aliénée par le langage – hors corps, entendu dans sa totalité. C'est une opération du sujet en tant qu'il a parfaitement repéré ce moment de disjonction par quoi le sujet déchire le corps de la jouissance, mais il sait que la jouissance n'a pas seulement été aliénée, qu'il y a cela qui reste quelque part une chance, qu'il y ait quelque chose qui en ait réchappé, que tout le corps n'a pas été pris dans le processus d'aliénation (clivage = division).

Le pervers reste sujet tout le temps de l'exercice de ce qu'il pose comme question à la jouissance (alors que le névrosé est passé du côté de l'objet). La jouissance qu'il vise c'est celle de l'Autre (jouissance inaccessible) en tant que lui en est peut-être le seul reste. Il la pose par une activité de sujet. Le pervers va tenter de conjoindre la jouissance et le corps en restituant dans l'Autre du corps, l'objet *a* qui en est séparé.

Pour Lacan la perversion se situe sur la voie de résolution de l'acte sexuel. Cette résolution va être abordée par la reprise de la formule déjà commentée « Tu es ma femme ». « Si je suis homme » ne peut rester un pour soi, nous ne dirons pas qu'il est pour celui qui fait la paire (femme). C'est pour l'Autre. C'est pourquoi il a fallu évoquer le lieu d'où le message lui revient sous une forme inversée. Ce que l'acte sexuel est appelé à assurer, puisqu'il s'y fonde, c'est quelque chose que nous pouvons appeler un signe venant d'où je ne pense pas, d'où je suis comme ne pensant pas pour arriver là où je pense et je ne suis pas.

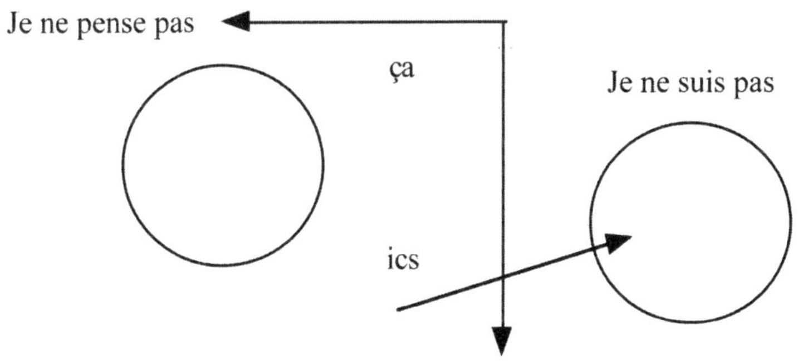

10. – D'où je suis comme ne pensant pas.

Imprudent, je m'annonce comme étant homme, là où je ne pense pas, sous la forme du « Tu es ma femme », là où je ne suis pas. Ça a pour intérêt que ça donne à la femme la possibilité de s'annoncer comme sujet de son corps elle aussi, car elle le devient, elle comme moi dès qu'elle s'annonce comme sujet de son corps.

La question qui se pose est la suivante : est-ce que « Tu es ma femme », ça peut vouloir dire que ton corps est la métaphore de ma jouissance ? Ou bien si « je jouis de ton corps », est-ce que ce dont je jouis, ça jouit ?

Il ne saurait y avoir d'acte sexuel, si ce n'est dans la référence signifiante qui seule peut le constituer comme acte. Or cette référence signifiante, loin d'intéresser deux entités, mâle et femelle, introduit des êtres sous la forme d'une fonction de sujet. Mais cette fonction a justement pour effet la disjonction du corps et de la jouissance. Le pur sujet se situe au disjoint du corps et de la jouissance. S'il n'y a de jouissance que du corps, il y a aussi le fait que jouissant de quelque chose, la question de savoir si ce dont je jouis jouit aussi se pose. L'intervention signifiante n'est là que pour tenter de résoudre l'aporie que cette disjonction entraîne et elle n'y parvient qu'en faisant du corps de l'autre la métaphore de ma jouissance.

La jouissance est un terme ambigu. Il glisse dans cet écart introduit entre mon corps et ma jouissance.

(mon) corps	Corps de la femme
?	Ma jouissance

Si le corps de la femme est la métaphore de ma jouissance, ce sera au niveau de la femme que la jouissance fera question. Il s'agit de savoir ce qui est là sous la forme de mon corps, que je ne pense même pas à appeler « mon ».

Au niveau de la femme, la jouissance fait question parce qu'elle n'est pas esclave. Pour l'esclave, nous avons vu qu'il n'y a pas de raison que la jouissance ne soit pas toujours là. Ce n'est pas parce que son corps est devenu la métaphore de la jouissance du maître que sa jouissance ne continue pas sa petite vie.

Un corps c'est quelque chose qui peut jouir. Seulement voilà, on le fait devenir métaphore d'un autre. Qu'est-ce que devient alors la sienne ? Est-ce qu'elle s'échange ? Elle reste à la dérive.

La perversion, pour essayer de conjoindre corps et jouissance, met en valeur cette jouissance à la dérive.

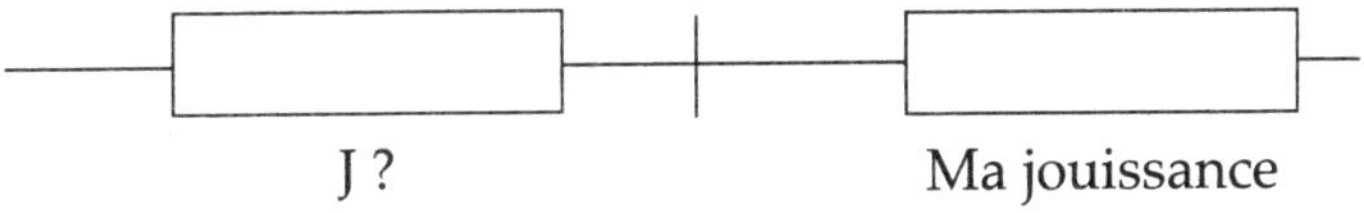

Dans « Tu es ma femme », le corps du mâle est ce que le mâle affirme, car il ne peut que l'affirmer et le corps de la femme est la métaphore de sa jouissance à lui. Mais il n'y a pas que le couple en jeu dans l'acte sexuel. Le rapport de l'homme et de la femme est soumis à des fonctions d'échange qui impliquent une valeur d'échange.

Comme nous l'avons déjà vu, c'est sur la jouissance masculine que porte la négation qui fait passer la valeur d'usage à la valeur d'échange : « Ce qui exige l'incidence du sujet dans le relief de l'acte, ce n'est pas tellement le mot femme que le mot mâle[59] ». Cet embargo sur la jouissance mâle est quelque chose de structural pour la fondation de la valeur. La castration s'énonce pour la femme en ce que l'idée d'une jouissance qui lui serait propre passe obligatoirement par le repère qu'est la négativation portée sur le phallus symbolisée par la détumescence de l'organe mâle, si bien que l'on peut s'imaginer que la jouissance qu'elle retire de donner dans l'amour ce qu'elle n'a pas est de l'ordre de *causa sui*.

59. *Ibid.*, leçon du 7 juin 1967.

L'échange des femmes, c'est l'échange des phallus en tant que symbole d'une jouissance soustraite comme telle. Mais cela ne laisse pas moins en suspens la question de savoir si nous pouvons situer quelque chose, concernant la femme dans sa fonction de métaphore. Lacan, de signaler au passage, que la déesse Isis se définit comme jouissance pure, ce qui la distingue d'une mortelle. Certes, cette jouissance est aussi séparée du corps mais d'un corps non constitué comme corps mortel. Les dieux ont un corps mais ils en changent (colonne de feu la nuit, et de fumée le jour). Le statut de la déesse Isis est jouissance. Mais pour ce qu'il en est de la jouissance dans l'acte sexuel, Lacan bute sur une différence irréductible.

Les hommes interrogent plus primitivement la jouissance au moyen des objets *a*, alors que la femme entre dans ce champ par la voie du désir, qui est le désir de l'Autre (de l'homme). L'homme, pour la raison structurale qui fait que c'est sur sa jouissance qu'est fait un prélèvement qui l'élève à la fonction d'une valeur de jouissance, se trouve plus facilement que la femme dans une position où la perversion est possible.

Comment les objets servent-ils d'éléments questionneurs pour l'homme ? Cela ne peut être donné qu'à partir de la séparation constitutive du corps et de la jouissance. L'homme est ainsi le premier à supporter la réalité du trou introduit dans la jouissance. Il peut donner à la question de la jouissance des solutions articulées du fait qu'à côté du corps, il y a une seconde aliénation, irréductible qui est celle de l'objet *a*. La perte de la jouissance l'aurait fait accéder à ce savoir sur la jouissance qui n'est pas dans la totalité du corps (jouissance du coureur). Son savoir concerne la partie du corps hors corps au regard du principe de plaisir.

Le pervers contourne la limite de jouissance qui est le principe de plaisir par l'intermédiaire des objets *a*. C'est en ce reste *a* que se réfugie la jouissance qui ne tombe pas sous le coup du principe de plaisir. Le masochiste interroge la complétude et la rigueur de la séparation du corps et de la jouissance et la soutient comme telle. Le sadique joue avec le sujet (pas avec la douleur), il joue avec le « sujet à la jouissance » comme on dit sujet au vertige. Chez lui le reclassement du sujet et de la jouissance a lieu dans le fantasme, sous la forme d'une absolutisation de la jouissance dans l'Autre qui serait la figure du Dieu de la méchanceté absolue. Le sadique ne sait pas ce qu'il fait lui-même. Comme sujet, il est dans la *Verleugnung*.

La vérité est donnée par la pratique masochiste qui se livre à l'identification à cet objet comme rejeté. Recherche d'une identification impossible avec ce qui se réduit au plus extrême déchet (anorexie). Sadique et masochiste opèrent de la même façon. Le sadique plus naïvement. Le masochiste sait la jouissance qu'il a à soutirer de l'autre qui se prête au jeu.

L'acte pervers se situe par rapport à la jouissance comme mise en question de l'acte sexuel en ces points où le sujet est articulable à l'objet *a*, ce qui nécessite un passage par le lieu de l'Autre mais sous la forme du déni. L'acte névrotique ne fait que soutenir ce qui constitue l'effet du désir, qui n'a rien à faire avec l'acte sexuel, rendu impossible du fait que le passage par le lieu de l'Autre a lieu sous la forme du refoulement.

LE RÔLE DU FANTASME DANS LA JOUISSANCE

Pour conclure son année de séminaire, Lacan rappelle que le sujet répond à la carence du désir dans le champ sexuel avec le fantasme. Le fantasme joue le rôle d'un corps étranger qui a pour fonction de subvenir à la carence du désir en indiquant le lieu de la jouissance dans l'objet *a*. C'est pourquoi notre titre indiquait que le fantasme offre un cadre à la jouissance. Son arrangement est emprunté au champ de détermination de la jouissance perverse. Le masochiste vient dire qu'un sujet peut vouloir incarner l'objet *a*.

L'analyste est concerné par la question de l'objet *a*. Il va, nous dit Lacan, se retrouver pour son analysant en fonction de semblant d'objet *a*. Les questions relatives à la jouissance se posent à son égard. L'analyste doit renoncer à une certaine jouissance. Il n'a pas à être sujet à la jouissance (dans le sens sujet au vertige).

En accord avec Serge Leclaire, je dirais que pour Lacan, l'axe de la perspective analytique semble être la prévalence des forces dissolvantes, d'annulation, assurément mortelles. Ce qui donne à l'analyste beaucoup de raisons d'avoir peur de son acte. La réalisation de la jouissance, si elle était possible, c'est là que le réel apparaît, où les termes ne se posent plus en termes de savoir mais en termes de vérité. La vérité ne s'accommode d'aucune passion de l'ignorance et l'analyste est convié à se placer à un niveau de vérité qui se situe à l'opposé d'un quelconque savoir. Serge Leclaire nous propose : la jouissance est l'homologue du côté érogène de ce que la mort est du côté biologique [60].

Pour conclure je dirais qu'en 1908, Freud affirme que l'interdit de la morale sexuelle de son temps joue un rôle dans la constitution du refoulement sexuel et dans la production des symptômes [61]. Il espérait une société moins contraignante sur le plan sexuel qui réaliserait une prophylaxie des névroses.

Depuis 1968, on peut dire que le contenu sexuel des représentations n'est plus interdit et même que la société est devenue prescriptive de jouissance sexuelle. Qu'est devenu le refoulement ? Le refoulement originaire, suppo-

60. S. Leclaire, « Pour une théorie du complexe », Séminaire à Vincennes, Éd. La lettre infâme, 1969.

61. S. Freud, 1908, « La morale sexuelle civilisée et la maladie nerveuse des temps modernes », dans *La vie sexuelle*, Paris, PUF, 1969, p. 28.

sition logique de Freud qui lui a permis de poser une limite à l'analyse, est ce qui a permis à Lacan de parler de réel. Ce refoulement originaire, point de jonction du symbolique et du réel, rend compte de l'incomplétude de la langue. Il est indépendant de la morale sexuelle. S'il n'y a de jouissance que du corps, mais d'un corps inscrit dans le langage, alors qu'elle soit prescrite ou interdite, les signifiants qui la représentent sont inaccessibles au sujet. Il n'y a pas de rapport sexuel inscriptible comme tel, désigne un point d'impossible. Aucune écriture d'une jouissance commune à l'homme et à la femme n'est possible. Le fantasme vient recouvrir l'impossible à écrire ce qui ne cesse pas de ne pas s'écrire.

Mise en question de la jouissance dans l'Autre

Christian Hoffmann

Lacan traduit dans son séminaire sur *L'acte psychanalytique* le résultat obtenu quant à la formalisation de l'objet *a* dans le séminaire sur *L'objet de la psychanalyse*. Il a articulé cet objet à la structure du fantasme dans *La logique du fantasme*, pour étudier ensuite sa fonction dans le cadre de la cure analytique, dans sa direction et bien sûr en tirer les conséquences quant à la formation du psychanalyste. L'incarnation de cet objet *a* dans la clinique parachève un cycle de l'enseignement de Lacan dans son séminaire *D'un Autre à l'autre*, tout en ouvrant par cette clinique de l'objet sur une pratique du discours qui fera l'objectif de son séminaire sur *L'envers de la psychanalyse*.

L'acte psychanalytique est une notion peu utilisée par les psychanalystes. Lacan tente d'en faire un concept qu'il travaillera jusque dans *L'envers de la psychanalyse*.

Je propose de prendre mon point d'appui sur « ce qu'apporte Lacan » (l'expression est de lui [62]).

La question de Lacan y est la suivante : pourquoi l'analyste se saisit-il du maniement du signifiant et de son éventuelle articulation ?

Sa réponse est la suivante : l'articulation de l'inconscient nous vient de l'énonciation de Freud situant le désir dans l'inconscient, ce qui relève du premier pas de Freud dans la *Traumdeutung*. Voilà ce qui est acquis pour Lacan. Dans un temps second, comme nous le savons, Freud, remarque Lacan, nous fait découvrir l'au-delà du principe de plaisir, à savoir la répétition.

Qu'est-ce que la répétition ?

Nous allons voir comment Lacan se saisit de cette question et comment il la traite à partir de Freud.

---

62. J. Lacan, 1969-1970, *L'envers de la psychanalyse*, Le Séminaire, Livre XVII, Paris, Le Seuil,1991, p. 50.

La répétition est nécessitée par la jouissance, terme propre à Freud, nous dit Lacan.

Bref, c'est bien parce qu'il y a une recherche à la répétition de la jouissance que Freud franchit le pas de l'au-delà du principe de plaisir (ce qui est une définition lacanienne de l'acte comme franchissement).

Ce pas est celui d'une dialectique de la jouissance qui va contre la vie et qui contraint Freud à l'articulation de « l'instinct de mort » (le terme est de Lacan).

Lacan choisit son terme en parlant de l'instinct pour mettre en garde contre la tendance à identifier l'inconscient et l'instinct. Parce que justement, dit-il, la répétition n'est pas que fonction des cycles de la vie, besoin et satisfaction, elle est aussi ce qui emporte la vie, c'est-à-dire le retour vers l'inanimé. L'inanimé est le point idéal qui indique exactement pour Lacan la jouissance.

N'oublions pas que le principe de plaisir est celui d'en foutre le moins possible comme Lacan l'exprimera ultérieurement, c'est-à-dire le principe de la moindre tension. On l'aura compris, le principe de plaisir est la limite à la jouissance, qui le déborde.

Bref, l'expérience et la clinique (l'argument de l'expérience est rare chez Lacan) montrent que la répétition est fondée sur un retour de la jouissance et, comme l'articule Freud, il se produit de cette répétition même un échec.

Cela dans le sens, déjà repéré par Kierkegaard, que *ce qui se répète* est en perte par rapport à ce que *cela répète*. Il y a déperdition de jouissance dans la répétition.

Il suffit alors à Lacan d'y situer précisément la fonction de l'objet perdu, d'où s'origine le discours freudien. C'est ici que s'articule « ce qu'apporte Lacan ».

Il nous reste à nous pencher sur ce qu'il apporte, je le cite : « Le signifiant s'articule donc de représenter un sujet auprès d'un autre signifiant. C'est de là que nous partons pour donner sens à cette répétition inaugurale en tant qu'elle est répétition visant à la jouissance. »

Nous savons, rappelle Lacan, que le savoir inconscient prend son origine, tout comme le signifiant, dans le trait unaire. Ce « savoir travaillant » produit de l'entropie, une perte, qui constitue « le seul point où nous ayons accès à ce qu'il en est de la jouissance[63] ». C'est à la place de cette perte introduite par la répétition que va surgir la fonction de l'objet perdu que Lacan appelle l'objet *a*. L'entropie trouve ici sa place en tant que c'est dans cette déperdition que la jouissance s'indique. C'est pourquoi Lacan dit l'avoir introduite comme *Mehrlust*, plus-de-jouir. C'est parce qu'elle est aperçue dans la dimension de la perte qu'il y a un plus-de-jouir à récupérer.

Voilà l'incidence de l'inconscient dans la destinée de l'être parlant, qui n'est plus du ressort de la parole (Lacan introduira « le discours sans parole ») mais de la structure. Il suffit d'un autre trait (S_2) qui vienne s'articuler au S_1 (trait unaire) pour pouvoir situer pourquoi il est le moyen de la jouissance (de l'Autre).

C'est là que commence le travail analytique. À partir de là s'enchaîne la logique de la cure. La plupart des demandes d'analyse retenables, nous dit M. Safouan dans son article sur « De l'acte analytique[64] », se font dans un but assez limité qui consiste en ce que l'analysant a appelé « se débarrasser d'un certain paquet », c'est-à-dire « une libération du poids cauchemardesque de cette jouissance ». C'est avec le savoir en tant que moyen de jouissance, nous dit Lacan, que se reproduit le travail analytique dont le sens est celui de la vérité. Une vérité qui n'est plus de sens (celui d'une vérité sur le désir) mais bel et bien celle du sujet qui « s'apparole » à la structure. On peut se reporter au texte de M. Safouan : « Sens et vérité en psychanalyse[65]. » Je le cite :

63. *Ibid.*, p. 57.
64. M. Safouan, *Dix conférences de psychanalyse*, Paris, Fayard, 2001, p. 133.
65. M. Safouan, *La parole ou la mort*, Paris, Le Seuil, 1993, p. 39.

« L'interprétation psychanalytique, elle, est « vraie » de s'adresser au sujet dans son rapport au signifiant de son discours, c'est-à-dire au sujet même de l'inconscient. »

C'est justement cela qu'on attend d'un psychanalyste[66], de faire fonctionner son savoir en terme de vérité. C'est à lui, à l'analyste et seulement à lui que s'adresse le *Wo es war, soll ich werden*. L'analyste vient occuper la place de l'objet *a* dans le discours analytique, « c'est là où c'était le plus-de-jouir, le jouir de l'Autre, que moi, en tant que je profère l'acte psychanalytique, je dois venir[67] ».

Pour en arriver là à ce point d'élaboration de la pratique et de la formation de l'analyste, il aura fallu à Lacan cinq années plus la proposition sur la passe, et la traduction en acte en octobre 1967 des conclusions de son séminaire de cette même année sur *La logique du fantasme*, cela au moment où il s'attaque à *L'acte psychanalytique*. Je considère cette proposition comme le résumé écrit par Lacan de ces dernières trouvailles.

Je vais essayer de les résumer.

L'objet de la psychanalyse (1965-1966) : le distinguo opéré par Lacan dans ce séminaire entre les objets oral et anal qui sont articulés par la demande et les objets voix et regard qui eux « font corps » avec la division du sujet exige une théorie du désir.

La logique du fantasme (1966-1967) : le fantasme précipite cette théorie du désir en tant que l'objet *a* est la chute qui témoigne que le sujet n'est qu'effet de langage. Bref, si le fantasme articule par sa syntaxe le désir, sa mise en acte (retenons ce terme programme de la suite) est référée à la jouissance. Lacan enchaîne sur : « Il n'y a pas d'acte sexuel » parce qu'il y a incommensurabilité de l'objet *a* à l'unité qu'implique la conjonction d'êtres de sexe opposé.

66. J. Lacan, *L'envers de la psychanalyse, op. cit.*, 1991, p. 59.
67. *Ibid.*

Et, cette jouissance ne s'aborde en pratique que par les ravinements qui s'y tracent du lieu de l'Autre, qui n'est à prendre que dans le corps. Lacan utilise ces termes très évocateurs de : « cicatrices sur le corps tégumentaires, pédoncules à se brancher sur ses orifices… ».

La *Proposition du 9 octobre 1967 sur le Psychanalyste de l'École*[68] : il va s'agir maintenant pour Lacan de la mise en acte chez le psychanalyste « des structures assurées dans les psychanalyses ». Le ton très assuré de Lacan nous met suffisamment l'eau à la bouche pour nous éclairer sur ce qui serait si « assuré » dans la psychanalyse.

Pour cela, examinons maintenant ce propos à partir du séminaire *L'acte psychanalytique.* Dans ce séminaire de 1967-1968, Lacan traite du concept de l'acte psychanalytique dans son rapport à la fin de la cure analytique et au devenir psychanalyste.

Il va interroger le psychanalyste qu'il définit comme celui qui fait de l'acte sa profession.

L'acte du psychanalyste est la cause du processus de la cure, il comporte de feindre que la position du sujet-supposé-savoir soit tenable. Elle est la condition d'accès possible à la vérité, par sa réduction à sa fonction de cause.

Reste à savoir pour Lacan ce qui en résulte du côté du psychanalyste.

Il nous apprend que le psychanalyste est supposé être parvenu par sa cure à un point d'être qui est marqué par la vérité : nous pouvons y reconnaître ce que M. Safouan précise clairement comme un « renoncement […] au pouvoir, redoutable, de la jouissance[69] ». C'est dans cette perte que se trouve le point d'Archimède, pour Lacan, de l'expérience du faire de l'analysant qui est institué par l'acte du psychanalyste. Ce qui montre le chemin à suivre,

68. J. Lacan, *Autres écrits*, Paris, Le Seuil, 2001, p. 243-259.
69. M. Safouan « De l'acte analytique », dans *Dix conférences de psychanalyse, op. cit.*, 2001, p. 133.

celui de la perte de l'objet, que Lacan va emprunter dans la suite de son séminaire. L'objet *a* sera appréhendé comme une « chute du Réel[70] », voire un déchet.

À propos de l'objet *a*, Lacan rend un hommage à Winnicott qui avec son objet transitionnel lui a permis cette invention.

Reprenons sur l'acte, que Lacan va maintenant développer, en usant de deux citations :

> *Au commencement était l'action*
> (Goethe, *Faust I)*
> *Au commencement était le verbe*
> *(Évangile selon Saint Jean, 1-1)*

Pour Lacan, il n'y a pas d'opposition entre ces deux formules. Il n'y a pas de commencement sans action et il n'y a pas d'action qui ne se présente avec une pointe signifiante. Le ressort de l'efficacité de l'action n'est pas dans le faire mais dans cette pointe signifiante. C'est ce que l'acte manqué révèle, un acte qui se présente lui-même comme manqué est un acte qui a valeur de signifiant.

En donnant l'exemple de César franchissant le Rubicon, Lacan va mettre l'accent sur une autre dimension de l'acte, à savoir le franchissement. Cet acte n'a aucune justification militaire, ce franchissement, c'est la pénétration de la Terre Mère, celle de la République : c'est un viol. Lacan donne encore un autre exemple de ce type, celui de l'acte révolutionnaire, qu'il interroge ainsi : l'acte révolutionnaire, se situe-t-il au moment où Lénine donne un ordre, ou bien au moment où des signifiants ont été lâchés dans le monde et qui vont susciter un nouveau désir ?

La réponse de Lacan se trouve dans sa formulation même. Deux dimensions de l'acte se distinguent à présent : l'acte comme franchissement et l'acte comme apparition d'un désir nouveau.

---

70. Leçon du 6 décembre 1967.

Lacan trouve dans le poème de Rimbaud, *À une raison*, la « formule de l'acte », dans toutes ses dimensions : signifiante, de franchissement et de commencement[71].

Voilà ce poème de Rimbaud :

« Un coup de ton doigt sur le tambour décharge tous les sons et commence la nouvelle harmonie » (A. Rimbaud, *À une raison*, Illuminations).

Bref, on l'aura entendu très simplement que l'acte, c'est l'histoire du *premier pas*...

L'analyste par son acte positionne l'inconscient au début de chaque cure. Lacan entreprend alors d'examiner le rapport entre ce commencement au début d'une cure et un autre commencement, celui où l'on devient psychanalyste. Il y aurait par conséquent un lien entre la fin de l'analyse et l'acte analytique, ce qui indique le rapport de la tâche de l'analysant à l'acte du psychanalyste.

Il reste alors à Lacan à interroger la fin de l'analyse et à en formuler la logique. Quelle est cette logique lacanienne de la fin de l'analyse didactique ? Cette fin suppose la réalisation de l'opération de vérité, c'est-à-dire, la castration. Ce qui veut dire que le sujet de la connaissance, installé dans son faux-être (une des formes de son aliénation, celle d'un : « Je pense »), trouve à articuler son manque-à-être avec le désir par l'identification de l'objet *a* comme cause du désir, et du phallus comme symbole de la béance de l'acte sexuel.

Remarquons que Lacan utilise encore dans ce séminaire le terme d'acte sexuel. Il va préciser que « La vérité c'est que le manque (situé au niveau du "je ne pense pas"), c'est la perte (située au niveau du "je ne suis pas")[72]. » La suite est tout aussi importante : « Le sujet dépend de cette cause qui le fait divisé et qui s'appelle l'objet *a* ». Voilà ce qui est la marque que le sujet n'est pas cause de soi, qu'il

71. Leçon du 10 janvier 1968.
72. Leçon du 10 janvier 1968.

n'est que la conséquence de la perte et « qu'il faudrait qu'il se mette dans la conséquence de la perte ; celle qui constitue l'objet *a*, pour savoir ce qui lui manque[73] ».

Concernant le transfert, le terme de l'analyse se traduit, dans cette logique de Lacan, par la chute du sujet-supposé-savoir et sa réduction à l'objet *a*, qui cause la division du sujet. Ce sujet divisé est appelé à venir prendre la place du sujet-supposé-savoir.

Et l'analyste ? Il lui faut supporter au terme de l'analyse de n'être plus rien que ce reste de la chose chue que Lacan nomme l'objet *a*.

Mais alors, se demande Lacan, que devient le sujet-supposé-savoir ?

La réponse est à chercher au niveau du savoir de l'analyste, il sait que la chute du sujet-supposé-savoir, sa suppression, se manifeste par le surgissement de l'objet *a* à sa place et que l'effet en est la division du sujet. Le sujet ne se réalise qu'en tant que manque (– φ). Lacan ajoute que c'est de ce manque que le psychanalyste existe. Ce qui depuis Freud s'appelle la castration : le sujet réalise qu'il n'a pas l'organe de la jouissance unifiante. Rien n'empêche de penser que Lacan critique de la sorte la conception d'une fin de l'analyse dans la réalisation du « *genital love* ». Il affirme qu'il n'y a pas de subjectivité du sujet dans l'unification imaginaire de l'acte sexuel[74]. La castration est au contraire la réalisation de l'incommensurabilité de l'objet *a* au 1. Ce manque est de l'ordre de l'essence de l'Homme, c'est-à-dire de son désir, il ne fait de progrès dans la cure que par sa réalisation comme manque phallique (– φ).

La perte originaire qui définit l'inconscient est amenée à se produire dans le transfert au niveau du « désêtre » du sujet-supposé-savoir. Pour Lacan, le psychanalyste détient

73. *Ibid.*
74. Leçon du 17 janvier 1968.

ce savoir qui est que c'est l'analyste qui donne corps à la fin de l'analyse à ce que le sujet devient, et ce sous la forme de l'objet *a*. Le sujet devient manque, à entendre comme manque « à la jouissance de l'union sexuelle[75] », en se déchargeant de l'objet perdu sur l'Autre, ici le psychanalyste, dont Lacan indique que c'est précisément là sa fonction. Voilà ce que l'acte engendre comme faire. La résistance de l'analyste y trouve son sens comme refus de l'acte et de sa conséquence.

Cette conception de l'acte permettrait, d'après Lacan, d'interroger l'acte politique et cela depuis Aristote en reconnaissant que le « fruit de l'acte » est l'objet *a*, d'où sa formule *Wo S tat, muss Ich (a) werden*. Le destin du héros s'y trouve scellé.

Pour que cette vérité analytique, celle que Lacan formule par l'inégalité du sujet à toute subjectivation possible de sa réalité sexuelle puisse apparaître dans la fin de l'analyse, il faut que « le psychanalyste soit déjà la représentation de ce qui masque, obture, bouche cette vérité et qui s'appelle objet *a*[76] ». Le psychanalyste, va réapparaître dans le réel comme rejeté par le psychanalysant.

L'analyste est le support de cet objet *a* (déchet, voix, regard). C'est ainsi que le sujet se sépare de l'objet *a* et se reconnaît comme causé par cet objet dans sa division de sujet. Voilà l'effet d'une psychanalyse, nous dit Lacan. Reste qu'à son terme, celui de la division du sujet, ce sujet n'est pas sans cet objet et l'analyste n'est pas tout objet. Nous avons là les prémisses d'une logique du « pas tout » que Lacan développera dans la suite de son enseignement en utilisant la logique des quantificateurs.

La division du sujet au terme de l'analyse permet le retour vers l'acte du psychanalyste mais ce saut de la

75. *Ibid.*
76. *Ibid.*

tâche analysante vers l'acte analytique, que Lacan considère comme une passe, garde pour lui un caractère énigmatique.

De cette expulsion de l'objet *a*, au terme du transfert, Lacan va formuler quelques remarques latérales sur l'hystérie, l'amour et la jouissance.

L'objet *a* est ce que veut l'hystérique, il est au principe de l'amour et il va se retrouver dans le réel comme partenaire sexuel. Le couple, dit Lacan, « n'est pas plus un tout que l'enfant n'est une partie de la mère[77] », jamais deux sans trois. L'exemple de l'estampe japonaise qu'il donne est très éclairant : cette peinture figure toujours le regard comme tiers dans l'étreinte sexuelle.

Lacan finit par considérer que la question de la qualification du psychanalyste se trouve réglée par la réalisation de la castration, comme il l'a suffisamment précisé dans ce séminaire. Par contre il reconduit son interrogation sur le statut du psychanalyste, à savoir celui d'un sujet qui se met dans cette position de l'objet *a*. Ce n'est qu'à la fin de la leçon du 20 mars 1968 qu'il avance l'idée que ce choix peut s'expliquer par le fait « d'une certaine immunité à la négation » de l'objet *a*. Sa démonstration montre aisément que l'énonciation d'un « je ne regarde pas » assure l'existence de quelque chose d'indéniable. Il en va de même pour ce qu'il en est du « sein » dans un « je ne prends pas » et de l'objet anal par un « je ne lâche pas ».

Lacan allait montrer la division radicale qui résulte d'avoir à occuper la place du sujet-supposé-savoir quand les événements de 1968 ont éclaté. Il avait réservé, dit-il, le terme de *Verleugnung* pour désigner cette schize du sujet dans l'acte, en tant que cette position du sujet consiste à soutenir quelque chose du sujet-supposé-savoir que l'acte va démentir[78].

---

77. Leçon du 28 février 1968.
78. *Ibid.*

Dans la *leçon du 27 mars,* Lacan s'adresse tout particulièrement aux analystes.

Il rappelle avoir défini l'acte « d'une façon hardie » en mettant en son centre le rejet, « comme une merde », de l'analyste par l'analysant. Il dira que le rejet de l'analyste « comme une merde » à la fin de l'analyse ne dépend que de l'analysant. De fait, il précise qu'il n'y a pas que la merde dans l'objet *a,* mais c'est souvent à ce titre que l'analyste est rejeté. Sans nul doute, Lacan répond ici de la façon la plus cohérente avec sa conception de l'acte aux psychanalystes qui persévèrent dans le maintien de la fin de l'analyse comme identification à l'analyste. La référence à un écrit de Lacan de décembre 1967[79] peut nous faciliter l'accès à sa théorie de la fin de l'analyse :

Le psychanalyste, comme on dit, veut bien être de la merde, mais pas toujours la même. C'est interprétable, à condition qu'il s'aperçoive que d'être de la merde, c'est vraiment ce qu'il veut, dès qu'il se fait l'homme de paille du sujet-supposé-savoir. Ce qui importe n'est donc pas cette merde-ci, ou bien celle-là. Ce n'est pas non plus n'importe laquelle. C'est qu'il saisisse que cette merde n'est pas de lui, pas plus que de l'arbre qu'elle couvre au pays béni des oiseaux : dont, plus que l'or, elle fait le Pérou. L'oiseau de Vénus est chieur. La vérité nous vient pourtant sur des pattes de colombe, on s'en est aperçu. Ce n'est pas une raison pour que le psychanalyste se prenne pour la statue du maréchal Ney. Non, dit l'arbre, il dit non, pour être moins rigide, et faire découvrir à l'oiseau qu'il reste un peu trop sujet d'une économie animée par l'idée de la Providence.

C'est ainsi que le psychanalyste instaure une expérience où il lui faut mettre son grain de sel au nom de la fonction tierce de l'objet *a* qui est la clé de la détermination du désir par rapport à l'embarras de la jouissance de l'acte.

---

79. J. Lacan, 1967, « Discours à l'École freudienne de Paris », dans *Autres écrits, op. cit.,* 2001, p. 275-276.

Pour Lacan « il n'y a pas d'acte sexuel[80] », du fait que le désir masculin impose à sa partenaire cette fonction de l'objet *a*, qu'elle n'a aucune raison d'accepter si ce n'est pour s'apercevoir de cette tromperie. De son côté, l'homme découvre qu'il n'a jamais « le savoir de l'autre sexe ». Ce qui veut dire que le savoir du mâle aboutit dans la cure à la castration, c'est-à-dire à la vérité, celle de son « impuissance à faire quelque chose de plein de l'acte sexuel ».

Il reste au psychanalyste à s'apercevoir qu'aucune somme de cette dialectique entre savoir et vérité n'est de son ressort. Nul ne peut maîtriser cette « interférence de la fonction du sujet au regard de ce qu'il en est de cet acte[81] ». Le psychanalyste n'a qu'à chercher à la façon de Velasquez dans le tableau des *Ménines* « où lui, il était, l'analyste, déjà, à tel moment et en tel point de l'histoire du sujet[82] ». Ce n'est que comme ça qu'il saura ce qu'il en est du transfert : « Le centre, le pivot du transfert, ça ne passe pas du tout par sa personne. Il y a quelque chose qui a déjà été là[83]. » En s'y prenant de cette façon, Lacan pense que l'analyste arriverait à trouver une nouvelle clinique, toute autre que celle de la psychiatrie. Ce qu'il fera dans le séminaire suivant.

Résumons : l'acte psychanalytique est repérable dans la fin de l'analyse par l'opération de « désêtre » du sujet-supposé-savoir où se distribuent les termes du fantasme, l'objet *a* pour l'analyste et la division du sujet pour l'analysant. Nous connaissons son effet de « destitution subjective[84] » sur l'analysant et l'advenir de la division du sujet à la place du sujet-supposé-savoir.

---

80. Leçon du 27 mars 1968.
81. *Ibid.*
82. *Ibid.*
83. *Ibid.*
84. Sur la « destitution subjective », cf. J. Lacan, 1967, « Discours à l'École freudienne de Paris », dans *Autres écrits*, *op. cit.*, 2001, p. 273. Lacan y donne comme exemples de destitution *Le guerrier appliqué* de J. Paulhan et celui de sa propre position dans son enseignement en 1961.

La question reste entière de savoir ce qui peut bien pousser un sujet qui a fait cette expérience de la fin de l'analyse à souhaiter soutenir à son tour cette fiction du sujet-supposé-savoir dont il est censé connaître l'issue, c'est-à-dire la chute. C'est ce qui a conduit Lacan à faire sa proposition de la Passe [85].

Remarquons que dans la suite de son enseignement, Lacan n'apportera pas de modifications majeures à sa conceptualisation de la cure psychanalytique : *nous pouvons par conséquent considérer la théorie lacanienne de la formation de l'analyste comme achevée en 1968* [86].

Le questionnement de Lacan sur la jouissance dans son rapport à la castration va trouver sa suite dans son séminaire *D'un Autre à l'autre* de 1968-1969, où il va tenter l'articulation du *discours analytique.*

Lacan commence son séminaire en écrivant au tableau la phrase suivante : « L'essence de la théorie psychanalytique est un discours sans parole [87] », ce qui ne sera pas sans rapport avec l'objectif de son séminaire qui est d'établir les coordonnées spécifiques du « discours psychanalytique ». L'analyste, nous dit Lacan, a la charge de bien conduire ce discours en réalisant qu'il n'y a pas « d'univers du discours [88] ».

Lacan va profiter du contexte structuraliste [89] de son époque pour introduire Marx à propos de l'objet *a.* Il rappelle que la nouveauté de Marx tient dans sa découverte de l'existence d'un marché du travail. La plus-value [90]

85. J. Lacan, 1967, « Proposition du 9 octobre 1967 sur le Psychanalyste de l'École », dans *Autres écrits, op. cit.*, 2001.

86. Cf. É. Porge, *Jacques Lacan, un psychanalyste,* Toulouse, érès, 2000, p. 276.

87. J. Lacan, 1968-1969, *D'un Autre à l'autre,* Le Séminaire, Livre XVI, Paris, Le Seuil, 2006, p. 9.

88. *Ibid.,* p. 13.

89. Dans la deuxième leçon, Lacan indiquera sa référence à L. Althusser.

90. Cf. R. Chemama, « Plus-de-jouir », *Dictionnaire de la psychanalyse,* Larousse, 1998, p. 321-322.

qui est le centre de la pensée marxiste se démontre de cette découverte que le travail s'achète. Elle s'obtient par la différence entre la valeur de la marchandise et celle du travail de l'ouvrier. La jouissance de cette plus-value échappe à l'ouvrier mais ne profite pas pleinement au capitaliste qui doit la réinvestir en partie dans la production.

La plus-value représente de la sorte l'objet d'une renonciation à la pleine jouissance. Cette renonciation à la jouissance se trouve déjà dans Hegel et ne peut donc prétendre à la nouveauté. Par contre, ce qui est tout à fait nouveau pour Lacan, c'est qu'il existe un discours qui articule cette renonciation à la jouissance et qui fait apparaître ce qu'il appelle « la fonction du plus-de-jouir[91] ».

Cette fonction est un effet du discours et « c'est là l'essence du discours analytique[92] ». Reste à présent à Lacan à démontrer que ce « plus-de-jouir » est produit par le discours, qu'il est l'effet de l'énonciation. Lacan rappelle que c'était déjà l'objet de son écrit *Kant avec Sade*[93] et annonce qu'il l'illustrera par le pari de Pascal. Il s'agit dès lors d'examiner de quelle manière cette articulation du « marché de la jouissance[94] » au « champ du discours[95] » clarifie la théorie psychanalytique – car en effet, il annonce que c'est autour de ce « plus-de-jouir » que va se produire l'objet *a*, dont nous savons qu'il est l'objet cause du désir. Chaque objet du travail humain défini par le discours comme marchandise est porteur de la « plus-value » ; ce « plus-de-jouir », qui est renonciation à la jouissance, permet, d'après Lacan, d'isoler la fonction de l'objet *a* comme celle d'une perte.

Lacan va poursuivre sa réflexion en portant l'interrogation sur la question de savoir ce que l'analyste fait lorsqu'il

91. J. Lacan, *D'un Autre à l'autre, op. cit.*, 2006, p. 15.
92. *Ibid.*, p. 15.
93. J. Lacan, « Kant avec Sade », *Écrits*, Le Seuil, 1966.
94. J. Lacan, *D'un Autre à l'autre, op. cit.*, 2006, p. 17.
95. *Ibid.*, p. 17.

instaure la règle fondamentale, qui dispense le sujet de soutenir ce qu'il énonce. Est-ce ainsi, se demande-t-il que le sujet va arriver à la parole pleine ? Cette référence au *Discours de Rome*[96] donne à Lacan l'occasion de critiquer ce « temps d'évangélisation[97] » de son enseignement.

Le nouveau départ est pris avec le rappel de sa définition du signifiant comme ce qui représente le sujet pour un autre signifiant, d'où la conséquence que le signifiant ne saurait se représenter lui-même. Ce rappel est nécessaire car il montre que par la répétition et par l'articulation du sujet au signifiant, il se produit une perte dans l'identité du sujet que Lacan appelle l'objet *a*.

Lacan se réfère à Freud et à la répétition pour marquer son avancée sur la jouissance qui implique une perte d'objet. Ce qu'il traduit ainsi : le sujet de la valeur d'échange est représenté auprès de la valeur d'usage et dans cette faille se produit la « plus-value », c'est-à-dire la perte[98]. Je le cite : « Non identique désormais à lui-même, le sujet, certes, ne jouit plus mais quelque chose est perdu qui s'appelle le plus-de-jouir[99]. »

C'est dans la reconnaissance du « plus-de-jouir » que sont posées les prémisses qui sont que le sujet lacanien interdit à jamais sa saisie, et qui lui donne en même temps son unité comme sujet du discours. C'est cette vérité qui est visée par la règle fondamentale, dont il a été question, et qui d'après Lacan trouve sa consistance dans cette perte de jouissance, qui est prise entre les deux bornes que pose son titre de séminaire : *D'un Autre à l'autre.*

La conséquence de son discours est de nous faire entrevoir le malaise dans la civilisation et le symptôme comme

96. J. Lacan, « Fonction et champ de la parole et du langage en psychanalyse », *Écrits,* Paris, Le Seuil, 1966.
97. J. Lacan, *D'un Autre à l'autre, op. cit.,* 2006, p. 17.
98. *Ibid.,* p. 19.
99. *Ibid.,* p. 19.

effet du rapport du sujet à la jouissance pour autant qu'il s'y rapporte par le « plus-de-jouir ».

Il s'agit bien dans ce séminaire pour Lacan d'interroger le rapport du savoir à la jouissance, en tant qu'elle constitue la substance de la psychanalyse. Lacan situe dans la cure le savoir comme ce dont la présence provoque la disparition du sujet. Ce qui se justifie de l'*Urverdrängung*, le refoulement originaire, que Lacan déchiffre comme un savoir hors de portée du sujet, car c'est l'Autre qui en est le lieu.

Grâce à la théorie des ensembles il interroge le statut de ce savoir de l'Autre au regard de la vérité. La question est la suivante : « Le savoir se sait-il lui-même ou de sa structure est-il béant ? [100] » Nous pouvons saisir la conclusion de la démonstration logique de Lacan qui est de déclarer que l'Autre n'est pas consistant et que c'est de ce fait que l'énonciation se mue en demande de ce qui lui manque [101].

Cette topologie de la jouissance est pour Lacan celle du sujet, qu'il va aborder par le biais du pari de Pascal en indiquant que ce pari porte sur l'existence de « Je ». Concernant l'existence de Dieu, la raison, nous dit Pascal, n'y peut rien déterminer. Lacan fait basculer le pari de Pascal du symbolique au réel sur cette limite du savoir qui fait ici butée. Le réel surgit comme pile ou face : « Dieu est, ou il n'est pas [102]. » Il nous faut remarquer avec Lacan que l'apparition du pari est concomitante de la naissance du savoir scientifique expérimental moderne. L'enjeu du pari est l'existence de Dieu. Lacan n'oublie pas de rapporter que Pascal a fait le distinguo entre le Dieu d'Abraham et celui des philosophes, qui l'appellent comme signifiant pour venir boucher le trou du discours et tenir lieu de l'Un. Diderot vient à propos dans le discours de Lacan comme celui qui avait déjà entrevu ce bouchon. Lacan annonce que le Dieu d'Abraham dont le nom est imprononçable, indique une

100. *Ibid.*, p. 54.
101. *Ibid.*, leçon du 11 décembre 1968.
102. B. Pascal, *Pensées*, Le Guern, p. 249.

autre question qui est celle du Nom du Père [103]. La mise du pari dont Pascal dit, d'après Lacan, qu'elle est tenue pour ne valoir rien, est l'objet *a*, dont il précise qu'il n'a ni valeur d'usage, ni valeur d'échange [104]. « Il faut parier », le sujet est « engagé » – dans le discours et cela bien avant sa naissance – comme objet *a* en plus de l'Un.

Qu'est-ce que cet Un [105] ? « Dès que je pense à quelque chose, de quelque façon que je le nomme, ça revient à l'appeler l'univers, c'est-à-dire Un [106]. » Le pari de Pascal met ainsi en jeu, pour Lacan, l'objet *a* avec l'Autre comme Un, ce qui lui donne la fonction de « l'a-cause » de l'« Un supposé de la pensée [107] ».

Lacan reprend à nouveau le fil du rapport du savoir à la vérité, dont la psychanalyse révèle l'enjeu dans l'inconscient, celui d'un savoir sur une vérité qui s'énonce et dont le sujet ne sait rien. Il rappelle ici l'évidence freudienne de l'existence d'un interdit qui frappe le savoir sexuel. Dans la suite du séminaire, Lacan va énoncer pour la première fois : « Il n'y a pas de rapport sexuel [108] ».

---

103. Nathalie Charraud note dans son ouvrage *Lacan et les Mathématiques*, Anthropos, que : « La possibilité même d'un jeu de stratégie - opposé à un jeu entièrement déterminé, sans stratégie - est donc un effet de Nom-du-Père. » Ce que note également P.-H. Castel, dans une conférence inédite sur ce passage du séminaire de Lacan, je le cite : « [...] ce que Pascal visait : notamment, un point de "réel" pur qui surgit comme "croix ou pile" et sur lequel le sujet (moderne) est censé se capitonner, donc un Nom-du-Père d'un type nouveau, que Lacan, à propos de la notion de "plus-de-jouir", rapporte à la même constellation signifiante, subjectivement déterminante, que la plus-value chez Marx. »
Dans son livre *Les noms du père chez Lacan*, Toulouse, érès, 1997, Érik Porge souligne fort justement le retour dans ce séminaire du Nom-du-Père, en y marquant un véritable tournant, que nous avons signalé.
104. J. Lacan, *D'un Autre à l'autre, op. cit.*, 2006, p. 170.
105. É. Porge, « La bifidité de l'Un », dans *Le réel en mathématiques* (dir. P. Cartier et N. Charraud), Agalma, 2004, p. 169.
106. *Ibid.*, p. 171.
107. J. Lacan, *D'un Autre à l'autre, op. cit.*, 2006, p. 174-175.
108. *Ibid.*, p. 216.

Voyons comment il articule ce propos avec l'interdit, la jouissance et sa perte où nous reconnaissons maintenant l'objet *a*.

La jouissance, comme nous l'avons déjà vu avec Lacan, est le réel dans l'expérience psychanalytique, le réel défini comme ce qui revient toujours à la même place. Ce savoir, répète Lacan, nous vient de la femme et plus particulièrement de l'hystérique qui, en posant la jouissance comme absolu, ne peut qu'en être rejetée et y voir son désir insatisfait.

Après nous avoir fait remarquer que la fourmilière et la ruche sont entièrement organisées autour de la réalisation du rapport sexuel, Lacan démontre qu'il en va tout autrement dans l'organisation humaine du fait du langage et de l'interdit[109] qui évacue la jouissance de l'Autre[110].

Lacan insiste sur le signifiant qui produit l'incomplétude d'où s'institue l'Autre comme lieu « évacué de la jouissance[111] », ce qui introduit le manque, le trou, d'où l'objet *a* peut se distinguer. Lacan reprend chez Freud le concept de *das Ding*, la Chose, en tant qu'elle est « extime », parce que le plus intime se retrouve chez le *Nebenmensch*, le prochain, comme « imminence intolérable de la jouissance[112] ». L'Autre comme lieu de l'inconscient structuré comme un langage est « nettoyé de la jouissance » et apparaît comme lieu du désir indestructible.

Par conséquent, nous pouvons résumer le propos de Lacan comme se distribuant sur deux axes : la Chose comme lieu de la jouissance et l'Autre comme lieu du désir.

Il n'y a pas de rapport sexuel, Pourquoi ? Parce que, nous dit Lacan, « La femme, on ne sait pas ce que c'est[113] »,

109. *Ibid.*, p. 214.
110. *Ibid.*, p. 248.
111. *Ibid.*, p. 248.
112. *Ibid.*, p. 215.
113. *Ibid.*, p. 216.

il y a bien des représentations, mais Lacan constate que le représentant de la représentation est perdu, le « signifiant sexuel » manque dans l'inconscient. Lacan nous indique que l'issue est du côté de la sublimation qui constitue la femme dans l'ordre de la Chose dans le rapport amoureux, « c'est probablement ce qui nous permet que nous fassions l'amour avec elle [114] ». L'autre versant de la sublimation qui est celle de l'œuvre d'art pose à Lacan la question du rapport entre la jouissance et l'objet *a*, celui qui « chatouille *das Ding* par l'intérieur [115] ». Lacan y trouve l'occasion de préciser la fonction de l'objet *a*.

Qu'est-ce qui donne son prix à l'œuvre d'art ? Lacan, après Freud, prend l'œuvre au niveau de sa valeur commerciale qui a un rapport avec la jouissance en tant qu'elle est évacuée de l'Autre comme lieu de la parole, où le sujet n'est plus qu'effet de signifiant en se définissant comme représenté par un signifiant pour un autre signifiant. L'objet *a* est le terme où se conjoignent l'intime à la radicale extériorité de l'institution du sujet, et ce dans le rapport à l'Autre. Ce qui fait de l'objet *a* un objet « extime », qui peut fonctionner comme l'équivalent de la jouissance perdue dans l'Autre.

Il s'agit maintenant pour Lacan de donner l'incarnation clinique de sa théorie. Il considère la clinique comme le lieu de capture de la jouissance. La clinique lacanienne prend l'objet *a* pour repère. Lacan se demande où est l'objet *a* dans les perversions et dans la névrose.

Le pervers, qu'il décrit comme « un singulier auxiliaire de Dieu [116] », est un défenseur de la foi qui fait exister l'Autre en se consacrant « à boucher le trou dans l'Autre [117] », c'est bien ce qu'il montre avec l'exhibitionniste

114. *Ibid.*, p. 220.
115. *Ibid.*, p. 222.
116. *Ibid.*, p. 249.
117. *Ibid.*, p. 249.

qui veille à la jouissance de l'Autre en faisant apparaître le regard dans le champ de l'Autre, alors que le voyeur interroge ce qui manque à l'Autre et se charge d'y parer.

Il reste, pour Lacan, à examiner ce qu'il en est de l'objet *a* dans la pulsion sado-masochiste. Sur ce point, Lacan limite la douleur à l'aune de l'interdit de la jouissance, et renvoie ainsi le lecteur à Sade. L'objet *a* est ici la voix que le masochiste instaure au lieu de l'Autre, cette voix qui est le support de sa parole, qu'il est prêt à perdre en bouchant le trou dans l'Autre et en se soumettant à son ordre. Le sadique ôte la parole à l'Autre en lui imposant sa voix. Lacan se réfère à l'histoire, celle des « fours crématoires[118] », pour constater que la victime ne se révolte pas contre cette domination de l'objet *a*.

Remarquons que Lacan utilise à propos de la perversion le terme de « jouissance de l'Autre » que nous retrouverons dans la suite de son enseignement.

Quant à la névrose, Lacan considère en priorité l'incidence du sujet dans la pratique analytique et il va de ce fait refaire le développement sur la « trace » qu'il avait déjà effectué dans son séminaire sur *L'identification*, pour nous montrer que le sujet efface la trace en la transformant en objet *a*, tout comme le regard et la voix dans l'écriture.

L'objet *a* constitue de la sorte ce que Lacan nomme « les quatre effaçons dont peut s'inscrire le sujet[119]. » La référence au texte de Freud intitulé « Psychologie collective et analyse du moi[120] », ne vient là que pour mieux souligner l'identification du sujet à l'objet *a*, dont l'effet est sa propre division d'avec lui-même. Il n'y a que le signifiant, rappelle Lacan, qui peut venir répondre de cette massification de

118. *Ibid.*, p. 255.
119. J. Lacan, *D'un Autre à l'autre, op. cit.*, 2006, p. 311.
120. S. Freud, 1921, « Psychologie des foules et analyse du moi », dans *Essais de psychanalyse*, Paris, Payot, 1981.

l'objet *a*, comme le regard dans une foule, en lui imprimant la marque de l'Un.

Les images sont également prises dans ce jeu du signifiant, ce que l'expérience de l'analyse dévoile et qui porte maintenant Lacan à interroger cette fonction de capture imaginaire du rapport de l'homme et de la femme. La thèse de Lacan est claire : « Nous ne pouvons partir d'aucune trace pour fonder, du rapport sexuel, le signifiant[121]. »

Il reste alors à s'interroger sur le phallus défini par Lacan comme signifiant manquant. Le phallus, dit Lacan, ne représente pas le sujet mais la jouissance sexuelle, car il n'y a pas de sujet de la jouissance sexuelle. Le phallus est le signifiant « forclos » du fait que la jouissance est réelle, Lacan applique sa formule de la forclusion qui est que « tout ce qui est refoulé dans le symbolique reparaît dans le réel, c'est bien en ça que la jouissance est tout à fait réelle[122] ». On peut remarquer que l'usage du terme de refoulement dans la citation n'est pas en adéquation avec la forclusion indiquée.

La jouissance n'est pas symbolisable. Lacan affirme que c'est bien pour cela qu'on continue à croire au mythe de l'Œdipe. Kroeber et Lévi-Strauss l'auraient bien compris et ont ainsi laissé la jouissance en-dehors de leurs systèmes. Nous pouvons ainsi suivre Lacan lorsqu'il propose de reconnaître l'éclosion de la névrose du moment où se produit ce qu'il appelle un drame dans la structure, c'est-à-dire une positivation de la jouissance érotique (auto-érotique et intrusive), corrélativement à une positivation du désir de l'Autre (sa dépendance).

La jouissance s'affirme comme réel du fait de son exclusion du symbolique et c'est ce réel que Lacan démasque dans le symptôme.

---

121. J. Lacan, *D'un Autre à l'autre, op. cit.*, 2006, p. 314.
122. *Ibid.*, p. 314.

De chair et de corps

Jean-Marie Jadin

En 1970 Lacan accepte pour la première fois de répondre de façon consistante et soutenue à une interview radiophonique – le *Petit discours à l'ORTF*[123], diffusé le 2 décembre 1966 sur France Culture à l'occasion de la parution des *Écrits,* est beaucoup plus bref.

Il lit pour la Radiodiffusion belge les réponses qu'il a rédigées à sept questions de Robert Georgin, universitaire et intellectuel belge de haut vol, directeur d'une revue appelée *Cahiers Cistre,* un « drôle de belge » selon ses mots, et dont Roman Jakobson a vanté les mérites. Il n'est pas exclu qu'un transfert de Jakobson sur Georgin fût la véritable cause de l'accord qu'il donna. L'interview, dont une partie est présentée à son séminaire du 8 avril 1970, est diffusée en quatre fois sur la radio belge, les 5, 10, 19 et 26 juin 1970 et en une fois par l'ORTF le 7 juin 1970. Robert Georgin y pose sept questions dont Lacan dit admirer la pertinence. Elles témoigneraient qu'il a lu les *Écrits.*

Même si la jouissance n'est pas l'essentiel de cette *Radiophonie,* elle y est présente comme une sorte d'axiome allant de soi, une *ultima ratio,* un concept fondamental évident qui jamais ne lui semble nécessiter une définition. Le terme saupoudre le texte et on ne peut tenter de dépasser son indétermination qu'au seul moyen du contexte qui fonctionne un peu comme une peinture qui recouvrirait et donnerait forme à une entité invisible. La jouissance y est aussi comme l'inconnue *x* des mathématiques, dont il faut déduire la valeur à partir des autres données.

On peut dire, très schématiquement, qu'on trouve dans *Radiophonie* un abord de la jouissance par la voie des trois sciences affines les plus essentielles de la théorie laca-

123. J. Lacan, 1970, dans *Autres écrits,* Paris, Le Seuil, 2001, p. 221-226.

nienne : la linguistique, la topologie, la logique, et plus précisément celle des quatre discours nouvellement instaurée.

La première apparition de la jouissance a lieu dans la réponse à la seconde question. Robert Georgin y demande si la notion de « structure » ne peut pas réunir en un champ commun psychanalyse, ethnologie et linguistique. Lacan répond bien sûr que non, mais de façon terriblement indirecte, en évoquant « la sépulture antique » qui est, nous le savons, la première manifestation de l'humain dans l'évolution des primates ; à cette occasion, il fait usage de trois expressions, séparées de quelques lignes, concernant cette jouissance, qui enveloppent en quelque sorte le terme.

Il fait d'abord allusion à des « nuées, eaux supérieures, de leur jouissance », sans que l'on sache avec certitude à quoi se rapporte le possessif « leur ». Plus loin il parle d'« instruments de la jouissance », puis emploie l'expression « énumérer la jouissance ». Et la jouissance n'y est chaque fois définie d'aucune manière. Ce sont des contextes de plus en plus vastes qui vont nous permettre de tenter d'y frayer un chemin.

Pour ce faire, je commence par vous rappeler la phrase des seconde et troisième occurrences : « L'ensemble vide des ossements est l'élément irréductible dont s'ordonnent, autres éléments, les instruments de la jouissance, colliers, gobelets, armes : plus de sous-éléments à énumérer la jouissance qu'à la faire rentrer dans le corps ». Si elle n'y entre pas, c'est qu'elle en est sortie. La phrase veut donc d'abord dire que dans la sépulture la jouissance est sortie du corps, et qu'ensuite, une fois sortie de ce corps, on peut l'énumérer, la compter, la nombrer, même si on n'en fait que l'inventaire. Cette sortie de la jouissance produit virtuellement la même chose que le trait unaire sur l'os de renne décrit dans le séminaire sur *L'identification*[124]. Celui-

124. J. Lacan, 1961-1962, *L'identification*, séminaire inédit.

ci aussi permet de compter, de nombrer sa répétition, et cela en dehors et longtemps après le corps de celui qui l'a gravé. Cette relation entre la jouissance et la répétition du trait unaire est corroborée par le séminaire sur *L'envers de la psychanalyse*[125].

Lacan y dit : « La répétition, c'est une dénotation précise d'un trait que je vous ai dégagé du texte de Freud comme identique au trait unaire, au petit bâton, à l'élément de l'écriture, d'un trait en tant qu'il commémore une irruption de la jouissance. » Il commémore aussi, me semble-t-il, la jubilation de Lacan lui-même, lisible dans le texte, au moment de sa découverte du trait unaire. On sait que le trait unaire, tout comme l'effacement d'une trace, signifie un sujet hors de sa présence corporelle concrète. C'est le fondement du signifiant : quelque chose qui se jouit hors corps.

L'idée d'une énumération de la jouissance rejoint – deuxième corroboration – une autre apparition de la jouissance dans *Radiophonie*. Dans sa troisième réponse à Georgin, Lacan parle en effet de « Faire passer la jouissance à l'inconscient, c'est-à-dire à la comptabilité [...]. » L'écriture hors corps du trait, « ravie d'un corps » comme il le dit ailleurs dans cette troisième réponse, est à la fois jouissance et ce qui fonde la littéralité originelle de l'inconscient. Il faut remarquer que cette jouissance « ravie d'un corps » ne pouvait être saisie lorsqu'elle était encore dans le corps. On ne pouvait alors rien en dire.

La jouissance intracorporelle est mythique. Lacan dit, dans *L'envers de la psychanalyse* : « Ce dont jouit l'huître ou le castor, personne n'en saura jamais rien, parce que, faute de signifiant, il n'y a pas de distance entre la jouissance et le corps [...]. La jouissance est très exactement corrélative à la forme première de l'entrée en jeu de ce que j'appelle la

---

125. J. Lacan, 1969-1970, *L'envers de la psychanalyse*, Le Séminaire, Livre XVIII, Paris, Le Seuil, 1991, p. 89.

marque, le trait unaire, qui est la marque pour la mort [...] [C'est très évidemment aussi le cas des objets de la sépulture. Ce sont des marques pour la mort]. C'est à partir du clivage, de la séparation de la jouissance et du corps désormais mortifié, c'est-à-dire à partir du moment où il y a jeu d'inscriptions, marque du trait unaire, que la question se pose [126]. » Il s'agit de la question de la jouissance. Cette longue citation éclaire une phrase concernant le corps qui précède de peu l'émergence des trois occurrences de la seconde réponse. Lacan y parle du corps : « Le corps, à le prendre au sérieux [pour Lacan « sérieux » veut toujours dire : ce qui fait série] est d'abord ce qui peut porter la marque propre à le ranger dans une suite de signifiants [127]. »

Le corps est donc marqué du signifiant de façon quasiment parasitaire et c'est en tant que corps marqué qu'il entre dans la série des signifiants. Dans la citation sur la sépulture nous avons vu que ces marques ne sont pas forcément des cicatrices, des tatouages ou des entames tégumentaires – ce qu'elles sont parfois –, elles peuvent aussi être constituées par les éléments d'un sous-ensemble dans l'ensemble vide de la sépulture, ce sont alors les « instruments de la jouissance » du corps, énumérables comme les traits ou les marques.

Qu'elle se situe sur le corps ou totalement hors du corps comme dans la tombe, la jouissance repérable, énumérable, comptable, tracée, est toujours une jouissance externe à ce corps, extrudée, extravasée à partir d'une position interne en un temps mythique indicible et perdu. Lorsqu'elle est sur le corps, elle est aussi externe que lorsqu'elle est objet dans la tombe, tout autant marque pour la mort. Elle mortifie tout autant le concept. Dans la sépulture le corps, qui de son vivant peut porter sur lui les

---

126. *Ibid.*, p. 206.
127. *Op. cit.*, 1970, p. 61.

marques du trait unaire, donne lieu à une extériorisation supplémentaire, au second degré, de la jouissance.

Après l'examen de ces deuxième et troisième occurrences, nous sommes maintenant prêts à nous aventurer dans l'hypercomplexe première occurrence de la jouissance. Lacan écrit : « Ainsi ne va pas toute chair [...] [Il me semble que la chair est le corps au temps de la jouissance mythique, le corps d'avant le trait unaire ou d'avant les instruments. Cette chair ne fait corps qu'avec la marque. Mais toute chair ne devient pas corps, toute chair ne va pas au corps, et en particulier dans la sépulture]. Des seules [ce sont les seules chairs] qu'empreint [« qu'empreint » veut dire : qu'imprime] le signe à les négativer [...] [Quelle étrange façon de parler de la mort ! Le corps défunt ne porte plus sur lui les traits de la signifiance, mais le pur signe, non pas de sa négation car il ne s'agit pas d'un dire, mais de sa négativation puisque le signe « empreint » un état. Résumons : la chair devient corps sous l'effet du trait. Par le décès, cette chair négativée, absentifiée, présente dans son absence, prend la fonction d'un ensemble vide dont le signe est le squelette. Poursuivons :] montent, de ce que corps s'en séparent les nuées, eaux supérieures, de leur jouissance, lourdes de foudres à redistribuer corps et chair ».

Dans la Bible les nuées symbolisent le lieu du Jugement Dernier, là ou Dieu sépare les bons et les mauvais. La métaphore des « nuées, eaux supérieures », qui se séparent des corps, évoque aussi l'image naïve de l'âme qui se sépare du corps. Mais l'allusion principale concerne les eaux supérieures dessinées par De Saussure dans son *Cours de linguistique générale*[128], au chapitre de « La valeur linguistique ». Les eaux ondulantes supérieures, placées au-dessus de la barre de séparation entre signifiant et signifié, y figurent le flot des idées confuses, tandis que les eaux

128. F. De Saussure, 1913, *Cours de linguistique générale*, Paris, Payot, 1983, p. 155-169.

inférieures y représentent la coulée indistincte de la matière phonique. Dans sa troisième réponse à Georgin, Lacan parle d'ailleurs du « signifiant qui flotte » et du « signifié qui flue ». En effet les eaux supérieures, celles qui flottent, désignent chez Lacan le signifiant et non pas le signifié comme chez De Saussure. Dans le schéma de De Saussure, les lignes pointillées verticales subdivisent les deux flots pour découper des signes distincts les uns des autres. Elles sont les « foudres ».

Dans la mort la signifiance se détache du corps et s'empare des objets de la sépulture qui deviennent des « instruments de la jouissance ». Ils sont des instruments en tant que les signifiants s'en emparent et non parce qu'ils étaient les instruments utilisés par le mort – en ce sens un collier n'est pas un instrument. Les instruments signifiantisés, « unarisés » pourrait-on dire par référence au trait unaire, révèlent après-coup, que le corps n'était corps que par cette signifiance et qu'il avait déjà quitté son statut de chair où siégeait une jouissance mythique non repérable. C'est ainsi que je comprends l'expression « lourdes de foudres à redistribuer corps et chair ».

La mort révèle après-coup que le corps avait été corps sur fond de chair par l'effet du signifiant. Les « foudres » sont évidemment celles de Dieu, Juge suprême, tout autant que les lignes pointillées de De Saussure.

En amont dans le texte de sa seconde réponse, Lacan évoque une autre sorte de corps, le corps du symbolique, à entendre dans le sens du « corps » en mathématiques. Mais si l'on scrute attentivement le texte, il apparaît que ce corps ne peut devenir corps qu'en s'emparant de la chair pour en faire un corps. Le corps symbolique n'est corps de jouissance que par cette emprise. C'est ce ravissement du corps charnel qui fait du symbolique un corps de jouissance. On peut donc penser la jouissance du corps par la voie de l'emprise du symbolique sur le corps, comme par la voie de l'emprise du corps sur le symbolique.

Nous pouvons reprendre cela : le corps symbolique, c'est d'abord le corps dans le sens mathématique de l'ensemble des relations internes à une structure satisfaisant une certaine donnée. Un tel corps habite le langage. Le corps dans ce sens est la condition absolument nécessaire à l'apparition du corps dans le sens naïf ordinaire. Je cite : « Je reviens d'abord au corps du symbolique qu'il faut entendre comme de nulle métaphore. À preuve que rien que lui n'isole le corps à prendre au sens naïf, soit celui dont l'être qui s'en soutient ne sait pas que c'est le langage qui le lui décerne, au point qu'il n'y serait pas, faute d'en pouvoir parler. Le premier corps fait le second de s'y incorporer. D'où l'incorporel qui reste marquer le premier, du temps d'après son incorporation [129] ».

Dans un article du n° 27-28 de la revue *Littoral* [130], Louis de La Robertie cite une phrase de *Radiophonie* que je n'ai pas retrouvée, mais qui contracte ce que dit Lacan : « Le corps du symbolique, corps incorporel, qui en s'incorporant, vous donne un corps. » Cette histoire d'incorporation produisant un corps contient à la fois une inversion de sens et un jeu de mots. Il y a eu trois étapes dans ma saisie de la phrase « Le premier corps fait le second de s'y incorporer. » On peut d'abord penser que le corps du symbolique s'incorpore, on ne sait comment, dans le corps organique, dans la chair, et qu'alors celui-ci ou celle-ci devient corps. Puis, deuxième temps, étant donné qu'avec cette incorporation le corps est rendu apte à faire partie de la série des signifiants, je me suis dit que c'est la chair, le corps organique, qui s'incorpore dans le corps symbolique. Au troisième temps, bien évidemment synthétique, je me suis dit que le corps du symbolique, corps de langage, corps de signifiants, certes s'empare du corps organique,

129. *Op. cit.*, 1970, p. 61.

130. L. De La Robertie , « Le corps. Textes de Jacques Lacan », dans *Littoral* n° 27/28, Toulouse, érès, 1989, p. 157-171.

de la chair, qu'il *y* et *en* fait des traits en ayant jouissance de ce corps, mais qu'inversement ce corps ne vit que de ce parasitage. Cela rejoint la question des deux voies d'abord possibles de la jouissance : le symbolique et le corps. Nous devons concevoir cette dualité comme relevant des deux faces d'un ruban de Möbius, qui est en réalité unilatère.

« S'y incorporer » signifie à la fois entrer dans le corps, s'en emparer, l'occuper spatialement, et en même temps devenir non corporel, éthéré, asubstantiel dans le mouvement même d'entrer dans le corps. Cet in-corporel est une allusion à l'incorporel du stoïcisme ancien désignant un corps affecté de moindre existence, tel le *lekton*, l'inexprimable, qui est pour Lacan le signifiant ; ce sont aussi le vide, le lieu et le temps. En s'incorporant, le premier corps, le corps symbolique, est affecté d'a-corporéité – On peut l'écrire avec un a minuscule, mais aussi bien avec un A majuscule.

Car sous l'effet de cette incorporation-décorporation le corps devient le lieu de l'Autre. Mais là j'anticipe à nouveau, car c'est dans la troisième réponse à Georgin qu'on peut lire : « Que sous ce qui s'inscrit glisse la passion du signifiant, il faut le dire : jouissance de l'Autre, parce qu'à ce qu'elle soit ravie d'un corps [voilà le « ravie d'un corps »] il en devient le corps de l'Autre ». La jouissance du corps de la part du symbolique ou du symbolique de la part du corps fait quitter la chair au profit d'un corps devenu lieu de l'Autre. Ce corps est alors totalement indépendant de la vie et de la mort – je cite une fois de plus le texte : « Qui ne sait le point critique dont nous datons dans l'homme l'être parlant : la sépulture, soit où, d'une espèce, s'affirme qu'au contraire d'aucune autre, le corps mort y garde ce qui au vivant donnait le caractère : corps. *Corpse* reste, ne devient charogne, le corps qu'habitait la parole, que le langage *corpsifiait*. » Cette « corpsification » est la jouissance du langage qui utilise et s'empare du corps. La production néologique de Lacan témoigne également de cette jouissance de l'Autre du corps.

« Jouissance » est donc d'abord le nom de l'abus réciproque du symbolique et de la chair pour faire du corps et même du symbolique et du réel pour faire les « instruments » de la jouissance. Par la constitution du trait qui ravine et ravit le réel, le corps ou une autre chose quelconque ne repose plus en lui-même ou en elle-même. C'est l'abus du symbolique. Plus tard chez Lacan, la jouissance sera l'abus des trois registres du réel, du symbolique et de l'imaginaire entre eux.

C'est peut-être cet abus qu'exerce le symbolique dans la sépulture qu'a perçue le marquis de Sade, si attentif à la jouissance de l'Autre divin, et qui l'a conduit à ne vouloir aucune sépulture, ni même aucune trace, aucun trait pourrait-on dire, de son passage sur terre.

L'abus du symbolique se retrouve peut-être au niveau du langage lui-même, dans la production du discours. Celui-ci crée un excès, un plus-de-jouir, par l'effet d'un premier signifiant sur un autre signifiant, d'un S_1 sur S_2. Un tel effet peut être pensé comme une emprise de S_1 sur S_2 mais aussi comme une perte. C'est pourquoi, dans sa logique du discours, Lacan a d'abord parlé de production puis de perte pour ce même effet.

La troisième question de Georgin concerne l'importance de la métaphore et de la métonymie en psychanalyse et en linguistique. Dans sa réponse Lacan évoque la jouissance à propos de la métonymie. Elle y est l'« étoffe » du sujet, ce qui lui fait étoffe, sans qu'on sache très bien ce qu'est cette étoffe. Et le sujet est étrangement réduit à une surface liée au corps. La jouissance y est donc l'étoffe d'une surface liée au corps. Avant il s'agissait de trait, maintenant il est question de surface. Nous sommes dans une dimension supplémentaire de la jouissance.

Lacan dit : « La métonymie, ce n'est pas du sens d'avant le sujet qu'elle joue (soit de la barrière du non-sens) [La métaphore utilise en effet le sens d'avant de sujet, c'est-à-dire la signification commune ; une « gerbe... pas avare ni haineuse » est par exemple un non-sens, puisque d'après son sens d'avant le sujet, une gerbe de foin ne peut être avare ou haineuse], c'est de la jouissance où le sujet se produit comme coupure : qui lui fait donc étoffe [le « où » est ambigu : il peut signifier que la jouissance est le lieu où le sujet se produit comme coupure, ou bien que la métonymie joue de la jouissance par laquelle le sujet se fait coupure. Pour l'instant on ne peut pas décider. Plus loin Lacan dit :] [...] mais à le réduire : [« le » est forcément le sujet] pour ça à une surface liée à ce corps, déjà le fait du signifiant ». Le sujet est donc réduit à une surface par la coupure qui le constitue. Il ne peut s'agir que de la bande de Möbius découpée sur le *cross-cap*, ce que Lacan confirme d'ailleurs quelques lignes plus loin. Je crois que la jouissance est l'étoffe de la surface du *cross-cap*, sa matière en quelque sorte, à l'opposé de sa forme topologique. L'acte de la coupure sépare une partie de cette jouissance, la calotte sphérique de l'objet *a* afin de produire du sujet. C'est une castration par séparation d'un objet imaginaire [131].

Ce ruban de Möbius qui en résulte nous permet de comprendre la dualité de tout à l'heure, liée à l'incorporation, où le corps s'incorporait le symbolique et le symbolique le corps. Corps et symbolique sont les deux faces d'un ruban de Möbius.

Que « la métonymie joue de la jouissance où le sujet se produit comme coupure » et lui fasse ainsi étoffe signifie, à mon sens, que cette surface du *cross-cap* est faite de la métonymie dans le sens de la connexion ou plutôt de la connexité. La connexité est l'essence de la surface topologique caractérisée comme on le sait par le proche en proche. Si, sur une surface topologique quelconque, B est

131. J.-M. Jadin, « L'inconscient möbien », dans J.-P. Dreyfuss, J.-M. Jadin, M. Ritter, *Écritures de l'inconscient. De la lettre à la topologie*, Strasbourg, Arcanes, 2001, p. 123-192.

situé entre A et C, B le sera toujours, quelle que soit la déformation subie par cette surface. La jouissance n'est pas elle-même la surface, mais elle joue de cette surface dans la métonymie.

La jouissance ne compte pas seulement un aspect topique, elle relève aussi de l'économique. Ce qui explique le langage bancaire utilisé par Lacan pour relier jouissance et métonymie. « La métonymie [dit-il] [...] cote comme valeur ce qui s'en transfère ». Le terme de « valeur » est longuement développé par De Saussure qui compare la valeur d'un terme dans une langue à la valeur d'une pièce de monnaie. Il note que cette dernière peut être échangée contre du dissemblable, par exemple du pain, et être au contraire comparée à de l'analogue, c'est-à-dire des pièces ayant une autre valeur. Selon lui, un signifiant possède, d'une part une signification, une seule signification, et d'autre part un signifié déterminé par le choix du terme dans l'ensemble de tous les termes. Pour Lacan, c'est apparemment cette valeur-là, ce signifié saussurien, qui se transfère intégralement dans la métonymie.

Dans l'inconscient, le signifié du caviar peut ainsi se transférer intégralement sur du saumon[132]. Autres termes bancaires de Lacan : « crédit », « virement », « encaisse ». Il parle d'« encaisse-jouissance ». Rapportons la phrase qui contient ce dernier terme : « [...] la métonymie est bien ce qui détermine comme opération de virement [*Verschiebung* veut dire : virement] le mécanisme inconscient même où c'est pourtant l'encaisse-jouissance sur quoi l'on tire ». Ce qui veut dire qu'on tire un profit, une joie ou une jouissance comme on tire un chèque sur la somme en caisse. La jouissance est ici un équivalent de la valeur, c'est-à-dire de ce quelque chose de signifié restant identique au fur et à mesure de son glissement sous les différents signifiants.

132. S. Freud, 1900, *L'interprétation des rêves*, Paris, PUF, 1967, p. 133-137.

Pour replacer ici le trait unaire, je dirai qu'il s'agit dans la valeur, de l'unarité du signifié glissant par exemple du caviar au saumon. Cette unarité n'est unarité que grâce au glissement. Ce qui fait que la jouissance s'avère aussi être le glissement lui-même.

Lacan illustre la chose avec la jouissance du personnage principal de *Bel Ami* de Guy de Maupassant, déjà évoqué dans le séminaire *Les formations de l'inconscient* [133], à propos de la métonymie justement. Le roman décrit l'ascension sociale d'un certain Georges Duroy, belle gueule qui utilise les femmes pour satisfaire à la fois ses ambitions et ses pulsions. Dans la description d'un repas, Maupassant suggère le sexuel dans l'oral, grâce à d'incessants glissements. Dans *Les formations de l'inconscient* Lacan cite le passage suivant : « Les huîtres d'Ostende furent apportées, mignonnes et grasses, semblables à de petites oreilles enfermées en des coquilles, et fondant entre le palais et la langue, ainsi que des bonbons salés. Puis, après le potage, on servit une truite rose comme de la chair de jeune fille [...] ». Lacan y revient dans *Radiophonie :* « J'ai montré en son temps que l'huître à gober qui s'évoque à l'oreille que *Bel Ami* s'exerce à charmer, livre le secret de sa jouissance de maquereau. Sans la métonymie qui fait muqueuse de cette conque, plus personne de son côté pour payer l'écot que l'hystérique exige, à savoir qu'il soit la cause de son désir, à elle, par cette jouissance même ». Si j'ai bien compris, le glissement, le virement, le transfert de sa jouissance à lui *Bel Ami,* le transfert qui est sa jouissance, le détermine comme cause du désir de l'hystérique. Rappelez-vous en effet que Lacan a dit que la métonymie installe le manque de l'être dans la relation d'objet, en se servant de la valeur de renvoi de la signification. Le virement de la jouissance du maquereau crée un manque en amont,

133. J. Lacan, 1957-1958, *Les formations de l'inconscient,* Le Séminaire, Livre V, Paris, Le Seuil, 1998, p. 77-78.

manque qui est la cause du désir. C'est une autre manière de dire que le désir se fonde sur une dé-jouissance.

Un troisième aspect de la jouissance émerge dans les 5e, 6e et 7e réponses à Georgin. À cet endroit Lacan condense la logique des quatre discours de son séminaire[134]. L'essentiel sur la jouissance y est peut-être dans sa réponse à une question sur la célèbre triade freudienne des impossibilités de gouverner, d'éduquer et de psychanalyser, auxquelles il a ajouté dans le séminaire sur *L'envers de la psychanalyse* l'impossibilité hystérique de faire désirer. Selon lui, chacune des quatre impossibilités concernant les quatre discours fondamentaux masque en vérité une impuissance. Ce serait cette impuissance, définie comme impuissance à la jouissance, qui serait fondamentale d'un discours. « Or la structure de chaque discours y nécessite une impuissance, définie par la barrière de la jouissance, à s'y différencier comme disjonction, toujours la même, de sa production à sa vérité ». Dans chacun des quatre discours, la vérité sur sa production est que celle-ci est impuissante à faire jouir. La vérité est placée à gauche, sous la barre, sous l'élément en position d'agent du discours. La production se trouve à droite sous la barre, sous le patient. Il y a toujours un empêchement majeur, tout comme pour le capitaliste. Le plus-de-jouir est en vérité un manque-à-jouir. La vérité est donc que la production ne fait pas jouir, et cette vérité fait tourner le quadripode en « s'envoyant en l'air » selon son expression, c'est-à-dire en montant au niveau de l'agent.

Ainsi, dans le discours de l'hystérique, le savoir S_2, en place de production, s'y révèle impuissant face à la vérité de l'objet *a*. Le savoir ne s'y adresse qu'à l'objet *a*, qu'à l'ob-

134. Ici le lecteur aura intérêt à lire au préalable l'introduction magnifiquement didactique aux quatre discours dans l'article d'Urias Arantes : cf. *infra* p. 267, où figurent les schémas de ces discours.

jet perdu. La révélation de cette vérité fait tourner le quadripode pour produire le discours de l'analyste où l'objet *a*, « envoyé en l'air », occupe la place de l'agent. C'est ainsi que j'entends l'énoncé de Lacan : « L'impuissance rendrait service à fixer le regard si la vérité ne s'y voyait pas au point de s'envoyer... en l'air ». Le regard ne peut fixer la vérité. Celle-ci se cache dans un changement de place en faisant tourner la roue des discours.

Poursuivons l'examen des quatre impuissances à la jouissance : « Dans le discours du maître [dit Lacan] c'est le plus-de-jouir qui ne satisfait le sujet qu'à soutenir la réalité du seul fantasme ». L'objet *a* ne satisfait le sujet qu'à travers le fantasme. Et le fantasme est impuissance. C'est la signification de la flèche inférieure du discours du maître allant de *a* vers $. Le sujet ne jouit que du fantasme. Cette impuissance est une impuissance de maître.

Dans le discours de l'université c'est différent. Dans le séminaire sur *L'envers de la psychanalyse* Lacan dit : « [...] dans le discours universitaire ce premier terme, celui qui s'articule, celui qui s'articule ici sous le terme S_2 [il y est en haut à gauche] et qui est, dans cette position, d'une prétention insensée d'avoir pour production un être pensant, un sujet [en bas à droite]. Comme sujet dans sa production, il n'est pas question qu'il puisse s'apercevoir un seul instant comme maître du savoir [135] ». « Maître du savoir » désigne toute la partie gauche de ce discours :

$$\frac{S_2}{S_1}$$

Il y a là, dans ce discours de l'université une impuissance à jouir de l'auteur pour le sujet.

Dans le discours de l'analyste, il y a l'impuissance à commander au savoir, à être maître du savoir. Cette

135. *Op. cit.*, 1991, p. 203.

impuissance est déjà contenue dans le terme d'inconscient. À propos de ce discours de l'analyste, on peut lire dans le séminaire sur *L'envers de la psychanalyse* : « Le vrai ressort est celui-ci – la jouissance sépare le signifiant-maître, en tant qu'on voudrait l'attribuer au père, du savoir en tant que vérité. À prendre le schéma du discours de l'analyste, l'obstacle fait par la jouissance se trouve là où j'ai dessiné le triangle, à savoir entre ce qui peut se produire, sous quelque forme que ce soit, comme signifiant-maître, et le champ dont dispose le savoir en tant qu'il se pose comme vérité[136]. » Lacan conclut de cette ligne inférieure du discours de l'analyste que le père est celui qui ne sait rien de la vérité, en quoi il fait de « père » un signifiant-maître.

La vérité, que Lacan appelle « la petite sœur » de la jouissance est ce qui s'oppose à la jouissance. C'est une petite sœur accaparante. Je crois que la vérité s'oppose à la jouissance parce qu'on ne peut toute la dire, selon son expression au début de *Télévision*. La jouissance est limitée, limitée par le réel de l'impossible du tout dire. Tout cela est révélé par la permutation des discours qui les révèle l'un par les autres. C'est ainsi que « [...] le langage fait novation de ce qu'il révèle de la jouissance ». C'est une des dernières phrases de *Radiophonie.*

136. *Ibid.*, p. 151.

7

Jouissance et discours

La jouissance comme effet du discours

Urias Arantes

Les quadripodes

discours du maître

$$\uparrow \begin{array}{ccc} \underline{S_1} & \longrightarrow & \underline{S_2} \\ \$ & \backslash\backslash & a \end{array} \downarrow$$

discours de l'hystérique

$$\uparrow \begin{array}{ccc} \underline{\$} & \longrightarrow & \underline{S_1} \\ a & \backslash\backslash & S_2 \end{array} \downarrow$$

discours de l'universitaire

$$\uparrow \begin{array}{ccc} \underline{S_2} & \longrightarrow & \underline{a} \\ S_1 & \backslash\backslash & \$ \end{array} \downarrow$$

discours de l'analyste

$$\uparrow \begin{array}{ccc} \underline{a} & \longrightarrow & \underline{\$} \\ S_2 & \backslash\backslash & S_1 \end{array} \downarrow$$

Les lieux

$$\uparrow \begin{array}{ccc} \underline{\text{agent}} & \longrightarrow & \underline{\text{autre}} \\ \text{vérité} & \backslash\backslash & \text{produit} \end{array} \downarrow$$

$$\uparrow \begin{array}{ccc} \underline{\text{semblant}} & \longrightarrow & \underline{\text{jouissance}} \\ \text{jouissance} & \backslash\backslash & \text{plus-de-jouir} \end{array} \downarrow$$

Les fonctions

$$\uparrow \frac{\text{semblant}}{\text{vérité}} \longrightarrow \frac{\text{jouissance}}{\text{plus-de-jouir}} \downarrow \qquad \uparrow \frac{\text{désir}}{\text{vérité}} \longrightarrow \frac{\text{Autre}}{\text{perte}} \downarrow$$

(with \\ between the lower terms of each schema)

Il est important de marquer les limites de cet exposé. Il n'aborde pas la question très importante des « interlocuteurs » et celle des références plus classiques ou un peu rapides qui peuplent le texte lacanien. Il n'aborde pas non plus la bibliographie pertinente. Ces limitations se justifient au nom du souci premier de saisir le jeu et l'enjeu du terme de « jouissance » dans son articulation à la théorie des discours dans le *Séminaire XVII.* Il s'agit ainsi d'une mise en chantier de questions qui doit permettre, si réussie, une reprise, un élargissement, voire un approfondissement.

Position des problèmes

Le *Séminaire XVII, L'envers de la psychanalyse,* s'est déroulé entre novembre 1969 et juin 1970 à la Faculté de Droit, rue Saint Jacques, à Paris. C'est le premier de la dernière série de séminaires de Lacan (après celle de Sainte-Anne et celle de l'École Normale, rue d'Ulm), qui prendra fin en 1978. Élisabeth Roudinesco parle du public de ces années comme très nombreux, « une foule [1] ». L'édition publiée du séminaire [2] comporte – sous une couverture devenue une des icônes de mai 1968 – le texte de 12 séances pleines (du 26 novembre 1969 au 17 juin 1970), plus quelques mots de Lacan à l'occasion d'une séance

1. E. Roudinesco, *Jacques Lacan. Esquisse d'une vie, histoire d'un système de pensée,* Paris, Fayard, 1993.
2. J. Lacan, *L'envers de la psychanalyse.* Le Séminaire, Livre XVII, Paris, Le Seuil, 1991.

interrompue (10 décembre 1969), une séance où Lacan lit une partie de l'interview donnée à la radio belge (9 avril 1970[3]), et une série d'échanges entre Lacan et quelques auditeurs sur les marches du Panthéon (13 mai 1970). Le volume est complété par la transcription d'une seule des quatre conférences prévues à Vincennes (3 décembre 1969), les autres n'ayant pas eu lieu, et l'exposé reconstitué vingt ans plus tard d'A. Caquot sur l'étude biblique de Sellin autour de la mort de Moïse.

C'est dans ce séminaire, vers la fin de la séance du 11 février 1970, que Lacan explicite le projet qu'il convient de donner à la psychanalyse : « l'institution de cet autre champ énergétique (qui aurait d'autres structures que le champ de l'économie et de la physique), le champ de la jouissance. » Et il complète non sans une coquetterie certaine : « pour ce qui est du champ de la jouissance – hélas, qu'on n'appellera jamais, car je n'aurai sûrement le temps même d'en ébaucher les bases, le champ lacanien, mais je l'ai souhaité...[4] ». C'est ce passage qui oriente le présent exposé : saisir les articulations de la jouissance avec d'autres articulations fondamentales pour la psychanalyse (l'inconscient, le désir, la répétition, le corps, le langage...) et s'interroger sur leur sens et leur importance clinique. Il y va aussi de la force et de la portée de l'enseignement de Lacan.

Les « bases » du champ de la jouissance sont élaborées dans leur rapport à l'être parlant, c'est-à-dire l'être dont le corps est marqué par le signifiant. Le point de départ – un point dont on part mais dont on ne s'éloigne vraiment jamais – est la distinction entre discours et parole, entre les relations fondamentales qui soutiennent le langage et ce que ces relations déterminent en tant qu'énonciations possibles. Les relations fondamentales sont des « struc-

3. J. Lacan, *Autres Écrits*, Paris, Le Seuil, 2001, p. 403.
4. J. Lacan, *L'envers de la psychanalyse, op. cit.*, 1991, p. 93.

tures [5] » et en tant que telles sont plus larges et vont plus loin que les paroles qu'elles permettent. C'est peut-être la première façon de saisir les mots « bases » et « champ » dans ce séminaire : les « bases » sont les relations formelles entre les termes fondamentaux du discours ; ces relations sont formelles dans la mesure où elles ne déterminent que ce qui est *possible*. Le « champ » serait l'espace formel que ces énoncés primordiaux dessinent avec ses limites – ce qui peut et ce qui ne peut pas être dit par la parole ou plutôt ce qu'il en est de sa vérité – et les différentes possibilités ou sens des énonciations effectives. Autrement dit : le champ est un espace d'énonciation clos, même si la clôture ici est éminemment problématique, c'est même la question essentielle du langage. Saisir les bases de ce champ « clos », c'est formuler les règles qui, par ce qu'elles excluent – il y a du hors-champ – fondent ce qui est possible.

La relation fondamentale du discours est celle entre un signifiant et l'ensemble de tous les signifiants, et cette relation dans laquelle un signifiant ne se constitue que comme différence, est aussi une relation où un signifiant « représente » le sujet auprès d'un autre signifiant, un sujet qui par conséquent ne peut émerger que de cette « représentation » :

$$S_1 \Rightarrow S_2$$

Où S_1 désigne le point de départ, celui de l'énoncé comme intervenant auprès de S_2, l'ensemble des signifiants qui sont déjà là. S_2 est ainsi le « champ déjà structuré d'un savoir [6] » et l'opération de S_1 sur S_2 fait apparaître le sujet spécifié ou représenté par cette action dans le système d'un savoir, un sujet opaque à lui-même, divisé, car marqué par le trait du signifiant. Du côté de S_2 il y a du savoir systématisé, défini aussi comme « jouissance de l'Autre » –

5. *Ibid.*, p. 11.
6. *Ibid.*, p. 13.

première occurrence du terme jouissance dans le séminaire[7] qui en contient plus de deux cents autres. Le quatrième élément est le produit de l'intervention de S_1 sur S_2, l'objet *a*. Le quadripode est complet maintenant et si nous le faisons faire un quart de tour dans le sens des aiguilles de la montre nous obtiendrons les quatre structures, c'est-à-dire les quatre discours possibles :

$$\uparrow \frac{S_1}{\$} \longrightarrow \frac{S_2}{a} \downarrow$$

Ces quatre structures ont la réalité d'une « formule » ; elles ne résultent pas d'un simple jeu combinatoire, elles saisissent ce qui est déjà là et en même temps permettent d'y accéder. Un point évidemment à approfondir pour interroger le sens de la formalisation en psychanalyse.

La première formule, prise comme point de départ, comme premier moment du dispositif, que dit-elle ? « Elle dit que c'est à l'instant même où S_1 intervient dans le champ déjà constitué des autres signifiants en tant qu'ils s'articulent déjà entre eux comme tels [...] surgit cela, $\$$, qui est ce que nous avons appelé le sujet comme divisé [...] de ce trajet sort quelque chose comme défini comme une perte [...] l'objet *a*[8] ».

Plusieurs questions se posent déjà ici à partir de ce dispositif dans sa forme la plus élémentaire. La première est celle du sens de ce moment et du sens de ce qui s'exprime dans les trois autres figures discursives. En outre, quelle est la nature du lien entre les formes discursives ? Autrement dit : le déplacement de l'une vers l'autre, que veut-il dire ? Nous disposons d'une formule et de la règle de sa transformation ; la règle fondamentale détermine que chacune des quatre places a des fonctions qui leur

7. *Ibid.*, p. 12.
8. *Ibid.*, p. 13.

restent attachées. Or, comment la *jouissance* entre dans cette problématique, comment s'articule-t-elle aux lieux et fonctions du dispositif pour dessiner les contours d'un champ ? En quoi et comment ce champ dit de la *jouissance* peut-il être celui de la psychanalyse ou de l'envers de la psychanalyse ? Qu'est-ce que la psychanalyse révélerait des rapports entre discours et *jouissance* qui pourrait prétendre à l'autonomie d'un champ ? Ces questions ne sont qu'exploratoires et sont ainsi à reformuler.

Première formulation

Le trajet de S_1 à S_2 fait apparaître le sujet divisé et produit également du côté de S_2, une perte, un manque à savoir, l'objet *a*. Ce savoir est par conséquent limité et s'articule ainsi à la répétition en ce sens que le manque insiste, revient, se répète. Cette limite qui revient est ce que Lacan appelle *jouissance,* articulée de la sorte à la répétition. La jouissance n'est pas une *jouissance de répétition* – une sorte de réitération de la *jouissance* – mais la répétition se rapporte aux limites du savoir. Ces limites pourraient bien faire tourner en rond le système : le signifiant, l'Autre, le savoir, le signifiant, l'Autre, le savoir… Mais la jouissance a pour fonction d'insérer l'appareil du savoir sur le non-savoir, la confusion, le hors-système. Il ne s'agira pas d'une répétition du système sur lui-même – une sorte de répétition du même – mais d'un retour aux limites du savoir, aux limites de la *jouissance* qui font que le savoir ne saurait se prendre pour transparent à lui-même. Ainsi, la *jouissance* est un entre-deux, le joint entre le savoir et la confusion, les deux se distinguant par la présence ou l'absence de signifiant.

Mais on peut se demander qu'est-ce qui dans et par la répétition pousse à la frontière ? En d'autres termes, qu'est ce qui fait que la répétition puisse ne pas être répétition du même ? Le moteur de la répétition, affirme Lacan, est la

« soif de sens », autrement dit l'insistance de l'objet *a* qui n'est pas intrinsèque au système mais le propre aux « êtres de faiblesse » que nous sommes tous en tant qu'êtres parlant. La jouissance est cette frontière où le sens rencontre le non-sens ou plutôt où le sens s'avère toujours ouvert. En d'autres termes, le dicible implique, exige et est travaillé par la répétition insistante du non-dicible. Et même si l'affirmation suivante ne semble pas satisfaisante à cause de ses résonances phénoménologiques, ce que refuserait Lacan, on pourrait penser que la jouissance serait ce que Heidegger appelle un *existential*, c'est-à-dire, une détermination constitutive de l'existence. En tout cas, la question se pose ici d'une réflexion sur le hors-système, une réflexion qui peut-être paradoxalement ne peut se développer qu'au bord du système.

Deuxième formulation

Le savoir établi et structuré est l'*instinct* en ce sens que la vie ne résiste à la mort qu'en répétant les mêmes processus, selon la définition de vie que donne Bichat. Autant dire que « la vie s'arrête à une certaine limite vers la jouissance[9] ». C'est dans le rapport du savoir (*instinct*) à la frontière entre la vie et la mort – frontière qui s'appelle jouissance et où se mêlent des enjeux de savoir et de pouvoir, de désir et de plaisir – que surgit le dispositif du signifiant. Là aussi s'inscrit la répétition qui engendre le schéma articulé : S_1 se répète auprès de S_2 et de cette insistance surgit le sujet représenté par quelque chose et une certaine perte, produit de l'intervention répétée de S_1 sur S_2 et qui s'appelle *plus-de-jouir*, « représentation du manque à jouir[10] » en tant que savoir séparé du signifiant, c'est-à-dire

9. *Ibid.*, p. 17.
10. *Ibid.*, p. 18.

non-représenté dans ce que représente le signifiant. Ce rapport à la jouissance accentué par le désir – la première n'est-elle pas *l'envers* du second ? – implique que le produit, le plus-de-jouir, n'est ni forçage ni transgression, mais justement un effet de structure, un produit de relations structurales sous-jacentes à l'expérience de l'animal parlant. L'animal tout court est entièrement dans le système instinctif ; l'animal parlant, lui, se tient au bord de quelque chose qui est de l'ordre de la jouissance : porte entrouverte, irruption, mais aussi non-franchissement. Si la jouissance institue un champ, ce ne saurait être qu'à partir du bord, de sa forme, des limites entre le savoir et la confusion, au joint du sens et du non-sens. C'est parce qu'il est question de joint que l'effort pour saisir la jouissance a dans son horizon la forme privilégiée de la *jouissance sexuelle.*

Tout cela peut être repris avec les quatre lettres et leur articulation. À partir de la relation fondamentale entre les signifiants, mise en lumière à l'occasion d'une énonciation effective, et à partir de l'opération du quart de tour, quatre discours radicaux sont possibles. Le discours du maître est le premier, déjà pour des raisons historiques, affirme Lacan : il est d'abord le discours de la philosophie. Le deuxième est le discours de l'hystérique, le troisième le discours de l'analyste et le dernier, le discours de l'universitaire. La présentation des formules choisie vise à mettre en valeur l'opposition maître/analyste, qui est un des fils conducteurs du séminaire, et l'opposition hystérique/universitaire, pratiquement ignorée. Cette présentation met en valeur également des liens à examiner entre le maître et l'universitaire, ainsi qu'entre l'hystérique et l'analyste. Elle pourrait également ouvrir la voie à des interrogations que parfois Lacan se contente d'ébaucher. L'inachèvement de l'ensemble ainsi que les formulations ayant le caractère d'une simple ébauche ne sont pas seulement, chez Lacan, de la fausse modestie. Construire une théorie des discours est un projet immense.

Prenons le quadripode de départ, le discours du maître, pour essayer de cerner encore une fois la problématique générale du séminaire.

D'un côté S_1, la fonction intervenante du signifiant qui est celle du maître (S_1 est aussi appelé signifiant-maître, quelle que soit sa place dans le quadripode), de l'autre côté S_2, le savoir-faire de l'esclave. L'histoire de la philosophie de Platon à Hegel, dit Lacan – une généralisation certainement abusive – est l'histoire d'un transfert, d'un vol, « d'un virage bancaire [11] » du savoir de l'esclave à celui du maître. Comment cela se fait-il ? L'esclave a un savoir-faire non articulé et non langagier qui se double d'une seconde couche qui est un savoir articulé, c'est-à-dire qui peut se transmettre, qui peut être extrait de l'esclave par l'effort de l'« épistème ». Celle-ci cherche à « extraire l'essence [des techniques artisanales] pour que ce savoir devienne savoir de maître [12] ». Voilà le sens de l'intervention du maître. Une autre question se pose de savoir si le fruit de l'intervention du maître est celui de la science qui voudrait nous dominer. La piste que suivra Lacan est non pas celle du maître antique, mais celle du sujet de la science, maître moderne mis en lumière par Descartes et dont le terme se trouve chez Hegel et son savoir absolu. Encore ici une question de limite, mais sous la forme du savoir absolu. Enfin la question se pose encore de savoir si le savoir du maître est fruit de son *désir* de savoir. La psychanalyse oblige, affirme Lacan, à maintenir que le désir de savoir n'a « aucun rapport avec le savoir [13] », un point qu'éclairera le discours de l'hystérique. Le maître ne désire qu'une chose, c'est que « ça marche » et la question s'impose de la transformation de son désir en désir de savoir. Voilà le type de question suggéré par le quadripode de départ et dont l'élaboration implique les trois autres.

---

11. *Ibid.*, p. 23.
12. *Ibid.*, p. 21.
13. *Ibid.*, p. 23.

Résumons, si cela est possible : l'être parlant est déterminé en tant que parlant par la règle fondamentale du rapport entre les signifiants, règle selon laquelle un signifiant ne se distingue que par rapport à tous les autres. Pour Lacan, cette règle implique des places et des fonctions ainsi que des émergences qui peuvent s'exprimer formellement par quatre figures, quatre structures des discours possibles. Ces quatre figures déterminent ce qui peut être dit, c'est-à-dire qu'elles dessinent dans leur mouvement les limites et captent ainsi le joint du savoir et du non-savoir, du système et du hors-système. C'est ce joint que Lacan désigne du terme de *jouissance,* et le champ qu'il délimite, *champ de la jouissance.* Comme les structures sont dynamiques, en elles-mêmes et les unes par rapport aux autres, à chaque fois qu'il y a un quart de tour, la frontière se laisse capter autrement et le champ est redessiné. La tache serait ainsi d'examiner les articulations des quatre structures et d'en dégager le rapport à la jouissance et ce qu'il dessine en termes d'exclusion et d'inclusion. C'est le champ de la psychanalyse qui est ainsi interrogé, mais non pas en termes de ce qu'elle sait, mais plutôt son *envers,* ses possibilités et impossibilités de savoir dans son rapport à d'autres discours possibles. Vaste programme de travail en réalité.

Les quadripodes de la jouissance

Les « bases » du champ de la jouissance

Les oppositions

Le savoir ne se confond pas avec la connaissance. Celle-ci est de l'ordre de la représentation, celui-là concerne le lien entre les signifiants, un lien de raison. Le savoir concerne une logique formelle du signifiant. Autant dire que le savoir est la structure dont l'événement est la connaissance : le savoir est l'*envers* de la connaissance. Et s'il ne se confond pas avec la représentation c'est qu'il est de l'ordre des conditions de possibilité de la représentabilité. C'est ainsi compris que le savoir concerne au plus près l'expérience analytique. En effet, ce savoir qui n'est pas tant originairement savoir de lui-même, est pourtant l'assiette de ce qui se sait sous la forme du *moi*, ce petit maître « qui en sait un bout[14] ». Il est savoir inconscient et ne saurait fournir une totalité close, c'est-à-dire prendre la figure du savoir absolu, idée imaginaire qui jointe à celle de la satisfaction fait obstacle au travail analytique. Rien ne s'oppose plus radicalement au discours de l'analyste que le discours du maître où, maître ancien ou maître moderne, il est toujours question d'une « tyrannie du savoir[15] », c'est-à-dire d'un « tout-savoir » – et non pas d'un « savoir-de-tout » – qui ne sait vraiment pas ce qu'il veut.

Le maître peut disposer du « tout-savoir », mais c'est l'esclave qui sait ce que veut le maître, c'est même la fonction de l'esclave : savoir ce que veut le maître et ignorer son propre pouvoir. Dans ce rapport, maître et esclave sont aveugles à la vérité. C'est le discours de l'hystérique et celui de l'analyste qui peuvent opérer la subversion du discours du maître et faire la lumière sur la vérité qui le travaille.

Le discours de l'analysant est celui de l'hystérique, un discours qui existe de toute façon, que l'analyste soit là ou non. Sa structure se laisse repérer dans l'expérience du rapport sexuel : la copulation harmonieuse, sphérique, n'est pas possible à des êtres marqués du signifiant ; cependant ces êtres marqués qui sont tous les parlants ne peuvent pas non plus ne pas la chercher. Sur un plan plus large, S barré dénote l'homme animé du désir de savoir. Et que veut-il savoir d'autre sinon ce qu'il en est de lui-même

14. *Ibid.*, p. 32.
15. *Ibid.*, p. 35.

en tant qu'objet *a* ? L'hystérique veut que l'homme sache combien elle est précieuse dans ce contexte. Or, c'est exactement l'enjeu de l'expérience analytique où l'analyste donne à l'analysant la place dominante dans le discours de l'hystérique : dis n'importe quoi et quelque chose en sortira. Que sort-il alors sinon des signifiants qui en tant que tels se rapportent au savoir qui ne se sait pas ? Du côté de l'analyste la place dominante est celle de l'objet *a*. L'analyste a un savoir acquis à l'écoute des signifiants de l'analysant, mais ce savoir (S_2) n'est pas le même qu'a l'esclave dans le discours du maître : il est à la place de la vérité et la question se pose ici des rapports entre savoir et vérité.

La vérité comme savoir, c'est-à-dire la vérité qui ne se confond pas avec la représentation, se donne comme un savoir sans savoir : « c'est une énigme », dit Lacan. Une énigme ce n'est pas ce dont on ne peut rien dire, *a fortiori* ce n'est pas non plus ce dont on peut tout dire ; une énigme est ce dont « on ne peut jamais [...] dire qu'à moitié[16] ». C'est pourquoi Lacan refuse les termes phénoménologiques d'« indicible » ou d'« ineffable » : pour ce qui est de la vérité, il y a du « mi-dire ».

Le « mi-dire » définit la structure de l'interprétation. L'énonciation n'est pas au même niveau que l'énoncé et si l'énoncé n'épuise pas l'énonciation, celle-ci en tant qu'énigme, ne fait qu'énoncer à moitié. Cela a des conséquences. Et c'est l'interprétation : l'analyste placé par l'analysant dans la fonction du sujet supposé savoir, subvertit ce jeu en donnant librement la parole à l'analysant, lequel parle alors comme un maître, mais un maître (un « vrai », dit Lacan[17]) qui conduit à un savoir destiné à la perte, à l'élimination. De ce savoir le psychanalyste est le produit, il est ainsi à la place de la cause du désir de l'analysant, à la place dominante du maître qui fonctionne dans

16. *Ibid.*, p. 39.
17. *Ibid.*, p. 41.

son rapport à l'esclave comme lieu du désir du maître. Cette nouvelle figure du discours qui inverse point par point le discours du maître, quel sens peut avoir son émergence historique ? L'élaboration de cette question est celle des rapports historiques et structuraux entre la philosophie et la psychanalyse.

L'opération d'un quart de tour permet de saisir l'opposition radicale entre le discours du maître et celui de l'analyste comme deux discours où le premier pose un savoir pour lequel la vérité reste opaque, et le second un discours où la vérité peut émerger comme mi-dire, comme énigme. Il apparaît ainsi que l'espace commun aux quatre discours est celui du savoir et non pas celui de la connaissance et de la représentation. Si le savoir a affaire au rapport entre les signifiants, la question qui est posée est celle des modes possibles d'articulation des signifiants, autrement dit, des discours possibles et de leurs limites. Une structure discursive implique ainsi la formalisation comme recours pour décrire les rapports possibles entre les signifiants. Les limites que la formalisation fait apparaître désignent la jouissance, le joint entre le possible et le dehors, le chaos. D'où les questions à suivre sur les rapports entre le savoir et les limites à l'intérieur desquelles il est savoir, entre savoir et jouissance, ainsi qu'entre la vérité et le savoir. La jouissance en tant que limite est instituante, elle institue un champ du savoir, mais elle ne l'institue qu'en excluant un hors-champ. Il y a donc place pour un savoir qui se tient sur le bord, un savoir de l'instituant ou, si l'on veut, une logique du signifiant qui expliciterait les « bases » du champ de la jouissance.

Savoir, vérité et jouissance

Le discours de l'analyste se caractérise par la position dominante – celle qui désigne le discours, en haut à gauche – de l'objet *a*. La dominante n'a rien à voir avec le discours du maître, c'est une fonction de la place laquelle peut recevoir des substances différentes. Ainsi, si dans le discours du maître la dominante est la *loi*, le droit explicite qui ne se confond pas avec la justice, dans le discours de l'hystérique la dominante apparaît comme *symptôme*. Cela permet de s'interroger sur ce que cela veut dire de formaliser une structure : les places ne changent pas, leurs liens formels ou logiques étant toujours les mêmes, mais les substances ou les termes qui les occupent peuvent changer de place, car il s'agit d'une structure dynamique, de la structure d'un processus de production et de circulation, en l'occurrence de production et de circulation des discours. Dans le mouvement d'un quart de tour qui est ici mis en avant, la fonction de la place se manifeste permettant ainsi de questionner la place, le sens de sa fonction lorsqu'elle est occupée par d'autres termes à partir de la structure de départ. Exemple : la loi ne peut-elle pas être interrogée comme symptôme ? Il serait peut-être possible également d'inverser la question : qu'en est-il du symptôme lorsqu'il fait loi ?

Nous connaissons trois des quatre dominantes : l'objet *a* dans le discours de l'analyste, la *loi* dans le discours du maître et le *symptôme* dans le discours de l'hystérique. Il convient aussi de se demander sur la dominante du discours universitaire. Comment trouver dans le discours universitaire l'équivalent à la *loi*, au *symptôme* et au *rejet*, destination finale de l'analyste ?

La formalisation de la structure avec ses possibles et ses impossibles intéresse au plus près l'expérience analytique. C'est un fait de structure qui a amené Freud à se confronter à la jouissance articulée à la répétition dans *Au-delà du principe de plaisir*. Lacan reconstruit l'articulation freudienne pour marquer ensuite ce qu'il y apporte lui-même.

Pour Freud, la jouissance au sens propre exige la répétition qui s'articule avec la pulsion de mort : la recherche de la jouissance dans et par la répétition va contre la vie et vise le retour à l'inanimé. La jouissance déborde ainsi le principe de plaisir qui est recherche de la tension minimale. En d'autres termes, le principe de plaisir limite la recherche de la jouissance et maintient la vie. Le retour de la jouissance, la répétition, conduit à chaque fois à l'échec. La répétition est toujours en perte, autant dire que la jouissance est « déperdition de jouissance » en sa visée finale de retour à l'inanimé. C'est là que s'origine la fonction de l'objet perdu.

Ce qu'apporte Lacan à l'élaboration freudienne est la fonction du signifiant désigné comme trait unaire, qui est « la forme la plus simple de la marque » : c'est là que prend racine le savoir qu'intéresse l'analyste. Il n'est pas difficile de se rendre compte que ce savoir du signifiant et de sa logique n'a rien à voir avec le savoir en termes de connaissance. Pour le premier il est question plutôt d'un sens : « qu'il représente pour un autre signifiant un sujet, un sujet et rien d'autre[18] ». Un sujet, c'est-à-dire : « quelque chose dessous ». S'il n'y a de savoir que de l'enchaînement de signifiants (aucun signifiant ne peut être tout, d'où le dynamisme de la structure), ce savoir a des nécessités formelles et ce sont elles qui sont en jeu dans l'incidence clinique de la répétition. Par conséquent, ce savoir qui n'est pas empirique – au sens d'être constitué par abstraction à partir de l'expérience – est cependant dans l'expérience : c'est l'analysant qui est supposé savoir. Mais seulement une approche formelle peut en rendre compte, car à l'origine ce savoir n'est qu'une articulation formelle, c'est-à-dire un jeu ou un effet des signifiants. La répétition à l'origine, sous la forme du trait unaire, la marque qui n'a de cesse que de revenir, est moyen de la jouissance qui dépasse les limites imposées par le plaisir. Or, il y a perte de jouissance et par conséquent introduction de la répétition : c'est l'endroit de l'objet *a*, objet toujours déjà perdu. À ce niveau élémentaire, le savoir travaillant ou le travail

18. *Ibid.*, p. 57.

du savoir produit une entropie : le signifiant est un appareil de jouissance qui, visant à aller à la perte qu'il introduit lui-même comme signifiant, se répète et répète ainsi son échec. Ce travail paradoxal ou énigmatique produit une déperdition de l'énergie. Avec le signifiant l'être parlant touche sa limite, une limite qui est aussi constitutive, mieux : instituante. Cette limite n'est cependant pas un enclos, car ce que le signifiant institue en s'instituant lui-même, le met également en rapport avec ce qui lui manque et le dépasse. N'est-ce pas la dialectique de la jouissance ? La jouissance est interdite, impossible, certes, mais elle est aussi la condition de la visée de la jouissance, recherche répétée jusqu'à l'épuisement de la jouissance : la mort, l'au-delà de toute limite.

Prenons la pratique érotique de la flagellation et son fantasme d'un sujet comme objet de jouissance. La marque sur la peau est marque de l'équivalence du geste de marquer et du corps. Elle est jouissance du corps et en tant que telle marque aussi d'une perte, donc du fait que dans la flagellation la jouissance s'avère être « un plus-de-jouir à récupérer [19] ». La marque n'est que l'habillement du corps comme objet perdu. Une jeune fille se plaignait des remontrances de sa mère : « ma mère ne comprend pas que sans mes tatouages je me sens toute nue ». Ce qui voulait dire à peu près cela : « sans ces marques je n'ai pas de corps, je suis morte ». Et peut suggérer l'idée que la tendance à marquer le corps est une sorte de flagellation « douce » qui répondrait à la désérotisation grandissante du corps, un des effets probables de l'affaiblissement culturel des interdits.

Reste que S_1 en tant que trait unaire s'insère dans la jouissance de l'Autre et c'est pourquoi le signifiant est un savoir en tant que *moyen de jouissance*. Ce travail de l'articulation signifiante a, selon Lacan, un sens obscur qui a trait à la vérité. S'interroger ici sur la vérité implique aussi

19. *Ibid.*, p. 56.

la question de savoir ce qu'il en est de la vérité dans l'effort de formalisation. Plus directement, les quadripodes discursifs, comment posent-ils la question de la vérité ? Sans oublier que nous avons laissé en friche le problème de la dominante dans le discours universitaire.

La vérité a affaire à l'*envers* qui n'est pas une explication de l'*endroit*. L'envers n'est pas non plus un *renversement*. Entre l'*envers* et l'*endroit*, explique Lacan, il s'agit d'« un rapport de trame [...] de tissu[20] » qui par ses reliefs attrape quelque chose. Ce ne serait pas excessif d'affirmer qu'il s'agit du rapport entre *structure* et *événement*, voire entre *synchronie* et *diachronie*. Et cela concerne la vérité. Dans la logique propositionnelle la vérité est une valeur attribuée à la proposition : la proposition correspond ou ne correspond pas à un objet, à un fait, etc. *Veritas est adequatio rei et intellectus*. Si elle correspond, V, sinon, F. Or, si nous partons de la primauté ou de l'autonomie du signifiant et du fait que la proposition ne se soutient que de lui « en tant qu'il ne concerne pas l'objet[21] », la question de la vérité ne peut pas se poser en termes de correspondance : elle devient, selon Lacan, soit celle d'un pseudo-objet, c'est-à-dire d'un objet qui ne décollerait pas du signifiant, qui lui serait homogène, soit celle du sens et du *pas-de-sens*.

Soit la proposition « un enfant est battu ». Vrai ou faux ? Mauvaise question. La question qui ouvre le sens serait plutôt : qui est le sujet de cette proposition ? Un sujet, répond Lacan, « divisé par la jouissance[22] » : l'enfant est celui qui frappe. La première moitié est : « tu me bats » où le sujet reçoit de l'autre sa propre jouissance sous la forme de la jouissance de l'Autre. La vérité à moitié dite ici est que le père jouit de le battre. Le fantasme de l 'enfant battu est soutenu par cette proposition. Le père qui donne place

20. *Ibid.*, p. 61.
21. *Ibid.*, p. 63.
22. *Ibid.*, p. 73.

à la jouissance n'est point nommé et il n'est saisissable qu'en tant que corps sans figure.

La vérité est effet du langage, mais cet effet ne jouit que de ce que le langage produit comme perte. Comme la jouissance, la vérité est en dehors du discours comme son produit – en ce sens la vérité est *sœur de la jouissance,* l'une et l'autre interdites, l'une en tant que mi-dire, l'autre en tant que plus-de-jouir. Parler c'est marquer la limite et de la jouissance et de la vérité, mais la limite n'est marquée que parce que nous ne pouvons échapper ni à l'une ni à l'autre.

Discours et jouissance

Tout discours est « volonté » de maîtrise et c'est la raison pour laquelle le discours du maître est la première figure du discours. Mais cette « volonté » ne veut pas toujours maîtriser de la même façon et le discours de l'analyste s'oppose point par point au discours du maître. Le discours du maître est le point de départ, il est discours de la conscience qui synthétise, qui maîtrise sans reste. Le discours de l'analyste opère à l'envers du discours de la conscience.

Dans la même mesure tout discours renvoie à la jouissance, c'est un rapport originaire, un rapport de parenté entre le discours et la jouissance par le biais de la maîtrise. Cette disposition originaire du discours à maîtriser, qui fait du pouvoir et du savoir l'enjeu de tout discours, est le savoir en tant que « chose qui se dit ». Or le discours de la psychanalyse soutient non seulement que le sujet du discours ne sait pas ce qu'il dit – et s'il s'arrêtait là il n'irait pas plus loin, par exemple, que le discours socratique – mais, plus radicalement, le discours de la psychanalyse soutient que le sujet « ne sait pas qui le dit ». D'où que « le savoir parle tout seul, voilà l'inconscient[23] ». Reste que

23. *Ibid.*, p. 80.

Freud, selon Lacan, même s'il est à la hauteur d'un discours en rapport à la jouissance, abandonne la question de la jouissance et il le fait « autour de la jouissance féminine[24] ». Dans le rapport de son discours à la jouissance, Freud tombe dans la « réduction économique[25] » et il ne pouvait pas apparemment faire autrement.

Freud parle de la jouissance ou du bonheur du phallus : l'orgasme masculin est ce qui s'approche le plus de la jouissance. Cependant ce bonheur n'est qu'échec et tromperie, comme l'enseigne l'expérience analytique. Il s'agit en fait d'un marché de dupes, car l'homme en voulant combler sa partenaire se trompe : il ne fait que raviver chez elle la privation ; et il la trompe : il n'est pas le phallus. La jouissance proprement phallique est ainsi impossible ou interdite et pose la question de ce qui pourrait la suppléer. C'est sur ce point que s'engrène la question de Lacan, celle de l'articulation de cette « exclusion phallique » (*sexus* en latin est lié à *secare*), et le désir, c'est-à-dire le manque. Qu'est-ce qui manque ? Comment peut-on désirer ? L'économique est ainsi abordé par Lacan de façon dynamique.

Le plaisir du principe de plaisir est un savoir faire limité, il implique un arrêt, une limite. Mais cette règle du plaisir peut être violée et au-delà du plaisir il y a la jouissance. C'est ici qu'il y a coupure, séparation entre libido et nature, une section opérée par la répétition, insistance d'un trait unaire qui « commémore l'irruption de la jouissance[26] ». Cette coupure est fonction du discours institué par la femme en tant que mère qui parle et instaure la dépendance du petit d'homme. En parlant le petit renonce à la jouissance, à la mère et acquiert les moyens de la répétition, les moyens de la jouissance, le « plus-de-jouir ». C'est ainsi qu'est sexualisée la différence organique : l'or-

24. *Ibid.*, p. 81.
25. *Ibid.*, p. 82.
26. *Ibid.*, p. 89.

gane mâle exclu devient dénominateur commun aux deux sexes. Le mâle dans son rapport à la jouissance est et n'est pas le phallus ; la femme est objet comme objet exclu de la jouissance. Tout discours a de cette manière un rapport à la jouissance, il n'y a de discours que de la jouissance « tout au moins quand on en espère le travail de la vérité[27] ». Le champ de la jouissance en tant que champ dessiné par la coupure signifiante est le champ du discours et il pourrait s'appeler aussi champ du plus-de-jouir dans la mesure où la vérité le travaille : c'est le travail de la vérité qui produit le plus-de-jouir.

Cela revient à dire que le champ s'institue à partir d'une exclusion instituante. Ce qui est exclu est la jouissance close, c'est le signifiant qui l'exclue. Ce qui est institué est l'acquisition des moyens de la jouissance, une jouissance par conséquent seconde, produite, inhérente à la répétition, à l'insistance de cette limite que le signifiant n'arrête pas de toucher. Le signifiant marque le sujet d'un trait et le représente en tant que trait pour un autre signifiant : il en résulte un plus-de-jouir que l'articulation du processus signifiant ne fait que répéter et un sujet à jamais dépossédé de lui-même. Tout discours travaillé par la vérité est donc discours de la jouissance exclue, qu'il commémore et renouvelle.

Le statut du champ de la jouissance

Les quatre lettres,

$$S_1, S_2, \$ \text{ et } \alpha$$

articulées à quatre places,

$$\uparrow \frac{\text{agent}}{\text{vérité}} \;\xrightarrow{\quad}\; \frac{\text{Autre}}{\text{produit}} \downarrow \qquad (\text{vérité} \;\backslash\backslash\; \text{produit})$$

27. *Ibid.*, p. 90.

exerçant quatre fonctions,

$$\uparrow \frac{\text{semblant}}{\text{travail de la vérité}} \longrightarrow \frac{\text{jouissance}}{\text{plus-de-jouir}} \downarrow$$

si l'on y introduit l'opération de déplacement d'un quart de tour, permettent de dessiner des configuration primordiales et quasi-nécessaires du discours. Ce champ est désigné champ de la jouissance dans la mesure où ses limites instituent ce que peut le discours en tant que discours du savoir. Ces limites ne sont donc pas extérieures ou accidentelles, mais à l'origine même du champ. Autant dire que tout discours a rapport aux limites de la jouissance, les quatre configurations indiquant quatre possibilités du rapport aux limites ou à l'origine. Écrites dans l'ordre imposé par le quart de tour, on voit les oppositions ainsi que les déplacements possibles. On voit aussi que si tout discours est discours de maîtrise – tout discours veut savoir pouvoir ou pouvoir savoir, c'est-à-dire jouir – les déplacements opérés indiquent qu'il ne s'agit pas toujours des mêmes enjeux.

Quel statut alors reconnaître au champ discursif et à chacune de ses configurations possibles ? En d'autres termes, les articulations signifiantes « dégagé(es) dans une sorte de pureté[28] », ce qui leur donne « une objectivité parfaitement repérable[29] » ont-elles le même statut que les opérations mathématiques, que les sciences de la nature ou humaines ? Sont-elles de la philosophie ou s'inscrivent-elles dans la dimension du mythe ? L'enjeu de cette interrogation est de taille car il y va de la nature, de la place et de l'importance de la psychanalyse en rapport à d'autres savoirs institués. La réponse peut être cherchée dans le

28. *Ibid.*, p. 99.
29. *Ibid.*, p. 101.

mode propre de fonctionnement du champ, c'est-à-dire le mode selon lequel la vérité travaille le champ de la jouissance. Le résultat de ce travail, Lacan le formule de la façon suivante : « en s'émettant vers les moyens de la jouissance qui sont ce qui s'appelle le savoir, le signifiant-maître, non seulement induit, mais détermine, la castration[30] ». C'est le déplacement d'un quart de tour qui permet de capter le travail de la vérité comme un travail qui se donne à l'*envers*.

Tout ce qui prend la place de l'agent est empreint par S_1, le signifiant-maître, c'est-à-dire représente un sujet pour un autre signifiant et caractérise ainsi la figure discursive. Du sujet représenté, parce qu'il est représenté, c'est-à-dire rendu présent par un signifiant, quelque chose reste caché. Comme le sujet n'a pas d'autre moyen de se présenter sinon par le signifiant dans la mesure où c'est le signifiant lui-même qui l'institue comme sujet, celui-ci est depuis l'origine clivé et tout savoir qui s'y institue est également clivé – *urverdrängt* traduit Lacan en termes freudiens. Le discours du maître est celui qui refuse que le sujet ne soit pas « identique à son propre signifiant[31] ». Tout ce qui mettrait en danger cette unité, cette identité à soi, le maître le met sur le compte du « savoir mythique », le sien s'appelant alors science. Si la science veut un sujet identique à lui-même, le savoir du maître par excellence est le discours mathématique où le signifiant ne renvoie qu'à lui-même. Comme la science veut aussi se rapporter à la nature, elle ne peut se contenter du savoir des propositions mathématiques, des idéalités pures. Pour pouvoir parler mathématiquement de la nature il lui faut faire de la vérité un jeu de valeur extérieur à la proposition, en tant que vérité-correspondance. C'est ainsi que la « puissance dynamique » de la vérité en vient à être exclue. Le discours analytique vient pointer ici cette exclusion du travail de la

30. *Ibid.*, p. 101.
31. *Ibid.*, p. 102.

vérité : « à quoi sert cette forme de savoir qui rejette et exclut la dynamique de la vérité ? ». Réponse : le discours de la science sert à refouler « ce qui habite le savoir mythique[32] » et que la science ne peut savoir que sous forme d'épave, d'un « savoir disjoint ». La psychanalyse reconstruit ce savoir disjoint sans pour autant produire du discours de la science. Elle partage ainsi la voie découverte par Marx selon qui « le discours est lié aux intérêts du sujet[33] », même si elle s'éloigne de la thèse marxienne selon laquelle ces intérêts seraient économiques.

Si le discours de l'analyste porte à la lumière l'exclusion de la vérité sous la forme de valeur extrinsèque à la proposition propre au discours du maître, le discours de l'hystérique, lui, met en lumière ce qu'il en est du rapport du discours du maître à la jouissance, ainsi que ce qu'il y a du discours du maître dans le discours universitaire.

La reprise du cas Dora illustre la façon dont la vérité travaille le discours de l'hystérique pour faire émerger la vérité du maître, à savoir qu'il n'y a de Maître que châtré. L'hystérique veut ce savoir comme moyen de la jouissance, un savoir qui sert à la vérité laquelle sera reconnue par tous ceux qui sont impliqués dans l'affaire dont son corps était le signifiant : le corps est scène d'un drame. Mais Freud avoue son insatisfaction et même ses erreurs dans la conduite de l'analyse de Dora, surtout parce celle-ci interrompt l'exploration analytique. Et selon Lacan, Freud n'a pu faire pour les hystériques que reconnaître qu'elles reprochent à leur mère de ne pas être nées garçon. Cette frustration qui la place en rapport avec le discours du maître se dédouble : d'un côté elle livre le secret du maître, la castration du père idéalisé ; de l'autre côté, il y a assomption de la jouissance d'être privée. Or, ce qui empêche Freud d'aller plus loin, toujours selon Lacan, est le mythe

32. *Ibid.*, p. 103.
33. *Ibid.*, p. 105.

du complexe d'Œdipe en ce sens que le mythe l'empêche de voir la vérité qui travaille l'expérience de l'hystérique : à savoir, que « le père, dès l'origine, est castré ». C'est ce qui aurait permis à Freud, par exemple, de régler le compte à la religion. En effet, selon Freud, si le père n'a plus la fonction de maître, il demeure « tout-amour », ce qui est, d'après Lacan, « le plus substantiel de la religion[34] ».

En d'autres mots, le discours de Freud cède à ce moment au discours de la science et occulte ce qui dans le mythe est déjà la dynamique de la vérité. La formalisation serait le moyen de capter cette dynamique.

Dans le discours de l'universitaire, la place de la vérité est occupée par le signifiant-maître, celui qui est porteur de l'ordre du maître. À cette place, il porte le commandement suivant : continue toujours à savoir ! Celui qui doit produire quelque chose pour que la vérité jaillisse, le *a*, est donc l'étudiant. Cela aide à comprendre un certain malaise qui frappe l'université, car si dans les sciences de la nature les avancées de la logique mathématique, de la formalisation, ont effacé le sujet de la science – il ne reste dans le discours des sciences de la nature qu'un pur commandement de continuer à savoir toujours davantage – dans les sciences dites humaines cet effacement du sujet pose problème. Il pourrait s'avérer intéressant ici d'interroger point par point l'opposition entre le discours de l'hystérique et le discours universitaire. Il apparaîtrait peut-être que le mode de questionnement du savoir universitaire est tel que la dynamique de la vérité y est complètement figée par le *Je-crate*, le centimètre qui se prend pour un *mètre*.

Dans le discours de l'analyste, la dominante est occupée par l'objet *a* qui se pose comme cause du désir et place du commandement : « Dites tout ce qui vous passe par la tête [...] ce que vous produirez sera toujours recevable[35]. »

34. *Ibid.*, p. 114.
35. *Ibid.*, p. 122.

Dans le discours du maître, l'esclave travaille et produit le plus-de-jouir. Mais pourquoi le doit-il au maître ? C'est ce que Marx ne peut pas voir – l'intérêt économique l'en empêche – à savoir, que la plus-value, l'exploitation capitaliste qui obtient du travail de l'ouvrier plus que ce pour quoi son travail est payé sous forme de salaire, a une première articulation logiquement autonome en relation avec celle de la plus-value. Le maître est maître parce qu'il a renoncé à la jouissance en s'exposant à la mort ; l'esclave, lui, est privé de la disposition de son corps, mais le maître lui en laisse la jouissance. Le maître s'est castré et a ainsi perdu quelque chose de la jouissance. C'est pourquoi quelque chose de la jouissance lui est dû sous la forme du plus-de-jouir. Ce plus-de-jouir, cause du désir du maître est ainsi sans rapport avec la vérité du maître, car il s'est institué maître en s'interdisant la jouissance. Le maître est châtré. Autrement dit, le discours du maître exclut le fantasme et c'est cela qui le rend aveugle. Dans le discours de l'analyste, au contraire, le fantasme peut se manifester et cela fonctionne dans le registre de la vérité.

Cependant cette place de la vérité dans le discours de l'analyste est prise par le mythe qui est déjà un mi-dire. Si Freud n'a pu saisir la question de la jouissance féminine, c'est parce que, à la place de la vérité, il a posé le mythe d'Œdipe, mais ne l'a pas « traité comme un mythe ». La preuve, pointe Lacan, apparaît lorsqu'on se rend compte du résultat contraire qu'on tire de « l'historiole » de Sophocle (dont Freud a enlevé la dimension tragique) et de « l'histoire à dormir debout [...] le meurtre du père de la horde primitive[36] ». Dans un cas il y a meurtre du père et jouissance de la mère (sens objectif et subjectif), dans l'autre, tout d'abord les meurtriers se découvrent frères et ensuite il n'y a pas de tout jouissance de la mère ou des

36. *Ibid.*, p. 131.

mères. Or, si Œdipe accède au lit de Jocaste c'est moins en rapport au meurtre du père que « parce qu'il avait triomphé d'une épreuve de vérité[37] » dans sa rencontre avec le sphinx. Si Freud élude le « ressort tragique » du mythe, sa structure, on peut considérer son usage par Freud comme étant celui d'un rêve et l'analyser en ce sens. Autrement dit, essayer d'en saisir la dynamique de la vérité travaillant le discours de Freud et passer ainsi, en déplaçant l'interrogation, du mythe à la structure.

Or, le point de départ de Freud est tel que la mort du père est la clé de la jouissance en ce sens que ce meurtre institue la jouissance première, celle de la mère. Mais l'accès à la mère n'est donné que par la réponse à l'énigme : en répondant au sphinx, Œdipe « supprime le suspense qu'introduit ainsi dans le peuple la question de la vérité[38] ». Mais la question de la vérité revient au moment où Thèbes est envahie par la peste, et là encore Œdipe veut la résoudre. L'issue sera la cécité et l'exil. En s'aveuglant ne paye-t-il pas d'être monté sur le trône non pas par la « voie juste » de la succession, mais par le chemin de l'effacement de la question de la vérité, comme le fait le maître ?

Selon Freud, cela s'est réellement passé, à savoir l'équivalence entre le père mort et la jouissance de la mère comme jouissance interdite. Or, cela est impossible non seulement réellement – Lacan le répète à plusieurs reprises : un père est juste à même de satisfaire *une* femme et encore – mais aussi logiquement. Ce père réel, opérateur fondamental du discours freudien, en réalité occulte qu'il n'est que l'agent de la castration. En prenant le père réel comme père mort – comme la castration elle-même – Freud glisse vers le discours du maître (ce qui est un risque permanent du discours de l'analyste), pour qui la jouissance vient de l'Autre, car c'est lui qui en a les moyens. Le

37. *Ibid.*, p. 136.
38. *Ibid.*, p. 140.

père réel n'est que l'agent de la castration, c'est-à-dire, un effet du langage, car la castration est l'opération réelle du signifiant dans les rapports du sexe. C'est cette opération qui détermine le père réel comme réel impossible. En d'autres termes, la castration est signifiante et son résultat est cause du désir : le discours de l'hystérique montre que son principe ne saurait être le père tout puissant. En effet l'hystérique veut un maître, un signifiant-maître qui sache beaucoup de choses, mais surtout qui sache qu'elle est le prix de tout son savoir. Elle veut un maître sur lequel elle puisse régner : « elle règne, et il ne gouverne pas[39] ». C'est la raison pour laquelle l'hystérique met en lumière la vérité du maître comme maître châtré. Voilà ce que Freud n'a pas fait : traiter le mythe comme mythe. Il a pris le père mort pour le père réel et n'a pas saisi ce que l'hystérique lui suggérait, à savoir que le père réel n'est rien d'autre qu'un effet du signifiant. Le ressort structurel du mythe est bien là : la jouissance sépare le signifiant-maître du savoir en tant que travail de la vérité. Le discours de l'analyste le met en avant : la jouissance fait obstacle entre le produit comme signifiant-maître et le champ du savoir comme dynamique de la vérité.

Le champ de la vérité semble ainsi se confondre avec celui de la dynamique de la vérité en tant que mi-dire. S'il y a champ, c'est parce qu'il est institué par l'opération fondamentale du signifiant dans son rapport aux autres signifiants, opération qui consiste à représenter autre chose que lui-même (un sujet à la place de la vérité) à un autre signifiant, opération qui produit quelque chose. Comme il ne saurait y avoir identité ou jouissance entre le sujet représenté et le produit de l'opération qui le représente à un autre signifiant, le champ est destiné à rester ouvert. C'est en quoi il y est question non pas de connaissance,

39. *Ibid.*, p. 150.

mais de sens. La jouissance est ainsi ce qui institue doublement le champ du savoir comme savoir de la vérité : elle l'ouvre comme interdiction de la jouissance close (celle de la plante, de l'œuf, par exemple) ou celle d'avant le discours (si cela existe !), d'avant l'opération signifiante ; mais la jouissance institue aussi cette ouverture comme champ discursif, c'est-à-dire champ de production et de répétition de la jouissance interdite sous la forme du plus-de-jouir.

La jouissance nous rend humains, c'est-à-dire des êtres destinés à répéter (et à regretter) une perte qui n'a jamais eu autre réalité que celle d'un effet du langage. C'est aussi ce qui rend possible une répétition qui ne serait pas une répétition du même, mais invention de différences. Mais, alors, la répétition comme différence ne serait-elle pas l'autre nom du déplacement ?

Les sens entrevus

Les quatre formules sont à reprendre encore une fois pour saisir ce que leur articulation permet d'entrevoir dans l'ordre du sens, c'est-à-dire en tant qu'ouverture. Ces sens entrevus peuvent être de deux ordres, celui de l'actualité ou de la « vie contemporaine » (nous sommes en 1969-1970), particulièrement ce qui se passe à l'université, ainsi que celui plus vaste de la domination grandissante de la science. Les deux ordres de sens suggérés dans le séminaire XVII ne sont pas sans rapport dans la mesure où l'université a une fonction liée à l'état du discours du maître et que celui-ci, « par sa nécessité interne », s'est déplacé du côté du discours scientifique. Apparaissent ainsi les pièges du discours révolutionnaire, mais aussi l'enjeu théorique majeur du séminaire : l'élaboration formelle des possibilités du discours. Dit autrement : la logique du signifiant dont l'articulation est déterminée par la règle fondamentale, est la seule qui « a une chance de saisir quelque chose qui s'appelle le réel[40] ». Le discours de l'analyste permettrait d'apercevoir à quoi tient l'impossibilité de cerner le réel, car il met en avant la dynamique de la vérité. D'où le fait que d'une façon ou d'une autre l'articulation du discours de l'analyste révèle l'impuissance du discours et ainsi « nous fait toucher du doigt pourquoi gouverner, éduquer, analyser et aussi, et, pourquoi pas, faire désirer, pour compléter par une définition ce qu'il serait du discours de l'hystérique, sont des opérations qui sont, à proprement parler, impossibles[41] ». Cette impossibilité se lit dans les quatre formules au niveau du contraste entre la première et la deuxième ligne.

Discours du maître :

– il est impossible qu'il existe un maître qui fasse marcher le monde, le maître ne peut que faire un signe (signifiant-maître) et « tout le monde cavale ».

Discours universitaire :

– c'est une prétention insensée que d'avoir pour production « un être pensant, un sujet[42] ».

C'est ainsi que cette impossibilité trouve sa vérité dans la seconde ligne, là où les termes ne communiquent pas, car il y a entre eux quelque chose d'obturé, à savoir que le produit du travail n'a rien à voir avec la vérité. En d'autres mots : le sujet ne saurait se reconnaître, reconnaître sa vérité dans ce qui est le produit de son action. Ainsi dans le discours universitaire, S_2 ne saurait se retrouver dans le produit en tant que maître du savoir. En réalité l'impossibilité est une impuissance, laquelle se vérifie également dans le discours de l'hystérique qui, pour être désirée, devrait être l'objet *a*, alors que son déchirement symptomatique ne produit que le savoir comme plus-de-jouir.

40. *Ibid.*, p. 176.
41. *Ibid.*, p. 201.
42. *Ibid.*, p. 203.

Dans le discours de l'analyste le produit est le signifiant-maître (S_1) et ainsi il montre la possibilité d'émergence, après trois quarts de tour, d'un « autre style de Maître[43] ». Le discours de l'analyste serait le seul discours révolutionnaire au sens astronomique du terme, car lui seul accomplit la révolution, le déplacement des places et fonctions dans la structure du discours. Mais de la position de l'analyste en tant que cause du désir, et de son style, ainsi que de son rapport à ce « qu'il en saurait un bout sur ce qu'en principe il représente », nous n'en savons rien « au moins pour l'instant[44] ».

Il manque ici la jouissance, terme « qui est innommable, parce que c'est sur son interdiction que se fonde cette structure[45] ». Tout signifiant s'inscrit sur fond de cette interdiction, de cet innommable lequel, parce que le signifiant nomme, se laisse alors entrevoir. Ce qu'il en est de la jouissance avant l'entrée en jeu du signifiant nous échappe, il ne peut pas y en avoir du savoir parce qu'il y manque la marque de la distance entre la jouissance et le corps. En d'autres termes, de la jouissance il n'y a de savoir que comme jouissance perdue. Cette lucarne, ce clivage qu'introduit le signifiant dans le corps et le montre comme corps mortifié – « rien ne prend de sens que quand entre en jeu la mort[46] » – le travail révolutionnaire que ce clivage inaugure et qui n'est pas une affaire du sujet, même si l'hystérique en donne la première figure historique, voilà ce qui est tenté par le discours de l'analyste en tant que « questionnement de ce qu'il en est de la jouissance[47] ». Le discours de l'analyste est le seul à donner la place du signifiant-maître à l'objet *a*, et c'est en quoi il révolutionne,

43. *Ibid.*, p. 205.
44. *Ibid.*, p. 205.
45. *Ibid.*, p. 205.
46. *Ibid.*, p. 208.
47. *Ibid.*, p. 206.

détermine le déplacement des trois autres. Il révèle ainsi que tout discours est né de la séparation, de l'impossibilité, de l'impuissance, c'est-à-dire que tout discours est travaillé par la mort. Le champ de la psychanalyse, champ de la jouissance, est le champ de l'impuissance de cette position de l'analyste : il ne peut que border les contours de la béance que le signifiant instaure. Comment cette béance a-t-elle été recouverte ? Comment l'impuissance puissante du discours a-t-elle été vidée de son sens ?

Des éléments de réponse se trouvent dans le discours de la science dominant dans les sociétés contemporaines. Or, le discours de la science est une des versions (une *révolution* ?) du discours du maître, celle manifestée au moment cartésien lorsque le projet de la science est moins celui de connaître le monde que celui de faire « surgir un monde de choses que n'y existaient d'aucune façon au niveau de notre perception[48] ». Méthodologiquement cela a pris chez Descartes la forme d'une exclusion des cinq sens du processus de la connaissance, dont le but est de « nous rendre comme maîtres et possesseurs de la nature » comme l'énonce le projet du *Discours de la Méthode* (VIe partie). Un des résultats de cette opération a consisté à abandonner la question du fondement de la vérité à Dieu : c'est le Dieu-horloger de Descartes, créateur d'un univers mécaniciste et garant de la vérité des idées les plus simples, les idées innées. L'homme, lui, se contente du jeu de la vérité formalisée, vérité logique dépendante des règles ou des axiomes indiqués. Ce qui est ainsi oublié c'est que tout cela a des effets : comme les fabrications de la science n'ont plus de lien avec la perception, elles nous déterminent comme des objets *a* et engendrent un espace où seul elles peuvent exister (l'*aletosphère*), sous le nom de *lathouses*, car leur vérité n'y est pas dévoilée. En termes

48. *Ibid.*, p. 184.

moins lacaniens : le discours de la science efface, en excluant la question du sujet, la question de la nature de ce qu'elle produit. Le discours de la science occulte la dynamique de la vérité qui consiste à se cacher lorsqu'elle se montre et à ne se montrer que cachée.

Cette mutation du maître antique en maître moderne va de pair avec la transformation du maître en capitaliste. Le plus-de-jouir, qui est la façon de payer la dette ou la perte instaurées par le langage, devient plus-value, c'est-à-dire ce qu'obtient le capitaliste du travail de l'ouvrier, sans pour autant le rémunérer. Alors le plus-de-jouir est comptabilisé, homogénéisé et peut s'additionner au capital : tout est réduit au niveau de la marchandise, à des valeurs ayant le même critère de détermination. Par rapport au maître antique, le maître moderne est moins accessible, car il y a le mécanisme du capital – pour l'exemple, il suffirait de comparer une jacquerie à une grève aux débuts de l'ère industrielle. Or, le discours universitaire se place à ce point et cherche à faire bouger les rapports : ainsi, par exemple, si l'ouvrier comprend la mécanique du capitalisme il voudra le transformer. Mais si l'on veut qu'il y ait changement, autrement dit, que ça tourne, il faut prendre les questions là où elles font question, à savoir au niveau de l'objet *a*. C'est lui qui peut faire des places qu'il occupe le lieu révolutionnaire.

Mais, que produit le discours universitaire ? Quelque chose de l'ordre de la culture : une thèse. L'étudiant devient un nom, un *Je-crate*. Les discours de mai 1968 se trompent en questionnant les maîtres ; ce n'est pas parce qu'on jette un maître à la poubelle ou qu'on le tutoie que quelque chose tourne dans la dynamique qui consiste à mettre en place des étudiants qui vont produire des semblants de maître. L'effacement de la hiérarchie maître/étudiant ou parents/enfants n'élimine pas la marque de l'héritage et à l'ignorer on risque de tomber dans l'éternel retour du même.

Mais la question se pose : pourquoi faut-il que ça tourne ? Réponse : non pas par progressisme, mais « parce que cela ne peut s'arrêter de tourner[49] ». Si ça s'arrête, ça grince, et ça grince toujours au niveau du *a*. Et Lacan de rendre un bel hommage aux anciens et à ceux qui ont copié sur eux : pour eux, ça tournait, c'est-à-dire ils n'ont pas craint de produire chez leurs disciples de la honte. La contestation universitaire qui pourrait faire que cela tourne ce serait une sorte de grève de la culture, c'est-à-dire à maintenir séparés le signifiant et le *nom*, avoir honte que le *nom* devienne un *signe*. Cela n'est possible que si le signifiant-maître est l'objet α. Le discours de l'analyste est ainsi le seul discours révolutionnaire.

49. *Ibid.*, p. 208.

Plus de Chine[50]

Guy Flecher

Le 20 janvier 1971 Lacan déclare : « je me suis aperçu d'une chose, c'est que, peut-être, que je ne suis lacanien que parce que j'ai fait du chinois autrefois »[51].

Il a en effet appris le chinois, pendant la période de la guerre, en assistant au cours de Paul Démieville. En 1970, il prend François Cheng comme professeur de chinois ; leur collaboration sera assidue pendant quatre années. Ils relisent ensemble les « livres fondamentaux, canoniques, de la pensée chinoise » comme le dit Lacan lui-même. Il est question tout autant de Lao Tzu que de Shihtao, ou de Mencius, penseurs qu'il citera souvent au fil de son enseignement.

---

50. Le « plus » peut se lire comme marquant la quête de davantage de Chine. Mais il s'agit surtout d'évoquer l'idée d'un gain, le *gain* d'un détour par la Chine et par le monde chinois fait par Lacan. Ce détour lui permettra d'introduire la question du *profit* et de *plus-value,* ainsi que de *plus-du-jouir.* Mais, « plus » est aussi à considérer comme une particule négative marquant la cessation de ce qui était car nous essayerons de repérer quand et comment Lacan a cessé de se référer au monde chinois.

51. J. Lacan, *Le Séminaire, Livre XVIII, 1971, D'un discours qui ne serait pas du semblant,* Paris, Le Seuil, 2006, p. 36.

Jacques-Alain Miller adopte la transcription phonétique des mots chinois qui était celle utilisée par Lacan, l'EFEO (École française d'extrême-orient). Dans tout cet article, nous nous conformerons donc au choix de l'édition du Seuil. Aujourd'hui, la transcription phonétique officielle, adoptée au niveau international, est l'alphabet phonétique pinyin, mise au point en Chine à la fin des années 1950.

PAROLE ET PLUS-DE-JOUIR

Lacan mentionne en particulier Mencius[52] à deux moments importants de son enseignement. La première fois, c'est en juillet 1960, lors du séminaire sur *L'éthique de la psychanalyse*. Il l'évoque tout d'abord sous son aspect le plus connu, Mencius affirmant que l'homme est bon. Et Lacan de mettre en garde « que vous auriez tort de croire optimistes » ces propos.

La deuxième référence à Mencius s'inscrit dans le séminaire *D'un discours qui ne serait pas du semblant*. Lacan rappelle que Mencius non seulement dit que « l'homme est humain » ou « c'est l'humanité qui fait l'homme », mais qu'il ne dit que cela... L'« humanité » n'est pas une qualité déposée en l'homme (par qui ? par quoi ?). Il s'agit d'une potentialité interactive particulière résumée sous le terme de conscience morale. Elle ne se révèle pas dans une conscience d'être, dans une énonciation primordiale mais à travers des actes et des comportements. La morale est donc pour Mencius inhérente à la nature de l'homme *hsing* 性.

Or c'est bien cette question du *hsing* 性 dont Lacan fait une des préoccupations du séminaire *D'un discours qui ne serait pas du semblant*, et qu'il traduit par le terme de « nature ». Anne Cheng nous dit que quand un auteur chinois parle de « nature », il pense au caractère écrit 性 - [...] composé de l'élément 生 qui signifie "vie", "venir à la vie" ou "engendrer" (à noter que dans le mot "nature", il y a le verbe latin *nascor*, "naître") [...] et du radical du cœur/esprit 忄 / 心 *hsin*.[53]

52. Mencius est l'appellation latinisée par les jésuites du nom chinois Meng-tzu 孟子.

53. A. Cheng, *Histoire de la pensée chinoise*, Paris, Le Seuil, 1997, p. 32.

C'est bien ce terme qui se retrouve dans la citation de Mencius que Lacan inscrit au tableau ce 17 février 1971 et qu'il commentera largement[54] :

天下之言性也
則故而已矣
故者以利為本
孟子

Cela se lit de haut en bas et de droite à gauche. Nous avons eu l'occasion de faire un commentaire détaillé de cette citation et de la lecture qu'en a faite Lacan[55].

La phrase s'inaugure par un « partout sous le ciel, partout dans le monde ».

Mais, dans la suite, jouant du caractère particulier de la langue classique chinoise et du fait qu'en l'absence de forme grammaticale un caractère peut tout à la fois avoir fonction de verbe, de nom ou d'adjectif, Lacan réinterprète cet écrit. Ainsi, le terme *yen* 言 (une bouche 口 surmontée d'une flûte) implique l'idée du langage et Lacan de préciser « mais comme tous les termes énoncés dans la langue chinoise, c'est susceptible aussi d'être employé au sens d'un verbe. Donc, cela peut vouloir dire à la fois la parole et ce qui parle ». Habituellement, la glose le considère comme un verbe et donc on traduit par « partout sous le ciel, on dit que la nature *hsing* 性 ». Lacan, au contraire fait de *yen* 言 un déterminant de *hsing* 性, d'où sa formulation :

> *Yen* 言 [...] cela peut vouloir dire à la fois la parole et ce qui parle, et qui parle quoi ? Ce serait, dans ce cas, ce qui

54. J. Lacan, *D'un discours qui ne serait pas du semblant, op. cit.*, p. 55 et suivantes.
55. Voir http://www.lacanchine.com

> suit, à savoir *hsing* 性, la nature, ce qui parle de la nature sous le ciel.
> [Le langage] en tant qu'il est dans le monde, qu'il est sous le ciel, le langage, voilà ce qui fait *hsing* 性, la nature.[56]

Et se référant à Mencius lui-même, il précise que la nature dont il est question est bien celle de l'être parlant, du *parlêtre*. En effet, Mencius développe par ailleurs en quoi cette nature se distingue de celle de l'animal par son accès à la métaphore. Ou comme le dit Lacan : « Ma chienne ne me prend jamais pour un autre[57] ».

Après avoir ainsi dégagé ce qu'il en est de la nature du *parlêtre*, Lacan va, dans la relecture de Mencius, en dire sa cause. Dans la troisième portion de cette citation, se trouve le terme de *li* 利. Le caractère combine 禾 *he* "céréale" et 刂 *tao* "couteau". Ainsi, couper les céréales 禾 avec un couteau 刂 symbolise de fait la moisson et c'est profitable. Ça donne du *blé*... quand les blés sont coupés, à la moisson ! Cette figure évoque aussi le tranchant (d'un couteau, 刂 *tao*) ; si ça tranche, c'est que ça va tout seul et que c'est une situation favorable. D'où les traductions que proposent les dictionnaires : tranchant, favorable, avantage, profit, intérêt, faire du bien à...

Lacan, sensible aux formulations marxistes très présentes en ces années soixante-dix, étend le sens de ce terme :

> Comme *li* 利: c'est ici le mot sur lequel je vous pointe ceci que *li* 利, je répète, que ce *li* 利 qui veut dire "bien, intérêt, profit" [...] ce que nous appellerions la plus-value.

C'est à partir de ces termes de *profit* et de *plus-value*, que Lacan forge la formule « plus-de-jouir ». À la lecture de ce passage, Lacan prête à Mencius l'idée que ce « profit », ce

56. *Ibid.*, p. 57-58.
57. J. Lacan, 1961-1962, *L'identification*, séminaire inédit, 29 novembre 1961.

« plus-de-jouir » est la cause même de la parole qui concerne la nature.

À considérer la multiplicité des traductions de cette citation et des libertés prises par chaque traducteur par rapport au « mot à mot », on est de plain-pied confronté à l'ambiguïté de cette écriture. On est au plus près de ce langage auquel se réfèrent Mencius et Lacan, un langage qui n'est pas celui des scientifiques et des linguistes.

Afin de suivre au plus près la lecture de cette citation de Mencius par Lacan, je vous propose une reformulation qui articule les traductions partielles faites par Lacan ainsi que les traductions habituelles :

> Partout *t'ien hsia* 天下, quand l'homme parle *yen* 言 de sa nature *hsing* 性, il affirme par ce fait même que cette nature est fondée par le langage *yen* 言. En tant qu'il est dans le monde, le langage fonde la nature de l'être parlant.
> Il s'impose *tse* 則 qu'il ne s'agit que *erh i* 而已 de ce qui était avant l'action, le donné originel *ku* 故. Voilà *i* 矣!
> Et ce discours à propos de la nature *yen hsing* 言性 a des effets. Ça fait qu'il y a du profit *li* 利, du plus-de-jouir.
> Or, c'est en raison *i* 以 de ce plus-de-jouir *li* 利 que le donné originel *ku* 故 prend *tse* 者 racine, prend appui *wei pen* 為本.
> C'est en cela que ce plus-de-jouir *li* 利 fait fondement *pen* 本 et cause *ku* 故.

Ce que Lacan lui-même résume, en forme de conclusion :

> C'est là que je me permets en somme de reconnaître que pour ce qui est des effets de discours, pour tout ce qui est dessous le ciel, ce qui en ressort n'est autre que la fonction de cause en tant qu'elle est le plus-de-jouir.[58]

Mencius prolonge ce passage en rappelant l'histoire mythique de Yu qui draina les eaux des inondations en

58. J. Lacan, *D'un discours qui ne serait pas du semblant, op. cit.*, p. 60.

les conduisant dans le sens de la pente naturelle. Mencius raille le paysan qui veut accélérer la croissance du blé en tirant sur les pousses alors qu'il faut et il suffit de soigner les racines, *pen* 本.

Voilà ce qui met en lumière l'autre dimension de *li* 利 : c'est ce qui est facile, à l'image du couteau qui tranche, et donc ce qui est favorable. Le favorable, le profit est dans ce qui coule et qui suit son cours naturel, sans contrariété, comme ça vient. N'est-ce pas là une image de la libre association, du « bla-bla-bla », source de profit, de plus-de-jouir ?

L'ÉCRITURE COMME OS DE JOUISSANCE

Au fil de son enseignement, et en particulier dans les années soixante, Lacan interroge l'articulation du langage et de l'écriture, et ce de façon contradictoire. En 1961, lors du séminaire *L'identification* il soutient que l'écriture est première par rapport à la parole (20 décembre 1961), ce qu'il réaffirme en 1969 (*D'un Autre à l'autre*). Mais dans tous les cas, c'est en référence à l'écriture chinoise que se conduit cette réflexion sur l'écriture.

Pour dire, écrire le mot écriture, les Chinois disent *wen* 文. *Wen* est à la fois « écriture » et « culture », ou « production littéraire ». Mais il est aussi « ornement », « élégance », « raffinement ».

Lacan lui-même le rappelle le 10 mars 1971 : « *Wen*, 文 c'est "écrit" [...] Sachez quand même l'écrire, parce que pour les Chinois, c'est le signe de la civilisation. »[59]
Initialement, ce caractère s'écrivait, se dessinait ainsi :

59. *Ibid.*, p. 87.

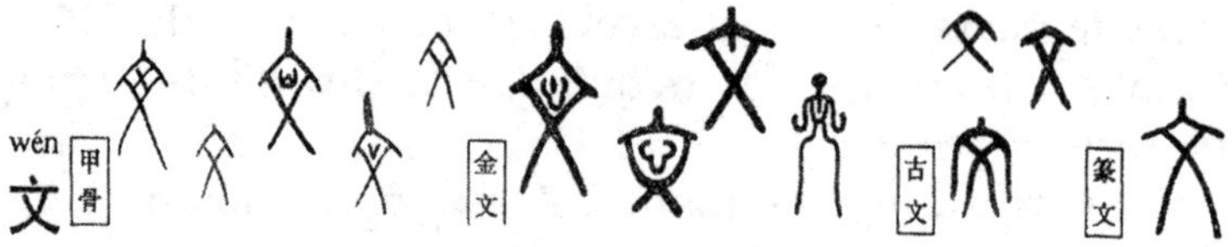

Fig. 11. – Évolution du caractère wen.

On y reconnaît initialement des tatouages sur un corps ! Très exactement ce que Lacan situe comme ex-pression de la jouissance[60].

C'est cette écriture qui va constituer l'unité de ce qu'il est convenu d'appeler le monde chinois, unité par-delà les lieux et les millénaires. L'écriture est tellement le pivot de cette culture chinoise qu'on peut dire que la langue chinoise c'est l'écriture.

ÉCRITURE ET TRAIT UNAIRE

Lors du séminaire *D'un discours qui ne serait pas du semblant,* et en particulier dans cette leçon du 17 février 1971, Lacan interroge à nouveau l'articulation du langage et de l'écriture. Il trace à la craie un caractère chinois qui se dit *szu*(*si* en pinyin) : 厶[61].

Il utilise le graphisme de ce caractère pour « écrire » le rapport entre (je reprends ses termes) :

1. les effets de langage
2. où ses effets prennent leur principe [...] un pas
3. le fait de l'écrit

Il insiste sur la dimension graphique de ce qu'il écrit à la craie et regrette de ne pas pouvoir « y mettre les accents que

60. Voir le commentaire de *Radiophonie* par Jean-Marie Jadin ; cf. *supa* p. 146.

61. Il est d'ailleurs surprenant qu'il lui donne le sens de « retors » qui n'est attesté nulle part.

permet le pinceau ». On peut supposer que Lacan aurait souhaité tracer/dessiner le schéma de la façon suivante :

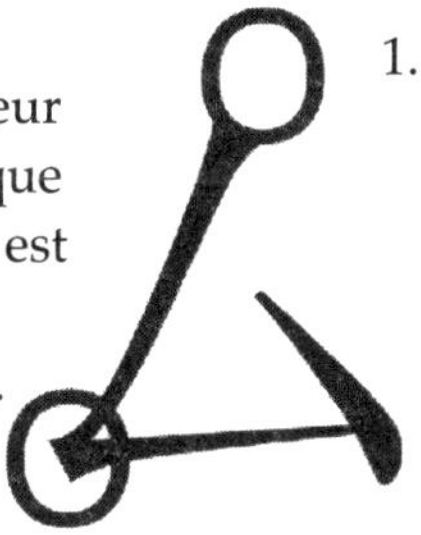

Fig. 12. – Le fait de l'écrit calligraphié.

L'écrit n'est pas le langage. Mais il ne se construit que de sa référence au langage et il est donc secondaire au langage. C'est pourquoi les questions logiques deviennent possibles par ce détour nécessaire par l'écrit. L'écrit permet d'interroger le langage. Au-delà, il permet d'interroger l'ordre symbolique qui résulte du langage, soit la « demansion », le lieu de l'Autre de la Vérité.
Ceci redonne un éclairage particulier au point de référence et de départ que se donne Lacan, ce caractère 厶. Le fait de l'écrit est bien un trait, ce trait qui rend compte du trait unaire et de l'écriture chinoise. Tout commence par un premier trait. Pour les Chinois, l'écriture et la peinture sont souvent confondues, en particulier dans l'art de la calligraphie où les deux termes, peindre et écrire, sont utilisés indifféremment. C'est ce que rappelle Lacan dans son regret de ne pas disposer de pinceau pour tracer le caractère 厶 et le graphe.

C'est en 1961, lors du séminaire sur *Le transfert* que Lacan reprend la notion freudienne de *einziger Zug*. Mais c'est lors du séminaire suivant (*L'identification*, décembre 1961) et à la suite de la découverte des encoches pratiquées sur des os au Mas d'Azil que Lacan fera du trait unaire l'essence du signifiant. La différence qualitative des traits peut à l'occasion souligner la mêmeté signifiante.

> Le trait unaire marque le un de différence à l'état pur, il manifeste la fonction du signifiant qui, à la différence du signe, ne représente (*vorstellen*) pas quelque chose pour quelqu'un mais représente (*repräsentieren*) un sujet pour un autre signifiant. Il est « effaçon » de la chose. Le trait unaire manifeste l'écrit (le phonème, trait différentiel) dans la parole.[62]

En 1967, Lacan mentionne :

> Shihtao qui, dans ce trait unaire, en fait grand état, il ne parle que de ça pendant un petit nombre de pages. Ça s'appelle en chinois *i* qui veut dire 1 ou qui veut dire : trait.[63]

Lacan se réfère au texte écrit par Shihtao, ce grand peintre chinois du XVIIe siècle qui développe le concept de l'unique trait de pinceau. À partir de ce geste technique, le plus simple qui soit, dérisoire même, Shihtao développe les considérations les plus remarquables sur la philosophie et la cosmologie chinoise. À travers ce trait de pinceau s'expriment le rythme spirituel et le Un Absolu.

François Cheng témoignera de l'intérêt que Lacan portait à cet écrit. Il écrira lui-même, après ses multiples échanges avec Lacan : « Le Trait est à la fois le Souffle, le Yin-Yang, le Ciel-Terre, les Dix-mille êtres, tout en prenant en charge le rythme et les pulsions secrètes de l'homme.[64] » Le traducteur du texte de Shihtao, Pierre Ryckmans, le présente ainsi :

---

62. É. Porge, « Sur les traces du chinois chez Lacan. », *Essaim* n° 10, automne 2002, Toulouse, érès. Exposé présenté au Symposium international de psychanalyse qui s'est tenu à Chengdu (Chine) en avril 2002.
63. J. Lacan, 1966-1967, *La logique du fantasme*, séminaire inédit, 26 avril 1967.
64. F. Cheng, *Vide et plein – Le langage psictural chinois*, Paris, Le Seuil, 1979, p. 42-43.

> Ce concept qui est une création de Shihtao. [...] Le paradoxe essentiel de ce concept est qu'il possède, comme point de départ, une signification concrète et technique d'une simplicité presque dérisoire, et qu'en même temps, l'usage qui en est fait le charge d'un ensemble de références qui va nous renvoyer aux principes fondamentaux les plus abstrus de la philosophie et de la cosmologie chinoises anciennes. [...] premier balbutiement du langage pictural, il en est aussi le fin mot.
> C'est le trait de pinceau qui est considéré comme le canal privilégié par lequel s'exprime « le rythme spirituel » (dont l'expression, comme on le sait, constitue cette limite absolue vers laquelle tend toute peinture) [...] Grâce à l'ambivalence du terme *yi* qui ne signifie pas seulement « un », mais aussi « l'Un Absolu » de la cosmologie du *Livre des Mutations* et de la philosophie taoïste.
> « L'Un est l'origine de l'infinité des créatures, c'est le *Tao* sous sa forme absolue »
> Il incarne de manière exemplaire l'attitude du peintre chinois, épurée jusqu'en ce qu'elle représente de plus universelle, c'est-à-dire, la vision de l'homme agissant en communion avec l'Univers.[65]

On voit bien comment le caractère chinois se trouve à la jonction de la peinture et de l'écriture. La calligraphie se dit *shufa* 书法, littéralement : "discipline d'écriture".

L'exécution au pinceau ne tolère ni retouche, ni correction, ni hésitation, ni repentir... C'est l'art du trait par excellence. François Cheng en décrit très bien les enjeux :

> Quand un calligraphe chinois saisit son pinceau, il est persuadé que le souffle qui inspire sa main est le même que celui qui anime l'univers. Quand il pratique le *Tai Ji Chuan*, il est certain que le souffle avec lequel il communique est le même que celui qui meut toute chose vivante.[66]

---

65. P. Ryckmans, *Les propos sur la peinture du moine Citrouille-amère*, première édition en 1970, traduction et commentaire du traité de Shitao.
66. É. Porge, « Sur les traces du chinois chez Lacan », *Essaim* n° 10, *op. cit.*, 2002.

Engendrée dans le mouvement du *chai* 气 l'écriture chinoise engage le corporel dans l'œuvre de création, véritable « éloquence graphique »[67].

Lacan souligne l'importance de ces calligraphies qui ornent les murs. Il suffit d'ailleurs de voir le besoin ressenti par des gens simples comme par des lettrés d'avoir dans leur intérieur des sentences calligraphiées. Elles sont là plus pour élever l'esprit et le nourrir, l'apaiser et l'inciter à la méditation, que pour le seul effet décoratif. C'est un repos de l'homme tout entier de les regarder et de savoir qu'elles sont là.

L'ÉCRITURE, OS DONT LE LANGAGE SERAIT LA CHAIR

Ce sont les calligraphies qui inspirent les propos de Lacan lors de sa conférence du 12 mai 1971 intitulée *Lituraterre*, conférence qui s'inscrit dans le séminaire D'*un discours qui ne serait pas du semblant*. Lacan y développe de façon brillante la notion de *lettre*.

La référence à la calligraphie y est essentielle. Dans la calligraphie - je reprends là les formules de Lacan - le mariage de la peinture à la lettre, et en particulier dans la cursive, dans le style dit "herbe folle", *caoshu* 草書, ce mariage est évident. Dans ce style dit "herbe folle" « le singulier de la main écrase l'universel » et la dimension du signifiant, signifiant pourtant soutenu par la lettre.

La lettre nous amène « au bord du trou dans le savoir, voilà-t-il pas ce qu'elle dessine ». La lettre est proprement le littoral, le bord du trou dans le savoir. « Entre centre et absence, entre savoir et jouissance, il y a littoral ».

Voilà en quoi la lettre est « ce qui dans le réel se présente comme ravinement. [...] L'écriture est dans le réel le ravinement du signifié, ce qui a plu du semblant en tant

67. J. Bel Lassen.

qu'il fait le signifiant. » Ce qui, comme le dit précisément Lacan, d'entre les nuages [...] a plu ! Nuage-pluie, *yün-yü* 云雨 : c'est ainsi que les Chinois disent le rapport sexuel...

Toujours lors du séminaire *D'un discours qui ne serait pas du semblant,* il affirme :

> L'écrit est non pas premier mais second par rapport à toute fonction du langage [...] C'est de la parole que se fraie la voie vers l'écrit.[68]

Ou encore :

> L'écriture c'est quelque chose qui en quelque sorte se répercute sur la parole, sur l'habitat de la parole.[69]

Il suggère ainsi la conjonction de l'écriture et du langage :

> L'écriture n'est jamais, depuis ses origines jusqu'à ses derniers protéismes techniques, que quelque chose qui s'articule comme os dont le langage serait la chair. [...][70]

Il est remarquable de constater comment Lacan reprend là une formulation des calligraphes pour lesquels le trait de pinceau comprend l'os - qui donne vie ou mort, fermeté et droiture - et la chair - lorsque les pleins et les déliés expriment la réalité des choses.

> Le pinceau a quatre effets : le tendon (*chin* 筋), la chair (*jou* 肉), l'os (*ku* 骨) et le souffle (*ch'i* 气). Le tendon, c'est lorsque l'élan se poursuit alors que le pinceau s'interrompt. La chair, c'est lorsque les pleins et déliés expriment la réalité des choses. L'os, c'est ce qui donne vie ou mort, fermeté et droiture [au trait]. Le souffle, c'est lorsque les traces de peinture sont indéfectibles. C'est pourquoi les traits tracés à l'encre trop dense perdent leur corps, ceux à l'encre trop fluide manquent de rectitude et de souffle ; si le tendon est mort, il ne peut y avoir

68. J. Lacan, *D'un discours qui ne serait pas du semblant, op. cit.,* p. 62 et 64.
69. *Ibid.,* p. 83.
70. *Ibid.,* p. 149.

> de chair. Un tracé qui s'interrompt totalement n'a pas de tendon ; s'il cherche à charmer, il n'a pas d'os.[71]

Si le langage est premier, l'écriture rend donc compte de la structure intime des choses, là encore référence au concept chinois de *li* 理.

UNE JOUISSANCE UTILE

La calligraphie s'avère donc être une pure jouissance de la lettre où il s'agit de tracer le trait unique d'un seul coup, sans rature. La calligraphie est un art corporel, vecteur du dit et du non-dit. Aussi, pour les Chinois, l'écriture qui est domestication du corps et jouissance pulsionnelle, fraye la voie, le *Tao*. Elle nécessite une attitude corporelle de même nature que celle des arts corporels inspirés par les principes taoïstes.

Elle fait œuvre utile et participe à ce jouir utile que développe le taoïsme. Il s'agit en effet, pour le taoïsme, de ménager le vivant et jouir du mouvement de la vie. Les principes et les méthodes de longévité cherchent à régénérer l'énergie affaiblie, en faisant circuler les souffles, *ch'i* 气. Lacan fait mention de ces techniques du taoïsme et en particulier le fait de retenir son foutre. Il s'agit là de techniques de jouissance utile.

> Tout cela ne veut pas dire qu'il n'y ait pas eu des trucs de temps en temps, grâce auxquels la jouissance – sans elle, il ne saurait y avoir de sagesse – a pu se croire venue à cette fin de satisfaire la pensée de l'être. Seulement voilà – jamais cette fin n'a été satisfaite qu'au prix d'une castration.

71. Jing Hao, *De la technique du pinceau.*

> Dans le taoïsme par exemple – vous ne savez pas ce que c'est, très peu le savent, mais moi je l'ai pratiqué, j'ai pratiqué les textes bien sûr – l'exemple est patent dans la pratique même du sexe. Il faut retenir son foutre, pour être bien.[72]

L'écriture, à partir du trait unaire, peut être considérée comme la forme la plus subtile et la plus élaborée de jouissance utile, qui nourrit la vie, la santé du corps et de l'esprit dans une quête d'immortalité.
Et Lacan d'ajouter :

> L'écriture, elle, pas le langage, l'écriture donne os à toutes les jouissances qui, de par le discours, s'avèrent s'ouvrir à l'être parlant. Leur donnant os, elle souligne ce qui y était certes accessible, mais masqué, à savoir que le rapport sexuel fait défaut au champ de la vérité.[73]

DU CHINOIS AUX NŒUDS

Tout au fil de son enseignement, et à plusieurs reprises. Lacan tracera des caractères chinois au tableau, lors de ses séminaires. Il lui arrivera même d'amener des calligraphies dessinées/écrites de sa main (lors de la séance du 6 juin 1961 de *L'identification*). Ces « traces » ont été retranscrites, le plus souvent très maladroitement par des auditeurs peu informés de la chose chinoise... Il faut donc, le plus souvent les reconstituer à l'aide du discours déployé par Lacan.

Ainsi, le 9 février 1972, lors de son séminaire *...ou pire*[74], Lacan a tracé au tableau, avant de débuter sa leçon, une série de caractères chinois. Cette fois, plus que de coutume,

72. J. Lacan, Le Séminaire, Livre XX, *Encore*, 1972-1973, Paris, Le Seuil, 1975, p. 104.
73. J. Lacan, *D'un discours qui ne serait pas du semblant, op. cit.*, p. 149.
74. J. Lacan, 1971-1972, *... ou pire*, séminaire inédit, 9 février 1972.

et nous verrons pourquoi, il a fallu faire un travail de décryptage des notes diverses que l'on peut trouver.[75]

À son habitude, Lacan écrit ce qui semble être une sentence, de la façon classique, de droite à gauche et de haut en bas.

請拒收我贈

蓋非也

Soit en transcription phonétique: *ch'ing chü shou wo tseng, kai fei yeh.* La traduction littérale peut être :

inviter à - refuser - accepter - je - offrir
voilà pourquoi - n'être pas - [ponctuation]

En fait, il ne s'agit pas d'une sentence habituellement mentionnée dans les écrits classiques, et pour cause ! Si les trois caractères conclusifs constituent une cellule fréquente dans les textes classiques, la partie initiale semble être une formulation de Lacan.

Si notre transcription est juste, ce texte fait écho à ce par quoi Lacan entame cette séance du séminaire. Il avance en effet la formule : « Je te demande de me refuser ce que je t'offre [...] parce que ça n'est pas ça ».

Mais pourquoi donc a-t-il éprouvé le besoin d'en proposer une traduction chinoise de son cru ? Et pourquoi, l'avoir écrite de sa main sur le tableau ? Et surtout, pourquoi ne fait-il jamais référence à cet écrit au fil de ce séminaire ? Il semble ignorer ce texte qui est dans son dos et qui plus est, sous le regard continu de l'auditoire.

Or, il se trouve que Lacan a entendu parler du nœud borroméen par la fille d'une de ses amies la veille de ce

---

75. Je remercie Guy Sizaret pour sa large contribution à ce travail de décryptage.

séminaire. C'est ce dont il rend compte lors de cette séance du 9 février 1972 :

> Chose étrange, tandis qu'avec ma géométrie de la tétrade je m'interrogeai hier soir sur la façon dont je vous présenterai cela aujourd'hui, il m'est arrivé, dînant avec une charmante personne qui écoute les cours de M. Guilbaud que, comme une bague au doigt, me soit donné quelque chose que je vais maintenant, que je veux vous montrer, quelque chose qui n'est rien de moins, paraît-il, je l'ai appris hier soir, que les armoiries des Borromées.[76]

En fait, à compter de ce jour, jamais plus il n'écrira chinois en public. Ses références au monde chinois se réduiront notablement et concerneront le taoïsme et une invitation à lire le livre de François Cheng consacré à la poésie chinoise. À cette occasion, il souligne comment le poète chinois ne peut pas ne pas écrire.

Néanmoins, à deux occasions, il fera une remarque à propos de l'écriture chinoise. Le 4 octobre 1975, lors de la « Conférence à Genève sur le symptôme » lors de laquelle on l'interroge sur la différence entre le mot parlé et le mot écrit :

> Il est certain qu'il y a là, en effet, une béance tout à fait frappante. Comment est-ce qu'il y a une orthographe ? C'est la chose la plus stupéfiante du monde, et qu'en plus ce soit manifestement par l'écrit que la parole fasse sa trouée, par l'écrit et uniquement par l'écrit, l'écrit de ce qu'on appelle les chiffres, parce qu'on ne veut pas parler des nombres. Il y a là quelque chose qui est de l'ordre de ce que l'on posait tout à l'heure comme question – de l'ordre de l'immanence. Le corps dans le signifiant fait trait, et trait qui est un Un. J'ai traduit le *Einziger Zug* que Freud énonce dans son écrit sur l'identification, par trait unaire. C'est autour du trait unaire que pivote toute la

76. *Ibid.*

question de l'écrit. Que le hiéroglyphe soit égyptien ou chinois, c'est à cet égard la même chose. C'est toujours d'une configuration du trait qu'il s'agit. Ce n'est pas pour rien que la numération binaire ne s'écrit rien qu'avec des 1 et des 0. La question devrait se juger au niveau de – quelle est la sorte de jouissance qui se trouve dans le psychosomatique ? Si j'ai évoqué une métaphore comme celle du gelé, c'est bien parce qu'il y a certainement cette espèce de fixation. Ce n'est pas pour rien non plus que Freud emploie le terme de *Fixierung* – c'est parce que le corps se laisse aller à écrire quelque chose de l'ordre du nombre.

L'autre remarque a été faite le 11 novembre 1973, lors du séminaire *Les non-dupes errent* :

> Quand vous approchez certaines langues - j'ai le sentiment que ce n'est pas faux de le dire de la langue chinoise - vous vous apercevez que, moins imaginaires que les nôtres, les langues indo-européennes, c'est sur le nœud qu'elles jouent.

Il lie donc la langue chinoise (pas l'écriture spécifiquement) aux nœuds. Or, lors de cette séance du 9 février 1972 où il écrit pour la dernière fois en public en chinois, un écrit dont les raisons de la présence restent énigmatiques, un écrit dont il se désintéresse... cette séance est aussi celle où, pour la première fois, il vient avec des bouts de ficelle. On sait comment, désormais, ces bouts de ficelle vont occuper ses mains.

Alors, quel est le lien entre l'écriture chinoise, la jouissance et les nœuds ?

Vers l'écriture de la jouissance sexuelle...

Marcel Ritter

Le séminaire intitulé *D'un discours qui ne serait pas du semblant*, prononcé par Lacan de janvier à juin 1971, ouvre la voie vers l'écriture de la jouissance sexuelle, articulée autour du phallus. Son axe est constitué par la distinction entre l'écrit et le langage, la lettre et le signifiant. C'est sur la base de cette distinction que Lacan peut élaborer l'écriture logique des formules dites de la sexuation.

LES POINTS ESSENTIELS POUR LES QUESTIONS RELATIVES À LA JOUISSANCE

La notion de discours

Le discours avec sa structure tétraédrique, telle qu'elle a été développée au cours du séminaire de l'année précédente, est une des notions clés. L'élément important par rapport à *L'envers de la psychanalyse* concerne l'écriture de la structure du discours : la place en haut à gauche, définie avant tout comme la place de l'agent, est à présent désignée de manière prévalente comme la place du semblant[77]. Étant donné que le terme occupant cette place détermine le titre du discours, chacun des quatre discours est nommé à partir d'un semblant. D'où l'assertion : tout discours est discours du semblant. Ce qui nous éclaire sur le titre du séminaire.

Lacan s'explique d'entrée de jeu sur ce titre[78]. Il y reviendra brièvement au début de la dernière séance[79],

---

77. J. Lacan, 1971. *D'un discours qui ne serait pas du semblant,* Le Séminaire, Livre XVIII, Paris, Le Seuil, 2006, p. 25.
78. *Ibid.*, p. 13-19.
79. *Ibid.*, p. 163.

pour préciser que le conditionnel indique qu'il s'agit d'une hypothèse, qui est celle de tout discours. Donc, si l'énoncé « un discours qui ne serait pas du semblant » est une hypothèse, il renvoie à un discours qui n'existe pas si ce n'est justement sous forme d'hypothèse, laquelle de ce fait conditionne tout discours existant. Comme souvent, Lacan part de ce qui n'est pas pour avancer ce qui vient se loger dans cette place vide.

La raison pour laquelle tout ce qui est discours ne peut que se donner pour semblant[80], et que par ailleurs il n'y a pas de semblant de discours, réside dans le fait que le semblant est le signifiant en lui-même. Ainsi, le discours en tant que constitué à partir du signifiant, est en lui-même du semblant. Un discours qui ne serait pas du semblant n'existe pas. Ce serait un discours hors articulation signifiante, ce qui est une impossibilité. En somme, ce serait le réel à l'état pur.

La référence à la logique

Dans « Radiophonie[81] » Lacan avait déjà avancé que sans le fait de l'écrit il serait impossible de questionner ce qui résulte de l'effet de langage, c'est-à-dire la dimension de la vérité dont le lieu est l'Autre. Dans ce séminaire il réaffirme qu'interroger la vérité dans sa demeure langagière, ce qu'il appelle « la demansion de la vérité », ne se fait que par l'écrit. Il s'agit en l'occurrence de l'écrit en tant que c'est de lui que se constitue la logique, laquelle se caractérise dès son origine par le fait de prendre la vérité comme référence[82].

80. *Ibid.*, p. 15.
81. J. Lacan, 1970, « Radiophonie », dans *Autres écrits*, Paris, Le Seuil, 2001, p. 416-417.
82. J. Lacan, *D'un discours qui ne serait pas du semblant*, *op. cit.*, 2006, p. 64 et 74.

Lacan prend appui sur la logique formelle pour l'écriture de la position sexuée de l'être parlant, et cette écriture concerne au plus près la question de la jouissance sexuelle en tant que réel. Cette écriture sera amorcée dans ce séminaire, développée l'année suivante dans … *ou pire*, et trouvera sa forme définitive dans *Encore*.

Lacan retrace d'abord l'évolution de la logique formelle en trois étapes[83]. Il s'agit de la logique telle qu'il s'en sert pour l'usage qui lui est propre, ce qui va le conduire à y introduire un certain nombre de modifications.

La logique formelle de Aristote

Aristote distingue quatre propositions [UA, UN, PA, PN dans l'écriture de Lacan], deux universelles et deux particulières à partir de « tout » et de « quelques », l'introduction de la négation permettant de les répartir en affirmatives et négatives. À propos de cette logique Lacan se réfère également au quadrant de Peirce, où les quatre propositions d'Aristote sont reportées selon l'inscription ou non de traits verticaux et de traits obliques dans les cases. L'important réside dans la présence d'une case vide, qui concerne les deux propositions universelles. Cette case vide indique que la proposition universelle ne nous renseigne en rien quant à l'existence, contrairement à ce qui était soutenu depuis Aristote.

La logique des quantificateurs (Boole et Morgan)

Elle introduit une nouvelle écriture des quatre propositions d'Aristote où les termes « tout » et « quelques » sont remplacés par des lettres, les quantificateurs : le quantificateur universel $\forall$, signifiant « tout », et le quantificateur existentiel $\exists$, signifiant « il existe ». Cette nouvelle écriture permet de dire dans quelle mesure un x pris comme

83. *Ibid.*, p. 109-111 et p. 136-141.

inconnu et précédé du quantificateur universel ou existentiel pouvait satisfaire, c'est-à-dire donner valeur de vérité à un rapport de fonction F(x) où x est pris comme variable. Elle donne lieu à quatre formules, que Lacan propose d'écrire d'abord de la manière suivante :

$\forall x.F(x)$: universelle affirmative

$\forall x.\overline{F(x)}$: universelle négative

$\exists x.F(x)$: particulière affirmative

$\overline{\exists x}.F(x)$: particulière négative

Cette manière, nouvelle, d'écrire la deuxième et la quatrième formule s'inscrit dans les modifications introduites par Lacan pour son élaboration en cours des formules de la sexuation.

La troisième étape concerne donc *les modifications introduites par Lacan dans l'écriture des formules de la logique des quantificateurs.*

Ces modifications sont de deux ordres. La première consiste à placer la barre de négation de manière séparée sur la fonction ou sur le quantificateur : $\overline{F(x)}$; $\overline{\forall x}$, pas-tout x ; $\overline{\exists x}$, il n'existe pas de x. La deuxième remplace dans l'écriture de la fonction F par Φ le phallus, soit la fonction phallique ou la castration, ou encore « l'être ou avoir le phallus[84] ».

La fonction s'écrit dès lors $\Phi(x)$, où Φ est le signifiant de la fonction phallique ou la jouissance, alors que la variable de la fonction inscrite en x est la variable sexuelle et désigne l'homme ou la femme comme signifiant. $\Phi(x)$ est ainsi l'écriture de la jouissance sexuelle dans son rapport avec le phallus, donc la castration. Autrement dit, le phallus est le point pivot autour duquel tourne tout ce qui concerne la jouissance sexuelle.

Dans les formules que Lacan va dès lors écrire, x désigne chacun en tant qu'il existe comme sexué. Associé

84. J. Lacan, 1973, « L'étourdit », dans *Autres écrits, op. cit.*, 2001, p. 458.

au quantificateur, dans la partie gauche de la formule, x est inconnu ; associé à Φ dans la partie droite, soit la fonction, x est une variable.

Le fait de placer la barre de négation soit sur la fonction soit sur le quantificateur s'articule avec la distinction opérée par Lacan de deux sortes de négation, une négation forclusive et une négation discordantielle. Sans le dire explicitement dans ce séminaire, Lacan se réfère à la grammaire de Damourette et Pichon avec la distinction du discordantiel et du forclusif : ou bien la négation exprime l'ambiguïté (« je crains qu'il ne vienne »), et elle est discordante, ou bien elle soutient la contradiction, et elle est forclusive en tant que dire oui ou non[85]. Il reviendra sur ces deux négations l'année suivante dans le séminaire *...ou pire*[86].

En ce qui concerne les formules, si la barre de négation est placée sur la fonction $\Phi(x)$ il s'agit d'une négation forclusive : la fonction $\Phi(x)$ est exclue, elle est dite que non, elle ne sera pas écrite. Par contre, si la barre de négation est placée sur le quantificateur, la négation est discordantielle : elle nie soit le « tous » $\forall$, soit le « il existe » $\exists$. Mais elle ne dit pas encore si la fonction $\Phi(x)$ peut s'écrire ou non. Cependant on peut toujours l'énoncer. Lacan remarque à propos des formules caractérisées par cette négation discordantielle qu'il ne peut les écrire que sans les écrire, puisqu'elles reposent sur un énoncé discordantiel.

C'est autour de cette distinction que va s'articuler ce qu'il en est du rapport sexuel, soit l'impossibilité de son écriture[87].

85. M. Safouan (sous la direction de), *Lacaniana*, 2, Paris, Fayard, 2005, p. 261-262.
86. J. Lacan, 1971-1972, *... ou pire*, séminaire inédit, 8 décembre 1971.
87. J. Lacan, *D'un discours qui ne serait pas du semblant*, *op. cit.*, 2006, p. 142.

Voici maintenant les quatre formules inédites proposées par Lacan et dont l'ébauche se situe dans ce séminaire. Leur élaboration se poursuivra au cours du séminaire de l'année suivante[88].

$\forall x.\Phi(x)$: pour tout x la fonction $\Phi(x)$ peut s'écrire ou tout x est inscriptible dans la fonction $\Phi(x)$.

$\overline{\forall x}.\Phi(x)$: ce n'est pas de tout x que la fonction $\Phi(x)$ peut s'inscrire ou ce n'est pas en tant qu'il y aurait un tout x que je peux écrire ou ne pas écrire $\Phi(x)$.

$\overline{\exists x}.\Phi(x)$: ce n'est pas d'un x existant que la fonction $\Phi(x)$ peut s'écrire ou ce n'est pas en tant qu'il existe un x que je peux écrire ou ne pas écrire la fonction $\Phi(x)$. Cette troisième formule (négation discordantielle) subira une modification, la barre de négation glissant du quantificateur sur la fonction (négation forclusive). Elle s'écrira dès lors $\exists x.\overline{\Phi(x)}$: il existe un x qui nie la fonction $\Phi(x)$.

$\overline{\exists x}.\overline{\Phi(x)}$: il n'existe pas de x qui nie la fonction $\Phi(x)$ ou il n'existe pas de x tel que la fonction $\Phi(x)$ ne s'applique pas à x. Cette dernière formule ne sera introduite qu'au cours du séminaire de l'année suivante.

Ces quatre formules constituent l'écriture logique des formules de la sexuation. On notera que dans cette écriture, et par rapport aux quatre propositions d'Aristote dont nous sommes partis, $\forall x.\Phi(x)$ correspond à l'universelle affirmative, $\overline{\exists x}.\overline{\Phi(x)}$ à l'universelle négative, $\exists x.\overline{\Phi(x)}$ à la particulière affirmative, $\overline{\forall x}.\Phi(x)$ à la particulière négative.

La première $\forall x.\Phi(x)$ et la troisième $\exists x.\overline{\Phi(x)}$ concernent l'homme. La première dit que tout homme est fonction phallique. La troisième dans sa première version ($\overline{\exists x}.\Phi(x)$)

88. Le lecteur pourra se reporter à ce propos au livre de Guy Le Gauffey, *Le pastout de Lacan : consistance logique, conséquences cliniques*, Paris, EPEL, 2006.

précise que ce n'est pas en tant que particulier qu'il l'est. Elles posent l'homme comme universel : tout homme satisfait à la fonction phallique, c'est-à-dire à la castration. Mais il y a une exception qui limite la fonction phallique, qui échappe à la castration. C'est ce que dit la troisième formule dans sa deuxième version ($\exists x.\overline{\Phi(x)}$). Cette exception concerne le père mythique de *Totem et Tabou,* celui qui est dit être capable de satisfaire à la jouissance de toutes les femmes.

Quant à la deuxième et à la quatrième formule, elles se rapportent à la femme. Pour elle pas d'universel, c'est le pas-tout de la deuxième formule $\overline{\forall x}.\Phi(x)$. Il n'y a pas de « toute femme », mais seulement « une femme ». Il n'y a pas non plus d'exception qui fasse limite. C'est ce qu'indique la quatrième formule $\exists x.\overline{\Phi(x)}$. Notons que dans ces deux formules concernant la femme le quantificateur est nié, c'est-à-dire marqué d'une négation discordantielle.

Il convient de souligner dans cette première approche de ce qui va constituer l'essentiel de l'enseignement de Lacan durant les deux années suivantes, l'écart entre le dire, l'énoncé, la parole, et l'écrit. Les quatre formules indiquent ce que l'on peut dire à propos de l'écrit[89].

Les avancées concernant la jouissance

Ces avancées portent sur deux points : les rapports de la lettre ou de l'écrit avec la jouissance, et la notion de jouissance sexuelle.

La lettre ou l'écrit et la jouissance

Lacan évoque les rapports de la lettre et de la jouissance, d'une part dans son texte « Lituraterre[90] » dont il fait

89. J. Lacan, *D'un discours qui ne serait pas du semblant, op. cit.,* 2006, p. 110.
90. J. Lacan, 1971, « Lituraterre », dans *Autres écrits,* Paris, Le Seuil, 2001, p. 11-20

la lecture dans la séance du 12 mai 1971, et de l'autre en se référant à son texte « Le séminaire sur "La Lettre volée"[91] ».

Je rappelle d'abord brièvement les apports de « Lituraterre ». L'axe principal de ce texte est constitué par la distinction opérée entre la lettre et le signifiant. La lettre y est définie dans sa fonction de bord ou de littoral. Elle est le bord d'un trou dans le savoir, mis en évidence par la psychanalyse sous le terme de refoulement. La jouissance est concernée par ce trou et son bord, puisque la lettre ou le littéral fait ainsi le littoral entre le savoir et la jouissance. La lettre est en quelque sorte au bord du savoir et de la jouissance, dans un entre-deux.

Quant au signifiant, le semblant par excellence pour Lacan, il est toujours prêt à faire accueil à la jouissance ou au moins à l'invoquer de son artifice. Sa rupture par la lettre en tant que rature congédie ce qui de cette rupture du signifiant ferait jouissance, ou désigne ce que cette rupture soutient de la jouissance comme hypothèse. À cette description des rapports de la lettre et du signifiant quant à la jouissance, Lacan ajoute que ce qui de la jouissance s'évoque par la rupture du semblant se présente comme « ravinement du signifié » dans le réel – ce que j'entends comme le creusement des effets de sens liés au jeu de la lettre. La jouissance s'évoque donc. Elle ne se nomme pas. Elle est liée à cet effet de sens.

Lacan remarque aussi que dans une psychanalyse toutes les interprétations se résument à la jouissance. Il revient au psychanalyste de soutenir à tout instant ce qu'il appelle un virage, le virage du littoral au littéral, soit l'émergence des lettres dans le signifiant qui font bord entre le savoir et la jouissance. Notons que c'est là le principe de l'interprétation par l'équivoque, qui réduit la jouissance au moyen de l'effet de sens.

91. J. Lacan, 1956. « Le séminaire sur "La Lettre volée" », dans *Écrits*, Paris, Le Seuil, 1966, p. 11-61.

Au début de la séance suivante Lacan lance une formule en apparence énigmatique : au niveau des fonctions déterminées par un discours on peut établir l'équivalence « l'écrit, c'est la jouissance[92] ». Par la suite il dira aussi que ce qui s'écrit, ça serait les conditions de la jouissance[93]. Pour illustrer sa formule il se réfère au texte « Le séminaire sur "La Lettre volée" », ou plutôt « la lettre en souffrance », qui montre comment la transmission d'une lettre, ici au sens de l'épistole, a un rapport avec quelque chose d'essentiel dans l'organisation du discours, à savoir la jouissance. L'important est l'effet féminisant produit par les déplacements de la lettre sur celui qui la détient. Cet effet féminisant consiste à faire valoir son être en le fondant en position de signifiant, soit du signifiant phallus qui est le signifiant de la jouissance. En cela la lettre est ici le signe de la femme, à entendre comme le signe de sa jouissance.

Auparavant il avait déjà avancé, en renvoyant à « La direction de la cure et les principes de son pouvoir[94] », que la jouissance que le phallus constitue, c'était la jouissance féminine[95]. Il note d'ailleurs qu'à la fin du conte d'Edgar Poe le dernier détenteur de la lettre, Dupin, jouit à la pensée de ce qui se passera lorsque le ministre prendra connaissance du message qu'il lui aura adressé[96] : « Un destin si funeste, s'il n'est digne d'Atrée, est digne de Thyeste ».

---

92. J. Lacan, *D'un discours qui ne serait pas du semblant, op. cit.*, 2006, p. 129.
93. J. Lacan, 1972-1973, *Encore*, Le Séminaire, Livre XX, Paris, Le Seuil, 1975, p 118.
94. J. Lacan, 1958, « La direction de la cure et les principes de son pouvoir », dans *Écrits, op. cit.*, 1966, p. 585-645.
95. J. Lacan, *D'un discours qui ne serait pas du semblant, op. cit.*, 2006, p. 67 et 69.
96. *Ibid.*, p. 103-104.

La jouissance sexuelle

Les développements concernant la jouissance sexuelle constituent l'apport essentiel de ce séminaire à la question de la jouissance. Ils sont l'amorce de ce qui deux ans plus tard sera isolé sous le terme de jouissance phallique. Ils peuvent se résumer en six propositions, se référant toutes au réel.

La jouissance sexuelle, c'est le réel comme impossible

Lacan part du mythe d'Œdipe, en fait du mythe freudien de *Totem et Tabou*, donc d'un discours. Ce mythe est nécessaire dit-il, de désigner le réel, et ce réel s'incarne de la jouissance sexuelle comme impossible. En effet, ce que ce mythe désigne c'est l'être mythique, le père de la horde primitive, dont la jouissance serait celle de toutes les femmes, ce qui est impossible puisqu'il n'y a pas de « toutes les femmes[97] ». L'année précédente[98] Lacan avait déjà souligné à propos de ce mythe freudien que l'équivalence du père mort et de la jouissance, le père mort étant le gardien de la jouissance, était le signe de l'impossible même – ce qui constitue une autre manière d'y repérer le réel. Notons l'emploi du conditionnel : la jouissance de ce père serait celle de toutes les femmes, ce qui situe cette jouissance comme une hypothèse.

Qu'un tel appareil soit imposé par le discours même, confirme Lacan dans sa thèse de la prévalence du discours pour tout ce qu'il en est de la jouissance. Le terme « appareil » est à entendre dans le sens de l'appareil du discours, mais aussi de l'appareil du social, comme appareil de la jouissance[99].

97. *Ibid.*, p. 33.
98. J. Lacan, 1969-1970, *L'envers de la psychanalyse*, Le Séminaire, Livre XVII, Paris, Le Seuil, 1991, p. 143.
99. *Ibid.*, p. 14, 19, 54, 85.

Cela étant posé, Lacan introduit aussitôt la référence à l'objet *a*, lequel vient remplir la place définie dans le discours comme celle du plus-de-jouir. En effet, la jouissance sexuelle, comme toute autre jouissance, est articulée du plus-de-jouir [100], lui-même à référer au phallus. Lacan précise en outre que le plus-de-jouir ne se normalise que du rapport au phallus, donc à la jouissance sexuelle dont le phallus est le signifiant [101].

Le réel de la jouissance sexuelle, c'est le phallus, donc la castration

La jouissance sexuelle se définit de son rapport au phallus. Le terme phallus, bien que mettant l'accent sur un organe, ne désigne nullement l'organe dit pénis. Le phallus, c'est l'organe passé au signifiant [102]. Le phallus vise en fait le rapport à la jouissance, la jouissance étant une fonction du phallus en tant que signifiant. Dans ce rapport du phallus à la jouissance, la jouissance constitue ce que Lacan appelle la condition de vérité du phallus. À ce propos, il rappelle que le phallus c'est l'organe en tant qu'il est la jouissance féminine, soit être le phallus. Il fait allusion à l'incompatibilité de l'être et de l'avoir, et au choix qui définit la castration [103].

Lacan rappelle aussi que la crise de la phase phallique expose tout jeune être parlant à une vérité : il y en a qui n'en ont pas. Dans cette formule il y a évidemment équivalence entre le phallus et l'organe. L'identification sexuelle consiste à tenir compte de ce qu'il y ait des

100. J. Lacan, « Radiophonie », dans *Autres écrits, op. cit.*, 2001, p. 438.
101. J. Lacan, *D'un discours qui ne serait pas du semblant, op. cit.*, 2006, p. 33-34.
102. J. Lacan, « L'étourdit », dans *Autres écrits, op. cit.*, 2001, p 456-459.
103. J. Lacan, *D'un discours qui ne serait pas du semblant, op. cit.*, 2006, p. 67-68.

femmes pour le garçon et des hommes pour la fille. L'important dit-il, est la situation réelle : pour les hommes, la fille c'est le phallus, et c'est ça qui les châtre, eux ; pour les femmes, le garçon c'est le phallus, ce qui les châtre elles aussi parce-qu'elles n'acquièrent qu'un pénis. Ici nous passons à nouveau au signifiant. Les deux sont le phallus pendant un moment, ce qui a pour conséquence de châtrer l'autre, mais dans son être. « Pendant un moment » je l'entends comme avant le choix entre l'être et l'avoir, où il s'agit soit du signifiant soit de l'organe.

Pour Lacan, c'est cela le réel. À partir de là, il peut énoncer que le réel de la jouissance sexuelle, c'est le phallus, et il ajoute le Nom-du-père, identifiant les deux termes en l'occasion, ce en référence à la castration [104].

Si le phallus, en tant que signifiant, est la jouissance sexuelle, elle est solidaire d'un semblant. Lacan appelle « opération semblant » le rapport entre l'homme et la femme, tel qu'il vient de le définir en référence au phallus. Notons que « jouissance sexuelle » et « rapport entre homme et femme » sont ici des termes équivalents. Mais dans la relation homme-femme, le rapport de la jouissance au semblant n'est pas le même chez l'un et chez l'autre.

En ce qui concerne l'homme, la femme est en position, au regard de la jouissance sexuelle, de ponctuer l'équivalence de la jouissance et du semblant, soit le rôle du signifiant dans le rapport de l'homme et de la femme. La femme représente ainsi pour l'homme « l'heure de la vérité », terme qui sera précisé par la suite.

Pour l'homme donc, le semblant (le signifiant, le phallus) est la jouissance, et cela indique que la jouissance est semblant. C'est le jouir à faire semblant. L'homme est à l'intersection de ces « deux jouissances » – à mon avis le semblant comme jouissance et la jouissance comme semblant. Pour Lacan cela explique pourquoi l'homme

104. *Ibid.*, p. 34 et « L'étourdit », dans *Autres écrits, op. cit.*, 2001, p. 460.

subit au maximum le malaise du rapport sexuel. La raison en est sans doute cette double prise dans le semblant.

Par contre la femme en tant qu'elle est l'Autre[105], sait ce qui de la jouissance et du semblant est disjonctif. Pour elle, jouissance et semblant, bien que s'équivalant dans une dimension de discours, ne sont pas moins distincts dans l'épreuve. Quelle est cette épreuve ? Il s'agit probablement d'une allusion à la jouissance Autre que phallique. C'est en cela que la femme est l'heure de vérité pour l'homme, de la vérité de ce qu'il y a de semblant dans le rapport de l'homme à la femme[106]. Dans la suite du séminaire Lacan reprendra cette question de la disjonction pour poser la division sans remède de la jouissance et du semblant[107].

Il n'y a pas de rapport sexuel chez l'être parlant, et ce du fait du phallus

Lacan prend appui à ce propos sur le texte de Freud. Freud formule déjà l'impossibilité du rapport sexuel, mais pas comme tel. Par contre, c'est écrit dans ce qu'il écrit[108]. Cette impossibilité est une vérité révélée par le savoir du névrosé, lequel a permis à Freud de forger ses mythes. Dans *Malaise dans la civilisation* Freud évoque l'existence d'un dérangement essentiel, structural de la sexualité humaine[109]. Toute l'œuvre de Freud entoure une vérité voilée qui énonce qu'un rapport sexuel, dans un quelconque accomplissement, ne se soutient que de la composition entre la jouissance et le semblant, c'est-à-dire la fonction phallique ou la castration. Cette composition surgit

105. Ce qui sera explicité par la suite : cf. ... *ou pire,* séminaire inédit, 8 mars 1972.
106. J. Lacan, *D'un discours qui ne serait pas du semblant, op. cit.,* 2006, p. 35.
107. *Ibid.,* p. 151.
108. *Ibid.,* p. 97, p. 105-106.
109. Cf. « Les sources de la jouissance : Freud et les autres », *supra* p. 84-85.

chez le névrosé sous la forme d'un évitement, d'une crainte alors qu'il s'agit d'une intrusion nécessaire. La castration est une nécessité, et la jouissance doit y être ordonnée [110].

Pour Lacan, le premier argument à rendre concevable l'impossibilité du rapport sexuel est d'ordre mathématique. En effet, le rapport sexuel comme tout autre rapport ne subsiste que de l'écrit. L'essentiel du rapport est une application : *a* appliqué sur *b* ($a \to b$), ce qui suppose deux termes. Pour le rapport sexuel, ce serait les deux termes de la bipolarité sexuelle, homme et femme. Or, la fonction du phallus rend intenable la bipolarité sexuelle, les deux sexes ayant rapport au phallus, d'où l'impossibilité de l'écriture du rapport sexuel. La fonction phallique nécessite de substituer aux deux termes qui se définissent du mâle et du femelle deux autres termes qui se définissent du choix entre l'être et l'avoir.

Avec la fonction phallique Lacan pose que le langage a son mot à dire, qu'il a son champ réservé dans la béance du rapport sexuel, telle que la laisse ouverte le phallus, et il va l'illustrer à l'aide d'un graphe qui a la forme du caractère chinois *szu* [111]. En 1 il place « les effets de langage » ; en 2 « là où ils prennent leur principe », soit le fait que l'écrit n'est pas le langage, ce en quoi le discours analytique est révélateur de quelque chose, qu'il est un « pas » ; en 3 « le fait de l'écrit », marqué du trait.

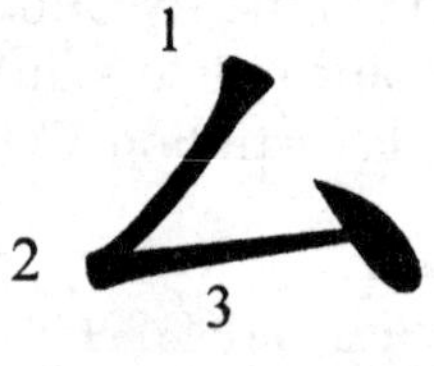

Fig. 13. – Le graphe sous la forme du caractère *szu*.

110. J. Lacan, *D'un discours qui ne serait pas du semblant, op. cit.*, 2006, p. 166-167.
111. *Cf. supra* p. 307.

Si l'écrit n'est pas le langage, il ne se construit pourtant que de sa référence au langage. Et dans la logique, c'est de l'écrit que s'interroge le langage dans son rapport à la vérité.

La référence au langage permet à Lacan de substituer au rapport sexuel qui ne s'écrit pas ce qu'il appelle la loi sexuelle. En effet, il n'y a rien de commun (le « pas » du discours analytique en 2) entre un rapport qui ferait loi, et qui relèverait de l'application selon une fonction mathématique (« le fait de l'écrit » en 3), et une loi cohérente au registre du désir, à l'interdiction (« les effets de langage » en 1), soulignant l'identité du désir et de la loi [112].

Pour résumer : la loi sexuelle, liée à l'effet de langage, à la fonction du phallus et à l'interdiction, supplée au rapport sexuel. La voie vers la jouissance dite phallique, articulée avec le langage, est ainsi ouverte.

Il est impossible d'écrire le rapport sexuel, et la jouissance sexuelle telle quelle

Tout ce qui précède, notamment la nécessité de fonder tout rapport de l'écrit conformément à la référence mathématique du terme rapport, nous a préparés à cette impossibilité d'écrire le rapport sexuel.

Le rapport sexuel n'est pas inscriptible dans le langage. Rien ne se produit du langage qui serait l'écriture d'un rapport de fonction (F (x) : F dans un certain rapport avec x), et qui ferait qu'il y ait inscription effective de la mise en rapport des deux termes homme et femme [113]. Je rappelle que pour Lacan l'écrit est toujours second par rapport à toute fonction du langage.

Il convient également de se souvenir que Freud avait déjà attiré l'attention sur le fait qu'il n'y avait dans l'inconscient pas de représentants, donc pas de signifiants,

---

112. J. Lacan, *D'un discours qui ne serait pas du semblant*, *op. cit.*, 2006, p. 68.
113. *Ibid.*, p. 132.

homme et femme. On n'y trouve que des reflets (*Reflexe)* de la bipolarité sexuelle [114], donc des semblants.

Pour Lacan il n'y a actuellement aucune possibilité d'écrire le rapport sexuel, et rien ne pourra s'en écrire sans faire entrer en fonction le phallus [115], lequel, en tant que signifiant, est la jouissance sexuelle. Or, la jouissance sexuelle n'est pas traitable directement, puisqu'elle est marquée par l'impossibilité d'établir l'Un du rapport sexuel, comme Lacan le dira par la suite [116]. Il y faut un plus, et ce plus est la parole, et le discours avec sa structure.

Mais le discours avec l'écriture de ses fonctions n'a rien à faire avec ce qui peut spécifier le partenaire sexuel. D'où l'assertion : la jouissance sexuelle ne peut être écrite [117], c'est-à-dire écrite telle quelle. Ajoutons : hormis le rapport de la jouissance au phallus qui s'écrit $\Phi(x)$, la fonction phallique ou la castration ou « l'être ou avoir le phallus ». L'assertion de Lacan ne tient que si on assimile rapport sexuel et jouissance sexuelle, dans le sens de la jouissance de l'Autre (génitif objectif). Par contre, si on entend jouissance sexuelle dans le sens de jouissance phallique, son écriture est possible.

Lacan poursuit en précisant que la jouissance sexuelle emprunte son symbolisme à ce qui ne la concerne pas, c'est-à-dire à la jouissance comme augmentation de tension et en tant que celle-ci est interdite par le principe de plaisir, lequel veille à ce qu'il n'y ait pas trop de jouissance. Cela tient au fait que l'étoffe de toute jouissance confine à la souffrance, en quoi nous reconnaissons la vie.

La jouissance sexuelle prend en effet sa structure d'une limite à la jouissance dirigée sur le corps propre, limite où

114. S. Freud, 1938, *Abrégé de psychanalyse*, Paris, PUF, 1970, p. 59-60.

115. J. Lacan, *D'un discours qui ne serait pas du semblant, op. cit.*, 2006, p. 83-84.

116. J. Lacan, *Encore, op. cit.*, 1975, p 13.

117. J. Lacan, *D'un discours qui ne serait pas du semblant, op. cit.*, 2006, p. 107.

jouissance en excès elle confine à la jouissance mortelle. Notons ici ce rapprochement, sur le plan de la structure, de la jouissance sexuelle avec la jouissance mortelle, paradigme de toute jouissance.

La jouissance, dans le sens de la jouissance mortelle, désignée par la suite comme la jouissance fondamentale[118], ne rejoint la dimension du sexuel qu'à partir de l'interdit sur le corps dont le corps propre est sorti, le corps de la mère. Ainsi se structure dans et par le discours le rapport de la jouissance sexuelle avec la loi, et la partenaire est réduite à une, la mère. C'est à partir de là que se construit tout ce qui peut se verbaliser. La parole instaure ainsi cette dimension de vérité, qui est l'impossibilité du rapport sexuel[119].

Tout ce développement s'inscrit dans la distinction entre parole et écrit, entre langage et écriture.

Lacan reprend à propos de cette impossibilité d'écrire le rapport sexuel, vu la nécessité de tenir compte de ce tiers terme qu'est le phallus, son graphe du triangle ouvert (sous la forme du caractère *szu*) pour montrer que le phallus Φ n'est pas entre homme et femme. Le phallus n'est pas le médium entre l'homme et la femme.

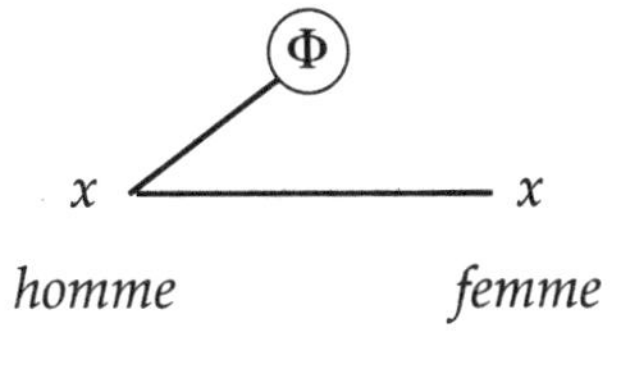

Figure 14. – La caractéristique du tiers terme.

En effet si on le relie à un des deux termes, homme ou femme, il ne communiquera pas avec l'autre, et inversement.

---

118. J. Lacan, 1971-1972, *Le savoir du psychanalyste*, inédit, 4 novembre 1971.
119. J. Lacan, 1971, *D'un discours qui ne serait pas du semblant*, *op. cit.*, 2006, p. 107-108.

La jouissance sexuelle constitue un obstacle au rapport sexuel, du fait de la parole

La jouissance sexuelle est un barrage à l'avènement du rapport sexuel dans le discours [120]. La raison en est *Die Bedeutung des Phallus,* la signification du phallus. Lacan n'utilise ici que le terme allemand, en référence à sa conférence de 1958 à Munich prononcée en langue allemande, et aussi en référence à Frege qui oppose *Bedeutung,* la dénotation ou la signification, à *Sinn,* la connotation ou le sens.

C'est l'occasion pour Lacan de rappeler que le langage n'est constitué que d'une seule *Bedeutung,* celle du phallus. C'est là sa seule dénotation. Le langage n'est jamais que métaphorique, toute désignation ne se faisant que par rapport à autre chose, et métonymique, la métonymie étant le support du plus-de-jouir. Ce que la parole prétend dénoter ne fait jamais que renvoyer à une connotation. Mais ce qui se dénote au dernier terme, c'est toujours *Die Bedeutung des Phallus.*

Cette *Bedeutung* c'est le savoir de l'inconscient, et ce savoir est en position de vérité (dans le discours analytique, S_2 le savoir est en bas à gauche à la place de la vérité). Ainsi le langage, soit ce qui structure l'inconscient, ne connote que l'impossibilité de symboliser le rapport sexuel chez les êtres qui habitent ce langage, et en tiennent la parole [121].

Il convient de distinguer des jouissances de parodie et une jouissance effective rapportée à l'Autre de la jouissance à jamais interdit

À propos de la distinction entre l'écriture et le langage Lacan produit une métaphore, la métaphore de l'os et de la chair : l'écriture s'articule comme os dont le langage serait la chair [122]. En cela elle démontre que la jouissance sexuelle n'a pas d'os. J'ajoute que la raison en est qu'elle ne peut

120. *Ibid.,* p. 148.
121. *Ibid.,* p. 148-149, p. 168.
122. *Cf. supra* p. 311.

pas s'écrire telle quelle, hormis justement la référence au phallus, n'étant liée qu'à l'effet de langage.

Mais l'écriture donne os à toutes les jouissances qui s'ouvrent à l'être parlant de par le discours. « Elle donne os », je l'entends dans ce cas comme « elle donne os du fait que le discours s'écrit », mais il ne s'écrit qu'à partir d'un semblant, le signifiant. L'écriture donne os à toutes les jouissances liées au discours, en ce que l'écriture est l'os de jouissance, elle est la jouissance même. « Os de jouissance » est une formule que je dois à Guy Flecher[123].

En fait, l'écriture souligne ainsi ce qui dans toutes ces jouissances était accessible mais masqué, à savoir que le rapport sexuel fait défaut au champ de la vérité, en ce que le discours qui l'instaure ne procède que du semblant, le signifiant. Ne procédant que du semblant, le discours ne fraye la voie qu'à des jouissances qui parodient celle qui y est effective, mais qui lui demeure étrangère. Il s'agit là, à mon avis, de ce qui serait la jouissance effective dans le rapport sexuel s'il existait, c'est-à-dire justement s'il pouvait s'écrire. Lacan utilisera cette même expression « jouissance effective » dans le séminaire *Encore*[124] dans le sens de l'adéquation de la jouissance au rapport sexuel qui ne peut s'écrire.

Il convient donc de distinguer deux types de jouissance : des jouissances de parodie liées au discours et ne procédant que du semblant, et une jouissance effective que Lacan rapporte à l'Autre de la jouissance, à jamais inter-dit (S(Ⱥ) sur le graphe[125]) dont le langage ne permet l'habitation qu'à le fournir de « scaphandres[126] », c'est-à-dire de masques[127], donc de semblants.

123. *Cf. supra* p. 305.

124. *Op. cit.*, 1972-1973, p. 109.

125. Il s'agit ici de l'Autre comme lieu du signifiant, mais aussi de l'Autre de l'Autre sexe.

126. L'homme vient de marcher sur la lune dans un passé récent.

127. Référence au masque d'un personnage japonais qui rêvait à la lune, qu'on peut voir au temple du Pavillon d'Argent à Kyoto.

Dans la suite de son propos Lacan évoque sa prosopopée du « Je parle » de la vérité[128] où il ne dit que ce que parler veut dire, à savoir la division sans remède de la jouissance, dans le sens de la jouissance effective, et du semblant. Je pense que cette division constitue le support de la distinction des deux types de jouissance, une jouissance effective mais interdite liée à l'Autre de la jouissance, et des jouissances de parodie liées au semblant. Dans la première nous pouvons reconnaître la jouissance de l'Autre, dans la deuxième la jouissance phallique.

Il poursuit en articulant la vérité, la jouissance et le semblant : « La vérité, c'est de jouir à faire semblant, et de n'avouer en aucun cas que la réalité de chacune de ces deux moitiés [jouir et faire semblant] ne prédomine qu'à s'affirmer d'être de l'autre [moitié], soit à mentir à jets alternés. Tel est le mi-dit de la vérité[129] ».

Le pas suivant consistera à nommer jouissance phallique cette jouissance liée au discours ou au semblant, et à l'opposer à la jouissance de l'Autre. Il ne tardera pas à être accompli. De cette jouissance phallique, au point où nous en sommes actuellement, je proposerai la formule suivante : c'est la chair qui s'est faite verbe. Il s'agit de la chair dans le sens où Lacan en parle dans « Radiophonie[130] », la chair devenue corps de par la marque du signifiant, le corps devenant de ce fait même le lieu de l'Autre. Jean-Marie Jadin a commenté ce processus, pour définir la jouissance comme « l'abus réciproque du symbolique et de la chair pour faire du corps[131] ». Donc, si la chair s'est faite verbe, c'est que le verbe l'a faite corps.

128. J. Lacan, 1955, « La chose freudienne », dans *Écrits*, *op. cit.*, 1966, p. 408-411.

129. J. Lacan, *D'un discours qui ne serait pas du semblant*, *op. cit.*, 2006, p. 151.

130. J. Lacan, *Autres écrits*, *op. cit.*, 2001, p. 409. *Cf. supra* p. 251.

131. Cf. « De chair et de corps » ; *supra* p. 259.

... mais le rapport ne s'écrit pas

Marcel Ritter

Au cours de l'année 1971-1972 Lacan poursuit son enseignement sous deux formes : le séminaire sous le titre *... ou pire*, et une série d'« entretiens » intitulés *Le savoir du psychanalyste* à la chapelle de l'hôpital Sainte-Anne. Les propos tenus aux deux endroits s'entrecroisent, bien que leur style varie de l'un à l'autre, tout en traitant des mêmes questions. Pour la clarté de leur exposé, nous avons néanmoins tenu à les présenter séparément.

Lacan y accentue la différence entre la jouissance sexuelle, fondée sur son rapport à la fonction phallique, d'où résulte la possibilité de son écriture, et le rapport sexuel, caractérisé lui par l'impossibilité de son écriture. Il revient sur les formules de la sexuation pour y apporter un certain nombre de précisions. Il développe par ailleurs la fonction de l'Un dans le champ de la psychanalyse. Il introduit enfin le nœud borroméen et la notion de « lalangue », deux éléments majeurs qui auront une place prépondérante dans la suite de ses avancées concernant la jouissance.

LES APPORTS DU SÉMINAIRE ... *OU PIRE*

Retour sur les formules de la sexuation

Lacan repart du non-rapport sexuel, dont il dira ailleurs qu'il « n'implique pas qu'il n'y ait pas de rapport au sexe[132] ». Il commente longuement les quatre formules logiques[133] ébauchées l'année précédente et les regroupe

---

132. J. Lacan, 1973. « L'étourdit », dans *Autres écrits*, Paris, Le Seuil, 2001, p. 464.
133. J. Lacan, 1971-1972, *... ou pire*, séminaire inédit, 8 décembre et 15 décembre 1971, 12 janvier 1972.

deux par deux dans un tableau, qui trouvera sa forme achevée l'année suivante dans le séminaire *Encore* avec le complément d'une partie inférieure. Les formules concernant l'homme ($\exists x.\overline{\Phi x}$, $\forall x.\Phi$) se situent dans la partie gauche, celles concernant la femme ($\overline{\exists x}.\overline{\Phi x}$, $\overline{\forall x}.\Phi x$) dans la partie droite. Chaque sujet en tant que sexué (x) peut s'inscrire d'un côté ou de l'autre du tableau selon son rapport à la fonction phallique (Φx), c'est-à-dire à la castration.

Les précisions que Lacan apporte intéressent en particulier la fonction de l'exception liée à la première formule côté homme ($\exists x.\overline{\Phi x}$), le rapport différent à la castration de l'homme et de la femme, et l'articulation des quatre formules avec les modalités d'Aristote autrement ordonnées.

Reprenons d'abord les deux formules côté homme

$\exists x.\ \overline{\Phi x}$ pose l'existence d'un x qui dit que non à la fonction phallique, donc à la castration. C'est la formalisation d'une position d'exception. Il s'agit d'une place purement logique, qui se substitue à la place habituellement attribuée au père du mythe freudien de *Totem et Tabou*, celui qui est dit jouir de toutes les femmes. Elle est de l'ordre du nécessaire pour que tous les autres x puissent s'inscrire dans la castration. C'est l'« au-moins-un » du père[134]. Tout un chacun est concerné par cette place. Cependant le « il existe » n'assure pas pour autant l'existence, il ne répond qu'à une nécessité logique.

L'autre formule, $\forall x.\Phi x$ est dans une articulation logique avec la première assurant l'exception. Elle pose l'inscription de l'homme dans l'universel : tout x est soumis à la castration ou sa jouissance est marquée de son rapport à la fonction phallique. Cette formule relève de l'ordre du possible : pour « tout homme » possible. Mais

---

134. *Ibid.*, 12 janvier 1972.

l'universel « pour tout x » n'assure pas non plus l'existence, celle-ci n'étant que possible.

Les deux formules côté femme à présent

$\overline{\forall x}.\Phi x$ pose que la femme a à faire à la fonction phallique comme « pas-toute ». Elle n'y est « pas-toute », sans pour autant la nier – il n'y a pas de trait de négation sur Φx Sa jouissance ne relève « pas-toute » de la fonction de la castration. La femme a une jouissance supplémentaire, dont il sera question l'année suivante dans le séminaire *Encore*. Le « pas-toute » s'articule avec le contingent : il n'est pas impossible que la femme ait rapport à la fonction phallique. La femme ne s'inscrit pas dans l'universel (pas-tout x), ce qui donnera lieu par la suite à l'affirmation « la femme n'existe pas ».

Quant à la deuxième formule, $\overline{\exists x}.\overline{\Phi x}$, introduite au cours de ce séminaire, elle pose qu'il n'existe pas de x qui satisfasse à ce que la fonction phallique soit niée – ici il y a un trait de négation sur Φx Pour la femme il n'existe pas d'exception. Cette formule marque l'impossible, donc le réel. À propos du rapport de la femme à la castration Lacan précise qu'il n'est pas lié à l'essence mais au réel, à l'impossible comme cause. De par sa privation du phallus il n'y a nulle nécessité d'une place d'exception quant à la castration. Les femmes ne sont pas castrables puisque le phallus elles ne l'ont pas. C'est du réel que la femme prend son rapport à la castration[135].

Lacan rappelle que s'il est impossible d'écrire le rapport sexuel, il est par contre possible d'écrire le rapport d'un sujet en tant que sexué à la fonction phallique. Cette écriture est l'écriture de la fonction de la jouissance sexuelle[136]. C'est cette fonction phallique qui fait barrage à

135. *Ibid.*, 12 janvier 1972.
136. *Ibid.*, 8 décembre 1971.

l'écriture du rapport sexuel[137]. Il en résulte un « discours rompu[138] », de même que la « béance d'une indétermination » du rapport commun de l'homme et de la femme à la jouissance[139].

Enfin, en ce qui concerne les modalités, Lacan modifie l'ordre instauré par Aristote en opposant le nécessaire et le possible, l'impossible et le contingent.

La jouissance sexuelle

L'être parlant[140] a un rapport privilégié à la jouissance sexuelle, liée à la fonction phallique, donc au langage. La conséquence en est un rapport dérangé au corps propre, de même qu'au corps de l'autre. En effet, le langage n'est pas en mesure d'approcher « la valeur sexuelle », homme ou femme, du partenaire. Le langage fonctionne d'origine comme suppléance à la jouissance sexuelle telle quelle ou effective. Il ordonne ainsi « l'intrusion de la jouissance [portant sa marque] dans la répétition corporelle ». C'est à partir de là que Lacan propose une articulation autre qu'anecdotique de la castration, soit une articulation logique[141].

Si la jouissance sexuelle est, comme il l'a dit, le pivot de toute jouissance, la question se pose néanmoins si elle est pour autant phallique. Lacan l'admet provisoirement[142]. Notons que dans *Le savoir du psychanalyste* (3 février 1972) il avance, à propos du rapport de la jouissance avec la fonction de la parole, que cette jouissance est une jouissance

137. *Ibid.*, 15 décembre 1971.
138. *Ibid.*, 8 décembre 1971.
139. *Ibid.*, 12 janvier 1972.
140. Celui qui prend être de la parole. Cf. *... ou pire*, compte rendu du séminaire 1971-1972 », dans *Autres écrits, op. cit.*, 2001, p. 547.
141. J. Lacan, *... ou pire, op. cit.*, 12 janvier 1972.
142. *Ibid.*, 12 janvier 1972.

certes phallique mais qu'on ne peut pas dire sexuelle. La raison en est sa fonction d'obstacle au rapport sexuel.

Tout en ouvrant pour l'être parlant la porte de la jouissance, la jouissance sexuelle de par son lien au langage n'est pas pour autant la jouissance tout court. Celle-ci se situe avant tout du côté de la destruction, soit de la jouissance mortelle, alors que la jouissance sexuelle est fondée sur le rapport à la fonction phallique, donc à la castration. Lacan se réfère à ce propos au texte de Sade. Jouir c'est jouir d'un corps, c'est l'embrasser, l'étreindre, le mettre en morceaux. Il rappelle qu'en droit avoir la jouissance de quelque chose, c'est pouvoir traiter ce quelque chose comme un corps, soit le démolir. C'est là le mode de jouissance le plus régulier[143].

L'être parlant n'échappe pas à la jouissance sexuelle. Lacan la qualifie de « production locale, accidentelle, organique », liée à l'organe mâle, soit à la détumescence. C'est elle qui introduit l'appel au langage et la nécessité de parler – une thèse de l'origine du langage. La jouissance colore dès lors pour l'être parlant tous ses besoins élémentaires, c'est-à-dire ce par quoi il se défend contre la mort. Mais la jouissance sexuelle n'est pas pour autant la vie[144], dans la mesure où elle est supportée par la répétition signifiante.

À partir de là Lacan s'avance vers la reconnaissance de l'objet *a* au cœur de toute jouissance. Le 9 février 1972 il parle pour la première fois du nœud borroméen à propos de la formule « Je te demande de refuser ce que je t'offre, parce que : c'est pas ça », le « c'est pas ça » renvoyant à l'objet *a*. Le nœud borroméen soutiendra toute l'élaboration ultérieure de la notion de jouissance, et l'objet *a* y occupera la place centrale, au cœur des jouissances. La formule inaugurale vise le rapport de la demande et du

143. *Ibid.*, 15 décembre 1971.
144. *Ibid.*, 19 janvier 1972.

désir à l'objet *a*, et Lacan la qualifie de « lettre d'amur » typique. Le terme « amur », introduit lors des entretiens sur *Le savoir du psychanalyste* le 6 janvier 1972, associe l'objet *a*, le mur de la castration et l'amour. Il renvoie au réel, à l'impossible en jeu dans tout amour.

Lacan définit enfin l'autre du couple sexuel comme étant l'Autre. L'inexistence du rapport sexuel nécessite un signifiant qui barre cet Autre, c'est le signifiant de l'Autre barré S(Ⱥ). Il avance alors paradoxalement qu'« on ne jouit que de l'Autre ». Mais on n'en jouit pas « sexuellement », vu qu'il n'y a pas de rapport sexuel, pas plus qu'on en est joui. On en jouit « mentalement ». Si on jouit de l'Autre, c'est par l'intermédiaire de ses fantasmes. On ne jouit que de ses fantasmes, de même qu'on n'est joui que par eux. Lacan joue ici de lalangue : ce ne sont « queue des pensées » c'est-à-dire qu'elles se pensent « réellement ».

La femme donne l'illustration de cette figure de l'Autre dans sa rencontre de l'homme, de « s'Autreposer » entre centre et absence. Son mode de présence est entre la fonction phallique dont elle participe par l'intermédiaire de l'homme, ce qui est sa « jouiprésence », et le « pas-toute » qui laisse la place à une absence par quoi elle n'y participe pas, ce qui est sa « jouiabsence [145] ».

La jouissance et l'inexistence

La notion d'inexistence permettra d'apporter un éclairage nouveau sur la répétition dans son rapport à la jouissance. L'inexistence est à distinguer de la non-existence [146]. La non-existence c'est le néant, alors que l'inexistence est liée à un symbole qui lui existe. Ce symbole, Lacan l'a trouvé chez Frege sous la forme du zéro. Frege fonde le nombre un sur le zéro comme concept d'inexistence, néces-

145. *Ibid.*, 8 mars 1972.
146. *Ibid.*, 19 janvier 1972.

saire pour établir la série des nombres entiers. L'Un est le successeur d'un premier zéro, non-identique à lui-même, pour se situer ensuite au niveau d'un deuxième zéro, identique à lui-même, qui est celui de l'inexistence. Lacan remarque que Frege rend ainsi compte de la possibilité de la répétition. La répétition des Uns est d'abord la répétition de l'Un en tant que Un de l'inexistence. À partir de là Lacan soulève la question de la distinction de deux Uns, l'Un qui se répète et l'Un qui se pose dans la suite des nombres entiers. Cette question lui permettra de développer par la suite la fonction de l'Un dans le champ de la psychanalyse.

L'inexistence supporte une existence en attente, non encore advenue. C'est sur cette base que Lacan évoque l'inexistence de la vérité dans le symptôme, soit la vérité que le symptôme suppose, et l'inexistence de la jouissance dans la répétition, soit la jouissance que la répétition suppose. Définissant la logique comme « l'art de produire une nécessité de discours », il renvoie au double sens de « produire » : démontrer ce qui était là avant, et réaliser par un travail. La production dans le premier sens du terme ne peut se faire que dans l'après-coup d'une actualisation par un « travail » de discours. Ce qui est supposé avoir été déjà là, par la nécessité de la démonstration, témoigne de la nécessité du travail d'actualisation. L'inexistence est le préalable au nécessaire. Le symptôme fait ainsi advenir la jouissance dans son inexistence, et ce à partir de l'insistance, soit la répétition, que Lacan qualifie de piétinement devant la porte vers la sortie.

Dans le discours analytique, c'est le signifiant-maître S_1 qui est à la place de la production, désignée comme la place du plus-de-jouir. À l'étage au-dessus nous avons à la place de la jouissance $\$$, soit le sujet barré ou l'inconscient, ou encore « la jouissance de l'énonciation autorisée[147] ».

147. *Ibid.*, 10 mai 1972.

Ce rapport entre jouissance et inexistence est essentiel pour la conception de la jouissance comme supposition, comme hypothèse nécessaire dans la logique du discours.

Lacan soulignera qu'il n'y a pas d'existence sinon sur fond d'inexistence, et inversement. Ex-sistere, c'est tenir son soutien d'un dehors qui n'est pas[148].

La fonction de l'Un au regard de la jouissance

Les développements concernant la fonction de l'Un ouvrent sur de nouvelles formulations quant à la jouissance sexuelle. Lacan reprend la question de l'Un[149], en précisant que son rapport avec l'Autre n'est pas inscriptible. Il avance le terme de « bifidité » à propos de l'Un pour distinguer, en dehors de l'Un qui englobe, « l'unaire » et « l'unien ».

L'unaire renvoie au trait unaire, le trait de la répétition, donc au symbolique. Lacan remarque que la répétition ne fonde aucun « Tous » ni n'identifie rien, parce que tautologiquement il ne peut pas y avoir de première[150]. Elle procède d'un manque.

Quant à l'unien, il renvoie au zéro ou à l'ensemble vide. Il relève du réel. C'est « L'Un-tout-seul », là où se dirait le rapport sexuel[151]. Lacan l'introduit à partir de la formule « Y'a d'l'Un », qui marque une certaine indétermination. L'unien résulte d'une fonction que Lacan appelle « l'unier[152] ». Cet unier se fonde sur « il en existe un qui dit que non » à la fonction phallique, à la castration, soit sur la place de l'exception. Lacan revient à ce propos sur la fonc-

148. *Ibid.*, 15 mars 1972.
149. *Ibid.*, 15 mars 1972.
150. *Ibid.*, 10 mai 1972.
151. J. Lacan, … *ou pire*, compte rendu du séminaire 1971-1972 », *Autres écrits*, *op. cit.*, 2001, p 550.
152. J. Lacan, … *ou pire*, *op. cit.*, 14 juin 1972.

tion représentée dans l'analyse par le mythe du Père primordial. Le mythe dit que le Père « unie » toutes les femmes. Lacan y apporte une modification à partir de la logique : il les unit certes, mais « pas-toutes ». Au mythe du Père primordial, il substitue une fonction logique.

Mis à part le fait de marquer la répétition et la place de l'exception, l'Un a encore une autre incidence en ce qui concerne la jouissance. L'Un soutient la notion de l'Une jouissance ou la jouissance Une, soit la jouissance phallique en opposition à la jouissance de l'Autre. Dans son Compte rendu du séminaire Lacan écrit que ce qui pense, calcule et juge, c'est la jouissance, et la jouissance étant de l'Autre exige que l'une [jouissance], celle qui du sujet fait fonction, soit simplement castrée, c'est-à-dire symbolisée par le phallus[153]. Dans cette Une jouissance nous pouvons reconnaître la jouissance sexuelle en tant qu'elle est jouissance phallique.

Le corps et la jouissance

Le séminaire s'achève sur des questions concernant le rapport de la jouissance et du corps d'une part, du corps et du discours de l'autre.

Dans le Compte rendu du séminaire[154], Lacan évoque l'effet de l'inconscient comme savoir sur le corps. Le savoir inconscient « affecte » le corps de l'être qui ne se fait être que de paroles, il morcelle sa jouissance, il la découpe jusqu'à en produire ces chutes que sont l'objet *a*. Lacan y précise en outre que le corps ce n'est pas le système nerveux, bien que celui-ci serve la jouissance. Il la sert dans la mesure où il appareille dans le corps ce que Lacan

153. J. Lacan, *... ou pire,* compte rendu du séminaire 1971-1972 », *Autres écrits, op. cit.,* 2001, p. 551.
154. J. Lacan, *... ou pire,* compte rendu du séminaire 1971-1972 », dans *Autres écrits, op. cit.,* 2001, p. 550.

appelle la jouissance de *l'Umwelt* ou la prédation – référence à la pulsion d'emprise.

Lacan définit le jouir comme « cet ambigu qu'il y a dans le rapport du corps avec lui-même[155] ». Le corps a partout des possibilités d'accéder au jouir de soi, entre autres en se cognant et en se faisant mal. Autrement dit la jouissance est dérangeante, sauf dans le sommeil. Quand l'homme dort il ne jouit plus, mais il rêve, c'est-à-dire qu'il est en proie au désir. Lacan rappelle à ce propos que pour Freud le seul désir fondamental dans le rêve est le désir de dormir. Dans le sommeil le corps s'enroule, se met en boule et échappe à tout dérangement. Avec la suppression de la jouissance tout s'évanouit, le semblant, la vérité et le plus-de-jouir, soit toutes les fonctions du discours. Cependant, toujours en référence à Freud, le signifiant continue sa course, et le désir se signifie comme effet de langage dans le rêve. Le désir a pris le relais de la jouissance dans le sommeil. Nous retrouvons ici le débat inaugural entre désir et jouissance. Pendant le sommeil le désir, suspendu au plus-de-jouir, n'est pas pour autant mis entre parenthèses. Si pour Freud le rêve est un accomplissement de désir, il l'est en tant que signification d'un désir sur le mode de l'accompli. La question du désir dans le rêve renvoie à la structure, soit à l'articulation signifiante et à l'objet *a* comme cause de la division du sujet[156].

Lacan rappelle une fois de plus que le langage vient en suppléance du rapport sexuel. C'est l'ordre signifiant qui fonctionne à la place où il y aurait ce rapport. Dans cet ordre le désir se constitue comme effet de langage, et il se rapporte au sexuel sur le mode métaphorique et métonymique, les deux étant générateurs de sens. Par la suite

155. J. Lacan, *... ou pire, op. cit.*, 14 juin 1972.
156. *Ibid.*, 21 juin 1972.

Lacan dira que le sens n'est sexuel que parce qu'il se substitue au sexuel qui manque[157].

Pour finir Lacan évoque le rapport du corps et du discours[158]. Le corps est le support du discours. Lacan se réfère à Freud qui a montré que ce qui se produisait au niveau du corps avait à faire avec ce qui s'articulait au niveau du discours. Mais si l'on envisage la jouissance le corps n'est pas tout seul, il y en a un autre, voire plusieurs autres. C'est « la jouissance corps à corps », et on ne sait pas lequel jouit. Cette jouissance n'est pas pour autant sexuelle, elle n'est pas « rapportée » – il n'y a pas de rapport sexuel. Toujours en référence à Freud, il y a surdétermination de cette jouissance de corps à corps par le discours, le signifiant. Pour que la jouissance existe, il faut qu'on puisse en parler, ce qui nécessite le dire.

Lacan développe alors la distinction entre le dire et le dit, à partir d'un énoncé assertif écrit au tableau : « Qu'on dise comme fait reste oublié derrière ce qui est dit, dans ce qui s'entend ». Cet énoncé sera repris sous une forme légèrement modifiée et commenté dans « L'étourdit[159] ».

Tout ce qui est dit est semblant, et en plus vrai. Ce qui est dit est dans ce qui s'entend. Le dit, c'est donc la parole, ou le signifiant. Par ailleurs, tout ce qui est dit fait jouir. Le dit est ainsi le niveau du corps, du semblant, de la jouissance.

Quant au dire, il est sur un autre plan, celui du discours. Le dire est le dire d'un discours, ce qui fait lien social. Il se distingue par là du dit, qui est parole d'un sujet particulier. Le dire ouvre néanmoins sur une question du sujet : « où suis-je dans le dire ? ». C'est pourquoi il a ses effets dans ce qui constitue le fantasme du sujet, soit ce qui structure sa réalité. Lacan évoque ici le fantasme comme

157. J. Lacan, 1973-1974. *Les non-dupes errent*, séminaire inédit, 11 juin 1974.

158. J. Lacan, *... ou pire*, *op. cit.*, 21 juin 1972.

159. J. Lacan, « L'étourdit », dans *Autres écrits*, *op. cit.*, 2001, p. 449-451.

étant le rapport entre l'objet *a*, effet de discours qui cause le désir, et le sujet qui se condense autour comme une fente – l'objet *a* étant toujours entre les signifiants et le sujet béant.

Enfin Lacan souligne que dans une psychanalyse l'analyste « en corps » installe cet objet *a* à la place du semblant, ce qui va permettre à l'analysant de repérer progressivement son fantasme. Il qualifie le dire de l'analysant comme un dire interprétant, et l'analyste l'y aide en pressant dans ce sens. L'analyste occupe la position du semblant *(a)* en haut à gauche dans le discours analytique, et ce par rapport à la jouissance ($) en haut à droite, telle qu'il a pu la saisir dans les propos, les dits, de l'analysant. Cette jouissance est la « jouissance de l'énonciation autorisée [160] » (par la règle fondamentale), ou encore la « jouissance de parler [161] ». Elle correspondra à la jouissance phallique.

LES APPORTS DES ENTRETIENS SUR *LE SAVOIR DU PSYCHANALYSTE*

Les entretiens de Sainte-Anne permettent à Lacan de revenir sur la question de la jouissance, d'en préciser certains aspects, et surtout de mentionner pour la première fois son articulation avec « lalangue », terme introduit le 4 novembre 1971.

Lalangue, le corps et la jouissance [162]

Lacan aborde la question du savoir à partir de son lien à l'ignorance : le savoir est fait de corrélat d'ignorance. Mais ce sur quoi il insiste, c'est son rapport à la vérité.

---

160. J. Lacan, *... ou pire*, *op. cit.*, 10 mai 1972.
161. J. Lacan, 1971-1972, *Le savoir du psychanalyste*, inédit, 4 mai 1972.
162. *Ibid.*, 4 novembre et 2 décembre 1971.

Savoir et vérité sont certes différents, et pourtant ils ne sont pas sans rapport. Une « frontière sensible » les sépare, qui est en même temps le lieu du discours analytique. Cette frontière sensible, marquant leur division, est tout aussi bien leur point de jonction, comme Lacan l'a montré au moyen du cercle de rebroussement sur la figure topologique de la bouteille de Klein[163]. Le savoir dont il s'agit est le savoir inconscient, et ce savoir est justement en position de vérité au niveau de la structure du discours analytique. Par ailleurs pour Lacan, définir l'inconscient comme un savoir insu à lui-même n'est pas suffisant. Il est nécessaire d'y ajouter que ce savoir est articulé, c'est-à-dire structuré comme un langage.

Lacan introduit alors le terme de lalangue. Il remarque d'emblée que lalangue n'a rien à faire avec le dictionnaire. Le dictionnaire a à faire avec la diction, c'est-à-dire avec la poésie et la rhétorique, qui concernent l'invention et la persuasion. Mais l'inconscient n'est pas intéressé par ce versant. En effet, l'inconscient a à faire d'abord avec la grammaire, puis avec la répétition. Le « versant utile » de lalangue, qui intéresse les psychanalystes, c'est la logique. On ne peut qu'être surpris ici par cette prise de position de Lacan concernant la poésie et l'invention. Mais il convient de la situer dans le cadre de la référence au dictionnaire.

À partir de ces prémisses Lacan développe cinq points de vérité et de savoir « dont il importe de scander ce qu'il en est du savoir du psychanalyste[164] ».

L'inconscient est structuré comme un langage

Il précise d'abord qu'il n'a pas dit « comme lalangue ». Le langage est une structure. Il est caractérisé par des

163. J. Lacan, 1968-1969, *D'un Autre à l'autre*, Le Séminaire, Livre XVI, Paris, Le Seuil, 2006, p 275 et 278.
164. J. Lacan, *Le savoir du psychanalyste*, *op. cit.*, 4 novembre 1971.

constantes. Ainsi la distinction entre code et message qui marque la place pour la parole, donc pour la vérité, dont il souligne la structure de fiction. Lalangue au contraire est sujette à de très grandes variétés, mais on y rencontre toujours des traits communs qui sont les constantes du langage [165].

Toute interprétation concerne le lien de la parole à la jouissance

Le bénéfice d'une interprétation est de jouissance, et ce en prenant en compte la répétition où Freud a découvert l'au-delà du principe de plaisir, soit justement la jouissance. Lacan revient à ce propos sur ce qu'il a désigné comme « l'instance de la lettre [166] », le terme « instance » résonnant aussi bien au niveau de la juridiction que de l'insistance.

Ce que le sujet trouve dans l'inconscient est du registre de la jouissance

Dans l'insistance de l'inconscient, soit dans l'instance de la lettre, le sujet ne trouve rien d'autre que la jouissance. Et le sens de l'interprétation est de le lui faire remarquer. Autre manière de formuler le point précédent.

La jouissance gîte dans le corps

De la jouissance repérée dans l'inconscient Lacan passe à la jouissance du corps. Il rappelle d'abord que pour jouir il faut un corps. Jouir est lié à une augmentation de tension

---

165. La distinction entre le langage et lalangue, avec en particulier le rôle prééminent des équivoques dans celle-ci, est plus amplement développée dans « L'étourdit », dans *Autres écrits*, *op. cit.*, 2001, p. 488-490.
166. J. Lacan, 1957, « L'instance de la lettre dans l'inconscient ou la raison depuis Freud », dans *Écrits*, Paris, Le Seuil, 1966, p. 493.

au niveau du corps. Puis il souligne que la dimension de la jouissance c'est la descente vers la mort, en quoi il rejoint Freud et son « Au-delà du principe de plaisir » – point d'articulation avec l'inconscient et la répétition. Il se réfère également au *Malaise dans la civilisation,* plus précisément au passage où Freud évoque la répression organique au-delà de la répression sociale de la fonction sexuelle[167]. Lacan insiste sur l'existence d'une béance chez l'être parlant, par où il se distingue de l'animal. Nous pouvons l'entendre comme la béance propre à toute jouissance qu'elle soit mortelle ou sexuelle, en rapport avec la répétition et son articulation avec la pulsion de mort – où la jouissance se calque sur le lien entre le sexe et la mort. C'est une béance par où l'être parlant se perd dit-il, par où il lui est permis d'opérer sur le ou les corps, le sien ou celui de ses semblables ou celui des animaux, pour en faire surgir la jouissance, à leur ou à son bénéfice. Lacan désigne cette jouissance, en laquelle nous pouvons reconnaître les traits caractéristiques de la jouissance mortelle, comme « la jouissance fondamentale ». Se référant à Sade il parle d'une « jouissance qui est vraiment dans l'ordre de l'érotologie », à la portée de n'importe qui. La jouissance mortelle est de ce fait sexualisée.

Il évoque également le suicide, qui « serait » le seul acte achevé. Mais l'emploi du conditionnel indique qu'il n'existe pas d'acte achevé. Il n'y a d'acte que raté, seule condition d'un semblant de réussir. Il ne suffit pas en effet que cet acte reste au niveau d'une tentative pour ne pas être complètement raté du point de vue de la jouissance.

Il n'y a pas de rapport sexuel

Lacan rappelle que pour pouvoir parler sérieusement de rapport, il faut non seulement que celui-ci soit établi

167. Ce point a déjà été mentionné. Cf. « Les sources de la jouissance : Freud et les autres », *supra* p. 85.

dans un discours, mais surtout qu'il puisse s'écrire, ce qui n'est pas le cas pour le rapport sexuel. Par ailleurs, la reproduction sexuée n'a rien à faire avec ce qu'il en est du rapport sexuel. Ce qui supplée au rapport sexuel chez l'être parlant est fondé sur la jouissance, la jouissance sexuelle qui elle peut s'écrire, contrairement au rapport. Mais cette jouissance est considérée à tort comme le guide de ce qu'il en est de la reproduction

S'appuyant sur Freud et le discours analytique, Lacan remarque qu'il y a autour de ce rapport sexuel toute la gamme de la jouissance. Tout ce qu'on peut faire à traiter convenablement un corps, voire son propre corps, participe de la jouissance sexuelle. Mais lorsqu'on veut saisir la jouissance sexuelle elle-même, elle n'est plus sexuelle du tout, elle se perd. C'est là qu'entre en jeu le terme de phallus, point d'accrochage ultime de la jouissance. Ce terme désigne un signifié, le signifié majeur, global [168], le signifié d'un signifiant évanouissant, le signifiant phallus. De plus, la psychanalyse nous apprend qu'il est impossible de définir ce que sont l'homme et la femme. Si la jouissance est considérée comme le guide de ce qu'il en est de la reproduction, rien n'indique cependant que ce soit vers le partenaire de l'autre sexe qu'elle doive se diriger – chacun des partenaires ayant plutôt rapport au phallus.

Lacan fait alors état d'un éclatement de la notion de sexualité. La sexualité est au centre de ce qui se passe dans l'inconscient, mais elle ne l'est qu'en tant qu'elle est un manque. À la place de ce qui pourrait s'écrire du rapport sexuel se substituent les impasses engendrées par la jouissance sexuelle articulée autour du phallus. Si pour Freud la jouissance sexuelle est une jouissance absolue [169], elle ne

168. J. Lacan, *... ou pire*, *op. cit.*, 8 décembre 1971.

169. Cf. les références au *Malaise dans la civilisation*, en particulier en ce qui concerne la notion de bonheur, dans « Les sources de la jouissance : Freud et les autres », *supra* p. 84.

l'est pour Lacan dans aucun sens. Car elle conduit à différentes formes d'échec, la castration pour la jouissance masculine, la division entre deux jouissances pour la jouissance féminine. Lacan insiste une fois de plus sur le fait que la copulation, le mode usuel par où se fait la reproduction chez l'être parlant, n'a rien à faire avec ce à quoi mène la jouissance sexuelle.

La jouissance sexuelle n'est pas le rapport sexuel

Lacan définit « la dimension entière de la jouissance » comme le rapport de l'être parlant avec son corps[170]. Jouir de son corps n'est cependant pas le privilège de l'être parlant. Mais le jouir de son corps de l'être parlant est quelque chose de plus élaboré que celui des animaux. La jouissance chez l'être parlant tourne en effet autour de ce pivot qu'est la jouissance sexuelle, et elle se spécifie d'être articulée avec la castration. Or celle-ci n'a dimension que de lalangue et, dans son champ, de l'opération de la parole. Sans la castration rien n'est assuré de ce qui « apparaît » comme la visée de la jouissance sexuelle, à savoir la copulation. Cependant la copulation n'est pas le rapport sexuel. D'où la nécessité de distinguer jouissance sexuelle et rapport sexuel.

La référence à la castration nous conduit du côté du réel. Les hommes et les femmes, c'est réel. Mais dit Lacan, nous ne savons rien de réel sur ceux que nous appelons ainsi. La psychanalyse nous apprend que nous ne sommes pas capables d'articuler la moindre chose dans lalangue qui ait un rapport avec ce réel. D'où le recours de Lacan au mathème. L'abord du mathème s'effectue certes par les voies du symbolique, mais il ne s'agit pas moins du réel. Pour Lacan il n'y a pas d'approche possible du réel en dehors du mathème. Le discours analytique en témoigne.

170. J. Lacan, *Le savoir du psychanalyste, op. cit.*, 2 décembre 1971.

Pour la jouissance sexuelle, ce réel est la castration, supportée par l'objet *a*. Lacan rappelle que chez l'être parlant l'émergence de la jouissance sexuelle est plus précoce que la maturité sexuelle. D'où l'éventail varié des jouissances infantiles, qualifiées de perverses – qui toutes tournent autour de l'objet *a*.

S'éclaire ainsi le rapport du discours analytique à la jouissance. Celle-ci le soutient, le conditionne et le justifie. Elle le justifie en cela que la jouissance sexuelle se caractérise d'être un rapport tout à fait anomalique et bizarre de l'être parlant avec sa jouissance, laquelle est « une jouissance boiteuse et combien amputée[171] ».

La jouissance sexuelle et la parole

La jouissance sexuelle est liée à la parole. La parole intéresse la dimension de la vérité. Il convient donc d'interroger la vérité de la jouissance sexuelle au regard de la fonction de la parole. Or le discours analytique révèle que cette vérité est la fonction phallique, Φx.

Le phallus, dans son sens le plus général référé au champ psychanalytique, c'est la signification. Lacan souligne à ce propos que l'énoncé « La signification du phallus » est le seul cas de génitif pleinement équilibré : à la fois génitif subjectif (le phallus est ce qui signifie dans le langage) et génitif objectif (le phallus est ce qui est signifié dans le langage).

Il s'avère à partir de l'expérience psychanalytique que la fonction de la parole est loin de se limiter à la dénotation des faits. La plupart du temps elle est appliquée à suppléer aux effets de la fonction phallique, qui consistent en une perturbation profonde des relations entre les sexes chez l'être parlant.

171. *Ibid.*, 2 décembre 1971.

Le quadripode de la structure du discours avec ses places définies montre que deux vecteurs divergents partent du pôle de la vérité, l'un vers le pôle de la jouissance et l'autre vers celui du semblant.

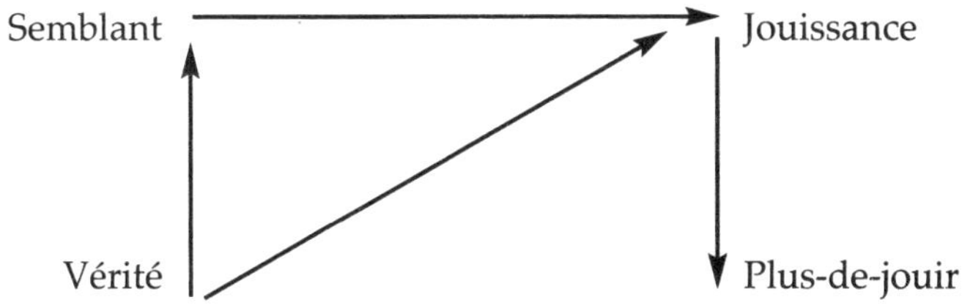

Figure 15. – Quadripode de la structure du discours.

Lacan en conclut que la jouissance est certes phallique, mais on ne peut pas la dire jouissance sexuelle dans la mesure où il y a cette nécessité du pôle du semblant, corrélatif de celui de la jouissance, en tant qu'obstacle au rapport sexuel. Sans doute tient-il à distinguer la jouissance phallique de ce que serait la jouissance sexuelle si le rapport sexuel existait.

La corrélation de la jouissance et du semblant à partir du pôle de la vérité permet de dire que l'homme et la femme font chacun semblant dans le rôle de leur sexe. Une jouissance spécifiée de la polarité sexuelle n'existe pas. Chacun des partenaires a plutôt rapport avec le phallus qu'avec l'autre [172].

La jouissance et le signifiant : l'opération psychanalytique

Le savoir inconscient est lié au signifiant. Il s'agit de ne jamais l'oublier dans notre pratique, sinon nous versons

172. C'est ce que Lacan avait déjà développé l'année précédente dans *D'un discours qui ne serait pas du semblant*. Cf. « Vers l'écriture de la jouissance sexuelle… », *supra p.* 317.

dans la compréhension. Or comprendre, c'est être toujours pris soi-même dans les effets du discours. À ce propos Lacan souligne en se référant à l'expérience de la psychanalyse, que tout « savoir naïf » est associé au voilement de la jouissance qui s'y réalise et pose la question de ce qui s'y trahit du « tracé imposé à la jouissance[173] » – à entendre comme le tracé imposé par le signifiant.

Dès que nous parlons nous supposons, après-coup, quelque chose qui se parle. Et ce qui parle dit Lacan, c'est ce qui jouit de soi comme corps, ce qui jouit d'un corps qu'il vit comme « tu-able », c'est-à-dire comme « tutoyable », d'un corps que tout à la fois il « tutoie » et à qui il dit « tue-toi ».

Il s'agit là du corps parlant déjà évoqué, et qui tient au marquage du corps par le signifiant. En effet, Lacan définit la psychanalyse comme le repérage de ce qui s'obscurcit en compréhension du fait d'un signifiant qui a marqué un point du corps. Elle est ce qui « reproduit » une production de la névrose. La position du psychanalyste y est équivalente à celle du parent traumatique, à cela près que le psychanalyste de sa position « reproduit » la névrose, alors que le parent traumatique la produit innocemment.

Ce qui est à reproduire par le psychanalyste, c'est le signifiant qui a marqué le corps, et ce à partir de ce qui a été son efflorescence. « Faire un modèle de la névrose », c'est ainsi que Lacan définit l'opération du discours psychanalytique, dans la mesure où il y ôte la dose de jouissance en achevant la répétition. En effet la réduplication ou la reproduction (par la voie du transfert et de l'interprétation) tue la jouissance, alors que sa survie est liée à la répétition vaine, c'est-à-dire toujours la même. Cette réduction de la jouissance par les voies du signifiant sera précisée dans « La troisième », en particulier à propos de l'interprétation par l'équivoque et de son effet, l'abolition du sens.

---

173. J. Lacan, *Le savoir du psychanalyste, op. cit.*, 4 mai 1972.

Par ailleurs, au regard du discours analytique, le signifiant a à faire avec l'Un sous ses deux aspects : l'Un de la répétition et l'Un tout seul, celui de « Y'a d'l'Un », support de la différence y compris dans la « mêmeté de la différence ». Lacan reconnaît dans l'Un tout seul le signifiant-maître S_1, produit au niveau du plus-de-jouir de par la position du sujet $\$$ au niveau de la jouissance, désignée en l'occurrence comme la « jouissance de parler[174] ».

$$\frac{\text{Semblant}}{\text{Vérité}} \qquad \frac{\text{Jouissance}}{\text{Plus-de-jouir}} \qquad\qquad \frac{a}{S_2} \longrightarrow \frac{\$}{S_1}$$

Retour sur les formules de la sexuation

Lacan revient à plusieurs reprises sur les formules de la sexuation. Il précise entre autres la question de l'existence. Celle-ci tourne autour de l'Un, l'Un d'« Y'a d'l'Un ». Il n'existe que de l'Un, dit-il. La première formule $\exists x.\overline{\Phi x}$ indique que l'existence est liée à un dire, un dire que non, qui détermine l'Un « au-moins-un », l'Un tout seul[175].

Par ailleurs, il attire l'attention sur les béances qui séparent les quatre formules l'une de l'autre.

Ces béances, diverses, vont permettre de donner un statut, au niveau du sujet, à ce qu'il en est du rapport sexuel[176].

Ainsi entre $\exists x.\overline{\Phi x}$, il existe un x qui ne…, et $\overline{\exists x}.\overline{\Phi x}$, il n'existe pas de x qui ne…, c'est l'existence. Entre $\exists x.\overline{\Phi x}$., il existe un x qui ne…, et $\forall x.\Phi x$, tout x… ou tous…, il y a la contradiction. Entre $\overline{\exists x}.\overline{\Phi x}$, il n'existe pas de x qui ne…, et $\overline{\forall x}.\Phi x$ pas-tout x… ou pas-toutes…, c'est l'indécidable. Enfin il appelle la béance entre $\forall x.\Phi x$, tous…, et $\overline{\forall x}.\Phi x$, pas-toutes…, le manque, la faille, le désir ou mieux l'objet *a*.

174. *Ibid.*, 4 mai 1972.
175. *Ibid.*, 1 juin 1972.
176. *Ibid.*, 4 mai 1972.

La jouissance du manque dans l'Autre

Christophe Weber

« L'étourdit » est un texte daté par Lacan de juillet 1972. Paru dans *Scilicet 4* et dans *Autres écrits*[177] il est la contribution lacanienne au « discours psychanalytique[178] » pour le cinquantième anniversaire de l'hôpital Henri Rousselle. « L'étourdit » appartient à la même mouvance théorique qui va des séminaires *D'un discours qui ne serait pas du semblant*[179] de 1971, à *Encore*[180] de 1972-1973, en passant par *... ou pire*[181] de 1971-1972 auquel il fait suite directement. « L'étourdit » est au carrefour des trois grands thèmes qui définissent, à cette époque, la théorie lacanienne : le discours en tant que mi-disant la vérité, le rapport sexuel qui n'existe pas, et la topologie avec le nœud borroméen. La jouissance y tient la place qui lui revient, une place centrale, articulée au signifiant du manque dans l'Autre.

« L'étourdit » (que Lacan écrit avec t) dit les tours du langage. Le texte est parsemé de calembours et de néologismes lacaniens au service de la théorisation : Lacan rappelle que tel est le fonctionnement même de l'inconscient. Les tours deviendront les tores de la topologie, et le langage évoluera en lalangue, avec la perte du sens, d'où la jouissance.

Mais, « L'étourdit » n'est ni un texte universitaire, ni un texte de maîtrise. L'objet de Lacan est de faire le ménage

---

177. J. Lacan, 1972, « L'étourdit », dans *Autres écrits*, Paris, Le Seuil, 2001, p. 449 à 495.
178. Les textes entre guillemets sont des citations.
179. J. Lacan, 1971, *D'un discours qui ne serait pas du semblant*, Le Séminaire, Livre XVIII, Paris, Le Seuil, 2006.
180. J. Lacan, 1972-1973, *Encore*, Le Séminaire, Livre XX, Paris, Le Seuil, 1975.
181. J. Lacan, *... ou pire*, séminaire inédit, 1971-1972.

dans « le fouillis freudien ». Castration, amour, inceste, père, Œdipe : tel est le fouillis freudien du père, père de l'Œdipe ou père de la horde primitive ; pour Lacan, c'est un père « orang-outang », dont il n'hésite pas à faire ici un « pérorant Outang », formule assez peu respectueuse pour le père de la psychanalyse.

Pourquoi « étourdit » ? Le terme n'apparaît qu'une seule fois, à propos de l'homme (au sens masculin) dans le rapport sexuel (qui, rappelons-le, n'existe pas) : « Tu m'as satisfaite, petithomme. Tu as compris, c'est ce qu'il fallait. Va, d'étourdit il n'y en a pas de trop, pour qu'il te revienne l'après midit...[182] » etc., nous y reviendrons plus loin. Auparavant, il nous faut suivre le cheminement du texte qui, concernant la jouissance, nous mènera de la philosophie à $S(\barA)$.

Le premier des étourdis est, sans nul doute, Aristote. Le philosophe délibère sur les conduites et les actes, le conscient, le perçu : l'univers implique l'existence, la négation porte uniquement sur la fonction, et à l'Universelle Affirmative (UA) répond la Particulière Négative (PN). Dans « L'étourdit », Lacan dénonce la logique philosophique, une fois de plus. Au discours universitaire d'Aristote répond le discours analytique, centré sur le sujet, lié à l'inconscient. L'existence n'est pas reliée à l'Universel, mais elle est engendrée par le Nom-du-père, introduisant la loi symbolique.

La prééminence de la parole permet alors de dire : « il n'y a pas », et « il existe ».

– « Il n'y a pas », l'Universelle Négative (UN), veut dire que tous ne sont pas, ou que tous sont « pastous », et que toutes sont « pastoutes ». En langage des mathématiques, le symbole en est le « quelque soit » barré : $\overline{\forall}$.

182. J. Lacan, « L'étourdit », *op.cit.*, 2001, p. 468.

– « Il existe », la Particulière Affirmative (PA), vient dire le rapport sexuel. En langage des mathématiques, le symbole en est le E majuscule inversé : $\exists$.

Lacan inverse la proposition philosophique : à l'Universelle Négative (UN) répond la Particulière Affirmative (PA). Soit l'équation : $\overline{\forall} \rightarrow \exists$. D'où l'énoncé lacanien : « il n'y a pas, dans le dire, d'existence du rapport sexuel ». Autrement dit : « il n'y a pas de rapport sexuel ». Cet énoncé indique la primauté du discours pour ce qui concerne la jouissance.

Le renoncement à la philosophie permet à Lacan la mise en place d'une algèbre dont il se servira pour les formules dites de la sexuation. Mais auparavant, « L'étourdit » nous invite à un détour par le phallus.

En effet, pour le philosophe fonctionnent deux universelles qui se croient deux moitiés, moitié homme et moitié femme, et qui se détermineraient en fonction de l'organe. Quel étourdi ! Sont ainsi étourdis tous les grands mythes *(Bible, Œdipe, Totem et Tabou)*, les sagesses orientales *(yin* et *yang*), et aussi, pouvons-nous ajouter, la biologie (spermatozoïde et ovocyte), ainsi que les ordinateurs des agences matrimoniales, où homme et femme sont complémentaires, comme dans le magnétisme, les pôles positif et négatif des aimants. Telle est la position de la sexualité hors psychanalyse, la position de l'organe.

Dans « L'étourdit », Lacan rappelle que l'organe pénien est tout juste un « phanère érectile » : il ne répond pas sur commande, a engendré les sévères querelles entre Ernest Jones, Helene Deutsch et Karen Horney (les néo-freudiens), et indique la « bâtardise de l'organo-dynamisme » ; le mot est bien choisi, de nos jours relayé par le comportementalisme. Ce que ne savent ni les philosophes, ni les post-freudiens, ni les organo-dynamico-comportementalistes, – une deuxième série d'étourdis, avec la méprise autour de cette question – c'est que l'organe mâle est passé au signifiant : le Phallus (Φ). Lacan fait ici référence à sa « *Bedeutung* des *Écrits* » : « La signification du phallus[183] ».

Une troisième série d'étourdis serait constituée par les néo-lacaniens, étourdis par le discours du maître. Cet étourdissement est lié à la complexité du texte, mais nous y voyons le souci de Lacan de ne pas figer la théorie psychanalytique en dogme : « il n'y a pas d'Autre de l'Autre ».

Lacan rappelle dans « L'étourdit » que le phallus est un signifiant maître (qu'il écrit : « m'être »), et un signifiant n'a pas la même fonction qu'un organe, ce que montre la question de la castration. La logique du signifiant ne permet pas de déterminer deux sexes. Le phallus en tant que signifiant pose la question de l'être ou de l'avoir, qui définit la castration symbolique, non mentionnée ici au profit d'un autre concept : l'inexistence du rapport sexuel, dans le dire. Le phallus est le signifiant de la jouissance sexuelle, la jouissance est une fonction du phallus en tant que signifiant, comme l'indique la place initiale de $S(\not{A})$ sur le graphe, ce que nous avions vu dans « Subversion[184] ». Lacan ajoute : « il n'y a pas de rapport sexuel n'implique pas qu'il n'y ait pas de rapport au sexe », la fonction phallique suppléant au rapport sexuel. Nous aurons à examiner cela de près.

Nous pouvons constater que la question du phallus passe, dans l'histoire de la psychanalyse, par trois phases successives. D'abord la distinction entre l'avoir ou pas (la querelle Freud-Jones des années trente), puis la

183. J. Lacan, 1958, « La signification du phallus », dans *Écrits*, Paris, Le Seuil, 1966, p. 685-695.

184. Voir *supra* notre article, p. 129 : *Subversion de la jouissance*, commentaire à partir du texte de J. Lacan, 1960, « Subversion du sujet et dialectique du désir dans l'inconscient freudien », dans *Écrits*, Paris, Le Seuil, 1966, p. 793 à 827.

distinction entre l'avoir ou l'être (*Signification du phallus* des années cinquante), enfin et maintenant (années soixante-dix) la distinction entre ce qui fait « tout » et ce qui ne le fait pas, c'est-à-dire les individus définis par la seule fonction phallique, et ceux que cette fonction ne définit que partiellement, comme le montrent les formules dites de la sexuation.

Ces quatre formules décrivent l'impossibilité d'écrire le rapport sexuel. Lacan reprend dans « L'étourdit » ce qu'il avait élaboré dans *D'un discours qui ne serait pas du semblant* puis dans ... *ou pire,* comme Marcel Ritter l'a exposé [185]. Dans « L'étourdit », les formules sont regroupées par deux, selon deux types d'individus, éventuellement homme et femme, mais pas forcément, car il ne s'agit pas de refaire deux sexes là où il n'y a que signifiant, donc semblant. Nous rappelons ces formules, en raison de leurs conséquences dans l'abord de la question de la jouissance.

On distingue d'une part les individus définis par la seule fonction phallique : les « pourtout ». Cela concerne le masculin, soit le sujet qui se dit homme.

La formule « $\forall x.\Phi x$ et $\exists x.\overline{\Phi(x)}$ » se lit ainsi :

– Pour tout x (« pourtouthomme »), Φx est satisfait : c'est-à-dire « tout sujet s'inscrit dans la fonction phallique ». Et Lacan ajoute : « pour parer à l'absence du rapport sexuel ».

Tout sujet est référé au Nom-du-père, qui instaure le symbolique.

– Et il existe un x pour lequel la fonction phallique ne fonctionne pas : un cas déclare forfait, et fait limite au « pourtout ». Donc, quoique fonctionne le « pourtout », ce « il existe un » fait limite à ce pourtout, « ce qui l'affirme ou le confirme ». Pour Lacan, c'est le cas du Président Schre-

185. M. Ritter, « Vers l'écriture de la jouissance sexuelle », *supra* p. 317, et « ... mais le rapport sexuel ne s'écrit pas », *supra* p. 337.

ber, dont la psychose signe l'échec du Nom-du-père. C'est aussi le cas du père de la horde primitive.

On distingue d'autre part les individus définis partiellement par la fonction phallique : les « pastoutes ». Cela concerne le féminin, soit le sujet qui se dit femme.

La formule « $\overline{\exists x}.\overline{\Phi x}$, et $\overline{\forall x}.\Phi x$ » est strictement l'inverse de l'équation précédente. Elle se lit ainsi :

– Il n'existe pas de sujet qui nie la fonction phallique, ou pour lequel il n'y a pas de fonction phallique.

– Et pas tout sujet satisfait à la fonction phallique, c'est-à-dire pas pour tous les sujets, ou pour « pastoutes », il y a la fonction phallique.

Le « pourtouthomme » des hommes ($\forall x$) devient le « pourpastoutes » des femmes ($\overline{\forall x}$). Mais il n'y a pas ici d'exception qui fasse limite. « Elles ne sont pastoutes, aucune non plus n'est toute ». Autrement dit, toutes sont pastoutes. Ce qui annonce : « La femme n'existe pas » dans le séminaire *Encore*[186] qui fait suite.

Ces deux séries de formules, qui décrivent la sexualité, nous permettent à présent d'envisager la question de la jouissance, selon deux modes, qui seraient masculin et féminin.

La jouissance dite masculine se réfère à *Totem et Tabou.*

Pour Lacan dans « L'étourdit », *Totem et Tabou* représente la « touthommie » de Freud : celui-ci cherche à rendre compte de l'acte sexuel ; pour lui, la fonction sexuelle est « pourtout », soit $\forall x.\Phi x$ Mais le père originaire, celui de la horde primitive, des temps d'avant l'Œdipe, est celui qui jouit de toutes les femmes (et interdit la jouissance à ses fils). Il est le Un non soumis à la castration, il jouit d'une jouissance sexuelle qui est une jouissance absolue. Absolue, parce qu'elle ne se distingue pas de la Loi. Ce père-là est un $\exists x.\overline{\Phi x}$ Le meurtre du père ouvre l'Œdipe, la jouis-

186. *Op. cit.*, 1975.

sance de la mère est interdite (c'est-à-dire jouir de la mère est interdit), et la jouissance est distincte de la Loi. Le mythe de *Totem et Tabou* vient symboliser la jouissance sexuelle qui n'est pas symbolisable parce que réelle. La jouissance sexuelle est ici hors système, hors symbolique, donc absolue.

La jouissance dite masculine est repérable dans le premier quanteur, le « pourtouthomme », $\forall x.\Phi x$ En l'absence de signifiant du rapport sexuel – ce que veut dire le : « il n'y a pas de rapport sexuel » –, le langage n'étant constitué que d'une seule signification (le phallus), on peut conclure que la jouissance dite masculine est une jouissance phallique, et qu'elle est jouissance de la parole, de ce qui vient à la place, de ce qui supplée. La jouissance phallique est une suppléance du rapport sexuel. L'étourdi (i) dit que sa jouissance est phallique ; le « petithomme » satisfait sa femme, et croit faire jouir sa moitié. Notons que dans *Encore*, cette suppléance sera aussi l'amour[187].

La jouissance dite féminine ne cesse d'intriguer.

Freud, dans ce que Lacan désigne ici comme « son élucubration du complexe d'Œdipe », indique la castration comme point de départ du complexe d'Œdipe chez la femme. Selon Lacan dans « L'étourdit », cela « contraste douloureusement avec le ravage qu'est, chez la femme, le rapport à sa mère… dont elle attend plus de substance que de son père ». C'est toujours du réel que la femme accède à la castration. Mais ce n'est pas la castration qui gère la jouissance dite féminine, comme l'indique le « pastoutes » du deuxième quanteur, $\overline{\forall x}.\Phi x$.

« Dire qu'une femme n'est pas toute, poursuit Lacan, c'est ce que le mythe de Tirésias nous indique de ce qu'elle soit la seule à ce que sa jouissance dépasse celle qui se fait

187. Cf. les exposés de Gabriel Boussidan, *infra* p. 369, et Christian Schneider, *infra* p. 391.

du coït ». La référence à Tirésias permet de situer la jouissance en tant qu'orgasme : ce n'est qu'une métaphore illustrant sur l'échelle de l'intensité (de 1 à 9) la différence entre jouissance masculine et féminine, mais une jouissance de type phallique.

« L'étourdit » se complique d'une autre métaphore : Lacan fait parler une « sphynge », équivalent féminin du sphinx d'Œdipe. « Tu m'as satisfaite, petithomme. Tu as compris, c'est ce qu'il fallait. Va, d'étourdit il n'y en a pas de trop, pour qu'il te revienne l'après midit. Grâce à la main qui te répondra à ce qu'Antigone tu l'appelles, la même qui peut te déchirer de ce que j'en sphynge mon pastoute, tu sauras même vers le soir te faire l'égal de Tirésias et comme lui, d'avoir fait l'Autre, deviner ce que je t'ai dit[188]. »

Qu'est-ce à dire ?

L'explication fait suite : le discours de la sphynge est celui du surmoi féminin. Lacan a posé, nous l'avons vu, l'inexistence du rapport sexuel entre deux moitiés qui seraient homme et femme ; il pose ici l'existence de deux surmois, qu'il dénomme « surmoitiés » : d'une part, le surmoi homme, bien connu comme étant le surmoi paternel de *Totem et Tabou*, d'autre part le surmoi féminin décrit par la bouche de la sphynge. Celle-ci ordonne au « petithomme » de la satisfaire, de la comprendre, puis de devenir Tirésias ; autrement dit, de devenir un ami, puis une femme, et de faire l'Autre. Tirésias, transformé en femme, est invité à cette place de l'Autre. L'invitation de la sphynge est celle du semblant, à savoir feindre d'être au-delà de la mesure phallique, et cela pour une jouissance supplémentaire, qui n'a rien à faire avec l'Autre barré. Cette jouissance-là est une jouissance sans représentation, en dehors du symbole phallique, une jouissance non

188. *Op. cit.*, 2001, p. 468.

symbolisée, non signifiantisée, non inscriptible en $S(\not{A})$. Telle est ici présentée la jouissance dite féminine, totale et pure : c'est la jouissance de l'Autre, J(A). Voilà ce qui est nouveau dans « L'étourdit » : il existe une jouissance hors graphe. On peut constater que cette jouissance correspond à celle du père primitif. $\exists x.\overline{\Phi x}$ est équivalent à $\overline{\forall x}.\Phi x$. Notons que dans *Encore*, la jouissance féminine sera décrite comme une jouissance supplémentaire, et la jouissance de l'Autre deviendra la jouissance de l'Autre sexe.

À cet endroit du texte de « L'étourdit », Lacan fait intervenir le psychanalyste. « Ces dits (du surmoi féminin) ne sauraient se compléter, se réfuter, s'inconsister, s'indémontrer, s'indécider qu'à partir de ce qui ex-siste des voies de son dire » : c'est-à-dire que ces dits soient marqués de la barre de la castration, ramenés à $S(\not{A})$. Éric Laurent en fait le commentaire suivant[189] : par rapport à la demande de jouissance féminine, la fonction du psychanalyste est de restaurer le rapport au $S(\not{A})$, au « il n'y a pas d'Autre de l'Autre » ; la place du psychanalyste est de répondre au surmoi féminin en le renvoyant « à la vraie logique de la position féminine qui est de dénoncer les semblants qui visent à toute consistance de l'Autre ». Notons que cette réponse permet la « patoutisation » : le sujet, qui est ici le sujet dit féminin en quête d'une jouissance totale, est ramené à la castration symbolique, et le psychanalyste se pose comme interdicteur de jouissance.

Au total, il y aurait d'une part une jouissance phallique, dite masculine, symbolisée par $S(\not{A})$, – le père de la horde primitive n'est pas concerné –, et d'autre part une jouissance dite féminine non symbolisable et de fait non inscriptible sur le graphe. « L'étourdit » est ainsi une étape dans l'évolution de la question du signifiant de l'Autre

189. E. Laurent, *Positions féminines de l'être : du masochisme féminin au pousse à la femme*, Cours du 12 mai 1993, Séminaire inédit.

barré. L'énigme de la sphinge nous permet de différencier la jouissance phallique de la jouissance de l'Autre, S(Ⱥ), et J(A).

Rappelons brièvement que le signifiant de l'Autre barré, ou signifiant du manque dans l'Autre, noté S(Ⱥ), est mis en place en 1960. Nous le trouvons d'abord dans le séminaire *L'éthique de la psychanalyse*[190], où il occupe la place de la mort de Dieu, puis, la même année, dans « Subversion[191] », où il occupe, sur le graphe du désir, la place de la jouissance, qui est aussi la place du signifiant du phallus (Φ). Cette place est celle du : « Il n'y a pas d'Autre de l'Autre ». Si l'Autre n'était pas barré, il y aurait un Autre de l'Autre, qui serait Dieu, la non-castration. En 1972, dans « L'étourdit », cette place de la jouissance sur le graphe subit la modulation que nous venons de voir : il ne s'agit que de la jouissance phallique.

En 1976, dans *le Séminaire XXIII, Le sinthome*[192], Lacan reprend cette question, en montrant l'oscillation entre le phallus (Φ) et S(Ⱥ). Φ est « ce avec quoi l'homme fait l'amour », soit son inconscient ; il fait l'amour avec l'Autre comme lieu de l'inconscient, et « c'est ça le partenaire ». Mais, A barré veut dire qu'il n'y a pas d'Autre qui répondrait comme partenaire. Le partenaire est un leurre : la femme est pour l'homme « leurre de vérité », et S(Ⱥ) représente l'impossible partenaire.

Ce pointage fait suite au film japonais que Lacan vient de voir : *L'empire des sens*[193]. Il se dit « soufflé », « parce que c'est de l'érotisme féminin porté à son extrême, et cet

---

190. J. Lacan, 1959-1960, *L'éthique de la psychanalyse*, Le Séminaire, Livre VII, Paris, Le Seuil, 1986.
191. dans *Écrits*, *op. cit.*, 1966.
192. J. Lacan, 1975-1976, *Le sinthome*, Le Séminaire, Livre XXIII, Paris, Le Seuil, 2005, p. 126-128.
193. *L'empire des sens* : film franco-japonais de Nagisa Oshima, 1976.

extrême est le fantasme de tuer l'homme » ; et même plus, de « couper la queue du partenaire », une fois celui-ci mort. Cette castration (réelle – mais dans un film), qui est un fantasme (imaginaire) pose à Lacan une autre question : « on se demande pourquoi elle ne la lui coupe pas avant ». Pourquoi après et pas avant : cette question est la place du doute, c'est-à-dire rappelle Lacan, de la castration symbolique.

Nous dirons qu'avec *L'empire des sens*, la jouissance empire. En effet, ce film va permettre à Lacan d'illustrer le concept de jouissance : d'une part la jouissance phallique, avec la répétition morne et ennuyeuse de l'acte sexuel pendant presque tout le film, d'autre part la jouissance de l'Autre. En quête d'un partenaire mort ou châtré, la maîtresse japonaise se retrouve avec un partenaire mort et châtré. Leurre de vérité a sonné : la jouissance est au-delà du S(A̸). La femme est ici non pas pastoute, mais toute. Une femme-toute, c'est-à-dire : La femme, qui est ici l'Autre de l'Autre, et qui est Dieu.

Dieu et La femme sont, pour Lacan, la même chose : « une pondeuse[194] ». Ainsi en va-t-il de la Mère unique, l'Ève, la Déesse-Mère de toutes les religions. Dieu n'est pas une femme, il est La femme ! Il (Elle) est le (la) seul(e) partenaire possible d'une jouissance totale, J(A), comme l'indiquent les mystiques. Mais, castration oblige, Dieu est mort et La femme n'existe pas. Il n'existe pas une seule femme, il n'existe que des femmes, « des pondeuses particulières » souligne Lacan, qui toutes sont pastoutes. Telle est la dame japonaise, dont la course éperdue à la jouissance totale est stoppée, ou barrée, par la castration symbolique.

La limite de la jouissance n'est pas la mort, mais la castration symbolique, clé de voûte et point d'orgue de « L'étourdit », comme de la psychanalyse.

194. *Le sinthome, op. cit.*, 2005, p. 126-128.

La jouissance sexuelle

Gabriel Boussidan

Encore est le titre du séminaire tenu par Lacan dans les années 1972-1973. Présenté par Jacques-Alain Miller comme faisant partie du « dernier enseignement de Lacan », il constitue l'un des points d'orgue de la conceptualisation de la jouissance. La jouissance féminine trouve ici un développement qu'on pourrait dire définitif puisque Lacan n'en reparlera plus dans la suite de son enseignement, du moins plus avec le même appareil conceptuel actuel.

Variations sur un titre

Ce titre fait incontestablement énigme et Lacan avance lui-même quelques explications à différents endroits de ce séminaire, sur un sens possible.

Je voudrais pour commencer, amener quelques considérations sur ce titre d'*Encore,* avant d'aborder le thème de la jouissance sexuelle à proprement parler.

A – « ... L'amour demande l'amour. Il ne cesse pas de le demander. Il le demande *...encore. Encore,* c'est le nom propre de cette faille d'où dans l'Autre part la demande d'amour [195] ».

B – « Je pense qu'il est clair... que dans ce premier séminaire, j'ai parlé de la bêtise. Il s'agit de celle qui conditionne ce dont j'ai donné cette année le titre à mon séminaire et qui se dit *encore* [196] ».

---

195. J. Lacan, 1972-1973, *Encore,* Le Séminaire, Livre XX, Paris, Le Seuil,1975, p. 11.
196. *Ibid.,* p. 17.

C – « Cette affaire du rapport sexuel, s'il y a un point d'où ça pourrait s'éclairer, c'est justement du côté des dames, pour autant que c'est de l'élaboration du pas-tout qu'il s'agit de frayer la voie. C'est mon vrai sujet cette année derrière cet *Encore* et c'est un des sens de mon titre. Peut-être arriverai-je ainsi à faire sortir du nouveau sur la sexualité féminine[197] ».

D – « Cette discordance du savoir et de l'être, c'est ce qui est notre sujet. Ça n'empêche pas que l'on peut dire aussi qu'il n'y a pas, de discordance, quant à ce qui mène le jeu, selon mon titre de cette année, *encore*[198] ».

E – « Sous ce titre d'*Encore,* je n'étais pas sûr, je l'avoue, d'être toujours dans le champ que j'ai déblayé pendant vingt ans, puisque ce que ça disait, c'est que ça pouvait durer encore longtemps[199] ».

F – « De ces vingt ans, j'ai donc bouclé le cycle. Est-ce que je continuerai l'année prochaine ? Pourquoi pas arrêter là *l'encore*... Il se pourrait après tout qu'à *l'encore* j'adjoigne un c'est assez[200] ».

Ces tentatives de donner sens à cet *Encore* comme titre n'apportent que peu d'éclairage à l'enjeu théorique et conceptuel de ce séminaire.

D'où mon hypothèse de cet *Encore* fonctionnant comme un écran occultant ou révélant un corps. L'importance de ce corps et sa place centrale dans l'amour, la sexualité et la jouissance, ici déployée, est indéniable. Mais cette référence au corps n'apparaît qu'une seule fois, en lien avec « l'amur ». Ce qui donnerait à entendre cet *Encore* comme un *En – corps* : « C'est de là que vient l'*en-corps*[201] » Mais

197. *Ibid.*, p. 54.
198. *Ibid.*, p. 109.
199. *Ibid.*, p. 125.
200. *Ibid.*, p. 133.
201. *Ibid.*, p. 11.

curieusement cet *En-corps* n'est pas suggéré par Lacan dans ses variations sur le titre.

*Situation d'*Encore *dans l'enseignement de Lacan*

Le séminaire *Encore* est consacré à la sexualité féminine, mais pas seulement, puisqu'il y a d'autres thèmes que nous n'abordons pas ici, notamment l'amour, le savoir et la vérité. Je limiterai mon propos à la seule jouissance féminine. C. Schneider abordera pour sa part la question de l'amour dans ce même séminaire.

Pour parler de la jouissance féminine, je suis parti des références précédentes de ce terme jusqu'à son aboutissement dans ce séminaire, et notamment d'un texte où cette référence était explicite : « Propos directifs pour un congrès sur la sexualité féminine ». Ce texte fut écrit par Lacan en 1958, soit deux ans avant le congrès d'Amsterdam qui devait réunir plusieurs auteurs autour de ce thème. De la même époque, date un autre texte central : « La signification du phallus », où l'on trouve déjà les questions : Qu'est-ce que la jouissance féminine ? Qu'est-ce que la femme ? Qu'est-ce que c'est que l'amour ?

À l'occasion de ce congrès, une communication de Wladimir Granoff et François Perrier avait particulièrement retenu l'attention et elle paraissait en 1964 dans le volume VII de *La psychanalyse*. Elle avait pour titre « Le problème de la perversion chez la femme et les idéaux féminins ». Ce texte a été réédité bien plus tard, précédé d'une introduction de René Major qui affirme : « Le pion théorique de la féminité comme supplément de la masculinité et non comme complément, avait été introduit dès 1960 par le travail de Granoff et Perrier sans qu'il soit, il est vrai, directement articulé au problème de la jouissance. On y lira aussi la question du rapport privilégié du féminin au réel. La différence qui hante le féminin et le masculin y trouve une référence plus sûre à se rapporter au désir et à la différence du cheminement du désir chez la fille et le garçon… ». L'apport de Granoff et Perrier a été décisif dans la théorisation de Lacan en ce qui concerne la sexualité féminine même s'il ne fait pas explicitement référence à ces auteurs.

De même, dans le séminaire *L'angoisse,* dans la séance du 20 mars 1963, intitulée « La femme, plus vraie et plus réelle », Lacan reprend cette question. Il s'agissait d'étudier le rapport de la femme à la jouissance et au désir.

Concernant la femme et son rapport à la jouissance, Lacan dès cette époque, affirme : « La femme s'avère comme supérieure dans le domaine de la jouissance en cela que son lien au nœud du désir est beaucoup plus lâche ». Ici, il lui accorde une supériorité, dans *Encore,* il va lui accorder une jouissance supplémentaire.

Nous retrouvons également dans le séminaire *L'angoisse* la distribution de la position par rapport au phallus chez l'homme et chez la femme. Puis vient l'affirmation : « La femme ne manque de rien ». Cette affirmation, Lacan ne la reprendra pas. Par contre, il va maintenir que la femme, au niveau de sa jouissance, est moins sujette à l'angoisse.

Cela m'amène tout naturellement à examiner de plus près les liens entre *L'angoisse* et *Encore.*

De L'angoisse *à* Encore

Je voudrais m'arrêter un instant sur les rapports entre ce séminaire *L'angoisse* et le séminaire *Encore*. Il m'est apparu qu'à dix ans d'intervalle séparant ces deux séminaires, il y avait comme une sorte de continuité, un lien, que je pourrais me hasarder à définir comme suit. Le séminaire *Encore* se présente sur bien des points comme l'envers de *L'angoisse,* alors que sur d'autres il est dans la continuité allant dans le sens d'un achèvement, d'un resserrage définitif.

Ainsi, en 1962-1963, dans *L'angoisse,* Lacan n'aborde la jouissance que de manière incidente au détour de développements sur l'angoisse et la théorisation de l'objet *a*. Ici, dans *Encore,* la perspective change et le traitement de la jouissance y est premier et privilégié. Jusqu'à maintenant, la perspective de Lacan pour traiter la jouissance partait de l'Autre. À partir d'*Encore,* cette perspective cède le pas, c'est-à-dire que Lacan part de la jouissance pour situer, penser et définir l'Autre. Cet Autre dans *Encore* va connaître un destin singulier puisqu'il est explicitement défini comme étant l'Autre sexe. L'Autre auquel on était habitué jusque-là, l'Autre du langage, l'Autre comme lieu de toutes les déterminations, n'est plus « tout seul ». Nous avons à faire à deux modalités de cet Autre coexistant simultanément. Je reprendrai plus loin le détail de ce changement. Mais la raison en est simple. *a* a cessé d'être nécessaire et utile pour l'abord de la jouissance, celle-ci étant pensée d'emblée. Cette perspective rend pour le moins problématique l'abord de l'Autre et sa définition même. Dans *L'angoisse,* Lacan se préoccupait de savoir comment inscrire la jouissance dans le rapport à l'Autre, et c'est ce qui a rendu nécessaire la promotion du *a*. Ici, cette considération a disparu, avec comme résultat une affirmation de l'Autre en tant que sexué et qui reçoit à ce titre lui aussi l'écriture avec un A.

De même, à l'époque du séminaire *L'angoisse,* Lacan avait déjà abordé et c'était inédit et même révolutionnaire, la sexualité féminine.

Mais ce qui à l'époque occupait une position d'exception à savoir l'objet *a,* va céder la place ici au terme du « pas-tout ». On a à faire ici à deux termes, *a* et pas-tout, sauf qu'ils ne sont pas équivalents. On pourrait même dire que le pas-tout est le contraire de l'exception, puisqu'il est la règle en ce qui concerne le statut de la femme. *a* est relégué au rang de semblant, de semblant d'être. L'être est réduit à l'objet *a* ou pour le dire autrement, cet objet *a* ne présente plus que « l'enforme de l'être ». C'est à ce titre, qu'il est noté comme objet cause du désir.

Par ailleurs, si dans *L'angoisse,* il y avait déjà une disjonction du signifiant et de la jouissance, ici dans *Encore,* c'est l'inverse, il y a une alliance constante du signifiant et de la jouissance : « Le signifiant, c'est la cause de la jouissance. Comment, sans le signifiant, centrer ce quelque chose qui, de la jouissance, est la cause matérielle ?[202] » C'est également le cas pour l'être. Au niveau de *L'angoisse,* cette jouissance de l'être ou jouissance pleine était explicitement référée au sujet de la jouissance S, au temps d'avant toute intervention du signifiant. Dans *Encore,* nous voyons apparaître cette jouissance de l'être comme jouissance phallique par le biais de « l'être de la signifiance ». Ici, ce n'est pas du même être qu'il s'agit mais d'un être de langage avec ses effets de signifiant et de signifié.

Lacan va achever son parcours entamé à propos de l'amour dans *L'angoisse,* notamment à travers ses « aphorismes sur l'amour », en articulant la jouissance sexuelle à l'amour. Ce thème ne sera pas développé ici.

La jouissance sexuelle

« La jouissance, en tant que sexuelle, est phallique, c'est-à-dire qu'elle ne se rapporte pas à l'Autre comme tel[203] ».

Ce séminaire *Encore* réserve donc un traitement particulier à une forme de jouissance que Lacan distingue sous le terme de jouissance sexuelle avec une insistance à examiner ce qu'il en est du côté de la jouissance féminine qu'il va nous présenter comme ayant elle-même une particularité, celle de se trouver dédoublée en une jouissance qu'il va appeler « supplémentaire ».

202. *Ibid.*, p. 7.
203. *Ibid.*, p. 14.

Et tout d'abord, qu'est-ce que la jouissance sexuelle ?

La notion de jouissance sexuelle n'est pas nouvelle dans le séminaire *Encore*. Comme Marcel Ritter le signale, elle figure déjà dans le séminaire *D'un discours qui ne serait pas du semblant*, qui précède le séminaire *Encore*. De même, la formule du non-rapport sexuel y figure déjà, mais c'est ici dans *Encore* que la question de la jouissance sexuelle va trouver son dernier développement. C'est pour pouvoir l'écrire que Lacan fait appel à la logique, que ce soit la logique formelle, la logique des quantificateurs ou encore la logique intuitionniste dont on trouve une référence dans son développement. C'est la définition de la sexualité par référence au rapport sexuel. Ici, la sexualité est extraite, détachée de sa référence anatomique, physiologique ou biologique. Elle tient en cela qu'elle désigne les rapports des êtres parlants homme ou femme. Si dans *Encore*, la jouissance sexuelle se déploie, c'est dans la dimension côté Femme qu'elle prend toute son ampleur. La jouissance sexuelle est désormais abordée comme jouissance phallique c'est-à-dire en rapport au phallus ou dont le phallus est le signifiant. La difficulté vient de ce que Lacan ne tranche pas entre la multiplicité des appellations et qu'il emploie tour à tour : « la jouissance sexuelle », « la jouissance phallique » et « les rapports entre hommes et femmes ». Tout se passe ici comme s'il fallait prendre encore ces termes comme équivalents, l'un pouvant se substituer à l'autre.

Dès le début de ce développement théorique, Lacan admet donc avec Freud la position centrale du primat du phallus, qui conditionne pour l'être parlant le développement de la sexualité autant pour l'homme que pour la femme. Le phallus vaut pour les deux. À ce détail près, la distribution des rapports pour l'homme et pour la femme quant à ce phallus n'est cependant pas symétrique. Et c'est cette différence que Lacan va élaborer à partir de sa proposition des formules de la sexuation, formules qu'il va aborder avec de légères modifications à partir de son enseignement de l'année 1971. Et la phase finale de cet enseignement est la fonction de « ce signifiant phallique, phallus symbolique dont le signifiant se trouve refoulé dans l'inconscient ». Seulement, « ce refoulement se fait du côté du refoulement primordial qui, contrairement au refoulement secondaire, ne fait jamais retour et ne peut jamais être levé. C'est la raison pour laquelle il demeure à jamais voilé[204] ». Patrick Valas retient une définition simple de la jouissance sexuelle : « La jouissance sexuelle est celle qui est obtenue par le sujet dans le corps à corps de la rencontre avec l'objet désiré[205]. » Ici, le risque de rabattre la jouissance sur la satisfaction est grand. Cette jouissance est celle qui est soumise à la contingence qu'est la rencontre, nous y reviendrons plus loin.

Avant de proposer une synthèse, je vais dans un premier temps suivre le développement progressif de Lacan concernant les thèmes suivants : la jouissance féminine, la question de l'Autre et enfin celle du rapport sexuel.

La femme et la jouissance sexuelle

Première affirmation

En reprenant la succession des formulations de Lacan, nous trouvons dès le début cette affirmation qui est reprise puisqu'elle a déjà été énoncée : « Il n'y a pas la femme, la femme n'est pas toute ».

« Ce qu'on appelle la jouissance sexuelle est marqué, dominé, par l'impossibilité d'établir comme tel, nulle part dans l'énonçable, ce seul Un qui nous intéresse, l'Un de la relation *rapport sexuel*[206] ».

---

204. P. Valas, *Les dimensions de la jouissance*, Toulouse, érès, 2001, p. 91-92.
205. *Ibid.*, p. 145.
206. J. Lacan, *Encore, op.cit.*, 1975, p. 13.

Deuxième affirmation

« Que tout tourne autour de la jouissance phallique, c'est précisément ce dont l'expérience analytique témoigne et témoigne en cela que la femme se définit d'une position que j'ai pointée du pas-tout à l'endroit de la jouissance phallique [207] ».

Troisième affirmation

« La jouissance phallique est l'obstacle par quoi l'homme n'arrive pas à jouir du corps de la femme précisément parce que ce dont il jouit, c'est de la jouissance de l'organe [208] ».

Ces trois affirmations, qui se succèdent dès le début du séminaire, résument l'essentiel de ce que Lacan va développer par la suite, par le biais de variations multiples. La notion reste la même. Seules varient les formules, au risque quelquefois d'une certaine confusion.

La jouissance sexuelle : une impasse

« En voilà le dit pour ce qui est de la jouissance en tant que sexuelle ». Cela sonne comme une conclusion. Et il ajoute : « ... dans la jouissance des corps, la jouissance sexuelle a ce privilège d'être spécifiée par une impasse [209] ». C'est une autre précision importante, cette notion d'impasse. À ce niveau du séminaire, je ne sais pas encore si on peut poser l'équivalence de l'impasse et du ratage.

La jouissance et l'Autre

Un pas de plus toujours concernant la jouissance sexuelle : « La jouissance en tant que sexuelle est phallique,

207. *Ibid.*, p. 13.
208. *Ibid.*, p. 13.
209. *Ibid.*, p. 14.

c'est-à-dire qu'elle ne se rapporte pas à l'Autre, comme tel[210] ».

Jouissance et pas-tout

Enfin, c'est une mise en garde contre ce que j'appellerais une compréhension hâtive et qui concerne spécifiquement la jouissance de l'Autre : « Ce que j'appelle proprement la jouissance de l'Autre, en tant qu'elle n'est ici que symbolisée, c'est tout autre chose, à savoir le pas-tout que j'aurai à articuler[211] ».

Nous en sommes donc à cette étape où Lacan affirme : « jouir a cette propriété fondamentale que c'est en somme le corps de l'un qui jouit d'une partie du corps de l'Autre ». Puis : « Les femmes, les hommes et les enfants, ce ne sont que des signifiants[212] ». « Un homme, ce n'est rien d'autre qu'un signifiant. Une femme cherche un homme au titre de signifiant. Un homme cherche une femme au titre de ce qui ne se situe que du discours. La femme n'est pas toute, il y a toujours quelque chose qui chez elle, échappe au discours. »

L'écrit et le rapport sexuel

« Il n'y a pas de rapport sexuel ». Cette formule, « elle ne se supporte que de l'écrit en cela que le rapport sexuel ne peut pas s'écrire[213] ». La suite compte aussi : « ce qui est écrit part du fait qu'il sera à jamais impossible d'écrire comme tel le rapport sexuel[214] ».

Qu'est-ce que c'est qu'écrire comme tel le rapport sexuel ? Nous essaierons d'en dire un peu plus en suivant

210. *Ibid.*, p. 14.
211. *Ibid.*, p. 26.
212. *Ibid.*, p. 34.
213. *Ibid.*, p. 35.
214. *Ibid.*, p. 36.

la progression que je tente de repérer au fur et à mesure que Lacan avance dans ce séminaire.

Mais déjà, je m'arrête à une première explication : l'une des impossibilités d'écrire le rapport sexuel tient au fait que la femme « n'entre en fonction dans le rapport sexuel qu'en tant que la mère ». Il y a une deuxième impossibilité à cette écriture et celle-là est située du côté de l'homme qui n'est qu'un signifiant qui n'entre en jeu que *quoad castrationem*, c'est-à-dire « en tant qu'il a rapport avec la jouissance phallique ».

Donc l'impossibilité de l'écriture du rapport sexuel tient autant à l'homme qu'à la femme, tous deux pris comme signifiants. Et si on essaie quand même de l'écrire ? Dans le discours analytique, « à ce qui s'énonce de signifiant, vous donnez une autre lecture que ce qu'il signifie ». Autrement dit, ce serait une bêtise que d'insister à vouloir écrire quand même quelque chose qui ne s'écrit pas. Est-ce là l'un des sens de cet *Encore* ?

L'écriture de l'Autre

« L'Autre, dans mon langage, cela ne peut donc être que l'Autre sexe [215] ». Lacan reconnaît ici implicitement que l'écriture et la promotion de cet Autre est « plus que jamais mis en question ». Ici viennent se déployer toutes les considérations concernant l'amour que je ne reprendrai pas, sauf cette suppléance possible « Ce qui supplée au rapport sexuel, c'est précisément l'amour [216] ».

Le ratage

Viennent ensuite la façon, autant du côté mâle que du côté femelle, de rater le rapport sexuel : « L'univers, c'est là

215. *Ibid.*, p. 40.
216. *Ibid.*, p. 44.

où, de dire, tout réussit... réussit à faire rater le rapport sexuel de la façon mâle[217] ».

« Il y a donc la façon mâle de tourner autour et puis l'Autre, que je ne désigne pas autrement, parce que c'est ça que cette année, je suis en train d'élaborer – comment, de la façon femelle, ça s'élabore du pas-tout ». Ce pas-tout, il reconnaît lui-même que jusque-là, il ne l'a pas beaucoup exploré.

« Ce ratage est la seule forme de réalisation de ce rapport si comme je le pose, il n'y a pas de rapport sexuel[218] » (Autrement dit : ça se réalise quand ça rate).

Pourquoi ça rate ? La réponse tombe : « Le ratage, c'est l'objet ».

Il insiste : « L'objet c'est un raté, l'essence de l'objet, c'est le ratage ». C'est à ce niveau du séminaire que vient cette phrase : « La jouissance qu'il faut est à traduire la jouissance qu'il ne faut pas ». « Cette jouissance qu'il ne faudrait pas », c'est là le corrélat de ce qu'il n'y ait pas de rapport sexuel et c'est le substantiel de la fonction phallique. Ce « il ne faudrait pas » qui est au conditionnel, Lacan va se servir de l'implication matérielle en ayant recours à la logique des stoïciens pour la déplier. Autrement dit « s'il y avait une autre que la jouissance phallique, il ne faudrait pas que ce soit celle-là[219] ». Or il n'y en a pas d'autre. L'implication veut dire qu'à partir d'une affirmation fausse, on peut aboutir à du vrai. C'est l'inverse qui est impossible, c'est-à-dire d'une proposition vraie on puisse aboutir à du faux. Donc, pour la jouissance, il n'y en a pas d'autre que la jouissance phallique sauf celle sur laquelle la femme ne souffle mot, peut-être parce qu'elle ne la connaît pas, celle qui la fait pas-toute. « Il est faux qu'il y en ait une autre, ce qui n'empêche pas la suite d'être vraie à savoir qu'il ne faudrait pas que ce soit celle-là[220] ».

217. *Ibid.*, p. 53.
218. *Ibid.*, p. 54.
219. *Ibid.*, p. 56.
220 *Ibid.*, p. 56.

Dieu et la jouissance de la femme

Lacan reprend dans cette séance la notion de « l'autre satisfaction », la satisfaction de la parole. « Une autre satisfaction, c'est celle qui répond à la jouissance qu'il fallait juste, c'est-à-dire celle qui répond à la jouissance phallique ». Si ça réussit juste, ça veut dire que cela ne rate pas.

Ce qu'apporte le discours analytique c'est qu'il y a jouissance de l'être. « La pensée est jouissance ». Seulement cet être, « le premier être dont nous ayons bien le sentiment, c'est notre être… L'être que j'oppose à cela, c'est l'être de la signifiance[221] ». C'est à partir de cet être de la signifiance que Lacan entreprend de définir la jouissance du corps : « maintenant la jouissance du corps, s'il n'y a pas de rapport sexuel, il faudrait voir en quoi ça peut y servir ». C'est ce qu'il va examiner à partir des formules de la sexuation, apparaissant ici regroupées dans un tableau. À la partie supérieure du tableau on retrouve les quatre formules propositionnelles regroupées deux par deux. Ces formules étaient déjà apparues groupées dans le séminaire *… ou pire*. Elles sont complétées ici dans *Encore* par des mathèmes supplémentaires nouveaux.

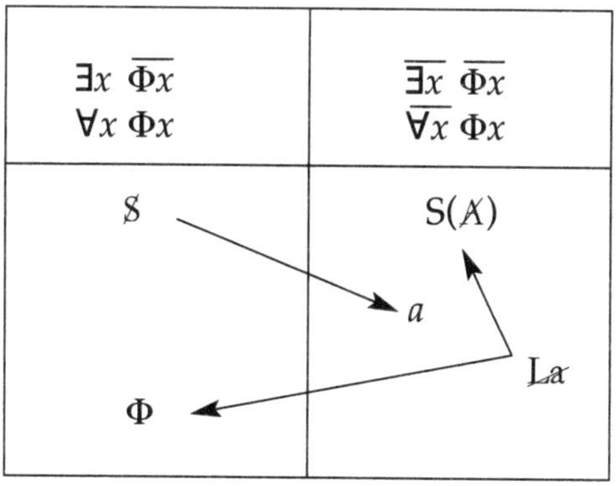

Figure 16. – Écriture des formules de la sexuation (cadran du séminaire *Encore*).

221. *Ibid.*, p. 66-67.

Et cela commence premièrement du côté homme $\forall x.\Phi(x)$. Lacan signale qu'on s'y range par choix, libre aux femmes de s'y placer si ça leur fait plaisir. C'est cette fonction phallique qui leur sert à se situer comme homme et aborder la femme.

« Pour l'homme à moins de castration, c'est-à-dire de quelque chose qui dit non à la fonction phallique, il n'y a aucune chance qu'il ait jouissance du corps de la femme, autrement dit, qu'il fasse l'amour… C'est l'homme qui aborde la femme… seulement ce qu'il aborde, c'est la cause de son désir, que j'ai désignée de l'objet *a*. C'est là l'acte d'amour[222] ».

Du côté de la femme : $\overline{\forall x}.\Phi x$. Cela veut dire que lorsqu'un être parlant se range sous la bannière des femmes, donc du côté droit du tableau, c'est à partir de cela qu'il se « fonde de n'être pas-tout à se placer dans la fonction phallique. Et c'est ce qui définit la femme, à cela près que *La*, ça ne peut s'écrire qu'a barrer *La*[223] ». Il n'y a pas *La* femme article défini pour désigner l'universel.

« Il n'y a pas *La* femme, puisque de son essence, elle n'est pas toute. C'est un signifiant ce *la*. Ce *la* est un signifiant dont le propre est qu'il est le seul qui ne peut rien signifier et seulement de fonder le statut de la femme dans cela qu'elle n'est pas toute… Seulement d'être pas toute, elle a par rapport à ce que désigne de jouissance la fonction phallique, une jouissance supplémentaire[224] ». Supplémentaire et pas complémentaire ; si elle avait été complémentaire, on retomberait dans le tout.

« Ce n'est pas parce qu'elle n'est pas toute dans la fonction phallique, qu'elle n'y est pas du tout. Elle y est *pas* pas du tout. Elle y est à plein ». Mais il y a quelque chose en

222. *Ibid.*, p. 67.
223 *Ibid.*, p. 68.
224. *Ibid.*, p. 68.

plus, c'est une jouissance au-delà du phallus. « Il y a une jouissance à elle dont peut-être elle-même ne sait rien sinon qu'elle l'éprouve. Ça elle le sait[225] ».

De cette jouissance, la femme ne sait rien et c'est là que Lacan raccroche la jouissance mystique, cette jouissance qui soit au-delà, au-delà du phallus, et c'est ce qu'il appelle « jouissance des mystiques. » Ceux qui entrevoient l'idée qu'il doit y avoir une jouissance au-delà. Le témoignage essentiel des mystiques, c'est justement de dire qu'ils l'éprouvent mais qu'ils n'en savent rien. « Mais pourquoi ne pas interpréter une face de l'Autre, la face Dieu comme supportée par la jouissance féminine ? ».

Lacan insiste dans la lecture de ce tableau sur le côté femme en partant de ce que Freud a laissé de côté à savoir le « que veut la femme ? ».

« Ce sur quoi on met l'accent ici, c'est le rapport du L$\not{A}$. Ce L$\not{A}$ a rapport et je vous l'illustrerai aujourd'hui, avec le signifiant de A en tant que barré, soit S($\not{A}$). La femme est ce qui a rapport à cet Autre. La femme a rapport au signifiant de cet Autre en tant que comme Autre il ne peut rester que toujours Autre. L'Autre, ce lieu où vient s'inscrire tout ce qui peut s'articuler du signifiant est dans son fondement radicalement l'Autre. C'est pour cela que ce signifiant marque l'Autre comme barré. La femme a rapport à ce S($\not{A}$) et c'est en cela déjà qu'elle se dédouble, qu'elle n'est pas toute puisque d'autre part, elle peut avoir rapport aussi avec Φ[226] ». Ce phallus Φ c'est le signifiant qui n'a pas de signifié, celui qui se supporte chez l'homme de la jouissance phallique.

Quant au côté homme, ce qui s'est vu c'est que ce à quoi il a à faire, c'est à l'objet *a* et que toute sa réalisation au rapport sexuel aboutit au fantasme.

225. *Ibid.*, p. 69.
226. *Ibid.*, p. 75.

Arrêtons là cette lecture paraphrasée du texte du séminaire et essayons-nous à une synthèse.

SYNTHÈSE

Pour l'homme

La jouissance sexuelle telle qu'on vient d'en parler avec cette réserve qu'ici l'homme et la femme sont pris comme des êtres parlants et non comme des corps sexués, cette jouissance dite sexuelle pour l'homme, se trouve donc entièrement résumée à la jouissance phallique qui comporte une limitation due à la castration et qui rend impossible au sujet l'accès à la jouissance de l'Autre.

Cette jouissance de l'Autre n'existe pas. D'autant plus que d'une part, le corps se réduit pour le sujet à l'objet *a*, cause du désir donc au semblant et que d'autre part Lacan prend ici le soin d'attirer notre attention sur le fait que cet Autre définit ici ce qu'il va appeler l'Autre sexe, à savoir le féminin.

Pour la femme

Elle, de son côté, n'a pas affaire à l'objet *a*. Ce qui est cause de son désir, c'est le phallus qu'elle n'a pas. La femme, et cela nous l'avons appris depuis fort longtemps, évite la confrontation au complexe de castration, même si pour ce faire, elle a besoin d'en passer par l'intermédiaire de l'homme. Pour autant, sa jouissance demeure également phallique et elle non plus, ne peut pas y avoir accès. Seulement, cette jouissance phallique ouvre la possibilité, la voie d'accès, la porte vers l'Autre jouissance à laquelle l'homme, lui, ne peut jamais accéder. C'est ainsi qu'on peut entendre cette formule de : « il a une jouissance à lui » et pour la femme « elle a une jouissance à elle ». Ce qui est une autre manière de dire : pour l'homme, la jouissance est toute phallique et elle est obstacle, et pour la femme, la jouissance est également phallique mais aussi au-delà du phallus et c'est celle-là qui est dite supplémentaire.

Nous sommes donc face à deux jouissances, l'une suspendue à l'autre, mais n'entretenant entre elles aucun rapport, aucun entrecroisement possible. C'est l'une des possibilités d'entendre : « il n'y a pas de rapport sexuel », que vient redoubler cette affirmation : « la jouissance sexuelle se spécifie donc d'être une impasse ». Cela nous permet de déduire que la jouissance du côté mâle, qui se spécifie d'être une impasse, est une jouissance hors corps. Du côté femme, elle est définie comme étant au-delà du phallus et celle-là est hors langage et hors symbolique.

L'écriture de l'Autre

Il existe une difficulté particulière à certains endroits du séminaire à suivre Lacan dans les différents emplois qu'il fait du terme du grand Autre. On peut penser tour à tour qu'il s'agit là, pourquoi pas d'erreurs de transcription et on a quelquefois l'envie de mettre un *a* à la place d'un grand A, tant le sens nous semble difficile à saisir. Assurément, cette écriture est source de confusion et Nestor Braunstein va jusqu'à dire que cette expression de la jouissance de l'Autre est une « expression malheureuse[227] ».

Si on essaie de savoir de quel Autre il s'agit, il en propose trois lectures.

– L'Autre du corps en tant qu'Autre, l'Autre radical hors langage, siège d'une jouissance liée à l'Autre.

– La deuxième acception plus connue, habituelle, est celle de l'Autre comme lieu du langage, lieu de la loi, lieu du code, lieu de toutes les déterminations. C'est l'Autre dans l'écriture des mathèmes lacaniens.

227. N. Braunstein, *La jouissance. Un concept lacanien*, Toulouse, érès, coll. « Point Hors Ligne », 2005.

– Enfin, dernière proposition et c'est ici celle qui est privilégiée, l'Autre, c'est l'Autre sexe et qui se trouve explicitement référé au féminin.

Conclusion : à chaque fois que dans *Encore*, Lacan évoque la jouissance de l'Autre, il faut l'entendre comme celle de l'Autre sexe, comme il nous y invite, l'Autre sexe au sens de celui qui jouit, c'est-à-dire le sens subjectif du génitif « de », et non pas le sens objectif. C'est cette jouissance de l'Autre qui est la jouissance au-delà du phallus, donc au-delà de la castration et que Lacan attribue à la femme.

Il n'en demeure pas moins que cette écriture de l'Autre de manière indifférenciée résonne à certains endroits comme un forçage ou une erreur de transcription, comme nous l'avons dit. Dans une transcription pirate, fruit d'un travail en cartel d'un certain nombre d'analystes, cette question se trouve placée au centre de la discussion : quelle transcription de l'Autre ? Cette transcription a été arrêtée avec la règle suivante que je vous transmets : « nous avons pris le parti d'écrire régulièrement jouissance de l'Autre avec un grand A puisque Lacan est très explicite sur ce point. Jouissance du corps de l'autre, avec un *a* puisqu'il s'agit cette fois de l'autre avec un *a* qui le symbolise précisément cet Autre et c'est le *L* de L'autre qui reçoit la majuscule ». Mais cette convention, il est vrai, ne lève pas toutes les ambiguïtés, pas plus que cette autre ambiguïté qui attribuerait au grand Autre un corps.

Les formules du « cesse » et « ne cesse pas »

Nous sommes donc au cœur d'un problème double qui est celui de la prise en compte du corps et de l'Autre. Et c'est l'un des problèmes de lecture de ce séminaire, ou pour le dire comme Lacan : « c'est en quoi l'Autre, l'Autre comme tel reste un problème, plus précisément c'est le rapport entre la jouissance et l'Autre qui fait problème ». Cette écriture de l'Autre en tant qu'il est impliqué dans la jouissance, nous l'avions déjà rencontré dans le séminaire *L'angoisse*. Ici, dans le séminaire *Encore*, cette jouissance est nommément définie comme sexuelle et elle est définie comme ce qu'éprouve un corps vivant ou encore ce qui affecte ce corps. Cela ne peut se produire qu'à l'occasion de ce que Lacan appelle la rencontre. Cette rencontre obéissant elle-même à la modalité de la contingence. Ici le corps dont il est question est donc un corps jouissant. Cette contingence de la rencontre emporte donc avec elle une contingence corporelle. Cette contingence corporelle pour la nommer, c'est le phallus. Ici, il faut entendre ce terme de contingence par opposition aux deux autres modalités que Lacan nous apprend à reconnaître qui sont celle de la nécessité et celle de l'impossibilité. Lacan va utiliser les formules du « cesse » et du « ne cesse pas ».

Le point de départ est cette formulation de Lacan : « le rapport sexuel est soumis chez l'être parlant au régime de la rencontre ». Ici donc, si le phallus est ce qui détermine le déroulement des choses, ce phallus entre dans la modalité de la contingence, c'est-à-dire dans le champ du « cesse ». La formule plus complète donnerait : « c'est ce qui cesse de ne pas s'écrire ». Le phallus est du même coup, exclu du champ du « ne cesse pas », c'est-à-dire du temps d'où dépendent la nécessité et l'impossibilité. Nous avons deux temps logiques séparés, celui du « cesse » et celui du « ne cesse pas ». Dépliée, l'affirmation de Lacan veut dire qu'à l'instant de la rencontre, quelque chose qui ne s'écrivait pas vient à cet instant même de la rencontre à s'écrire. On peut donc décomposer ce temps logique du « cesse » en deux sous-temps logiques :

1 – quelque chose ne s'écrivait pas,

2 – cette chose qui ne s'écrivait pas cesse ; et il devient possible de l'écrire[228].

228. P. Naveau, « L'Autre, c'est ça le problème », dans *La Cause freudienne*, 2000, n° 45, p. 47.

Et cette nouvelle possibilité d'inscription n'est pas continue ni permanente, elle reste contingente, c'est-à-dire qu'elle ne devient jamais quelque chose qui ne cesse pas de s'écrire, sinon elle entrerait dans le champ de l'impossibilité ou de la nécessité. Ces modalités temporelles logiques s'excluent donc mutuellement et c'est ce qui fait de la rencontre la possibilité contingente d'une « irruption possible de la jouissance ».

Quant au registre du « ne cesse pas », ici, nous avons affaire à deux modalités : la première est celle du nécessaire. Le nécessaire est « ce qui ne cesse pas de s'écrire. »

La deuxième est la catégorie de l'impossible qui se formule par le « ne cesse pas de ne pas s'écrire ». C'est là que vient prendre place le sens de la formule consacrée quant au rapport sexuel : « Le rapport sexuel ne cesse pas de ne pas s'écrire », c'est-à-dire qu'il est impossible.

Le résumé de ce petit parcours aboutit à l'affirmation de : « l'apparente nécessité de la fonction phallique qui se découvre n'être que contingence. C'est en tant que mode du contingent qu'elle cesse de ne pas s'écrire ». La contingence est ce à quoi se résume ce qui soumet le rapport sexuel à n'être pour l'être parlant que le régime de la rencontre.

Abord de la femme par l'homme

« S'il y avait une autre jouissance que la jouissance phallique, il ne faudrait pas que ce soit celle-là ». On a donc là une affirmation, c'est que de la jouissance phallique il y en a mais à cela est appendue une autre question : est-ce qu'il y a une autre jouissance ? Ici un parcours des jouissances distinguées s'impose. Aux côtés de la jouissance phallique, nous retrouvons la jouissance de l'Autre, la jouissance du corps de l'Autre. Cette jouissance du corps de l'Autre, n'est pas le signe de l'amour. « Il n'y a donc pas de rapport entre l'amour et la jouissance sexuelle ». À cette distinction il faudrait en ajouter une autre, celle qui existe entre la jouissance phallique et la jouissance du corps de l'Autre :

« La jouissance phallique est ce par quoi l'homme n'arrive pas à jouir du corps de la femme », car ce dont jouit l'homme, ce n'est pas du corps de la femme mais de l'organe phallique, c'est-à-dire d'une partie de son corps propre. Autrement dit il y a un obstacle qui sépare la jouissance de l'un et la jouissance de l'Autre. Et cet obstacle serait le phallus. Cette jouissance phallique pourrait être considérée comme la jouissance de l'un sans rapport avec l'Autre. L'un et l'Autre vont chacun son chemin sans se rencontrer. Seulement ce qui complique singulièrement les choses, c'est une autre affirmation : « Il y a une jouissance – une jouissance du corps – au-delà du phallus ». De là on peut entendre, s'il y a un au-delà, c'est que logiquement il existerait un en deçà. Cela donnerait par exemple qu'en-deça du phallus, il y a la jouissance du phallus et qu'au-delà du phallus il y aurait la jouissance du corps de l'Autre. Cette jouissance du corps de l'Autre « ne se promeut que de l'infinitude ». Ici un autre terme apparaît qui est celui de l'infini. Cette opposition se lit alors à ce moment-là de cette manière, c'est que la jouissance du phallus est finie, la jouissance du corps de l'Autre serait elle infinie. Cette notion de l'infinitude est illustrée par Lacan par le biais du paradoxe de Zénon.

Nous pouvons donc retenir que la jouissance phallique est définie comme la jouissance de l'organe phallique : l'homme jouit de l'organe et en même temps, l'organe jouit tout seul. Si le phallus fait barrière ou obstacle c'est que sa mise en jeu empêche le rapport à l'Autre. C'est là qu'il est mis en rapport avec le Un en tant que Un, séparé de l'Autre et c'est ce Un qui définit le non rapport à l'Autre. Cette jouissance de l'Un, c'est la jouissance de l'idiot, c'est-à-dire que le Un reste tourné vers lui-même, c'est la jouissance autiste. Le sujet masculin reste donc livré à lui-même se satisfaisant d'une jouissance d'une partie de son corps propre. Il y a donc comme dit Lacan sa jouissance à lui, à l'homme, sans possibilité pour lui de se tourner vers l'au-delà du phallus, possibilité qui reste l'apanage de la femme, comme on l'a dit précédemment. Cependant, cet homme reste pour la femme le moyen d'atteindre l'Autre jouissance, c'est-à-dire la jouissance au-delà, soit la jouissance dite supplémentaire de la femme. C'est là que se pose la question : comment est-il possible d'en dire quoi que ce soit à propos de quelque chose dont la femme elle-même qui l'éprouve ne peut rien en dire ?

Il y a là toute une série de paradoxes, entre autres, c'est que la femme ne sait rien, mais qu'en même temps, quand ça lui arrive, elle sait que ça lui arrive, elle l'éprouve, donc elle sait et en même temps, elle ne sait pas.

Conclusion

Au terme de ce parcours dans les méandres de la jouissance, et tout particulièrement concernant cette jouissance sexuelle, une distinction s'impose et que je résumerai ainsi :

– la jouissance de l'Autre : au sens objectif de ce génitif, elle concerne les deux sexes et du fait de la jouissance phallique elle est impossible pour les deux. L'Autre est à prendre ici comme corps. C'est la jouissance du corps de l'Autre ;

– la jouissance Autre : c'est la jouissance spécifiquement féminine, supplémentaire. Le corps concerné par cette jouissance est ici le corps propre. C'est à son propos que Lacan évoque la jouissance des mystiques.

Et l'amour ?

Christian Schneider

En complément du chapitre de Gabriel Boussidan voici quelques remarques concernant le mouvement de la théorisation de Lacan dans le séminaire *Encore*... Comme le dit Christophe Weber dans sa conclusion[229], dans le présent ouvrage, nous travaillons en quelque sorte à assurer la jouissance de Lacan, c'est-à-dire la pérennité de son enseignement. Néanmoins le temps est venu de prendre un peu de distance par rapport au texte et d'aller de l'avant. Je ferai donc mes remarques en essayant de ne pas perdre de vue l'intérêt de la notion de jouissance dans la pratique de l'analyse, au-delà d'une perspective de constitution ou de fignolage d'un corpus théorique dont la cohérence serait un but en soi.

Ce séminaire est un curieux séminaire ! Il est un des premiers à avoir été publié comme texte, en 1975, alors qu'il avait été tenu en 1972-1973. Lacan s'y présente comme ne pouvant parler que comme analysant. Plus précisément comme analysant de son « je n'en veux rien savoir ». Je vais m'autoriser de cette indication pour faire des sauts d'un endroit à l'autre du séminaire en rapprochant les énoncés semblables et discordants, comme on ferait dans la « lecture » du discours d'un analysant.

Dans la première séance, Lacan suppose ses auditeurs dans un lit, « un lit de plein-emploi », dit-il, « à deux ». Mais on peut être déçu devant le peu d'élaborations proches de la clinique ou de la vie concrète. Ce seront surtout des formules tournées et retournées autour du même thème : le non-rapport sexuel, formules dont tout le texte abonde, sous différentes formes, avec un évident parfum de provocation, se mêlant à des allers et retours plus ou moins obscurs pour rattraper une cohérence. Aussi

229. Voir « Subversion de la jouissance », *supra* p. 148.

dans le présent travail, j'ai décidé de ne plus avoir, comme il est pourtant convenu dans nos milieux, de grandes complaisances avec des figures de style obscures de Lacan. C'est-à-dire que je ne vais pas faire des acrobaties rhétoriques pour justifier les aspects flous ou contradictoires, mais plutôt les relever et laisser chaque lecteur, soit les ignorer, soit les accepter docilement, soit travailler lui-même à les éclairer, là où je n'ai pas trouvé de formulations plus satisfaisantes. Et là où je le peux, je dirai avec mes mots ce que je pense pouvoir dire d'après mes réflexions et mon expérience clinique et parfois personnelle. Il me semble en effet surtout important d'interroger l'utilité qu'une notion comme la jouissance peut avoir pour éclairer un phénomène transférentiel, ou pour empêcher de se fourvoyer en écoutant un analysant, plutôt que de faire un compte rendu détaillé d'un texte qui est à portée de main en librairie.

Point de départ et difficultés

Depuis Freud et encore chez Lacan, ce que l'être humain peut atteindre comme satisfaction reste mal défini : obtenir un état d'excitation minimum, apaiser une tension, un besoin biologique, satisfaire une pulsion, réaliser un acte sexuel, éviter un déplaisir, éprouver un plaisir, exprimer quelque chose en paroles, réaliser un souhait, une œuvre, une image de soi… ? Mais évidemment, dans la pratique de l'analyse, ce à quoi nous avons affaire chez les analysants, c'est surtout l'autre face de la question, la face déplaisir, souffrance. Et en particulier l'insuffisance, l'inadéquation ou encore le ratage qui se mêlent aux tentatives de satisfaction. D'où cette notion ambiguë de « jouissance ». C'est aussi pour cela que la question m'est revenue à l'esprit : est-ce vraiment une simplification de vouloir décrire avec un seul mot ce qu'on pouvait aussi décrire avec les mots ci-dessus concernant le plaisir et la réalisation, en y ajoutant ceux de souffrance, angoisse, vécu, intensité, excès, symptôme, répétition, compulsion, fantasme, ou encore : *hybris* et déchaînement ? Cette question nous accompagnera dans ce travail.

Pour Freud, le plaisir sexuel était l'expérience de satisfaction la plus intense à laquelle l'être humain pouvait accéder, Lacan prend apparemment le contre-pied dans les séminaires précédents : en s'appuyant sur les difficultés et ratages constatés dans la vie courante, il répète que le « rapport » sexuel est impossible. Néanmoins, malgré ces répétitions négatives, il ajoutera (*Encore ;* p. 104) « ce rapport sexuel, en tant qu'il ne va pas, il va quand même ? grâce à un certain nombre de conventions, d'interdits, d'inhibitions, qui sont de l'effet du langage et ne sont à prendre que de cette étoffe et de ce registre. » Notons dès à présent cette désignation du langage comme quelque chose qui va vers le registre du possible. Possible qui se précise plus loin : « ce truc contingent qui fait que quelquefois, après une analyse, nous aboutissons à ce que chacun baise convenablement sa « une chacune » ».

Donc cet « impossible », s'il part d'une difficulté de la relation à l'autre (le partenaire) dans la vie réelle, concerne surtout une démarche théorique, et une visée d'absolu chez Lacan.

LE « RAPPORT » SEXUEL EST IMPOSSIBLE... À ÉCRIRE

L'affirmation répétée dans les années précédentes : « Il n'y a pas de rapport sexuel », s'affine, se précise dans ce séminaire en : « Le rapport sexuel ne peut pas s'écrire[230] ».

230. Dans ce souhait de formalisation, de formulation quasi-mathématique il y a peut-être aussi un regret de ne pas trouver une formule que Lacan lèguerait à la postérité, comme Freud espérait qu'il y aurait un jour une plaque de marbre sur la maison du Restaurant Bellevue dans la proche banlieue de Vienne, mentionnant sa découverte ici même du secret du rêve le 24 juillet 1895.

Pourquoi faudrait-il l'écrire ? C'est que pour Lacan, l'écrit, cet effet du discours, est essentiel pour la recherche d'une certaine universalité dans la théorie. Lacan invoque l'importance qu'ont eue certaines découvertes pour la compréhension du réel, par exemple en astronomie : il cite les lois de Kepler sur la révolution des planètes, et plus loin la loi de l'attraction universelle de Newton, qui, une fois écrites, ont bouleversé notre vision du monde. Elles ont fait abandonner une conception où prévalait, avec un arrière-fond religieux, l'importance d'une « forme parfaite » : la sphère, et ont enfin donné droit aux considérations logiques et aux résultats d'observations qu'on avait jusque-là mis de côté comme non-conformes à cette idéologie des formes parfaites. C'est vers une théorisation de cette qualité que Lacan voudrait aller. « Or, se refuser la référence à l'écrit, c'est s'interdire ce qui, de tous les effets du langage, peut arriver à s'articuler[231] » et « La formalisation mathématique est notre but, notre idéal. Pourquoi ? Parce que seule elle est mathème, c'est-à-dire capable de se transmettre intégralement[232] ».

QU'EST-CE QUI SUPPLÉE AU RAPPORT SEXUEL ? LA JOUISSANCE DU SYMPTÔME OU DE LA PAROLE ?

Lacan fait des hypothèses sur ce qui pourrait subvenir à ce non-rapport sexuel, en particulier du côté du langage, de la jouissance ou de l'amour.

J'interrogerai plus particulièrement en quoi, à cette époque de son enseignement, Lacan a pu invoquer l'amour comme pouvant subvenir à l'impossible du rapport sexuel. Avec cette difficulté que le mot amour reste

231. J. Lacan, 1972-1973. *Encore,* Le Séminaire, Livre XX, Le Seuil, Paris, 1975, p. 44.
232. *Ibid.*, p. 108.

très ambigu, entre l'identification-idéalisation, l'attirance par un objet et l'attirance sexuelle (il est même utilisé sous forme de l'expression « faire l'amour »). Il y a dans ce texte comme une régression par rapport aux distinctions bien plus claires du séminaire *Le transfert.*

Situons le questionnement que nous allons mener : Freud avait découvert que le symptôme recelait un sens, ou plutôt une signification inconsciente. Dans la suite, Lacan insiste sur la structure de l'inconscient (« comme un langage ») et précise alors que le travail de l'analyse amène non pas à alimenter le sens, mais à délivrer le signifiant inconscient emprisonné dans le symptôme. Une des raisons de la persistance du symptôme est qu'il contient une certaine forme de satisfaction. Mais laquelle ? Est-ce une forme de « jouissance » ? Marcel Ritter, dans son commentaire de *...ou pire*[233], nous montre une étape de l'enseignement de Lacan où est introduit la notion d'in-existence, comme « existence non encore advenue de la vérité dans le symptôme ». Dans l'insistance de la répétition, le symptôme manifeste une jouissance, mais une jouissance qui est encore « inexistante », bien qu'elle ne soit pas totalement « non existante ». En d'autres termes la jouissance « n'est pas sans y exister ». Il est difficile d'amener un analysant à reconnaître ce qui insite en lui. Le concept de la jouissance rend mieux compte de l'insistance de la répétition. Je dirais même que cette jouissance est prisonnière du corps à ce stade. « Il n'y a de jouissance que du corps ».

Exemple clinique

Illustrons ces considérations par l'exemple d'une cure. L'évocation par une jeune femme d'une période révolue de

233. Cf. *supra* p. 343.

sa vie m'offre un exemple de symptôme : le comportement de certains adolescents, qui pratiquent de manière répétée des scarifications sanglantes sur le corps, en particulier les avant-bras. Elle l'avait fait pendant plus d'un an, et n'avait à l'époque rien pu en dire à personne, en particulier à sa famille qui était effarée devant ce comportement. Une rencontre avec un garçon avait fait cesser ce symptôme. Il lui avait demandé si « se marquer » ainsi lui apportait quelque chose, si ce n'était pas une sorte de plaisir caché. Ces mots l'avaient bouleversée, sans qu'elle sache pourquoi. Il était comptable. Elle était tombée amoureuse de lui et ils vivaient ensemble depuis quelques années. Mais ce n'était pas une cohabitation joyeuse. Elle ressentait un certain malaise, « mal dans sa peau », une angoisse diffuse avec des sentiments de culpabilité pour des broutilles et des échecs réels dans sa vie professionnelle. Parallèlement elle était déçue par son compagnon et avait peur qu'il ne l'abandonne. Elle cherchait à se calmer en s'adonnant à des calculs de numérologie, mais ça ne la rassurait pas vraiment. Son compagnon était lassé de ses mauvaises humeurs, de son absence de désir sexuel, et la relation était peu à peu devenue très difficile. Elle est donc venue pour parler. Dans ce qu'elle disait sur le divan, on pouvait entendre son souci de compter, compter les cadeaux que lui faisait, trop rarement, son compagnon, compter les autres signes d'intérêt qu'il lui manifestait. Pour certains elle ajoutait « ça ne compte pas ». Un jour elle dit « Pour lui je ne compte pas, et vous, qui ne dites rien je ne « campe » pas non plus pour vous. » Quand, depuis le fauteuil, lui parvient la question : « Comment dites-vous cela ? » il y a un silence, puis elle retrouve brusquement un souvenir : elle avait quatre ans et avait aperçu des inscriptions sur l'avant-bras de son grand père, personnage sombre et taciturne. À sa question il répond : « C'est du camp, tu es trop petite pour comprendre » mais elle avait entendu « comp » à la place de « camp » (de concentration). À cette remémoration a suivi un travail sur la complexité de sa famille, la place de ce grand père mort peu après la scène qu'elle venait d'évoquer, et dont elle portait le prénom féminisé. Son état et ses relations avec son compagnon se sont alors améliorés assez rapidement.

On peut dire à ce stade de cette vignette clinique que la rencontre avec le garçon avait mis en relief une jouissance dont elle n'avait pas conscience, mais qui n'était pas sans exister, et de plus il a désigné par le mot « marquer » quelque chose de signifiant. La conséquence a été l'arrêt de la répétition d'un symptôme, mais pas de tous les symptômes. Ce garçon était apparu comme supposé savoir quelque chose, elle ne savait pas consciemment de quoi il s'agissait. Mais cette supposition a contribué à ce que la jeune fille tombe amoureuse de lui (« Celui à qui je suppose le savoir, je l'aime[234] », « Tout amour se supporte d'un certain rapport entre deux savoirs inconscients[235] »). On peut dire que cette « marque » entr'aperçue et dont le grand père n'avait pas voulu lui parler, cette marque qui avait effacé-remplacé son nom pendant qu'il était en camp de concentration, elle en avait « hérité » quelque chose, sous la forme d'une parenté « anonyme » au niveau du corps. C'est cela qui avait ressurgi, lors des interrogations sur son identité au moment de l'adolescence, dans ce symptôme des scarifications. La supposition de savoir n'était pas le seul élément suscitant l'amour, comme le montre le signifiant « comptable » (de toute façon, on ne sait jamais totalement ce qui déclenche un amour). En tout cas, l'exemple clinique nous montre que l'amour a fait cesser un symptôme, mais sans améliorer durablement la qualité de vie de la jeune femme.

Ce qui avait été refoulé du non-dit et des silences dans la famille s'est reconstitué au cours de l'analyse dans le

234. *Ibid.*, p. 64.
235. *Ibid.*, p. 131.

transfert. L'analyste redoublant la figure du compagnon, était comme lui supposé savoir quelque chose au départ, mais ne disait rien. Le lapsus a permis de retrouver un élément essentiel : l'ensemble phonétique : « camp-comp » a pu libérer un signifiant « compt » qui pouvait fonctionner plus librement. Compter des chiffres, ou compter pour quelqu'un n'étant plus désormais un besoin angoissant.

Nous voilà donc introduits au rôle que peut avoir l'amour, et à celui de l'importance des signifiants.

« Ce qui supplée au rapport sexuel, c'est précisément l'amour[236] »

Mais quel amour ? Que peut-on faire des différentes formules que nous apporte ce séminaire ? D'abord celle écrite au tableau : « La jouissance de l'Autre, de l'Autre avec un grand A, du corps de l'Autre qui le symbolise, n'est pas le signe de l'amour ». Puis : « L'amour, certes, fait signe, et il est toujours réciproque ». Dans l'exemple de la jeune femme, on pourrait dire que la rencontre avec le jeune homme avait déclenché un amour au départ réciproque. Mais si lui, sans doute, cherchait à jouir du corps de sa compagne, pour elle, cette jouissance ne représentait pas un signe qu'il l'aimait. Elle vivait dans l'angoisse d'être abandonnée, « de ne pas compter ». De plus, de son côté à elle, l'amour semble bien avoir été « l'ignorance du désir », en tout cas du désir sexuel. Citons ici la phrase provocante de la page 12 : « L'amour est impuissant, quoiqu'il soit réciproque, parce qu'il ignore qu'il n'est que le désir d'être Un... » Curieuse formule où l'amour devient un désir... Dans les séminaires des années précédentes est forgée la locution « Y'a d'l'Un » et il faut se souvenir de l'insistance sur ce trait pour mieux comprendre où en est la

236. *Ibid.*, p. 44.

question de la jouissance à ce moment-là. On peut être surpris que Lacan paraisse entériner que « la psychanalyse promeut que l'amour c'est de faire Un[237] » (tout en ajoutant que toute l'expérience « va contre »). Cette formule ressemble à un poncif romantique, mais ne semble pas, à la moindre réflexion, tenable comme définition générale de l'amour. Lacan précise d'ailleurs que l'amour ne fait jamais sortir quiconque de soi-même. En fait la formule : « Nous ne sommes qu'un », à mon sens ne définit pas l'amour, mais seulement un fantasme de complétude, et l'expérience analytique montre qu'il est, à l'occasion, la base de reproches faits à un partenaire, quand celui-ci révèle ses différences par rapport à un moi idéal qu'on voudrait lui faire incarner. Ce que Lacan confirme page 46 : « Cet Un dont tout le monde a plein la bouche est d'abord de la nature de ce mirage de l'Un qu'on se croit être ». Ce qui rappelle, selon Freud, la nature narcissique de l'amour.

Suivent d'autres références, à mon sens assez confuses en ce qu'elles mélangent amour, identification, désir, comme si les élaborations du séminaire sur *Le transfert* étaient oubliées. C'est d'abord une allusion à « une perruche qui était amoureuse de Picasso, ça se voyait à la manière de lui mordiller le col de chemise ». Un tel comportement est en réalité tout à fait habituel dans cette espèce zoologique envers celui qui est identifié à un partenaire choisi comme compagnon. Ces oiseaux vivent en couple et sont amusants dans leur manière de se serrer l'un contre l'autre sur une branche et de se mordiller le cou et la tête. Mais malgré une certaine analogie comportementale, cela résulte de leur instinct et ne nous avance guère sur l'amour humain, que Freud qualifiait de sentiment complexe ne pouvant pas être mis sur le même plan qu'une pulsion, encore moins qu'un instinct. Il y a ensuite

237. *Ibid.*, p. 12.

une référence à Descartes pour qui des hommes étaient « des habits en promenade. » Lacan nous dit : « jouir d'un corps quand il n'y a plus d'habits laisse intacte la question de ce qui fait l'Un, c'est-à-dire celle de l'identification. »

Cette phrase mélange, dans l'attirance éprouvée pour un corps (plus ou moins) habillé, d'une part une identification de ce corps sur le plan social ou individuel, d'autre part son aspect désirable sur le plan sexuel, qui conduirait à jouir de ce corps qu'il y a sous les habits : le corps qui évoque l'objet *a*, dans la perspective du fantasme. Quand Lacan ajoute : « L'habit aime le moine, parce que c'est par là qu'ils ne sont qu'un », il s'agit cette fois d'une identification symbolique, par le signifiant « moine », et dans la suite : « L'amour dans son essence est narcissique… », c'est encore le problème de l'identification du moi comme objet d'amour qui est évoqué.

Tout se passe comme si Lacan était à ce point préoccupé de tout expliquer par le « Y'a d'l'Un » qu'il escamote des questions qui se posent à partir de l'expérience concrète. Il y a bien deux faces dans l'attirance qui peut exister entre deux parlêtres : sentiment amoureux et désir sexuel, même si on observe dans la vie de tous les jours plutôt un mélange des deux. Il y a généralement deux temps successifs entre le moment d'être tombé amoureux, et le moment de se mettre au lit, à deux, en retirant les habits. Cela indique une évolution dans la relation entre les deux sujets. Il faut qu'un désir se mêle à l'amour. Il vaut mieux aussi que l'autre (avec un petit a) soit en accord avec cette évolution. La question se pose également, à l'inverse, de ce qui se passe lorsque c'est d'abord le désir qui naît, généralement chez l'un des deux. L'amour vient-il ensuite compléter la relation ?

La formule selon laquelle « l'amour est toujours réciproque » est à cet égard étonnante. Même si on ne peut qu'approuver la formule : « l'amour demande l'amour, il ne cesse pas de le demander, il le demande …*encore* »

(p. 11), l'obtient-il pour autant ? L'expérience clinique, la vie quotidienne et la littérature sont pleines de drames d'amour non partagé. À la page précédente (p. 11) on lit : « L'amour, si c'est là une passion qui peut être l'ignorance du désir, ne lui en laisse pas moins toute sa portée ». Cela annonçait quelque chose sur les rapports de l'amour et du désir, mais on reste sur sa faim.

« L'amour est impuissant, quoiqu'il soit réciproque, parce qu'il ignore qu'il n'est que le désir d'être Un, ce qui nous conduit à l'impossible d'établir la relation d'eux. La relation d'eux qui ? deux sexes. » Vous voyez que ne pas mieux distinguer entre amour et désir, ça ne peut que fabriquer un problème, que le jeu de mots ne résout pas. Mais est-il possible de les distinguer ? Examinons ce qui est dit de l'attirance sexuelle dans ce séminaire, et revenons vers l'amour ensuite.

L'ATTIRANCE SEXUELLE (DÉSIR SEXUEL)

« Ce qui apparaît sur les corps sous ces formes énigmatiques que sont les caractères sexuels – qui ne sont que secondaires – fait l'être sexué. Signifiants sans doute. Mais l'être, c'est la jouissance du corps comme tel, c'est-à-dire comme asexué, puisque ce qu'on appelle jouissance sexuelle est marqué, dominé, par l'impossibilité d'établir comme tel, nulle part dans l'énonçable, ce seul Un qui nous intéresse, l'Un de la relation rapport sexuel[238] ». Là, au début du séminaire, Lacan tourne un peu en rond dans les formules...

« Pour un de ces êtres comme sexués, pour l'homme en tant qu'il est pourvu de l'organe dit phallique – j'ai dit le sexe corporel, le sexe de la femme, j'ai dit de la femme, alors que justement, il n'y a pas la femme, la femme n'est pas toute, ne lui dit rien, si ce n'est par l'intermédiaire de

238. *Ibid.*, p. 12.

la jouissance du corps. » (Voir le commentaire de Gabriel Boussidan.)

Il ajoute à la page 13 : « Qu'on ne me parle pas des caractères sexuels secondaires de la femme, parce que, jusqu'à nouvel ordre, ce sont ceux de la mère qui priment chez elle ». Curieuse affirmation. Lacan évacue ce qui me paraît pourtant assez évident ; que ces caractères sexuels secondaires signifient pour le sujet la qualité sexuelle du partenaire. Évidemment c'est très subjectif et différent pour chacun. Mais sont-ce vraiment « ceux de la mère qui priment » ? Soyons concret : pour un individu donné, tel trait de sa propre mère retrouvé sur un(e) partenaire peut fonctionner comme trait identificateur de l'objet d'amour. C'est alors vrai pour une fille comme pour un garçon et comme nous le lisons p. 27, « Quand on aime, il ne s'agit pas de sexe ». Il s'agit d'un trait du corps comme asexué, d'une attirance sous forme d'amour ou d'amitié, mais non sexuelle.

Mais ce qui est attirant sexuellement chez une femme peut, selon les formes du fantasme de chacun, tenir autant à ses jambes, au galbe de sa chute de reins, à la finesse de sa taille, à sa chevelure, à la douceur de sa peau, à son parfum, son odeur, au timbre de sa voix, à la grâce de sa démarche et de ses gestes, sa façon de danser, au caractère pulpeux de sa bouche, à ses yeux et son sourire, etc. et tout cela n'a rien de spécifiquement « maternel », et même ses seins, si ce sont là des organes spécifiques de la fonction maternelle, il n'y a que les anatomistes pour insister à les appeler « mamelles », les autres noms familiers qu'on leur donne évoquent bien autre chose que l'allaitement (la turgescence ou la résistance de leur forme à la pesanteur par exemple). Une plaisanterie connue dit que les seins sont comme les trains électriques : ils sont faits pour les enfants mais ce sont les pères qui jouent avec.

Cette énumération des traits pouvant être des attraits possibles, que dit-elle ? Elle dit que si c'est une énumération, c'est qu'il n'y a pas qu'un trait qui serait universel, qui représenterait « le » féminin, ou si on veut « la » femme. Qui représenterait quelque chose à apparier, à mettre en rapport avec « le » masculin, avec l'homme, pour faire une jouissance sexuelle parfaite. C'est bien plus, effectivement, ce qui s'est constitué comme éléments du fantasme d'un sujet, et le surinvestissement par le désir des autres (avec petit a) et la valorisation sociale, la présence dans le discours ambiant, « le disque courcourant » comme dira Lacan[239], qui donne à tel trait du corps d'une femme sa valeur d'appel sur le plan du désir sexuel, sa brillance phallique, sa valeur de jeunesse échappant à « l'irréparable outrage des ans ». C'est bien la signification phallique de touts ces traits qui attire l'homme (ou une autre femme). Et cette signification est liée au contexte culturel, aux autres signifiants de la lalangue du sujet.

L'homme, encombré de la fonction phallique, peut néanmoins « désirer la femme de toutes les façons... Non seulement il la désire, mais il lui fait toutes sortes de choses qui ressemblent étonnement à l'amour[240] ». Si l'homme n'arrive pas à jouir du corps de la femme, c'est lorsqu'il reste pris dans le fonctionnement phallique, et en particulier dans la jouissance « de son organe ». Mais cette forme d'impossibilité du rapport sexuel n'est pas sans suppléance possible. On peut rapprocher de cela l'indication : « Un homme cherche une femme au titre... de ce qui ne se situe que du discours », le discours étant ce qui fait lien entre les êtres parlants. C'est déjà une amorce de ce qui sera appelé « une autre satisfaction, la satisfaction de la parole[241] ». Lacan ajoutera que du moment qu'une femme « n'est pas toute », il y a toujours quelque chose qui chez elle échappe au discours. Le travail de Gabriel Boussidan est plus particulièrement centré sur cet aspect de la question.

239. *Ibid.*, p. 36.
240. *Ibid.*, p. 67.
241. *Ibid.*, p. 61.

Formulation personnelle

Je vous propose une formulation personnelle de cette intrication amour-désir : l'amour comporte une recherche de complétude, qui prend racine dans la conscience plus ou moins obscure de notre division, dans l'expérience de la fuite du sujet dans le discours, dans une recherche d'identité. Je préfère dire « recherche » que désir pour ce fantasme de complétude. L'amour est une tentative de la suturer, cette division, et de conforter une identification. Si nous produisons cette figure idéale que Lacan appelle Un, c'est par dérapage imaginaire à partir de la seule façon dont nous pouvons construire un semblant d'identité : par dénombrement de ce que nous percevons de notre corps dans le miroir de l'Autre, de l'Autre qui nous aide à épeler les morceaux de notre corps, et d'une manière variable approuve cette construction (stade du miroir). Cette intervention de l'Autre (dans le sens de celui qui nous imprègne du langage) inscrit en même temps sur ce corps les manques qui vont polariser nos pulsions dans la rencontre avec l'autre (avec petit a). Nous le construisons donc par un processus symbolique, mais en élaborant une figure imaginaire, parce que quelque chose n'aboutit pas dans la construction symbolique. Il manque quelque chose : les signifiants « homme » et « femme ». Nous retrouvons ce que Marcel Ritter[242] met en évidence dans le séminaire *D'un discours qui ne serait pas du semblant*, c'est-à-dire : un homme et une femme font chacun semblant dans le rôle de leur sexe.

Il s'y manifeste cette vérité fondamentale, celle de l'hétérogénéité du symbolique avec le réel, et en particulier avec le réel du corps. Pour moi cette manière de dire éclaire mieux l'écoute dans une cure. Il est intéressant de revenir sur ce qu'on peut trouver dans le séminaire *Le transfert* sur cette question.

---

242. Cf. *supra* p. 355.

RETOUR SUR LE SÉMINAIRE *LE TRANSFERT*

Si on revient au séminaire sur *Le transfert* et aux commentaires du *Banquet* de Platon, on y trouve cette dualité du désir d'une part et d'autre part d'un sentiment amoureux qui vise plutôt le lien avec un jeune homme susceptible de recevoir une éducation intellectuelle élitiste. On peut faire le lien avec ce que nous trouvons dans *Encore* : c'est une sorte de racine ancienne du mythe de Faust (retrouver la jeunesse de son corps propre tout en gardant les acquis du savoir et de l'expérience), mais le philosophe grec accepte l'impossible du retour vers la jeunesse et la beauté du corps propre, et y substitue l'amour d'un jeune homme « beau » à qui il va enseigner son propre savoir. Le discours ambiant athénien ne comportant pas les mêmes interdits sur la sexualité que ceux de notre contexte chrétien actuel, cet amour s'enrichissait de relations sexuelles, l'attirance étant déclenchée par la beauté et la jeunesse du corps. Beauté et jeunesse étant des signifiants qui servent comme occultation de la vieillesse et de la mort. (Ce que nous retrouvons de manière massive dans notre société de l'image et de la mode.) Mais ce passage de l'énamoration au désir est décrit de manière plus métaphorique par l'image du silène contenant les « *agalmata* », les objets précieux, image évoquée par Alcibiade à propos de Socrate. Lacan y désigne l'objet *a*.

Et la forme la plus accomplie de l'amour, la « vérité » de l'amour, est référée à des exemples où l'aimé devient à son tour amant (Alceste offrant par amour de mourir à la place de son mari Admède, Achille qui était l'aimé de Patrocle et qui pourtant accepte de le suivre dans la mort s'il le venge, devenant de ce fait à son tour celui qui aime).

Lacan va illustrer le thème de façon poétique en évoquant la rencontre. Il y est question de cet accès à l'autre que nous donne l'amour quand nous avons manqué, dans le mouvement du désir vers cet autre, sa qualité d'objet. On ne peut en parler qu'en mythe, dit Lacan, et il produit alors ce mythe :

« Cette main qui se tend vers le fruit, vers la rose, vers la bûche qui soudain flambe, son geste d'atteindre, d'attirer, d'attiser, est étroitement solidaire de la maturation du fruit, de la beauté de la fleur, du flamboiement de la bûche. Mais quand, dans ce mouvement d'atteindre, d'attirer, d'attiser, la main a été assez loin, si du fruit, de la fleur, de la bûche, une main sort à la rencontre de la main qui est la vôtre, et qu'à ce moment c'est votre main qui se fige dans la plénitude fermée du fruit, ouverte de la fleur, dans l'explosion d'une main qui flambe – alors, ce qui se produit là, c'est l'amour[243] ».

Il y a un mouvement d'aller et retour qui n'est pas symétrique, et qu'il ne me semble pas possible d'appeler « réciproque » non plus. Quelque chose est créé. On peut s'étonner de la manière dont ici est affirmée l'importance de la réaction d'un partenaire, l'importance de la dimension intersubjective. (Ce mot avait à certains moments été quasi tabou dans les couloirs de l'ex-École Freudienne). En fait il s'agit de la « rencontre ».

Après avoir essayé par les formules de la sexuation, puis de manière encore tâtonnante par les nœuds (qui seront développés dans les années suivantes) Lacan reprend la question de ce qui peut suppléer au rapport sexuel par des notions plus classiques : à partir de l'être, du sujet, du signe et du signifiant, du langage, du savoir et de l'inconscient :

« J'ai pu dire également que l'amour vise l'être, à savoir ce qui, dans le langage, se dérobe le plus ? l'être qui, un peu plus, allait être, ou l'être qui, d'être, justement fait surprise[244] ». Et l'être humain est un être parlant.

---

243. J. Lacan, 1960-1961, *Le transfert*, Le Séminaire, Livre VIII, Paris, Le Seuil, 1991, p. 66-67.

244. J. Lacan, *Encore, op. cit.*, 1975, p. 40.

Pour le discours analytique « Il s'agit pour nous de prendre le langage comme ce qui fonctionne pour suppléer l'absence de la seule part du réel qui ne puisse pas venir à se former de l'être, à savoir le rapport sexuel...[245] », et si quelque chose fait signe dans ce que dit l'analysant ? Eh bien « le signe n'est pas le signe de quelque chose, mais d'un effet qui est ce qui se suppose... d'un fonctionnement du signifiant. Cet effet est ce que Freud nous apprend, et qui est le départ du discours analytique, à savoir le sujet »... « Dans l'amour, ce qui est visé, c'est le sujet, le sujet comme tel, en tant qu'il est supposé à une phrase articulée, à quelque chose qui s'ordonne ou peut s'ordonner d'une vie entière. Un sujet, comme tel, n'a pas grand-chose à faire avec la jouissance. Mais, par contre, son signe est susceptible de provoquer le désir. Là est le ressort de l'amour[246]. » Lacan apporte là un important complément de perspective : même si le désir a accès à l'autre uniquement sous la forme de l'objet *a*, l'amour quant à lui vise le sujet.

Il y a une autre satisfaction, « c'est ce qui se satisfait au niveau de l'inconscient... la jouissance dont dépend cette autre satisfaction, [c'est] celle qui se supporte du langage[247] ». Mais il pourrait y avoir un danger de dérive, « l'inconscient, c'est que l'être, en parlant, jouisse et ne veut rien en savoir de plus. J'ajoute que cela veut dire ne rien en savoir du tout » (p. 95).

« Mais l'inconscient est un savoir, un savoir-faire avec lalangue. [...] ce savoir, en tant que c'est dans le gîte de lalangue qu'il repose, veut dire l'inconscient. [...] le savoir, qui structure d'une cohabitation spécifique l'être qui parle, a le plus grand rapport avec l'amour. Tout amour se supporte d'un certain rapport entre deux savoirs incons-

245. *Ibid.*, p. 47.
246. *Ibid.*, p. 48.
247. *Ibid.*, p. 49.

cients. Si j'ai énoncé que le transfert, c'est le sujet supposé savoir qui le motive, ce n'est qu'une application particulière...[248] » On retrouve dans cette formulation une certaine réciprocité, qui serait plutôt, si on tient compte de ce que Lacan appelait « la vérité de l'amour », la possibilité d'un au-delà de la répétition, une création dans le mouvement de ce qui se passe de l'un à l'autre.

« Sur le choix de l'amour... j'ai parlé de la reconnaissance, de la reconnaissance à des signes toujours ponctués énigmatiquement de la façon dont l'être est affecté en tant que sujet du savoir inconscient. Il n'y a pas de rapport sexuel parce que la jouissance de l'Autre pris comme corps est toujours inadéquate – perverse d'un côté, en tant que l'Autre se réduit à l'objet *a* – et de l'autre, je dirai folle, énigmatique. N'est-ce pas de l'affrontement à cette impasse... qu'est mise à l'épreuve l'amour ? Du partenaire, l'amour ne peut réaliser que ce que j'ai appelé par une sorte de poésie... le courage. Mais est-ce bien de courage qu'il s'agit ou des chemins d'une reconnaissance ? Cette reconnaissance n'est rien d'autre que la façon dont le rapport sexuel – devenu là rapport de sujet à sujet, en tant qu'il n'est que l'effet du savoir inconscient – cesse de ne pas s'écrire. »

Ce passage sur la reconnaissance vient en complément de ce que nous avons trouvé plus haut sur les signes du corps, mais il insiste sur le fait que ce qui est perçu l'est en tant que « ça signifie ». Le mot reconnaissance prend ainsi toute sa portée. Lacan avait souligné que pour Freud ce que le désir s'attache à retrouver c'est le retour d'un signe, mais pour Lacan c'est un signifiant. Et dans ce mouvement d'un signifiant à un autre c'est effectivement le sujet qui est visé.

248. *Ibid.*, p. 125, p. 129, p. 131.

De l'Un vers l'Autre, désir et amour, le discours, la parole

« Ce qui est visé dans l'amour c'est le sujet[249] », n'est-ce pas l'aspect signifiant de cet autre qui est rencontré qui fait que les deux se rapprochent ? On serait alors conduit à penser que chercher le partenaire « en tant que signifiant », n'est pas seulement l'apanage de la femme vis-à-vis de l'homme mais fonctionne également dans l'autre sens.

Et n'est ce pas plutôt le désir du sujet, de chacun des deux sujets, dans la mesure où ils sont pris dans leur fantasme, dans la mesure où le *a* joue son rôle pour les deux, que se pose la question de l'intersection possible des deux fantasmes pour que quelque chose puisse se réaliser ensemble ? C'est alors l'amour-sublimation qui peut permettre à la jouissance de condescendre au désir[250]. La jouissance ne serait-elle pas ce qui ne vient à être vécu que lorsque l'autre devient un corps marqué d'un signifiant, donc qu'il devient, comme Lacan le dit : symbole de l'Autre ? À la page 27 du séminaire *Encore* nous lisons : « Le signifiant est la cause de la jouissance ». Que se passe-t-il alors entre une femme et un homme ? Lacan ne nous ne nous en parle que de manière interrogative par touches successives :

« Car cet a-sexué, n'est ce pas à le conjoindre avec ce qu'elle a de plus-de-jouir, étant l'Autre, [...] que la femme l'offre à l'homme sous l'espèce de l'objet *a* ?[251] » Formulons-le autrement : une femme peut accepter de tenir une place dans le fantasme de son partenaire, en tant que ce *a* qu'il cherche et repère sur elle, mais elle peut offrir d'y

249. *Ibid.*, p. 48.
250. J. Lacan, 1962-1963, *L'angoisse*, Le Séminaire, Livre X, Paris, Le Seuil, 2004, p. 209-210.
251. J. Lacan, *Encore*, *op. cit.*, 1975, p. 118.

ajouter un plus-de-jouir (éprouvé au-delà de la jouissance phallique) qu'elle peut, en tant que femme, avoir en plus. Le fait-elle seulement dans la mesure où elle aime ? Nous évoquions plus haut le mythe produit par Lacan de la main qui sort du fruit, de la fleur, du flamboiement de la bûche. À la page suivante nous lisons : « ... il est toujours inexplicable que quoi que ce soit réponde au désir [...] La main qui apparaît de l'autre côté est un miracle ». Cette réponse n'arrive pas nécessairement.

Lacan va s'appuyer sur cette contingence pour indiquer en quoi le rapport sexuel, qui « ne cesse pas de ne pas s'écrire » peut-être supplée par quelque chose qui « cesse de ne pas s'écrire » sans pour autant « ne pas cesser de s'écrire » (lire à ce propos le travail de Gabriel Boussidan dans ce recueil).

« La contingence, dit-il, je l'ai incarnée du *cesse de ne pas s'écrire*. Car il n'y a là rien d'autre que rencontre, la rencontre chez le partenaire des symptômes et affects, de tout ce qui chez chacun marque la trace de son exil, non comme sujet mais comme parlant, de son exil du rapport sexuel. N'est-ce pas dire que c'est seulement par l'affect qui résulte de cette béance que quelque chose se rencontre... qui, un instant, donne l'illusion que le rapport sexuel cesse de ne pas s'écrire ? – illusion que quelque chose non seulement s'articule mais s'inscrit, s'inscrit dans la destinée de chacun. Le déplacement de la négation... de la contingence à la nécessité, c'est là le point de suspension à quoi s'attache tout amour.? [...] Tel est le substitut qui, par la voie de l'existence, non pas du rapport sexuel, mais de l'inconscient, qui en diffère, fait la destinée et aussi le drame de l'amour [252] ».

Lacan ajoutera que l'extrême de l'amour, « la vraie amour, débouche sur la haine. » Il semble, là aussi, attiré

252. *Ibid.*, p. 132.

par une formule à l'emporte pièce, qui généralise ce que sont effectivement certaines destinées et drames de l'amour, et des moments particuliers dans les relations d'amour plus courantes. Il est certain que l'amour dérive facilement, dans l'abord de l'être qui est sa forme extrême, vers le mirage de l'un. Et les nécessaires différences de l'autre réel par rapport à cet « un » idéal déclenchent des moments de haine, si ce que j'appellerai le « discours amoureux » n'a pas accédé à une certaine relativisation de la passion du moi idéal.

En conclusion, ce séminaire met en place un substitut de l'impossible rapport sexuel (total et parfait) dans la référence à l'amour. Mais cet amour comme possible est lié à une contingence où « ça aura été » une rencontre, une rencontre avec ce qui restera toujours « un Autre », ce dont rend compte cette formule « ça cesse (un instant) de ne pas s'écrire ». Au-delà des formules et avancées certaines de ce texte, à travers l'apport de la notion de jouissance, la place de l'amour (et de la haine) dans la relation humaine reste à explorer dans son aspect de difficile relation de sujet à sujet, de difficile cohabitation avec le savoir inconscient envers lequel l'indifférence, le « je n'en veux rien savoir » (évoqué au début du séminaire) constitue une résistance fondamentale. Mais j'ajouterai que l'expérience analytique m'a montré que difficulté ne veut pas dire impossibilité, car cette expérience est celle qui amène à accepter l'impossible coalescence du symbolique et du réel, l'impossible réalisation de l'idéal (de l'« Un »). C'est ainsi qu'elle ouvre le champ à des « possibles ». Mais c'est là une élaboration de l'expérience analytique sortant du cadre de ce travail.

8

Le nœud des jouissances

La jouissance phallique parasite les autres jouissances

Paul Hoffmann

En ce qu'il donne un fondement au discours analytique dans le nœud borroméen, le séminaire *Les non-dupes errent*[1] prononcé par Lacan en 1973-1974 débute la dernière période de son enseignement. *Télévision*[2], paru fin 1973, est un texte réputé difficile dont la compréhension est facilitée par sa lecture parallèle à celle de *Les non-dupes errent* : les thèmes abordés sont les mêmes, développés dans le séminaire, laconiques dans *Télévision*.

Concernant la jouissance, *Les non-dupes errent* ne passe pas pour un texte majeur. Il s'y construit pourtant pas à pas le schéma qui ne sera dévoilé que dans « La troisième[3] »,

---

1. Séminaire inédit.
2. J. Lacan, 1973, *Télévision*, Paris, Le Seuil, coll. « Le champ freudien ». Repris dans *Autres écrits*, Paris, Le Seuil, 2001, p. 509-545.
3. J. Lacan, 1974, « La troisième », Intervention au Congrès de Rome (31 octobre 1974 au 3 novembre 1974) parue dans *Lettres de l'École freudienne*, n° 16, 1975, p. 177-203.

quelques semaines après la fin du séminaire. Pour respecter cette élaboration progressive, il m'a paru essentiel de maintenir l'ordre chronologique des occurrences du terme jouissance dans les séances du séminaire et d'y intercaler les extraits de *Télévision* qui s'y rattachent.

L'APPROCHE NODALE, UN RENOUVEAU THÉORIQUE

Le nœud borroméen est constitué de trois anneaux à la fois indépendants et solidaires les uns des autres, représentant les trois catégories du réel, du symbolique et de l'imaginaire. Détacher un des anneaux désolidarise les trois.

L'approche nodale entraîne des remaniements dans la pensée de Lacan qui constituent les apports du séminaire *Les non-dupes errent* :

- Une nouvelle approche du réel, à la fois un des trois ronds du nœud, en ce sens égal aux autres, mais aussi ensemble des trois nœuds en tant que réel de la structure. Lacan situe l'écrit sur les bords de ce réel [4].
- La réhabilitation de l'imaginaire. Le sens, souvent décrié dans l'œuvre de Lacan, apparaît ici obligé ; le sujet est contraint de passer par lui. « L'imaginaire, c'est toujours une intuition de ce qui est à symboliser [5]. » La réhabilitation n'est cependant que partielle. Si l'imaginaire est *d'or*, c'est à entendre au sens qu'il *dort*, dit Lacan le 19 mars 1974. Ailleurs, l'imaginaire apparaît *grotesque* quand il reconnaît le phallus dans le pénis, comme nous le verrons.
- La question de la vérité, déjà abordée dans le discours de Vienne [6], trouve un nouveau développement. La vérité

4. *Les non-dupes errent*, leçon du 9 avril 1974.
5. *Ibid.*, leçon du 13 novembre 1973.
6. J. Lacan, 1956, « La chose freudienne ou Sens du retour à Freud en psychanalyse », *Écrits*, Paris, Le Seuil, 1966, p. 401-436.

ne se dit *pas toute* ; en coulant dans les rainures du réel, elle ne peut qu'être approchée. De plus, elle ne peut qu'être *mi-dite*, car, en bonne logique, la proposition *A est vraie* n'est qu'une partie de la vérité *A est vrai et non-A est faux* ($A \cap \bar{A} = \emptyset$ dans l'écriture logique formelle).

- Les *objets a* (sein, étron, regard et voix), sont des effets de l'imaginaire – « ça s'imagine avec ce qu'on peut » – mais le nœud borroméen en autorise « une image écrite » ; « l'objet *a*, c'est là que ça se noue ». L'objet *a* montre ainsi deux faces, une face réelle du simple fait que « ça s'écrit[7] » et une face imaginaire, quand on le nomme. Aussi, Lacan peut-il avancer le 9 avril 1974 que l'objet *a* est son invention : en effet, décrit comme cela, il est très différent de l'*objet partiel* de la théorie analytique classique.
- Une nouvelle lecture des formules de la sexuation ; la jouissance Autre à laquelle la femme peut accéder est un bout de *jouissance corporelle* ; j'y reviendrai.
- Le symbolique issu de l'*Un* que forme la *jouissance phallique,* j'y reviendrai aussi.

Une recette de cocktail peut résumer les apports de l'année 1973-1974 concernant la jouissance. Prenez les quatre propositions fondamentales suivantes : *Un corps ça jouit, Il n'y a pas de rapport sexuel, Il y a de l'autre* et *Ça parle.* Mélangez dans un shaker, vous obtiendrez les variétés de jouissance que sont la *jouissance corporelle,* le *plus-de-jouir,* la *jouissance sexuelle* et la *jouissance phallique.*

LA JOUISSANCE : UN TRAVAIL, UNE TORTURE

Partons de cette affirmation de Lacan dans la leçon du 13 novembre 1973 que les écritures *noms du père* et *non-dupes errent* participent d'un même *savoir,* inconscient au

7. Pour tout ce paragraphe, *Les non-dupes errent, op. cit.,* leçon du 9 avril 1974.

sens où « l'inconscient, c'est un savoir dont le sujet peut se déchiffrer ». Dans son opération de déchiffrage, le sujet s'arrête à un des sens, *noms du père* ou *non-dupes errent*, ce qui ramène la question du sens à une simple question d'orthographe ou, plus généralement de rapports de l'écrit au langage et constitue, même pour Lacan – il le dit – une *énigme*. En effet comment se représenter le savoir commun à ces deux sens ?

Pour illustrer l'énigme d'un exemple personnel, voici le bref rêve d'un homme qui depuis quelque temps questionnait son prochain remariage avec une femme bien plus jeune que lui. Le texte du rêve se résume à un voyage qui le mène à *Tunis et Carthage.* En l'absence de tout reste diurne qui concernerait les voyages ou la Tunisie, je me suis autorisé à l'interprétation *Tu nies cet écart d'âge.*

Muni des outils techniques de *L'interprétation des rêves*[8], on comprend aisément que le texte de ce rêve est un jeu de mots acceptable au regard de la censure, et qui ne risque pas de réveiller le dormeur. On comprend aisément encore que le jeu de mots puisse chez ce patient qui a une culture classique ramener à une idée de destruction (cf. sa première union) *via Cartago delenda esse.* Le jeu de mot *condense* âge et destruction. On a bien plus de mal à se représenter la réalité de l'inconscient qui constitue un savoir commun aux deux sens.

Comprendre l'énigme de ce savoir inconscient est le travail que Lacan assigne à ses auditeurs et il précise que *travail* est étymologiquement rattaché à *tripalium,* un instrument de torture. Opérant un glissement de sens, Lacan en vient à l'inconscient qui nous travaille, nous les analystes, et donc nous tourmente. Il peut alors définir le travail comme « [ce qui] fait des rapports au savoir inconscient dont nous sommes tourmentés la jouissance ».

8. S. Freud, 1900, *Die Traumdeutung, Gesammelte Werke II,* Frankfurt am Main, S. Fischer Verlag, 1977.

Quand on s'intéresse à la jouissance, on trouve plus facilement des mots pour dire ce qu'elle n'est pas, plaisir ou satisfaction, ou pas tout à fait, angoisse ou douleur. Les métaphores positives pour la décrire sont rares ; *tension* revient le plus souvent. Ajoutons *travail*, voire *torture*[9].

LE PLUS-DE-JOUIR : JOUISSANCE IMMÉDIATE DES PROCESSUS PRIMAIRES

Dans la leçon du 20 novembre 1973, Lacan commente le premier paragraphe de « *Die Grenzen der Deutbarkeit*[10] », « Les limites de l'interprétable ». Freud y distingue deux types d'actes psychiques, ceux qui visent à l'utile (décisions, anticipation d'actes et communication) et ceux (jeux et fantasmes) qui visent au *Lustgewinn, gain de plaisir* en traduction littérale, que Lacan revendique comme équivalent freudien de son *plus-de-jouir*. Le rêve, nous dit Freud, appartient entièrement au deuxième type ; il n'a aucune utilité directe. Le rêve – et c'est là que Lacan saisit Freud au vol – est avant tout jeu de lettres, *chiffrage,* sans autre but qu'un *Lustgewinn,* plus-de-jouir, dont Lacan précise qu'il est « l'essentiel du processus primaire ». Il insiste sur le fait que dans le deuxième type d'actes psychiques, le *Lustgewinn* est immédiat, *unmittelbar* en VO, ce qui ne signifie pas – principe de plaisir oblige – qu'une jouissance ne fût pas visée dans le premier cas. Le rêve, gardien du sommeil, est un exemple de ce fait. On retrouve ici deux aspects de la jouissance : la jouissance des actes utiles qui s'apparente au

9. Voir aussi l'idée de *contrainte* dans la conclusion de Jean-Marie Jadin pour cet ouvrage. Cf. infra p. 488.
10. S. Freud, 1925, « Die Grenzen der Deutbarkeit », dans « Einige Nachträge zum Ganzen der Traumdeutung », *Gesammelte Werke t. I,* Frankfurt am Main, S. Fischer Verlag, 1977, p. 561-564.

plaisir et à la satisfaction et le plus-de-jouir, très différent du plaisir et de la satisfaction qui en sont absents.

« C'est dans le chiffrage qu'est la jouissance [11] », dit Lacan dans le séminaire ; dans *Télévision* [12] il assimile la jouissance au déchiffrage. Quoi qu'il en soit, elle réside dans les processus primaires. Dans *Télévision* [13] encore, évoquant les *chaînes signifiantes,* il écrit qu'elles « ne sont pas de sens mais de jouis-sens » en nous laissant libre d'écrire cette jouissance comme nous le souhaitons.

La limite du chiffrage, la limite des processus primaires, la limite de la jouissance, c'est, nous l'avons vu, le sens. Lacan ajoute qu'il est aussi la limite de l'interprétable : en effet, ironise-t-il, des sens il n'y en a pas trente-six, c'est toujours un sens sexuel que l'on trouve.

Dans le texte de Freud, les limites de l'interprétable citées sont au nombre de trois : la résistance, l'absence des associations du rêveur (cf. les interprétations en dehors de l'analyse) et la multiplicité des sens que révèle le rêve, sa polysémie (cf. repris plus tard, un rêve peut révéler d'autres sens que ceux trouvés lors d'une première analyse).

Si le sens limite la jouissance, l'inverse est vrai aussi. Le mot *limite* a deux acceptions possibles. En ce qu'il est limité – restreint – au sexuel, le sens limite la jouissance au seul sens sexuel ; c'est le cas dans l'opération de déchiffrage. Mais la jouissance est aussi une limite, à entendre au sens mathématique de « limite d'une fonction ou limite d'un nombre réel » ; dans le chiffrage, la jouissance limite le sens. Sens et jouissance se limitent mutuellement l'un l'autre. Ne pourrait-on ici lire chez Lacan une description

11. Les citations de *Les non-dupes errent* ne sont indexées que quand elles proviennent de leçons différentes de celle dont il est expressément question dans le paragraphe en cours.
12. *Télévision, op. cit.,* 1973, p. 35.
13. *Ibid.,* p. 22.

des mécanismes de la résistance différente de l'approche freudienne qui oppose tendance et censure ? La version freudienne peut donner l'impression que l'analyse serait un forçage de la censure obligée de céder, ce qu'on a appelé *analyse des résistances*. Dans la version lacanienne, sens et jouissance concourent à rendre difficile l'analyse [14].

La jouissance, tout comme l'interprétation, est incalculable dans ses effets, nous dit encore Lacan ; il l'illustre par le fait que le rapport sexuel ne peut en aucune façon s'écrire, se formaliser, se calculer. En cela la jouissance n'a rien à voir avec la notion d'*énergie* psychique ; l'énergie se calcule, alors que la jouissance se déchiffre [15].

En fin de leçon, il y a une remarque qui détonne et étonne. Lacan énonce qu'il y a peut-être une science de la jouissance qui a échappé aux anatomo-physiologistes. Et voilà la jouissance ramenée du côté du corps, alors que pendant toute la leçon elle était du côté du chiffrage, des processus primaires, du signifiant. Nous voici revenus à ce qu'il disait déjà le 16 février 1966 [16] aux médecins qui, selon lui, ne prenaient pas en compte la jouissance comme dimension du corps différente de l'*étendue* cartésienne. La jouissance est-elle liée au corps ou au signifiant ? La suite, avec la description de variétés de jouissance, éclairera (un peu) cette question.

L'IMPASSE DE LA JOUISSANCE SEXUELLE

La séance du 18 décembre 1973 comporte une approche nodale de l'amour à travers trois de ses formes possibles

14. En même temps qu'ils en sont la condition, d'ailleurs.
15. *Télévision, op. cit.*, 1973, p. 35.
16. Conférence téléchargeable à l'adresse http://aejcp.free.fr/lacan/1966-02-16.htm (page consultée le 22 mai 2007). Pour ce livre, j'en ai assuré le commentaire dans le chapitre « Un corps pour la jouissance », cf. *supra* p. 181.

qui se déduisent structurellement de celui des trois ronds du nœud borroméen qui est *moyen* et conjoint les deux autres : l'*amour divin* (celui prôné par les religions, en tout cas par le christianisme) de structure RSI, l'*amour courtois,* SIR, et le *masochisme,* IRS.

Dans l'*amour divin,* le symbolique *S,* nœud moyen, est pris comme « ce commandement qui met au pinacle l'être et l'amour », allusion au *Tu aimeras ton prochain comme toi-même. S* conjoint ici le réel figurant la mort et l'imaginaire figurant le corps.

		~~désir~~ amour	
Amour divin	R	S	I
	mort ~~jouissance~~		corps

Deux faits se déduisent de cette structure :

– L'évacuation du sexuel, donc de la jouissance sexuelle, puisque le corps, la sensibilité du corps, sont mis en relation avec la mort, $I \rightarrow R$.

– La promotion de la maternité quand, à l'inverse, on lit la structure comme le réel devenant corps, $R \rightarrow I$.

Le désir est le moyen d'arriver à une fin ; dans l'amour divin, le désir est perçu comme la fin même car Dieu étant amour, il a voulu tout cela. Dès lors, il y a confusion du désir et de l'amour. Pour l'illustrer, Lacan cite le Christ : *Imitez le lys des champs, il ne tisse ni ne file*[17]. Le Christ a tort, il méconnaît le réel, car « [qu'y a-t-il] de plus tissé et de plus filé que le lys des champs ? ». Le désir n'est pas pour

17. Matthieu 6.25-34. Je remercie Guy Flecher qui a retrouvé l'origine de cette citation dans le « Sermon sur la montagne ».

autant éteint par l'amour divin, simplement le rapport du corps et de la mort y est baptisé amour.

Dans l'*amour courtois*, quand l'imaginaire supportant l'amour est pris comme nœud moyen, il n'y a pas la confusion du désir et de l'amour ; c'est là, dit Lacan, la vraie structure de l'amour, celle qui se révélait déjà dans *Le Banquet* de Platon et qui a été en quelque sorte supplantée par l'amour divin.

> Rappelons ce qu'est l'amour courtois ou *fin' amor*. Un chevalier se place en vassal de sa dame. Le lien est de même nature hiérarchique que vis-à-vis de son suzerain féodal. Le but de la dame est l'amélioration morale et spirituelle de son amant, considéré (souvent avec raison) comme un gros balourd. Seuls les amants mus uniquement par un amour sincère et désintéressé peuvent triompher des épreuves imposées par leur dame et obtenir ce qu'ils désirent. En plus des valeurs de force et d'endurance des chevaliers, le chevalier courtois doit pratiquer la générosité et le respect d'autrui, la patience et la constance. Dans une société où les mariages étaient arrangés par des familles cupides, l'amour courtois n'a pu se développer que de manière adultérine[18].

Dans cette structure, l'imaginaire, s'il supporte l'amour, figure toujours le corps mais représenté par le *beau*. En se référant à son séminaire *L'éthique de la psychanalyse*, Lacan rappelle que le réel et le symbolique représentent respectivement la jouissance et le désir.

		(corps) → beau = amour	
Amour courtois	S	I	R
	désir		jouissance

18. D'après http://membres.lycos.fr/trouvere/Amourcourtois.htm (page consultée le 19 mai 2007).

Dans le *masochisme,* le réel est le nœud moyen, c'est-à-dire « la mort, là où le désir fut chassé ». On reconnaît bien le masochisme « qui unit jouissance et corps ». La jouissance est ici en position symbolique.

		~~désir~~ mort	
Masochisme	I	R	S
	corps		jouissance

Le point important pour la question de la jouissance est évidemment l'évacuation de la jouissance sexuelle dans l'amour divin, alors qu'elle est présente en position réelle dans l'amour courtois et symbolique dans le masochisme. Ce thème est repris dans *Télévision* [19] avec l'« *impasse de la jouissance sexuelle* ». Dans le chapitre V, Lacan répond à Jacques-Alain Miller qui l'interroge sur la *rumeur* qui prétend que « si on jouit mal, c'est qu'il y a répression sur le sexe ». L'amour divin, répond Lacan en substance, peut provoquer morosité et ennui ; dès lors les jeunes se vouent-ils à des actes sans répression et par là même ils inventent la répression. Ils créent un mythe, celui de la famille, de la société et du capitalisme qui seraient tous les trois répressifs. Lacan rappelle que plus il avançait dans son œuvre, plus Freud découvrait, à l'opposé de cette conception, le caractère *primaire* du refoulement. Et qu'est-ce que le refoulement primaire si ce n'est l'impossible du rapport sexuel, à entendre comme impossible de la formalisation du rapport sexuel ? L'impasse de la jouissance sexuelle est une conséquence de l'impossible du rapport sexuel. Nous y reviendrons, mais examinons-en les conséquences, énumérées dans le chapitre V de *Télévision*.

---

19. *Télévision, op. cit.*, 1973, p. 47-54.

– L'impasse « sécrète les fictions qui rationalisent l'impossible dont elle provient ». C'est la confusion qui amène à penser que le refoulement provient de la répression.
– L'*Œdipe* lui-même est ici une fiction, un mythe qui découle de l'impasse. « L'ordre familial ne fait que traduire que le Père n'est pas le géniteur, et que la Mère reste contaminer la femme pour le petit d'homme ; le reste s'ensuit ». Le reste, c'est l'Œdipe. La jouissance du fantasme œdipien n'est pas interdite mais impossible.
– Le capitalisme ? C'est l'accent mis sur le plus-de-jouir à la place de l'impasse.
– L'impératif de la jouissance si présent en ces années soixante-huitardes n'est qu'un discours à la recherche d'un maître, sans doute pour consoler de l'impossible du rapport sexuel.
– Les jouissances d'autres cultures – Lacan cite le taoïsme – sont sûrement intéressantes mais « laissent froide notre jouissance ».
– Enfin, la *jouissance sexuelle* en impasse est attribuée au grand Autre.

Ce dernier point est essentiel pour deux raisons :
– il est un exemple d'articulation de deux variétés de jouissance, l'une – la jouissance de l'Autre – prenant la place de la première – la jouissance sexuelle ;
– l'attribution de la jouissance sexuelle à l'Autre permet à Lacan de prophétiser une montée du racisme. Chapeau Lacan ! elle a bien eu lieu et son mécanisme sexuel fait partie des hypothèses retenues par certaines études sociologiques.

Il est une fiction qui masque l'impossible du rapport sexuel non citée par Lacan dans *Télévision*, mais qui peut être ajoutée à la liste conformément à ce qu'il dit les 12 et 19 février 1974 dans le séminaire : la *jouissance phallique*. La jouissance sexuelle en impasse est représentée soit par la jouissance de l'Autre par déplacement, soit par la jouissance phallique suite à l'introduction de la fonction phallique, c'est-à-dire de la castration. On trouve donc dès ici les trois lunules jouissance du schéma de « La troisième » : au plus près du signifiant, le plus-de-jouir et sa limite, le sens et, en lieu et place de la jouissance sexuelle, celle de l'impossible rapport sexuel, soit la jouissance de l'Autre, soit la jouissance phallique.

LE COLLAPSUS DE LA MORT DANS LA JOUISSANCE SEXUELLE

La logique, dont Lacan nous apprend dans *Les non-dupes errent* qu'elle est la science du réel, est différente de la vérité qui, ajoute-t-il, s'invente dans les rainures du réel pour constituer le savoir inconscient.

Dans la leçon du 19 février 1974, il relit l'« Au-delà du principe de plaisir » et fait deux remarques originales.
1. L'inanimé et la mort, confondus par Freud, sont peut-être à distinguer.
2. En partant de la différence entre *soma* et *germen* [20] Freud, « a frôlé [...] qu'il n'y a de mort que là où il y a reproduction de type sexuel » d'où l'on peut déduire, selon lui, que le sexe appartient à la mort, au sens logique aristotélicien, à moins que la mort n'appartienne au sexe.

La mort au sens biologique du terme n'est pas aisée à définir. Si l'on se place à l'échelle infra-cellulaire, celui de la substance somatique, on ne peut que constater que même chez les êtres sexués une petite fraction de substance qui les constitue existait déjà chez leurs parents. Il semble que l'assertion de Lacan soit parfaitement vraie et tout à fait intéressante dans ses conséquences, si l'on considère la mort d'un individu, c'est-à-dire celle d'une structure multicellulaire.

20. *Soma* et *germen* désignent l'ensemble des cellules respectivement non reproductrices et reproductrices.

Dans la suite de son commentaire, Lacan cite le Freud de l'« Au-delà du principe de plaisir » qui, parce que la vie va parfois à la mort, conjoint mort et jouissance, jouissance qu'il est difficile de séparer du sexe si, comme l'avance Lacan, il n'y a mort que là où il y a sexe ; il s'agit donc de *jouissance sexuelle*. Si Freud, ajoute Lacan, avait tenu le nœud borroméen entre les mains, il n'aurait pas commis l'erreur d'appeler *masochiste* la conjonction de la mort et de la jouissance (sexuelle). En effet, rappelons-le, Lacan enseigne que le masochisme conjoint corps et jouissance au moyen de la mort. Plutôt que de conjonction des deux, Lacan préfère parler d'un *collapsus* de la mort dans la jouissance : la mort s'évanouit dans la jouissance sexuelle. Il y a un trou dans la jouissance, trou du réel que la mort y imprime.

Rappelons néanmoins que Lacan isole une jouissance mortelle qu'il qualifie de fondamentale et sur le modèle de laquelle la jouissance sexuelle se structure par l'entremise du phallus ou de la castration[21].

Le masochisme lui, invente un savoir, un savoir-faire en l'occurrence, mis à la place de ce trou du réel. Il est une façon « d'établir un rapport, là où il n'y en a pas le moins du monde, entre jouissance et mort ». Il n'y a pas de rapport puisqu'il y a collapsus de l'un dans l'autre.

Attention ici à une difficulté : s*tructurellement*, le masochisme est une conjonction du corps et de la jouissance au moyen de la mort ce qui n'empêche pas le masochiste de tenter *fictivement* d'établir un rapport entre mort et jouissance.

Plus généralement, comme je l'ai dit dans le paragraphe consacré à l'impasse de la jouissance sexuelle, nous

21. Voir à ce sujet les articles « Vers l'écriture de la jouissance sexuelle… », cf. *supra* p. 317, et « Le carrousel des jouissances ou les variantes de la jouissance », cf. *infra* p. 490, écrits par Marcel Ritter.

inventons tous une *fiction*, au lieu du trou dans le réel. Ça fait « *troumatisme* », néologise Lacan.

L'évanouissement de la mort dans la jouissance permet une interprétation de la *petite mort* qui est ici à portée de main, bien que Lacan ne la fasse pas. Quand la jouissance s'évanouit à son tour, l'empreinte de la mort qui est en elle se ressent un peu.

QUAND LA JOUISSANCE SEXUELLE ÉCOPE

Il est un fil qui traverse tout le séminaire *Les non-dupes errent* consacré aux ronds de ficelle : la tentative de mathématiser la logique qui découle du nœud borroméen. Lacan attribue à chacun des nœuds un chiffre. Le chiffre *1* représente le symbolique en référence au signifiant S_1, signifiant-maître. Le chiffre *2* représente l'imaginaire à cause de la fiction de l'union de deux êtres. Le chiffre *3*, enfin, représente le réel en vertu de sa structure trinodale.

Dans la leçon du 12 mars 1974, Lacan tente de démontrer que le *2* se déduit du *3* et non l'inverse. En effet, dit-il, le *3* qui résulte de l'opération 1+1+1 ou 2+1, suppose déjà l'addition, c'est-à-dire la conjonction, c'est-à-dire le *2*. Il se livre à une délicate opération de pliage du nœud borroméen à laquelle, je l'avoue, je n'ai pas compris grand-chose mais ses auditeurs non plus, semble-t-il. Le pliage est censé démontrer que le *2* se déduit du *3*. Passons sur la démonstration et retenons le résultat.

Pour conforter sa thèse de la prééminence du *3*, Lacan appelle Freud à la rescousse, en lui prêtant l'intuition de l'importance du *3* à travers sa description des trois types d'identification dans « Psychologie des masses et analyse du moi ». Rappelons que ce sont l'identification au trait unaire, l'identification à l'autre et l'identification hystérique. On peut s'étonner de cet argument : en quoi le fait que Freud ait découvert trois identifications montre-t-il la prééminence du *3* ?

Le *3* se retrouve dans une série de trois triplets que Lacan met en relation les uns avec les autres pour, dit-il, structurer l'analyse que nous faisons de l'amour. Un premier triplet, que nous avons déjà rencontré, est constitué de la jouissance, du corps et de la mort. Un deuxième, classique, unit le réel, le symbolique et l'imaginaire et, nouveauté, un troisième triplet comprend les qualités du vrai, du beau et du bien. Un discours sur l'amour n'est possible, ajoute Lacan, que si on ne l'aborde pas par l'imaginaire, c'est-à-dire par la vision fusionnelle de l'amour. On passerait ainsi de la fascination par l'amour-passion à un amour, sujet passionnant pour qui sait y découvrir les règles. Le discours analytique pourrait aborder l'amour par ses règles[22] mais, prévient Lacan, « ce qui va écoper, c'est la jouissance », plus précisément la *jouissance sexuelle*. Elle écope parce que son propre est qu'on ne peut rien en savoir ; il n'y a pas de discours sur la jouissance. Le discours analytique ne pourrait que découvrir que la jouissance est le propre du corps, que c'est le corps qui est la « substance jouissante », « un corps jouit de lui-même », il y a « tournage en rond » de la jouissance. Cette jouissance du corps est la seule « qui soit vraiment accessible à l'expérience », un corps ça jouit « bien ou mal » Voici derechef la jouissance telle qu'elle était décrite dans « Psychanalyse et médecine[23] » et dans le séminaire *L'objet de la psychanalyse*[24]. La *jouissance du corps* introduit le sujet à une dialectique, car il faut d'autres éléments pour que ça tienne,

22. Dans la leçon du 19 mars 1974, Lacan suggère que l'analyste pourrait découvrir les règles de l'amour dans le transfert en ce qu'il est la « vérité de l'amour ».

23. *Op. cit.*

24. *Op. cit.*, leçon du 27 avril 1966. Pas plus qu'en 1966, Lacan ne nous éclaire sur ce qu'est jouir bien ou mal ! L'orgasme et le symptôme étaient les deux circonstances dans lesquelles la jouissance corporelle se dévoilait.

nommément le trois de la structure et c'est dans cette dialectique que la jouissance sexuelle écope. Il est évident qu'ainsi décrite la jouissance sexuelle ne se reconnaît guère dans cette citation du séminaire *Encore*[25] qui a précédé *Les non-dupes errent* : « La jouissance, en tant que sexuelle, est phallique, c'est-à-dire qu'elle ne se rapporte pas à l'Autre comme tel ». Je reviendrai sur cette apparente contradiction.

L'exemple du chatouillis permet, peut-être, de représenter cette nécessité d'une dialectique dans laquelle doit s'engager la *jouissance corporelle ;* on ne peut pas se chatouiller soi-même, il y faut un autre. Mais ce n'est pas le contact corporel de cet autre qui fait se trémousser le chatouillé, sans quoi il serait possible de se chatouiller soi-même : il faut un autre mais en même temps le corps ne se chatouille que de lui-même.

Retenons de cette leçon qu'au fond de la jouissance sexuelle, il y a cette vérité de l'existence d'une jouissance du corps, d'un corps qui ne jouit que de lui-même, ce qui est une autre façon de dire qu'il n'y a pas de rapport sexuel. Pourquoi appeler sexuelle une jouissance issue de la jouissance propre au corps et pour lequel il n'y a pas de rapport sexuel ? Parce que c'est là que ce que nous appelons sexualité prend ses racines : dans toute sexualité, il y a un fond de non-rapport sexuel. On n'est pas loin, je pense, de ce que Freud appelait *bisexualité,* à la différence près que ce terme est déjà un sens donné à ce qui primitivement n'en a pas.

LA JOUISSANCE SURGIE DU RÉEL

Dans son souci de traquer le réel en toutes choses, Lacan réinterprète la *Genèse* dans la leçon du 23 avril 1974,

25. J. Lacan, 1972-1973, *Encore,* Le Séminaire, Livre XX, 1975, Paris, Le Seuil, p. 14.

et la résume ainsi : « Le tentateur, hein. Et puis la gourde, n'est-ce pas la, la nommée Ève, et puis le connard des connards n'est-ce pas, l'Adam premier ? Et puis ce qui circule, là, le machin qui lui reste en travers de la gorge, la pomme qu'on dit. Pis c'est pas tout, hein : y a le grand-papa qui rapplique et puis qui les, qui les sonne ». Lacan nous propose pour accéder au réel de *gratter* tous les sens de ce récit biblique, comme nous gratterions la mousse d'un arbre, la mousse représentant l'enduit religieux qui recouvre la *Genèse*. On découvrirait ainsi que l'oublié de tous les sens qu'on a pu lui donner, « c'est pas la pomme, c'est pas le connard, c'est pas la connasse : c'était l'arbre dont il fallait pas s'approcher ». Et Lacan de se demander si un arbre, ça pense, si un arbre ça jouit. « Impossible de savoir [...], répond-il, quoi qu'il ne soit pas moins certain que l'arbre c'est la vie ». L'amibe jouit, il en est certain, puisqu'elle *frétille* au microscope. À partir d'un ouvrage de François Jacob et Elie L. Wollman, qu'il lisait en anglais cette année-là[26], il s'interroge sur la jouissance de la bactérie. Lacan est certain qu'elle jouit dès lors qu'elle est infectée par un bactériophage[27]. Jouit-elle sans cette infection ? Il ne répond pas. Les deux biologistes sont connus pour avoir montré qu'à côté de la reproduction par fission, il y avait, dans l'espèce bactérienne *Escherichia coli*, de manière marginale, une reproduction avec polarité sexuelle dans laquelle une bactérie *sexuée* injecte à l'autre une partie de ses chromosomes. Lacan insiste sur un point : entre deux mutations de bactéries de la même provenance, ce qui constituerait le sexe, c'est qu'il n'y a pas de rapport possible entre elles[28]. Nous avions déjà vu Lacan emprun-

26. Il s'agissait vraisemblablement de *Sexuality and the genetics of bacteria*, 1961, New York & London, Academic Press.
27. Virus qui détruit certaines bactéries.
28. Je n'ai su trouver ni confirmation ni infirmation de cette assertion.

ter à la biologie le fait qu'il n'y ait de mort que lorsqu'il y a reproduction sexuée pour dire que les rapports entre jouissance sexuelle et mort avaient un fondement réel ; le voici emprunter à la sexualité des bactéries le fondement réel de l'absence de rapport sexuel.

L'ancrage réel de la jouissance est ici précisé : elle « fait éruption » dans le réel. Lacan semble bien avoir employé cette métaphore volcanique et non *irruption*, si j'en crois le *sic* que les transcripteurs lui ont accolé dans la version du séminaire que j'ai consultée.

L'avancée de cette leçon est donc que la jouissance n'est plus seulement une propriété du corps mais de la vie, du moins de certaines formes de vie. Quand ça frétille comme l'amibe ou la bactérie infectée, il y a de la jouissance ; quand il s'agit de l'arbre ou de la bactérie non infectée, il y a une question que Lacan ne tranche pas. Toute vie est-elle support de jouissance ? Ou seulement toute vie dans laquelle ça frétille, dans laquelle il y a tension ? Ou la tension est-elle la seule condition pour qu'il y ait jouissance, auquel cas il pourrait exister une jouissance de la matière inerte ?

Le potier, la gravitation, le savoir et la jouissance

Dans la suite de la leçon du 23 avril 1974, alors qu'il les avait plutôt conjoints dans d'autres séminaires[29], Lacan oppose *savoir* et *jouissance*, dans le rapport au réel qu'ils ont chacun. Le savoir, c'est le savoir inconscient constitué par la vérité qui coule dans les rainures du réel. La jouissance, nous venons de le préciser au paragraphe précédent, s'ancre dans le réel. Mais, « le savoir, c'est pas pareil que la jouissance, [parce que] le savoir c'est pas forcé qu'il jouisse

29. Cf. Marcel Ritter, « Pour introduire à la jouissance », cf. *supra* p. 13.

de lui-même » alors que la jouissance tourne en rond. La jouissance est un sens donné au réel mais il existe un savoir hors sens issu du réel. Le réel est « ce qui ne dépend pas de l'idée que j'en ai », c'est-à-dire du sens que je lui donne. Le réel « c'est ce qui revient toujours à la même place ». En même temps le réel « c'est, si j'ose dire, ce qui ne veut rien dire hors d'un sens ».

Pour illustrer cela, Lacan emprunte à Aristote l'exemple du potier. Pour le philosophe grec, le potier avait un savoir du réel. Pour Lacan, ce prétendu savoir, donner sa forme et sa solidité au pot par exemple, est plutôt un mode de jouissance. La preuve en est que c'est de ce prétendu savoir qu'est né Dieu. Le potier s'invente Dieu, en l'occurrence un Dieu potier, « un empoté », c'est-à-dire qu'il donne un sens à ce réel. Or, le réel est ce qui ne dépend pas du sens qu'on lui donne.

Notons, au passage, une fois de plus, les rapports jouissance et travail.

Lacan déniche le vrai savoir du réel dans la réponse que faisait Newton à ceux qui lui demandaient comment les masses *savaient* à quelle distance elles étaient les unes des autres pour déterminer la force d'attraction qu'elles doivent y mettre pour se conformer aux lois de la gravitation. *Dieu le sait*, répondait certes Newton. Un dieu débarrassé de ses sens, de ses métaphores comme celle d'être un potier. Cela dit, c'est quand même à cette place que peut se greffer un Dieu religieux, un Dieu plein de sens, pourquoi pas un Dieu observant les astres avec une calculette à la main, bref le Dieu du *fiat lux*. À ce Dieu-là, Lacan oppose l'analyste « *feu follet* », métaphore à entendre au sens de celui qui donne la lumière mais n'éclaire rien.

La jouissance phallique, parasite des autres jouissances

Continuant sa dissertation sur le réel, Lacan se sert de la logique de Boole dans les trois dernières leçons du séminaire (14, 21 mai et 12 juin 1974). George Boole (1815-1864) est un mathématicien anglais autodidacte, créateur de la *logique symbolique*. Il a tenté de ramener la logique du côté des mathématiques, alors qu'elle avait de tout temps été une discipline philosophique.

Partons de ce qu'il y a un univers et que tout énoncé le divise. Ainsi, si on dit l'homme, on divise l'univers puisque tout le reste, tout ce qui ne peut pas se dire homme est non-homme. L'univers est divisé entre homme et non-homme par le simple fait de l'énoncé *homme*. En logique formelle classique cela s'écrit sous la forme

$$A \cap \bar{A} = \varnothing$$

L'intersection de ce qui est A et de ce qui est non-A est l'ensemble vide.

Boole symbolise l'univers par le chiffre *1*, l'ensemble vide par *0* et tout ce qui se propose comme notable par x[30] ; à l'intersection, il substitue la multiplication. Dès lors la formulation mathématique de la proposition logique ci-dessus devient

$$x(1\text{-}x) = 0 \Leftrightarrow x^2 = x$$

Cette formule définit l'*anneau de Boole* que Lacan ramène à l'analyse en trois temps. D'abord, il rappelle que *3* est le réel, *2*, qui se déduit de *3*, est l'imaginaire et *1* est le symbolique. Ensuite, à propos d'une note de Boole lui-même qui se serait étonné de ce que son anneau se défi-

30. x n'a que deux valeurs possibles, *0* ou *1*.

nisse d'un $x^2 = x$ et non d'un $x^3 = x$, Lacan avance que c'est possible en ajoutant un terme

$$x(1\text{-}x)(1+x) = 0 \Leftrightarrow x^3 = x$$

En effet, dit Lacan, « est-ce que ce n'est pas le propre de ce qui à l'univers *ek-siste*[31] que de s'y ajouter », ce qui est un rappel de la fonction de l'objet *a*. Enfin, Lacan « suggère » de faire découler le *1* symbolique non de l'univers, comme le fait Boole, mais de la jouissance et plus précisément de la *jouissance phallique,* « pour autant que l'expérience analytique nous en démontre l'importance ». Le symbolique « est dérobé, soustrait à l'ordre Un de la jouissance phallique ». Dans l'anneau de Boole version Lacan, ce qui se pose comme réel, c'est-à-dire inscriptible, c'est qu'à la jouissance phallique puisse se rajouter le x fondant le *plus-de-jouir*. Comme pour rappeler la fonction de l'*objet a* en tant qu'objet perdu, Lacan note que l'inscription $(1+x)$ peut tout aussi bien s'écrire (-1-x) ou - (1+x) sans que cela ne perturbe la formule :

$$x(1\text{-}x)[-(1+x)] = 0 \Leftrightarrow x^3 = x$$

La jouissance phallique est caractéristique de l'être parlant. L'animal, cet être qui « consiste en un corps », a une jouissance qui tourne en rond ; c'est celle que nous avons étudiée auparavant comme *jouissance corporelle.* L'homme diffère de l'animal, en ce qu'il ne consiste pas seulement en un corps.

Alors qu'au début du séminaire, les processus primaires étaient à l'origine du plus-de-jouir, ce rôle est maintenant dévolu à la jouissance phallique qui les écrase de son poids. La représentation mathématique du plus-de-jouir est $-(1 + x)$ où *1* est la jouissance phallique.

31. Cf. *infra,* p. 441, note 40.

La jouissance phallique « fait obstacle au rapport sexuel », parce que chez l'homme elle trouve un *support* pénien. La *jouissance pénienne,* en ce qu'elle est un morceau de jouissance corporelle, phallicisée pourrait-on dire, s'oppose au rapport sexuel. Si Lacan trouve tout à fait « grotesque » d'imaginer le phallus dans l'organe mâle, il ajoute que ce n'en est pas moins un fait de l'expérience analytique qu'il est imaginé ainsi. Chez la femme, la jouissance phallique apparaît avant tout comme « *référence* à un autre comme tel », même si le clitoris peut lui fournir « un mince support ». La jouissance corporelle n'est ainsi *pas toute* phallicisée chez la femme, ce qui se retrouve dans le revirement que Lacan opère à propos des formules de la sexuation dans sa leçon du 12 juin 1974. Nous l'avions, dit-il, mal compris, il regrette bien de nous avoir tous laissé dans la *mélasse,* mais il nous faut entendre que « toutes ces identifications sont du même côté : ça veut dire qu'il n'y a qu'une femme qui est capable de les faire ». Comment un homme, en effet, pourrait-il s'identifier à la femme qui n'existe pas ? Les « *quatre options de l'identification sexuelle* » s'inscrivent sur un tétraèdre que Lacan obtient à partir du nœud borroméen par une (difficile) opération de rabattage.

$\bar{\exists}x.\bar{\Phi}x$	…c'est en quoi *la femme* n'existe pas
$\exists x.\bar{\Phi}x$	Il faut qu'il y en ait un qui dise non à la jouissance phallique
$\forall x.\Phi x$	…moyennant quoi, il y a des tous qui disent oui
$\bar{\forall}x.\Phi x$	C'est pas toute qu'elle aime, il lui en reste quand même un bout pour elle, de sa jouissance corporelle

Notons la jouissance corporelle et non la jouissance Autre à la place du pas toute : il y a une filiation entre jouissance corporelle, jouissance sexuelle et jouissance de l'Autre.

Dans la leçon du 12 juin 1974, la jouissance phallique est appelée *jouissance sémiotique*. Lacan revient de Milan où il a assisté à un congrès de sémiotique qu'il définit comme la science de ce qui fait sens[32]. « Le sens, dit-il, n'est sexuel que parce que le sens se substitue justement au sexuel qui manque ». C'est parce qu'elle donne un sens au sexuel qui manque que la jouissance phallique peut être dite sémiotique.

Pour terminer cette description de la jouissance phallique, encore un point essentiel : elle, « se surajoute au corps » et elle « parasite » les autres jouissances. Si elle se surajoute au corps, c'est qu'il est possible de décrire un corps et une jouissance du corps sans jouissance phallique. Si elle parasite les autres jouissances, c'est que comme la jouissance corporelle, les autres jouissances ont un fonctionnement indépendant de la jouissance phallique mais que dès lors qu'elles sont infectées par elle, elles la nourrissent. Les autres jouissances se mettent au service de la jouissance phallique.

Maintenir une jouissance corporelle n'est-il réservé qu'à la femme ? Dans son dernier roman *Brooklyn follies*[33], Paul Auster raconte l'histoire d'un homme de soixante ans, divorcé depuis quelques années, et en phase de rémission d'un cancer du poumon. Il s'installe, seul, à Brooklyn, quartier de New York, et passe son temps avec des femmes et des hommes jeunes, à marier les uns et raccommoder les mariages des autres. Il y parvient et à la fin, alors qu'il ne

32. Plus rigoureusement, mais pas en contradiction, le *Petit Larousse (1995)* la définit comme la science des modes de production, de fonctionnement et de réception des différents systèmes de communication entre individus ou collectivités.

33. P. Auster, *Brooklyn follies*, traduction française de Christine Le Bœuf, Paris, Actes Sud, 2005.

s'y attendait plus et alors même qu'il ne le désirait plus vraiment, il rencontre une femme qui a le même âge que lui. Dans une très belle page, il décrit leurs relations sexuelles comparées à celles qu'ils avaient eues chacun plus jeunes. Bien sûr, écrit-il, il bande un peu moins fort ; bien sûr, ajoute-t-il, les seins de la dame tombent un peu plus bas : mais cela ne fait que mieux révéler le plaisir du contact des corps, de la sensibilité cutanée. Finie la jouissance de l'Autre : les autres ne se sont pas révélés meilleurs jouisseurs puisqu'il a fallu les soutenir. Finie la jouissance phallique ou plutôt ce qui en tenait lieu quand les organes, plus jeunes, pouvaient faire illusion. Vive la jouissance à l'état brut, celle du corps.

LES VARIÉTÉS DE JOUISSANCE ET LEURS ARTICULATIONS RÉCIPROQUES

En rassemblant les différents apports du séminaire *Les non-dupes errent* et de *Télévision* concernant la jouissance, on peut esquisser une histoire naturelle de la jouissance.

Partons de la *jouissance corporelle*. Elle est une propriété du corps sûrement, de beaucoup de vies, de toute vie peut-être, voire du réel. Elle tourne en rond. Elle n'est pas dialectisée. Elle est la seule des variétés de jouissance à être accessible à l'expérience[34]. Elle est tension et s'observe là où ça frétille. Elle fait irruption ou éruption dans le réel. Concerne-t-elle tout le corps de manière égale ? Y a-t-il une jouissance de la rate ou des amygdales ? Se concentre-t-elle plutôt sur certaines zones du corps ? Si oui, lesquelles ? Quelle est l'anatomie du corps de la jouissance ? Suit-elle l'innervation ou la vascularisation plus ou moins importante ? A-t-elle une neuromédiation ? Quel est son lien avec

34. À l'orgasme et au symptôme qui avaient été cités par Lacan dans « Psychanalyse et médecine », on pourrait ajouter les expériences sportives de l'extrême.

les zones érogènes ? Autant de questions que Lacan laisse sans réponse bien qu'il prônât une science de la jouissance dont les anatomophysiologistes devraient tenir compte. Il y a là un champ de recherche à défricher.

Les processus primaires et la présence de l'autre empêchent la jouissance de tourner en rond. Les processus primaires introduisent le *plus-de-jouir*, l'existence de l'autre force la jouissance corporelle à l'échange et en fait une *jouissance sexuelle*. Fondamentalement, le plus-de-jouir n'a rien à voir avec le corps, il est gain de jouissance au contact du signifiant mais, c'est mon hypothèse, il se concentre du fait de l'existence de la jouissance corporelle sur les lieux où le corps s'écrit, là où ça coince, là où est l'*objet a*. L'objet *a* noue le corps à l'inconscient et en fait un corps parlant.

La jouissance sexuelle introduit le sujet à une dialectique, celle d'un rapport sexuel alors même qu'il n'y a pas de rapport sexuel possible. Comment pourrait-elle faire autre chose qu'écoper et céder sa place à des fictions ? La jouissance sexuelle entretient d'étroits rapports avec la mort, l'une ne va pas sans l'autre. Quand il s'essaie à la jouissance sexuelle, le sujet rencontre la mort ; on comprend que le principe de plaisir n'y trouve pas son compte.

Aussi le sujet va-t-il attribuer à l'Autre cette jouissance. C'est en tout cas ce que Lacan dit dans *Télévision* ; ce point subira des remaniements. En 1973-1974, il y a une *jouissance de l'Autre,* qui est la jouissance attribuée à l'Autre.

L'impossibilité du rapport sexuel a un signifiant, le phallus. Le phallus n'a fondamentalement rien à voir avec l'organe du même nom et il est strictement identique pour les deux sexes. Il constitue un refoulé primaire. Le phallus est au centre d'une jouissance qui se surajoute au corps et parasite les autres jouissances. L'expérience analytique nous montre la place prépondérante que prend la jouissance phallique ; l'être humain est un être parlant et toute parole tourne autour du signifiant phallus (c'est parce qu'il n'y pas de sexuel qu'il n'y a de sens que sexuel). De ce fait, la jouissance sexuelle n'apparaît pas telle que nous l'avons décrite auparavant ; elle se phallicise, elle se met entièrement au service de la jouissance phallique comme le montre l'écriture . L'une et l'autre peuvent apparaître confondues, comme dans la citation que j'ai faite du séminaire *Encore.* Mais il y a le *pas toute.*

Qu'advient-il aux autres jouissances dans cette phallicisation ? La *jouissance corporelle* la subit de plein fouet. Chez l'homme la jouissance pénienne prend le dessus sur les autres jouissances corporelles du fait du rapprochement grotesque – mais rapprochement quand même – entre pénis et phallus. Aidée par son anatomie, la femme échappe partiellement à la phallicisation et peut espérer garder un peu de sa *jouissance corporelle* (version *Les non-dupes errent* du *pas toute).* Le *plus-de-jouir,* enfin, est phallicisé et s'appuie désormais sur la jouissance phallique, alors qu'à l'origine, il était au plus près des processus primaires et, dans *Télévision,* il sécrétait le capitalisme à cause de l'impasse de la jouissance sexuelle. Le plus-de-jouir est-il un concept fourre-tout ? Non, il est le signe universel de ce que la jouissance est éternellement en manque.

Conclusion

Depuis le début de ce séminaire consacré à la jouissance, nous avons vu qu'elle cherchait son support tantôt dans le corps tantôt dans le signifiant. Au terme de l'année 1973-1974 de l'enseignement de Lacan, il apparaît que les jouissances corporelle et sexuelle ont le corps comme appui, alors que le plus-de-jouir et la jouissance de l'Autre proviennent du signifiant, mais ce n'est qu'une apparence. Une telle dichotomie n'est en effet que virtuelle car une jouissance signifiante s'il en est, la jouissance phallique, se surajoute, parasite les autres, au point qu'il est difficile de n'être pas aveuglé par elle.

L'objet *a* décentre le phallus

Daniel Loescher

« Sur le sol impitoyable de la pièce... un soldat de plomb ou de carton-pâte est tombé.

L'essentiel n'était pas qu'un soldat fut tombé... c'était qu'il y eut quelque chose m'appartenant qui fût tombé... un objet ressortissant à ce monde clos des jouets... Un monde à part, surajouté au quotidien comme les initiales gravées se surajoutent aux timbales et les breloques aux chaînes de montre. Monde... analogue à tout ce qui dans la nature, fait figure de chose d'apparat.

... l'un de mes jouets était tombé... du grand danger d'être cassé... Il n'était pas cassé, et vive fut ma joie. Ce que j'exprimai en m'écriant : "... reusement"... exclamation confuse qui s'échappe de mes lèvres, encore tout proche de mes viscères, comme le rire ou le cri.

... Dans cette pièce mal définie... quelqu'un de plus âgé, mère, sœur ou frère aîné... me fit observer... que c'était "heureusement" qu'il faut dire et non, ainsi que j'avais fait "... reusement". L'observation coupa court à ma joie ou plutôt – me laissant un bref instant interloqué – eut tôt fait de remplacer la joie... par un sentiment curieux dont c'est à peine si je parviens aujourd'hui, à percer l'étrangeté...

Ce mot... de chose propre à moi devient chose commune... socialisée... qui m'a permis d'entrevoir l'existence extérieure à moi-même et remplie d'étrangeté.

Sur le sol de la salle à manger... le soldat... vient de tomber. Je me suis écrié : "... reusement". L'on m'a repris. Et, un instant, je demeure interdit, en proie à une sorte de vertige.

Ce mot mal prononcé et dont je viens de découvrir qu'il n'est pas ce que j'avais cru jusque-là, m'a mis en état de sentir en quoi le langage articulé, tissu arachnéen de mes rapports aux autres, me dépasse, poussant de tous côtés ses antennes mystérieuses[35] ».

Dans ces lignes empruntées à Michel Leiris, il est question de « lalangue » et du langage dont l'accession nécessite une perte de jouissance. Il est aussi question d'un monde à part, où tout fait figure d'apparat qui fait penser à ce que Lacan, lecteur de Rohde, appelle la réalité psychique. Dans la séance du 8 avril 1975[36], il dit que la réalité psychique est à prendre comme une « cosméticologie », soit un discours sur la parure et les ornements. Il est question de la lettre (initiales gravées), du corps (lèvres, viscères) et de l'objet chu. Peut-être pouvons-nous y reconnaître l'objet *a* qui, dans *R.S.I.* vient décentrer le phallus, placé au centre des jouissances comme organisateur de ces jouissances en tant qu'objet d'un « plus-de-jouir », jouissance mise en jeu dans ce moment de vertige qui laisse interdit.

Le séminaire *R.S.I.* se présente comme un legs de Lacan aux psychanalystes. Dans une introduction, Lacan précise qu'il témoigne « d'une expérience, laquelle j'ai spécifiée d'être l'analytique et la mienne… Voir où cette expérience me conduit par cet énoncé, a valeur de contrôle…[37] ». Les « catégories » du symbolique, de l'imaginaire et du réel sont ici mises à l'épreuve d'un testament. « Qu'elles impliquent trois effets par leur nœud, si celui-ci s'est découvert à moi ne pouvoir se soutenir que de la relation borroméenne, ce sont effet de sens, effet de jouissance et effet… que j'ai dit de non rapport… à savoir le rapport sexuel[38]. »

35. M. Leiris, *La règle du Jeu*, Paris, Pleïade, Gallimard, 2003, p. 3. © Éditions Gallimard.
36. J. Lacan, 1974-1975. *R.S.I.*, séminaire inédit.
37. J.-A. Miller, « Le Séminaire de Jacques Lacan », dans *Ornicar ? n° 2*, p. 88. Jacques-Alain Miller a établi un texte du séminaire *R.S.I.* publié dans *Ornicar ?* n° 2-5, 1975.
38. *Ibid.*

Nous sommes clairement invités à tirer les conséquences de la refonte des concepts psychanalytiques opérée par Lacan dans la matrice des nœuds.

LE RAPPORT DANS LE NŒUD

La leçon du 10 décembre 1974[39] se conclut par la mise en place du nœud borroméen à trois ronds.

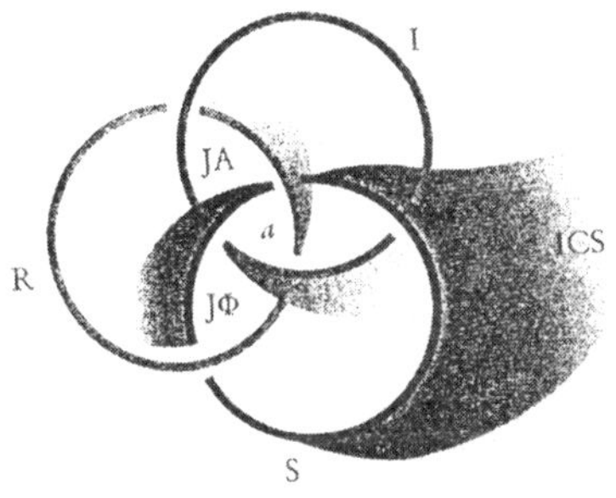

Figure 17. – Nœud borroméen du 10 décembre 1974.

S'il est question de non rapport à propos du sexuel, ce n'est pas le cas pour le nœud. Pour se dépêtrer avec cette structure, il faut justement tenir compte des rapports qu'entretiennent entre eux les différents éléments. Il est important de remarquer que la consistance, le trou et l'eksistence[40] définissent les rapports qu'entretiennent entre

39. J. Lacan, *R.S.I.*, *op.cit.*

40. On trouve dans les séminaires de Lacan deux manières d'écrire le terme « existence », outre l'écriture usuelle : « ex-sistence » et « eksistence ». Cette dernière se réfère à l'écriture de Heidegger (Cf. M. Heidegger, 1946, « Lettre sur l'humanisme », dans *Questions III*, Paris, NRF Gallimard, 1980, p. 131 à 154). Nous devons cette précision à André Beck, lors de son intervention « Jouissance et répétition. La faute du père chez Kierkegaard ». Cet exposé avait été suggéré par l'énoncé de Lacan : « L'étalon de cette fonction [la répétition] se trouve dans la jouissance » (*R.S.I.*, 18 février 1975).

eux l'imaginaire, le symbolique et le réel. À chacun des trois registres R.S.I. correspondent ek-sistence, trou, consistance, et chacun des trois termes est concerné par chacun des trois autres.

Commençons par nous occuper de l'ek-sistence parce que nous verrons que c'est la catégorie qui concerne les jouissances. Elle marque le réel que Lacan ne cesse pas de cerner (d'où son caractère de nécessité) même si le réel ne cesse pas de ne pas se laisser cerner (d'où son caractère d'impossible).

Pour ne pas confondre l'ek-sistence avec quelque chose qui n'aurait pas été englobé dans le dedans du rond, Lacan ouvre le rond en une droite infinie. Elle est ce qui « tourne autour » du consistant et n'est pas un dehors par rapport à un dedans. Il s'agit là d'une autre acception du terme ek-sistence que celle qui dérivait des formules de la sexuation : $\exists x.\overline{\Phi x}$, il existe un x qui nie la fonction phallique. L'ek-sistence dans ce cas renvoie à un extérieur comme exception ou exclusion.

Tenir compte de ce « tourne autour » et de l'ouverture des ronds permet de résoudre certaines contradictions apparentes. Par exemple, l'ek-sistence tourne autour du consistant et elle n'ek-siste pas à la consistance mais au trou. Si nous ouvrons le rond en une droite, le trou disparaît, mais ne perd pas sa raison d'être. L'autre exemple que nous rencontrerons concerne les rapports du réel et du sens – « Le sens c'est le réel [41] » ; « Le réel c'est l'expulsé du sens [42] » ; « La jouissance phallique ek-siste au sens (à l'imaginaire). Elle est le réel ek-sistant au sens ». Donc, la jouissance phallique est liée à l'imaginaire. Ainsi pouvons-nous dire que si la jouissance phallique ek-siste au sens, elle n'est pas sans rapport avec le sens.

---

41. *Ibid.*, leçon du 13 février 1975.
42. *Ibid.*, leçon du 11 mars 1975.

À propos de la consistance, je résume en disant que la consistance du réel est la corde. La consistance du symbolique, c'est le matériel signifiant. Mais Lacan précise que le système symbolique est troué et que c'est ce trou qui donne consistance au symbolique. La consistance de l'imaginaire, c'est le nœud inventé.

Enfin à propos du trou, Lacan avance que « Pour que quelque chose ex-siste, il faut un trou [43] ». Le trou pour le symbolique c'est *l'Urverdrängt*, le refoulé originaire. Il y a de l'impossible. Ce trou concerne l'Autre du signifiant. Le nœud pose qu'il y a un trou dans le réel et dans l'imaginaire. Le trou du réel concerne l'Autre corps ou l'autre de l'Autre sexe auquel l'homme n'a pas accès. C'est le non rapport sexuel. Le trou de l'imaginaire, c'est le corps avec ses orifices. Il est le seul à avoir été nommé du temps de Freud.

Lacan parle d'homogénéisation des trois catégories R.S.I. Je me suis demandé s'il était possible de tirer sur les trois ronds en même temps. Et bien, il me semble que c'est possible par cette homogénéisation. Homogénéiser c'est trouver aux trois termes, R.S.I., une commune mesure – quelque chose de pareil mais qui n'est pas le même. Le quelque chose de pareil est la consistance de l'imaginaire mais ce quelque chose de pareil dans la consistance n'est pas le même puisque les trois ronds sont nommés différemment. C'est ainsi que l'interprétation analytique peut opérer simultanément sur les trois catégories.

Nous voyons que le trou central ou ce qui est au point de croisement des trois ronds est occupé par l'objet *a*. Nous pouvons partager la surprise de Charles Melman [44] dans la mesure où dans la théorie freudienne, c'est le phallus qui

43. *Ibid.*, leçon du 11 mars 1975.

44. C. Melman, « Leçon du 14 décembre 1981 », dans *Livre compagnon de R.S.I.*, Éd. de l'Association freudienne, p. 29.

se trouve en position centrale dans l'économie subjective. Ici l'objet *a* est venu décentrer le phallus et organiser les jouissances.

Cet objet *a* ex-siste à trois autres points de croisement ou points de serrage qui sont :

– le sens entre l'imaginaire et le symbolique ;

– la jouissance phallique entre le réel et le symbolique. Elle ex-siste à l'imaginaire. Du fait de cette ex-sistence, elle est jouissance hors corps ;

– la jouissance de l'Autre (génitif objectif) entre le réel et l'imaginaire, et elle se trouve de ce fait hors langage. Lacan nomme également cette jouissance de l'Autre jouissance de la vie, l'opposant à la jouissance phallique comme jouissance de la mort. Il n'apportera pas de précision sur cette jouissance de la vie. Charles Melman se demande s'il ne s'agit pas de la jouissance de la vie en tant qu'il y a à venir à bout de cette vie[45]. En effet, la jouissance de l'Autre non bridée par la castration est plutôt quelque chose qui conduit à la mort. Suite à l'exposé de Guy Flecher[46], il me semble que la jouissance de la vie pourrait être ce qui est préconisé dans la philosophie taoïste.

À la fin de la leçon du 17 décembre, Lacan met en place l'angoisse, l'inhibition et le symptôme respectivement dans le champ de l'imaginaire, du symbolique et du réel. Par exemple, l'angoisse est ce qui borde la jouissance de l'Autre, jouissance qui intéresse non pas l'Autre du signifiant, mais l'Autre corps, l'Autre de l'Autre sexe. On ne voit pas ce qu'on peut faire d'un autre corps si ce n'est de le mettre en morceaux, où l'angoisse qui est ce qui de l'intérieur du corps ex-siste quand il y a quelque chose qui l'éveille : le petit Hans qui se rue dans la phobie quand lui est rendue sensible l'association d'un corps, mâle dans l'oc-

45. *Ibid.*
46. Cf. *supra* p. 312.

casion, à un corps d'une jouissance phallique (rencontre des mots avec le corps).

En ce qui concerne le symptôme, son origine est à chercher dans Marx qui l'a promu comme symptôme social. Le symptôme selon Lacan reste à la même place où l'a mis Marx en tant que signe d'un dérangement dans le champ du réel, mais il n'est pas symptôme social, il est symptôme particulier. D'où la définition que Lacan lui donne d'être la façon dont chacun jouit de l'inconscient en tant que l'inconscient le détermine. Ainsi, le symptôme s'articule avec le réel, le symbolique et un mode particulier de jouissance.

Sur le nœud, le champ de l'inconscient ek-sistant au symbolique, se prolonge en un croissant dans le champ du réel. Le symptôme peut se définir comme l'effet du symbolique (matériel signifiant) en tant qu'il se manifeste dans le réel. Si nous pouvons agir sur le symptôme par la parole, donc sur le réel, c'est parce qu'il y a le champ de l'inconscient qui y répond.

Qu'en est-il du sens du symptôme, autrement dit de son lien avec l'imaginaire ? Pour Lacan, le symptôme ne vient que du réel (nous verrons que le 11 mars, il dira que le réel est l'expulsé du sens). Mais d'être privé de sens met le symptôme en appétit [métaphore du petit poisson vorace qui veut se mettre du sens sous la dent (« La troisième »)]. Le sens fait proliférer le symptôme, alors que le symptôme crève par manque de sens. Il en résulte une conception du travail interprétatif de l'analyste. Ou bien, il va nourrir le symptôme en lui donnant du sens, ou bien il permet d'abolir le sens à partir des équivoques ou du jeu des lettres.

Le symptôme pour Lacan, n'est pas à situer à côté de l'imaginaire. Le symptôme, c'est le réel en tant qu'il se met en travers. Il en résulte que pour « apprivoiser » le symptôme, il faut tenir compte du rapport qu'il entretient avec le jouir de lalangue, donc avec la jouissance phallique. Jouir de l'inconscient est lié au fait de parler : c'est le « ça se jouit » du séminaire *Encore*. « L'inconscient, c'est que l'être, en parlant jouisse, et j'ajoute ne veuille rien en savoir de plus... ne rien savoir du tout. »

Mais comme Lacan a distingué les trois ronds R.S.I. à partir du sens, lequel relève de l'imaginaire, c'est aussi à partir du sens qu'il situe la jouissance.

À l'occasion d'une troisième remarque préliminaire, il dit que « la jouissance, au regard de la consistance imaginaire du nœud ne peut rien faire qu'ek-sister[47] ». Ce qui introduit ici la catégorie de l'ex-sistence est que la jouissance est autre chose que le sens. La jouissance ne se soutient que de ce qui serait un Autre de ce sens (ce qu'il avait appelé l'ab-sens dans « L'étourdit » [il s'agit de la jouissance phallique]). C'est cela qui nous conduit à la catégorie du réel. Nous n'avons pas d'appréhension du réel s'il n'y a pas ce fait que la jouissance se supporte d'autre chose que du sens.

Donc, « ce qui est de l'ex-sistence est quelque chose qui se métaphorise de la jouissance phallique[48] ». Il convient d'en dire plus sur cette jouissance phallique. Lacan dit : « C'est au réel comme faisant trou que la jouissance phallique ex-siste[49] ». Pourquoi l'appelle-t-on la jouissance phallique ? Parce qu'il y a quelque chose qui s'appelle l'ex-sistence, susceptible de se maintenir au-delà d'une limite elle-même infranchissable, et que ce qui ex-siste est d'un prix essentiel puisque c'est ce qui vient donner sa signifiance, au signifiant. Ce qui fait que le signifiant se trouve doté de ce pouvoir ne tient que par ce qui échappe à sa prise.

Si elle est hors de l'imaginaire, la jouissance phallique intéresse le nœud qui se fait avec le rond du symbolique. Nous avons vu que dans le trou du symbolique, c'est de

47. *R.S.I., op. cit.*, leçon du 17 décembre 1974.
48. *Ibid.*
49. *Ibid.*

l'Autre du signifiant qu'il s'agit. Nous trouvons ici ce qui est de l'ordre de la limite au-delà de laquelle ex-siste le sujet et on peut concevoir que la pulsion fondamentale de ce sujet puisse consister à tenter de rejoindre « ce qu'il en serait de sa vraie maison », comme le dit Charles Melman[50], en mettant un terme au semblant qui l'aliène irréductiblement. « S'il n'y avait pas le symbolique, dit Lacan, pour pousser l'homme au derrière à éjaculer, il y a longtemps qu'il y aurait extinction de cette catégorie[51]. »

Toujours à propos de la jouissance phallique Lacan précise qu'il « y a dans Freud prosternation, si je puis dire, devant la jouissance phallique, comme telle. C'est ce que découvre l'expérience analytique, la fonction nodale de cette jouissance en tant que phallique. Et c'est autour d'elle que se fonde ce qu'il en est de cette sorte de réel auquel l'analyse a affaire[52] ». C'est elle, comme le dit Marcel Ritter, qui est appelée par la règle fondamentale du tout dire de ce qui vient à l'esprit[53].

Pour illustrer l'importance de cette ex-sistence de la jouissance phallique, quelques remarques apportées par Charles Melman, le 15 février 1982[54], me paraissent intéressantes. Cette ex-sistence est essentielle, puisque jusque-là, (en vertu de la formule d'Aristote que Lacan rappelle : « *Dictum de omni et nullo* » ; ce qui est dit de tous et de toutes est dit de chacun) l'existence se soutenait de l'universel. Charles Melman nous rend sensible au fait qu'une telle formule justifie le racisme. Dire « les », à propos de tout ce que vous voudrez, c'est estimer qu'à partir du moment où n'importe qui appartient à ce « les », à cet

50. *Op. cit.*
51. *R.S.I.*, *op. cit.*, leçon du 17 novembre 1974.
52. *Ibid.*
53. M. Ritter, « L'inconcient nodal », dans J.-P. Dreyfuss, J.-M. Jadin, M. Ritter, *Écritures de l'inconscient. De la lettre à la topologie*, Arcanes, 2001.
54. *Op. cit.*

ensemble de classe, il relève des traits qui caractérisent cette classe. Il s'agit d'un discours qui conduit à l'identification ségrégative. La différence relèverait de la négation privative. Vous connaissez tous l'histoire de ce chauffeur en Alabama. Excédé par les incessantes disputes entre les enfants blancs et noirs qu'il transporte, il décide, un jour de les faire tous descendre du bus. « Bon, ça suffit » s'écrie-t-il, « Vous allez tous répéter après moi : Nous sommes tous bleus, nous sommes tous bleus ». Les enfants s'exécutent puis le chauffeur, pour les faire remonter dans le car dit : « Les bleu foncé en premier, et les bleu clair suivront ».

Lacan dit que « le plus grave », c'est que c'est l'ex-sistence qui vient impliquer l'universel, le général. C'est grave parce que le sujet est enclin à faire de son symptôme privé un symptôme universel. Le déballage et l'étalage ne sont-ils pas devenus monnaie courante ?

La leçon de Lacan se termine par la mise en place d'un quatrième rond qui correspond à ce que Freud a appelé la réalité psychique et qui a pour nom le complexe d'Œdipe.

AUTOUR DE L'OBJET *A* : LE SENS, LA JOUISSANCE PHALLIQUE, LA JOUISSANCE DE L'AUTRE

La leçon du 21 janvier concerne le trou central du nœud *(a)* et les trois points de serrage qui l'entourent (sens, JΦ, JA)

Lacan introduit un terme nouveau : celui de l'Un de sens qu'il oppose à l'Un de signifiant. Le Un de signifiant, c'est celui du symbolique, c'est le trait unaire. Le Un de sens (jonction du symbolique et de l'imaginaire) est une formulation nouvelle qui fonctionne dans une position d'ek-sistence à l'objet *a*. Il interroge le problème de la nomination.

Pour mieux saisir ce dont il s'agit Charles Melman[55] nous donne un exemple. Le Un de signifiant qui est *a* n'est

55. *Ibid.*

repérable que par l'écriture. Si je donne à *a* un nom qui fasse sens, par exemple Souverain Bien, je ne sais pas ce que c'est *a* et je pense que c'est le paradis. Mais avec ce Un de sens, je peux me rendre compte que c'est un paradis où il fait un peu chaud, que ce n'est pas le paradis que je croyais.

Le Un de sens, on peut penser qu'il ek-siste de servir de semblant au fait que ce qu'il supporte c'est le non sens radical. Il vient nous défendre contre ce qu'il en serait de la vraie nature de *a* et que *a* ne se supporte d'aucun sens ultime, qu'en dernier ressort il ne se supporte que d'un trou, trou repérable par une lettre qui n'a aucun sens.

a se retrouve aussi au centre d'une ek-sistence liée à la vie et d'une ek-sistence liée à la mort. Ce n'est pas l'imaginaire qui est mortel et le réel qui est vivant mais le contraire. Ce que nous vivons est une parenthèse vectorisée par la mort. Ce qui est de l'ordre du phallus et de la reproduction sexuée, de l'ordre de la jouissance phallique, est précipité par l'attente de cette fin. Nous fonctionnons avec cette représentation que la jouissance suprême serait du maintien de la vie alors que Freud avait déjà noté la mort dans l'au-delà du principe de plaisir. La vie n'est qu'un entracte dans ce qui est sous-tendu par la jouissance phallique.

Y aurait-il une jouissance sous-tendue par autre chose que la jouissance de la mort ? Voyons du côté de la jouissance de l'Autre en tant que Lacan l'a désignée jouissance de la vie. Cet Autre, c'est La femme. C'est La femme, en tant qu'il serait possible d'en jouir. Si La femme ek-sistait, c'est-à-dire s'il y avait un Autre de cet Autre, il pourrait y avoir consistance du corps de l'Autre et dès lors jouissance de La femme. Lacan rappelle à la fin de la leçon qu'il a dit que La femme, ça n'existe pas.

L'homme lui, n'a affaire qu'à la jouissance phallique. Il est tout entier dans la jouissance phallique. La femme ponctue pour lui « l'équivalence de la jouissance et du semblant » (*D'un discours qui ne serait pas du semblant*, 20 janvier 1971), ce qui a permis à Lacan de dire qu'une femme est la vérité de l'homme. Il suffit de chercher la femme pour avoir la vérité de l'homme.

Au moment où il se dirige vers une femme, celle qu'il croit être La femme, il rencontre ce qui pour lui ek-siste : le phallus. D'où le court-circuit possible avec la masturbation ou la perversion (nous en avons déjà parlé à propos de *La logique du fantasme*).

À supposer qu'il rencontre La femme, qui n'est qu'une femme dans la mesure où il n'y a rien qui donne consistance à ce corps (il n'y a pas d'Autre de l'Autre), il n'a plus affaire qu'à des morceaux de ce corps, soit son fantasme.

Pour l'homme, une femme est un symptôme dans la mesure où elle vient marquer un double ratage : de la jouissance phallique, et de ce qu'il en est de son rapport à La femme. « Il est clair que s'il n'y a pas de jouissance de l'Autre comme telle, c'est-à-dire que s'il n'y a pas de garant rencontrable dans la jouissance du corps de l'Autre qui fasse que jouir de l'Autre comme tel, ça existe, qu'ici est l'exemple le plus manifeste du trou, de ce qui ne se supporte que de l'objet *a* lui-même, mais par maldonne, par confusion. »

Dans cette séance, Lacan reprend la question sur la « père-version » : « Un père, n'a droit au respect, sinon à l'amour, que si ledit, ledit respect, ledit amour est, vous n'allez pas en croire vos oreilles, père-versement orienté, c'est-à-dire fait d'une femme, objet *a* qui cause son désir. Mais ce que cette femme en a-cueille, si je peux m'exprimer ainsi, n'a rien à voir avec la question. Ce dont elle s'occupe, c'est d'autres objets *a* qui sont les enfants ».

La question paternelle n'est plus abordée à travers la relation mère-enfant, mais comme question du fils. Lacan va plus loin que le thème du père réel. Le père, pour l'enfant, ne vaudrait que s'il fait de la mère un objet *a* [je préférerais : trouve[56] dans la mère l'objet *a*]. Faire d'une femme

56. *R.S.I.*, *op.cit.*, leçon du 21 janvier 1975.

l'objet *a* cause du désir, protège l'enfant d'une jouissance Autre, sans limite où le rapport à *a* serait insoutenable (par exemple, le regard aimant de la mère). L'année qui suit, lors du séminaire *Le sinthome,* Lacan va opérer un glissement et mettre en place une confrontation du fils à une jouissance masochiste.

Une femme, pas plus que l'homme, n'est un objet *a.* « La faire symptôme, cette une femme, c'est la situer dans cette articulation au point où la jouissance phallique est aussi bien son affaire. Elle est, au regard de ce dont il s'agit dans sa fonction de symptôme, tout à fait au même point que son homme. » Il y a simplement à dire ce qui correspond pour une femme à cette ek-sistence de réel qu'est le phallus dans la mesure où elle n'est pas toute phallique. Ce qui ek-siste pour elle n'est pas entièrement obturé par le phallus. Une femme sait ce qu'il y a de disjonctif entre le semblant et la jouissance. Chercher l'homme ne permet pas de connaître la femme. Ce n'est donc que d'une position féminine que l'on peut voir s'isoler cette ek-sistence de l'Autre auquel une femme peut avoir accès, un accès qui ne serait pas celui d'un corps morcelé puisque ce ne serait pas de son fantasme qu'elle aurait accès à cet Autre.

Le 18 février 1975, Lacan fait un nouveau retour à Kierkegaard pour aborder la question de la répétition. La notion de répétition a évolué chez Lacan. Jusqu'aux années 1950, la répétition avait pour moteur un venir au monde du symbole, un non réalisé symboliquement (insistance du symbolique). À partir de 1969 *(L'envers de la psychanalyse)* ce qui nécessite la répétition, c'est la jouissance. Pour fonder la répétition il faut trois traits unaires – trois Un dire.

– Le temps 1 est inaugural de la jouissance qu'une rencontre fondatrice a inscrit : il s'agit d'un temps repérable après coup, déductible de la répétition. Ce temps fondateur inscrit le premier trait unaire qui donne sa marque au mémorial de jouissance.

– Le temps 2 est celui où se réitère l'expérience de la satisfaction du besoin. Il inscrit le second trait unaire. Ce qui est visé est une répétition du premier temps, une retrouvaille avec cette fois-là, la première. Mais d'être répété, cela diffère. C'est le temps où surgit le ratage de la répétition. Le surgissement de la jouissance se creuse à partir de là, dans l'enclenchement de cette déperdition. Il y aurait une jouissance à récupérer : le plus-de-jouir.
– Le temps 3 est marqué par ce qui se répète, identique à soi-même. C'est la perte elle-même.

En rupture avec l'interrogation philosophique s'impose un savoir propre à chacun. Ce savoir inscrit de lalangue dans le symbolique constitue l'inconscient. Sa singularité dépend également des rapports de la suite des générations avec le symbolique.

Le phallus et la jouissance comme réel

Le 11 mars, Lacan nous dit qu'il y a au moins deux personnes à qui son séminaire s'adresse, à savoir Michel Thome et Pierre Soury... peut-être en attendant que d'autres se manifestent comme auditeurs intéressés. Pouvons-nous nous compter parmi ces autres appelés à se questionner sur les lettres R.S.I. et sur la monstration du nœud qui, selon Lacan, devait être une démonstration du faire du discours analytique ? Discours qui lui permet de dire que les Noms du Père, c'est le symbolique, l'imaginaire et le réel. Ce sont les noms premiers en tant qu'ils nomment. Nous sommes au premier temps de l'imagination humaine forgeant un dieu qui dans la Bible donne un nom à chacun des animaux. Avant la Bible, il y avait une tradition (Lacan ne nous dit pas laquelle) mais cela lui permet de faire une remarque sur les traditions dont on « peut juste espérer que l'une soit moins conne qu'une autre. » Et cela se juge au plus-de-jouir comme production.

C'est parce qu'il s'agit du jouir qu'on y croit et qu'on y manifeste de la dévotion. Le jouir est à l'horizon de ce plus ou moins, c'est un point idéal qu'on appelle le Phallus (cf. les différents prétendants détenir un texte sacré). Il convient de distinguer le donner nom, le nommer, le consacrer une chose, d'un nom de parlotte.

C'est là que la parlotte se noue à quelque chose de réel. Platon avait déjà vu que sans l'« *eidos* », sans l'imaginaire, il n'y a aucune chance que les noms collent aux choses. L'idée fait la consistance du réel. Qui a appris au parlêtre à faire un nom pour chaque chose ? Le « nom dupe du nom de nom de Nom du Père » (fusée à trois étages selon J.-P. Dreyfuss[57]). Les trois étages sont :

1. Les trois ronds de ficelle sont équivalents et rien ne permet de les distinguer. Ce sont les Noms du Père, en tant qu'ils contribuent à égalité à faire le nom de sorte que la structure tienne bon.

2. Il faut différencier les ronds et leur donner des noms différents : réel, symbolique et imaginaire.

3. Troisième temps où quelque chose peut être nommé dans le champ analytique, tel le symptôme comme l'effet du symbolique dans le réel. Ainsi peuvent être nommés l'angoisse, l'inhibition et la jouissance. D'où il résulte que le réel, c'est ce qui ek-siste au sens, en tant « que je le définis par l'effet de lalangue sur l'idée, soit sur l'imaginaire » (rappelons que le réel, c'est l'expulsé du sens, c'est l'impossible comme tel).

Le phallus est aussi ce qui donne corps à l'imaginaire, et Lacan revient à ce propos sur le stade du miroir. La jubilation de l'enfant au moment où un geste retire de l'image, élide le phallus (ou son manque), a un lien avec le passage d'un corps immature à un corps rassemblé. Mais le phallus

57. J.-P. Dreyfuss, « Les non dupes errent », dans *Écritures de l'inconscient. De la lettre à la topologie*, *op. cit.*, 2001, p. 258.

est surtout le réel, en tant qu'on l'élide. Le Un phallique ne se constitue que par le manque. Le phallus n'est pas l'ek-sistence du réel. Il y a un réel qui ek-siste au phallus, c'est la jouissance. Mais elle en est plutôt la consistance. C'est le concept *(Begriff)* du phallus : préfiguration d'un organe qui n'est pas encore pris comme consistance, mais comme appendice. Le singe comme l'homme se masturbe, mais la différence entre le singe et l'homme, c'est que le phallus ne consiste pas moins chez l'homme en ce qu'il a de dit femelle qu'en ce qu'il a de dit mâle.

Il y aurait ainsi deux réels : le phallus et la jouissance comme réel qui ek-siste au phallus, le réel comme réel, le réel à la puissance deux. D'où l'accent que le parlêtre met sur le phallus, en tant que la jouissance y ek-siste. Ce serait tout ce que le parlêtre connaît du deux, la puissance, soit un semblant par quoi il reste l'un-seul : $1^2 = 1$. C'est ce qu'on appelle l'être. Voilà pour ce qu'il en est de la jouissance phallique comme jouissance de l'être.

Du côté du symbolique, du symbolique comme bla-bla, ou encore le Verbe, comment cause-t-il le sens ? Si le symbolique cause le sens, c'est parce que l'inconscient ek-siste, c'est-à-dire qu'il conditionne ce qui fait trou au langage, ce qui ne peut pas se dire.

Tout au long du séminaire Lacan semble tricoter des nœuds. Une maille au-dessus, une maille en dessous, une maille à l'envers. Il reprend la maille du quanteur $\exists x$ introduite dans *D'un discours qui ne serait pas du semblant*. Il ek-siste un *x* qui ek-siste à quoi ? À la consistance idéique du corps. Elle ek-siste au symbolique en tant que le symbolique tourne en rond autour d'un trou inviolable. Le nœud vient dire que le trou du symbolique est inviolable.

« Je poursuis ce qu'il en est du Nom du Père pour le ramener à son prototype et dire que Dieu, Dieu dans l'élaboration que nous donnons à ce symbolique, à cet imaginaire et à ce réel, Dieu est La femme rendue toute. Je vous ai dit, elle n'est pas toute. Au cas où elle ek-sisterait d'un discours qui ne serait pas du semblant, nous aurions le $\exists x.\overline{\Phi x}$, le Dieu de la castration[58] ». C'est un vœu qui vient de l'homme, un vœu qu'il ek-siste des femmes qui ordonneraient la castration. L'ennui, c'est qu'il n'y en a pas. $\overline{\exists x}.\overline{\Phi x}$ est corrélative de la pas-toute $\overline{\forall x}.\Phi x$. Il n'ek-siste pas La femme.

Il n'y en a pas pour porter la castration pour l'Autre et cela au point que le phallus, ça n'empêche pas qu'elle se le voudrait. Rien de plus « phallogocentrique » qu'une femme, à cela près qu'aucune toute ne le veut le dit phallus. Elles en veulent bien chacune, à cela près que ça ne leur pèse pas trop lourd. La belle bouchère veut bien du saumon fumé, à condition de pas en servir. Elle ne le donne qu'autant qu'elle ne l'a pas, c'est ce qui s'appelle l'amour. C'est l'amour des femmes pour autant qu'une par une, elles ek-sistent.

Elles sont réelles, elles ne consistent qu'en tant que le symbolique ek-siste, c'est-à-dire l'inconscient. C'est pourquoi, elles ek-sistent comme symptôme dont cet inconscient provoque la consistance dans le champ du réel. À entendre comme l'effet du symbolique dans le réel[59].

L'idée des surréalistes, imbéciles de l'amour fou qui consistait à suppléer à La femme qui n'ek-siste pas comme La, les remettait dans l'ornière du Nom-du-Père en tant que nommant, ce qui est pour l'homme une façon de tirer son épingle phallique du jeu. Le Dieu tribal de la Bible qui nomme n'est que le complément inutile de la conjugaison du nœud à quatre au symbolique. Bien inutile du fait que c'est le signifiant Un et sans trou qui, à un corps d'homme « asexué par soi », donne le partenaire qui lui manque. Qui lui manque du fait qu'il est affligé réellement d'un phallus qui est ce qui lui barre la jouissance du corps de l'Autre. Il

58. *R.S.I.*, *op. cit.*, leçon du 11 mars 1975.
59. Cf. *supra* p. 445.

lui faudrait un Autre de l'Autre pour que le corps de l'Autre ne soit pas pour le sien du semblant, autrement dit pour faire de la femelle, le Dieu de sa vie.

Il y a pour l'imaginaire de l'homme l'affliction du réel phallique, cause de quoi il ne sait pas n'être que semblant de pouvoir. Le réel, c'est le sens en blanc, le sens blanc par quoi le corps fait semblant. Semblant dont se fonde tout discours, en particulier le discours du maître qui du phallus fait signifiant indice 1 (S1). Ce qui n'empêche pas que si dans l'inconscient il n'y avait pas une foule de signifiants à copuler entre eux, il n'y aurait aucune chance que l'idée d'un sujet, d'un « pathème du phallus » dont le signifiant est l'Un qui le divise, vienne au jour.

Grâce à quoi, le sujet s'aperçoit qu'il y a du savoir inconscient, c'est-à-dire de la copulation inconsciente, d'où l'idée folle de faire semblant de ce savoir, mais par rapport à quel partenaire ? Sinon le produit de ce qui se produit, d'une copulation aveugle car seuls les signifiants copulent entre eux dans l'inconscient et les sujets qui en résultent sous forme de corps sont conduits à en faire autant ; ils baisent. Quelque chose les avertit qu'ils ne peuvent faire mieux que de suçoter le corps signifié autre. Pour en jouir, ce qui s'appellerait jouir comme tel, il faudrait mettre ce corps en morceaux. Et Lacan se demande pourquoi on appelle ça le sadomasochisme.

Dire qu'il n'y a pas de rapport sexuel c'est désigner qu'il est impossible d'écrire xRy. C'est dire que sans le recours aux consistances différentes, distinctes d'être nommées imaginaire, symbolique et réel, il n'y a pas de possibilité de « frotti-frotta ». Il n'y a aucune réduction possible de la différence de ces consistances à quelque chose qui résiste à l'épreuve de la mathématique et qui permette d'assurer le rapport sexuel.

Lacan reprend les points de serrage du nœud. Le sens en tant qu'évanouissant donne sens au réel. La jouissance phallique implique sa liaison à l'imaginaire comme ek-sistence. L'imaginaire c'est le pas de jouissance. Ce qui donne consistance au symbolique, c'est qu'il n'y a pas d'Autre de l'Autre.

Pour clore la séance du 18 mars, Lacan propose une définition de l'identification triple avancée par Freud. « S'il y a un Autre réel, il n'est pas ailleurs que dans le nœud même et c'est en cela qu'il n'y a pas d'Autre de l'Autre. Cet Autre réel, faites-vous identifier à son imaginaire, vous avez l'identification hystérique au désir de l'Autre. Identifiez-vous au symbolique de l'Autre réel, vous avez l'identification au trait unaire. Identifiez-vous au réel de l'Autre réel, vous obtenez ce que j'ai indiqué du Nom-du-Père et c'est là que Freud désigne ce que l'identification a à faire avec l'amour[60]. »

À partir du sens se jouit

Dans les dernières leçons du séminaire, Lacan nous propose quelques pistes de réflexion sur l'usage des nœuds.

Comment faire pour que le psychanalyste serre le nœud au point que le parlêtre ne croit plus à l'être, hors l'être de parler ? Mais l'être de parler, ce n'est pas celui qui croit que parce qu'il parle, c'est là qu'est son salut.

Freud avait noté qu'il y avait un inter-dit, un dire entre les lignes qu'il a appelé le refoulé. Et pourquoi ne pas voir dans l'aversion des nœuds, la trace du refoulement premier ?

Le sens va aussi loin dans l'équivoque qu'on peut le désirer pour le discours psychanalytique, à savoir qu'à partir du sens se jouit, soui-je, j'ouisse moi-même, souis je m'assoter de mots.

60. *Ibid.*, leçon 18 mars 1975.

Le nœud met à notre portée la raison de ce que l'amour est haine-amoration. Le nœud représente au mieux une limite au vœu du bien être de l'autre. À partir de cette limite, l'amour s'obstine « parce qu'il y a du réel dans l'affaire » et c'est tout le contraire du bien être de l'autre. Cette notion de limite implique une oscillation entre vouloir le bien de quelqu'un ou vouloir le contraire. Cette oscillation suggère l'idée d'une sinusoïde.

La notion de l'inconscient se supporte de ce que le nœud, on le trouve déjà fait. L'inconscient, c'est le réel en tant qu'il est troué par le symbolique, mais l'inconscient est affligé de la seule chose qui fasse trou : le symbolique. Le signifiant fait trou. « L'inconscient conditionne le réel, ce qui fait trou au langage[61]. »

Le trou dans le symbolique est identifié par Lacan à l'interdit de l'inceste. L'interdit est structural. Le lien entre l'interdit de l'inceste et la castration, c'est le non rapport sexuel.

La structure du monde consiste à vous payer de mots. Il n'y a pas d'action qui ne s'enracine dans *Das Wort*, dans le faire « ouah-ouah ».

Lors de la dernière leçon du 13 mai, Lacan reprend la question de la nomination pour spécifier trois modalités du Nom-du-Père : réelle, symbolique et imaginaire. Il fait intervenir un quatrième élément qui empêche que l'ordre des nœuds soit interchangeable. Qu'est-ce qu'une nomination imaginaire (Ni), une nomination symbolique (Ns) et une nomination réelle (Nr) ? Lacan les identifie respectivement, l'imaginaire comme inhibition, la réelle comme angoisse et la symbolique comme symptôme. Ces trois nominations coïncident avec ce qui fait trou dans chaque rond de ficelle.

Le soldat de plomb de Michel Leiris qui a introduit mon exposé va me servir de conclusion. L'exclamation

61. *Ibid.*, leçon 15 avril 1975.

« reusement » confuse, encore toute proche des viscères comme le rire ou le cri, ne fait-elle pas penser au ronron du chat que Lacan évoque dans la « La troisième » ? Ronron qui « est sans aucun doute la jouissance du chat », « Ça a l'air d'être de tout le corps ».

Je poursuis mes divagations à propos de la reprise du « reusement » par un aîné qui propose à l'enfant de « dieuresement ». Un « dieure » dont Lacan nous dit qu'il est ce qui fait être la vérité (« La troisième »). S'agit-il d'une « euplaisanterie » qui ne doit pas nous empêcher de nous « apercevoir que la mort se localise du même coup à ce qui dans lalangue en fait signe[62] » ? Les « eu » retrouvés dans eugénisme et euthanasie nous mettraient dans l'apathie du bien universel et suppléeraient à l'absence du rapport sexuel.

Ce soldat de plomb pas cassé, n'est-il pas cependant brisé par sa chute en un solde-*a* ? Brisure qui permet le passage d'un « tout le corps » (du chat) à un orifice (buccal) identifiant la voix échappée des lèvres. Éclat du corps, qui nous plombe et ne nous libère pas de tout solde, l'objet *a* comme cause du désir mais aussi lieu du « plus-de-jouir d'où se branche toute jouissance » : l'objet *a* qui a décentré le phallus. L'objet *a* n'est plus seulement objet de la coupure mais aussi objet cerné par les jouissances.

Je terminerai en posant la question de savoir si le décentrement de la jouissance sexuelle par l'objet *a* opéré par Lacan est la tentative de rendre compte de la modernité. La jouissance phallique n'est plus organisatrice des autres jouissances. C'est l'objet *a* comme plus-de-jouir qui vient en place d'organisateur, le sexe pouvant être traité comme une jouissance orificielle comme les autres. Ou bien ce décentrement est-il un fait de structure dont les nœuds rendraient compte ?

---

62. J. Lacan, 1974, « La troisième », dans *Lettres de l'École freudienne*, n° 16, 1975.

Au cœur de la jouissance : l'objet *a*

Jean-Marie Jadin

Il m'échoit d'achever notre longue chevauchée à travers les textes de Lacan en quête du Graal de la jouissance. La conférence de Rome du 1er novembre 1974, intitulée « La troisième », qui précède le séminaire *R.S.I.* constitue après le séminaire sur *L'éthique de la psychanalyse* et celui d'*Encore* le dernier moment fort et la plus grande synthèse sur la jouissance. Après de longues années d'errance et d'éparpillement, Lacan resserre ses idées comme, et grâce à, la topologie du nœud borroméen. Les jouissances y sont redéfinies, épurées et réduites à deux principales : la jouissance phallique et la jouissance de l'Autre.

L'essentiel du présent article sera un commentaire et une interprétation des passages de cette « Troisième » consacrés à la jouissance, en y ajoutant quelques rares données issues de la « Conférence à Genève sur le symptôme[63] » du 4 octobre 1975, des « Conférences et entretiens dans les universités nord-américaines[64] » de novembre-décembre 1975 et des moins rares provenant du séminaire sur *Le sinthome*[65] qui a immédiatement fait suite à ces conférences nord-américaines.

Dans ce titre de « La troisième », Lacan condense, comme toujours, plusieurs choses. Il s'agit tout d'abord de la troisième fois qu'il prend la parole à Rome. Le premier discours à Rome date de 1953 : il s'agit du célèbre « Fonction et champ de la parole et du langage en psy-

---

63. J. Lacan, 1975, « Conférence à Genève sur le symptôme », dans *Le Bloc-notes de la psychanalyse*, n° 5, 1985, p. 5-23.

64. J. Lacan, 1975, « Conférences et entretiens dans les universités nord-américaines », dans *Scilicet*, n° 6/7, Paris, Le Seuil, 1976, p. 5-63.

65. J. Lacan, 1975-1976, *Le sinthome*, Le Séminaire, Livre XXIII, Paris, Le Seuil, 2005.

chanalyse[66] ». Le second, beaucoup moins connu, a été prononcé en 1967 : c'est « La psychanalyse. Raison d'un échec[67] ». Il est ensuite fait allusion à la troisième dimension, dit-mension, mension du dire, au troisième registre de la parole : le réel, considéré ici comme troisième après l'imaginaire et le symbolique. Ce réel est le thème central de la conférence. Dans les conférences nord-américaines, Lacan parle du troisième cercle du réel. Et dans « La troisième » il dit : « Il me faut soutenir cette troisième du réel. » Il faut bien remarquer que le réel n'est pas troisième selon l'ordinal : premier, deuxième, troisième etc. Il est troisième en tant que premier par cette tiercéité, car la modalité borroméenne ne commence qu'avec cette troisième dit-mension. Ce qui définit le nœud borroméen est, comme vous le savez, la disposition olympique des cercles (figure 18).

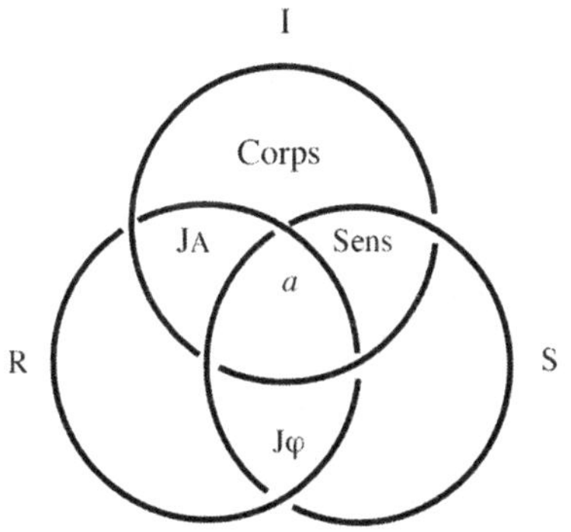

Figure 18. – Nœud borroméen de « La troisième ».

66. J. Lacan, 1953, « Fonction et champ de la parole et langage en psychanalyse », dans *Écrits*, Paris, Le Seuil, 1966, p. 237-322.
67. J. Lacan, 1967, « La psychanalyse. Raison d'un échec », dans *Autres écrits*, Paris, Le Seuil, 2001, p. 341-349.

Les deux premiers, quels qu'ils soient, sont indépendants et ne sont noués ou plutôt coincés que par le troisième. C'est ainsi que la borroménéité commence par trois. Le trois y est le un. Elle nécessite au moins trois cercles disposés de telle sorte que l'ouverture de l'un quelconque d'entre eux libère les deux autres. « La troisième », c'est la troisième de la borroménéité. Lorsque Lacan commence sa conférence en se référant à Gérard de Nerval, « La troisième, elle revient, c'est toujours la première », il faut comprendre que ce trois-là inaugurant la nodalité borroméenne peut tout aussi bien concerner le premier cercle. Le réel est le troisième cercle, caractérisé par la régularité des dessus-dessous dans la mise à plat du nœud, mais ces dessus-dessous affectent n'importe quel cercle s'il est considéré en troisième lieu. Le réel est à la fois localisé au niveau d'un certain rond bien défini et généralisé à tous les cercles du nœud et à leurs serrages. C'est l'âme du nœud. En cela « la troisième » est le retour de la première, dans le sens de la répétition *(Wiederholung)*. Le réel du borroméen topologise cette répétition. Cela rejoint une remarque du séminaire sur *Le sinthome* où Lacan assimile le réel à la pulsion de mort. L'important est que dans ce nœud le réel est l'agent de la jouissance tout autant que sa limite, comme j'espère vous le montrer.

« La troisième » se présente comme un long développement sur les différents champs, secteurs, zones engendrés par le recouvrement des ronds lors de la mise à plat du nœud classique. Il s'intéresse tout particulièrement aux zones à possibilité de coinçage ou de serrage, toutes limitées par un impossible qui tient au réel du nœud, et qui concernent la jouissance. Il y a les trois ronds du symbolique, du réel et de l'imaginaire mais surtout les trois lunules engendrées par la superposition de deux cercles : la jouissance phallique, la jouissance de l'Autre et le sens. Il y a enfin le bouton central de ce trèfle de lunules : l'objet *a*, synonyme comme ailleurs de plus-de-jouir.

Je vous propose de partir d'une phrase très dense de Lacan, très nodale, très borroméenne justement ; elle tresse l'imaginaire, ici assimilé au corps, le symbolique, évoqué par lalangue qui le supporte, et le réel qui engendre la jouissance. Lacan y dit : « Le sujet supposé savoir qu'est l'analyste dans le transfert, ne l'est pas supposé à tort s'il sait en quoi consiste l'inconscient d'être un savoir qui s'articule de lalangue, le corps qui là parle n'y étant noué que par le réel dont il se jouit [c'est-à-dire dont le corps se jouit]. Mais le corps est à comprendre au naturel comme dénoué de ce réel qui, pour y exister au titre de faire sa jouissance, ne lui reste pas moins opaque[68]. »

Lacan aborde là le mystère du lien entre le corps, son monde de reflet, et la parole sous forme de lalangue. Le corps est noué à lalangue par le réel dont ce corps se jouit. Ce qui veut dire que le corps ne peut se jouir que grâce au réel. Il ne peut se jouir « au naturel », c'est-à-dire tout seul, à l'état dénoué. L'humain a, semble-t-il, perdu cette faculté réservée à l'animal. Il lui faut l'impossible du réel, la contrainte d'un mur qu'il ne peut traverser, d'un plafond qu'il ne peut atteindre, du heurt de tout ce qui ne tourne pas rond. On peut dire qu'il a perdu l'accès à la jouissance pure.

Cette contrainte est « figurable », si l'on peut dire, par l'éprouvé manuel du coinçage nodal borroméen, au-delà de ce qu'on peut vraiment s'imaginer. C'est ainsi qu'on éprouve que le rond imaginaire ne peut s'échapper du coinçage borroméen, du moins en principe, car il semble que chez un James Joyce le corps était vécu comme pouvant s'en aller et tomber telle une pelure. Il ne semble pas que le corps « au naturel » soit à entendre comme le corps joycien, mais, comme le corps tout seul, sans la limite

68. J. Lacan, 1974, « La troisième », dans *Lettres de l'École freudienne*, n° 16, 1975, p. 189.

et sans la contrainte du réel. Il ne peut jouir ou se jouir. Ce n'est que le corps animal, tel celui du chat, qui peut, selon ce que dit Lacan dans cette « Troisième », jouir de tout son corps ainsi qu'en témoigne l'ambiguïté de son ronronnement. « Le ronron, [dit-il], c'est sans aucun doute la jouissance du chat ; que ça se passe par son larynx ou ailleurs, moi je n'en sais rien ; quand je les caresse, ça à l'air d'être de tout le corps...[69] »

Il y a encore trois autres idées marquantes dans cette phrase borroméenne : le savoir de l'inconscient, la lalangue et l'opacité du réel pour le corps. Les deux premières sont très nettement reliées dans « La troisième » : « C'est ici, dans le symbolique, le symbolique en tant que c'est lalangue qui le supporte, que le savoir inscrit de lalangue qui constitue à proprement parler l'inconscient s'élabore [...][70]. » Le savoir inscrit de lalangue constituerait donc l'inconscient... ?

Nous voilà en plein désarroi par rapport à nos leçons classiques. L'inconscient ne serait-il plus structuré comme un langage ? Est-ce que cet inconscient comme savoir de lalangue s'oppose à l'inconscient structuré comme un langage ? Lacan répond que non, mais pas d'une façon très claire : « [...] ce n'est pas, [dit-il], parce que l'inconscient est structuré comme un langage, c'est-à-dire ce qu'il y a de mieux, que pour autant l'inconscient ne dépend pas étroitement de lalangue[71] ». Il a dit en amont de la même conférence : « Ce n'est pas parce que l'inconscient est structuré comme un langage [la première partie de la phrase est parfaitement identique] que lalangue n'ait pas à jouer contre son jouir puisqu'elle s'est faite de ce jouir même[72]. »

69. *Ibid.*, p. 179.
70. *Ibid.*, p. 200.
71. *Ibid.*, p. 202.
72. *Ibid.*, p. 189.

Cela veut dire à mon sens que lalangue, fabriquée avec le jouir de l'inconscient, joue, et par conséquent jouit, contre le jouir de cet inconscient. Nous assistons là à une espèce de matricide des jouissances : lalangue jouit contre le jouir de l'inconscient dont elle est issue, et cet inconscient s'élabore et dépend de lalangue. Il nous faut nous débrouiller avec la circularité de ce serpent qui se mord la queue.

Au commencement de Lacan il y a le langage qui distingue signifiant et signifié, et comporte en cela une segmentation variable. On peut y décrire la métaphore et la métonymie producteurs des effets de sens. La lalangue est une notion en quelque sorte antérieure, liée à la jouissance de la parole ; elle est plus proche de la jouissance corporelle de l'émission vocale. Marcel Ritter a trouvé pour lalangue l'heureuse appellation de « trésor des équivoques[73] ». Il s'agit du trésor qu'il y a dans la parole avant qu'on y distingue le jeu du signifiant. Lalangue fait entendre la pure sonorité. C'est l'informe avant la forme dessinée par la grammaire.

Lacan dit dans sa conférence à Genève qu'avec lalangue il voulait un terme proche de lallation. La lallation vient elle-même du latin « *lallare* » qui signifie chanter une berceuse, chanter *lalla*. En français la lallation désigne l'émission de sons plus ou moins informes par l'enfant avant qu'il ait un usage concret du langage. C'est un babil, un gazouillis. Selon l'image de Lacan lalangue est, avant tout structuration en langage l'ensemble des dépôts, des alluvions, des pétrifications laissés dans la passoire individuelle du sujet au passage de l'eau des paroles qui lui sont fournies. Ainsi se déposent en lui certaines des équivoques déjà présentes, par exemple celles de la langue française où pour reprendre les exemples de Lacan, le *ne* de la négation équivoque avec le *nœud* nodal, le *pas* de la négation avec le

73. Cf. *infra* p. 508. Marcel Ritter a employé cette formule lors de son exposé.

pas de la marche, le *non* de la négation avec le *nom* nommant, le *vœu* de souhait avec le *veut* du vouloir. La manière dont on parle au sujet dépose en lui des équivoques privilégiées, choisies parmi toutes celles qui existent, singulières à ce sujet. On peut ainsi noter que Lacan donne souvent pour exemples des équivoques avec les mots de la négation.

À l'époque de « La troisième » Lacan s'exprime souvent en style lalangue, et surtout dans l'année qui suit. Il débute ainsi sa conférence de Rome en jouant avec les équivoques issues de « *discours de Rome* ». Il parle de « *disque* », de « *dit ce que* », de « *disque-ours* ». Pastichant Joyce il invente le néologisme d'« *ourdrome* » qu'il utilise à trois reprises et qui imite selon lui le ronron du chat. Remarque intéressante : la lalangue est fabriquée par l'inconscient des usagers d'une langue. Dans *Le sinthome,* il avance même qu'elle a été crée par les femmes et donc l'inconscient des femmes [74]. Elle est l'œuvre des mères.

Il y a du savoir dans cette lalangue, un savoir lié au choix des équivoques de cette langue. L'inconscient d'un sujet est une sélection opérée dans ce savoir : « L'inconscient, [dit-il dans la conférence de Genève] ce n'est pas simplement d'être non su. Freud lui-même le formule déjà en disant *Bewusst.* Je profite ici de la langue allemande où il peut s'établir un rapport entre *Bewusst* et *Wissen* [Lacan se réfère ici à l'inconscient *Unbewusst*]. Dans la langue allemande, le conscient de la conscience se formule comme ce qu'il est vraiment, à savoir la jouissance d'un savoir. Ce que Freud a apporté, c'est cela, il n'y a pas besoin de savoir qu'on sait pour jouir d'un savoir [75]. » Tel est le symptôme : la jouissance de l'inconscient, jouissance ignorée d'une partie du savoir de lalangue. Une partie de ce savoir se

---

74. *Op. cit.*, 2005, p. 117.
75. *Op. cit.*, 1985, p. 10.

jouit elle-même à l'insu du sujet. Et comme le dit Lacan : lalangue peut jouer contre cette jouissance particulière. Dans l'interprétation par l'équivoque, il y a de la jouissance de lalangue, de lalangue au sens général, celle parlée par le sujet, qui vient s'opposer au jouir solitaire du symptôme, au jouir de l'inconscient, au jouir d'un savoir choisi. En usant d'autres repères on pourrait dire qu'un peu de psychotisation (je pense au « joycisme » de Schreber) peut guérir la névrose.

Venons-en à l'opacité du réel dans sa jouissance du corps. Le réel ne se repère pas. La jouissance du réel sur le corps est obscure. Elle ne parle pas. Elle se manifeste silencieusement dans les excès qui tendent à épuiser la vie de ce corps, ou dans les prises de risque qui le mettent en danger. Ce silence est l'effet d'un brouillage par la parole. C'est parce que le parlêtre parle que cette jouissance du réel est opaque. En effet, Lacan poursuit ainsi la phrase sur ce réel opaque : « Il est l'abîme [« il », c'est le réel] moins remarqué de ce que ce soit lalangue qui, cette jouissance, la civilise ». L'abuseur réel est abusé par lalangue. C'est la civilisation par lalangue qui rend opaque la jouissance du réel, empêche de la saisir, de la remarquer. La phrase continue : « [la civilise] si j'ose dire, j'entends par là qu'elle la porte à son effet développé, celui par lequel le corps jouit d'objets dont le premier, celui que j'écris du *a*, est l'objet même, comme je le disais, dont il n'y a pas d'idée comme telle j'entends [j'ai un jour proposé le terme d'"objectologie négative" pour l'objet *a*], sauf à le briser, cet objet, auquel cas ses morceaux sont identifiables [ce sont les différents objets *a*, oral, anal, etc.]. » Lalangue est en quelque sorte ce qui cache la jouissance du réel et la révèle en même temps, mais déformée par un prisme. Lalangue est la source des différents objets *a* corporels perdus. Ces objets sont au niveau du langage des effets de signifiants. Les signifiants tournent autour, les cernent et les désignent. C'est lalangue qui donne ces objets de jouissance au corps. Sans elle ils ne seraient rien, et même pas rien, moins que rien, juste ce qui n'est qu'un déchet pour un animal. Il y a en cela une sorte de translation : le corps s'empare d'objets, jouit d'objets, tout comme le réel s'est emparé du corps, a joui du corps. Ces objets, révélateurs de la jouissance du réel grâce à cette translation, sont un effet de la structure. Ils n'ont d'existence que nodale borroméenne.

Cela peut s'entendre de différentes manières, mais pour ma part je crois que l'objet *a* central du nœud borroméen est le sommet, la quintessence de cette nodalité-là, c'est-à-dire de l'abus, de la contrainte d'un cercle sur les autres. Si vous regardez le triangle incurvé du centre vous voyez que chaque côté, chaque arc de cercle qui le limite subit le passage au-dessus de lui d'un autre arc, et cela sans fin. Le premier passe par-dessus le deuxième qui passe par-dessus le troisième, qui passe par-dessus le premier, et ainsi de suite. Cela s'abuse sans cesse. Si l'on assimile ce passage par-dessus à la contrainte de la jouissance du réel structural, du réel généralisé du nœud, on comprend qu'il y a dans cette configuration du centre un plus-de-jouir par essence, un maximum de jouissance. Ce plus-de-jouir topologique se surajoute à sa signification de plus-value marxienne.

Cette hypernodalité centrale est ce qui noue les deux côtés en arc de chacune des trois lunules du trèfle. Le champ de la jouissance de l'Autre relie l'imaginaire et le réel, mais si vous regardez bien, ces deux cercles de l'imaginaire et du réel ne sont pas noués. Ils sont simplement superposés. Ce qui leur confère la qualité nodale est l'hypernœud du plus-de-jouir.

Il en va de même pour les deux ronds du symbolique et du réel délimitant la jouissance phallique. Ils ne se sont noués que par le transfert de la nodalité du plus-de-jouir.

Une traduction clinique de cette donnée est qu'on ne saisit la jouissance de l'Autre et la jouissance phallique que par l'objet *a*. Lacan dit : « Et c'est seulement par la psychanalyse, c'est en cela que cet objet, [il parle de l'objet *a*] fait le noyau élaborable de la jouissance, mais il ne tient qu'à l'existence du nœud, aux trois consistances de tores, de ronds de ficelle qui le constituent. L'étrange est ce lien qui fait qu'une jouissance quelle qu'elle soit [essentiellement les deux jouissances de l'Autre et phallique], le suppose, cet objet, et qu'ainsi, le plus-de-jouir, puisque c'est ainsi que j'ai cru pouvoir désigner sa place, soit au regard d'aucune jouissance [toujours les deux mêmes], sa condition [je l'entends comme condition topologique pour un transfert de nodalité][76]. » La borroménéité du lien de deux arcs suppose la borroménéité du lien de trois arcs.

Parlons du premier de ces liens à deux évoqués par Lacan : la lunule de la jouissance de l'Autre. Dans « La troisième », cette jouissance de l'Autre est d'abord désignée comme « jouissance du corps ». C'est la jouissance du corps par le réel. Elle équivaut à la jouissance de la vie. Parlant de la fonction de l'objet *a* comme la condition de toute jouissance Lacan dit en effet : « Si c'est le cas pour ce qu'il en est de la jouissance du corps en tant qu'elle est jouissance de la vie, la chose la plus étonnante, c'est que cet objet, le *a*, sépare cette jouissance du corps de la jouissance phallique[77]. »

Cette jouissance du corps, de la vie, du corps vivant, est curieusement appelée « jouissance de l'Autre » alors qu'elle est en dehors du rond du symbolique, support classique de l'Autre du langage de l'inconscient, en dehors de l'Autre comme lieu d'où ça parle, du lieu du discours de l'Autre. Cette jouissance est hors langage et rien ne peut donc en être dit. C'est une jouissance indicible. Pourquoi dès lors appeler cette jouissance « de l'Autre » ? Est-ce parce que le corps vivant y est appréhendé comme l'Autre sexe dont on ne peut plus rien dire ? En fait, ici ou là, Lacan

76. *Op. cit.*, 1975, p. 189.
77. *Ibid.*, p. 190.

généralise la qualité d'Autre à chacune des lunules par rapport au cercle dont celle-ci est exclue et inversement au rond exclu par rapport à cette lunule. Le réel, qui est hors-sens, ab-sens, autre que le sens est ainsi l'Autre du sens et le sens est l'Autre du réel. La jouissance phallique est l'Autre du corps et le corps l'Autre de cette jouissance. Ce qui donne lieu à l'appellation « jouissance de l'Autre » est que le corps est l'Autre de la jouissance phallique. Celle-ci ne surgit d'ailleurs que du corps et le corps est l'ailleurs pour elle comme nous le verrons plus loin. En tout cas la jouissance de l'Autre est l'Autre du langage et par conséquent l'Autre de l'Autre si le deuxième Autre est ce langage, c'est-à-dire l'Autre du discours de l'Autre. Dans *Le sinthome* Lacan dira que cette jouissance est impossible en se référant à son aphorisme : il n'y a pas d'Autre de l'Autre[78], c'est-à-dire nul garant du symbolique en dehors de ce symbolique. Il mettra donc une barre sur le grand A de l'Autre. La jouissance de l'Autre sera J(Ⱥ). Il sera passé de « Autre pour la jouissance phallique » à « Autre pour le symbolique » ce qui n'est pas la même chose. Dans le premier cas, il est pris dans une considération topocentrique lié à sa lecture du nœud borroméen, dans le second il sera logocentrique, pris dans sa fascination par Joyce.

Les femmes ainsi que les hommes en position de femme et les mystiques auraient accès à cette jouissance de l'Autre, à cette jouissance autre que phallique, échappant à toute parole comme à toute représentation. Lacan parle d'une « Jouissance de l'Autre en tant que parasexuée, jouissance pour l'homme de la supposée femme, et inversement pour la femme que nous n'avons pas à supposer, puisque la femme n'existe pas[79]. »

La femme n'existe pas parce qu'il n'y a pas de généralité de la femme, il n'y a que telle ou telle femme, on ne

78. *Op. cit.*, 2005, p. 134.
79. *Op. cit.*, 1975, p. 201.

peut les considérer qu'une par une, et c'est en tant que pas-toute, opposée à toute, qu'une femme aurait accès à cette jouissance indicible qui serait en fait un accès à la dit-mension du réel. C'est le réel qui est pas-tout. La jouissance de l'Autre est la jouissance de ce réel pas-tout du corps.

Le réel ne s'attrape donc pas seulement par la modalité logique de l'impossible, on le touche également avec le pas-tout. Je cite à nouveau Lacan : « Le réel, du même coup [Lacan vient d'évoquer la théorie quantique de l'onde et du corpuscule] n'est pas universel, ce qui veut dire qu'il n'est pas tout qu'au sens strict de ce que chacun de ses éléments soit identique à soi-même, mais à ne pouvoir se dire "tous". Il n'y a pas de "tous les éléments", il n'y a que des ensembles à déterminer dans chaque cas[80]. »

Il me semble qu'on atteint davantage ce pas-tout du réel au moyen de la bande de Möbius – il y a d'ailleurs quelque chose de cette bande de Möbius dans le nœud borroméen puisqu'on peut passer du cross-cap, qui est de structure möbienne, au nœud borroméen, et ce par une transformation continue. Cela a été révélé aux analystes de Strasbourg par le mathématicien Jean-Pierre Petit[81]. Si vous considérez un ruban de Möbius et que vous vous occupez d'une de ses parties, mettons une des deux faces opposées, vous pouvez dire qu'elle n'est pas-tout le ruban et cependant le tout de ce ruban. Le réel du nœud borroméen est de même un rond bien déterminé, un pas-tout du nœud, et l'ensemble de ce nœud. Je crois que pour Lacan une femme trouve accès à la möbienneté du réel.

Elle trouve accès au réel qu'il y a dans la vie, celle du corps, qui rend ce corps Autre lors de l'intrusion, éven-

80. *Ibid.*, p. 184.

81. J.-P. Petit, « Topologie et langage », dans *La perversion*, Actes des journées d'Aix-en-Provence, 4 et 5 avril 1987, Aix-en-Provence, Éd. de Verlaque, 1988, p. 33-84.

tuellement interne du point de vue topique, de la jouissance phallique. La vie implique cette jouissance Autre que l'on peut se représenter comme la jouissance du corps animal comme on l'a vu, mais aussi celle du végétal. Il y a à ce sujet une réflexion de Lacan qui ouvre un abîme de pensées : « La question reste à trancher si vie implique jouissance. Et si la question reste douteuse pour le végétal, ça ne met que plus en valeur qu'elle ne le soit pas pour la parole [ça veut dire qu'il n'est pas douteux que la parole implique la jouissance], que lalangue où la jouissance fait dépôt, comme je l'ai dit, non sans la mortifier, non sans qu'elle ne se présente comme du bois mort [Donc : la jouissance fait du bois mort avec lalangue, au sein de lalangue], témoigne quand même que la vie, dont un langage fait rejet nous donne bien l'idée que c'est quelque chose de végétal[82]. »

L'enseignement de ces métaphores est que le langage rejette la vie, que lalangue qui est son amont dans le cours d'eau de la parole et qui en métaphorise la création, pétrifie par dépôt alluvial, et dessèche et modifie le végétal qu'il y a dans ce flux ou plutôt le végétal où ce flux se produit, ce pour quoi la sève serait une image plus juste. Lalangue est la mortification en bois mort de la jouissance de la sève de la vie, qui coule au départ tel le fleuve d'Héraclite, mais qui sédimenterait en lui des homophonies parménidiennes comme autant de moments où l'être est égal à lui-même, où l'être est, où quelque chose de ce langage qui se jouit devient jouissance d'être au sein de la jouissance de la vie.

Il faut ajouter que cette jouissance de l'être nécessite la jouissance de l'Un. Car comment expliquer l'unité d'une homophonie, la limitation dans le flux de sa segmentation sans avoir recours à l'Un ? Le signifiant-unité est capital. Comme le dit Lacan dans « La troisième », ce qui fait

82. *Op. cit.*, 1975, p. 192.

l'unité, l'élément, c'est toujours la lettre. Lalangue se précipite en lettre. Tel est le réel qui jouit de la vie dans lalangue. La lettre figure le retour du même à la même place dans le flux vivant, la base vivante aquatique et végétale de lalangue. La lettre est la jouissance de ce qui revient à la même place ; le réel est fait de *Wiederholung*. Le réel est l'effet de la pulsion de mort. Dans « La troisième » Lacan met le borroméen à cette place où ça revient. Le borroméen est le réel. « [...] dans ce réel, [dit Lacan], se produisent des corps organisés et qui se maintiennent dans leur forme [...][83] ». Il fait allusion au borroméen en tant qu'il structure et crée le réel par sa totalité non-totale. Parlant ailleurs de la vie, Lacan dit : « Quelque chose dans le réel – et pas rien, la vie même – se structure d'un nœud[84]. » Il parle de l'ADN. Je ne sais pas s'il a raison de pousser les choses aussi loin, parce qu'il s'avère que l'ADN n'est pas vraiment un nœud.

Un abord très particulier de la jouissance de l'Autre évoqué par Lacan est la parole d'amour. Je le cite encore : « [...] cette jouissance de l'Autre, parasexuée, n'existe pas, ne saurait exister que par l'intermédiaire de la parole, parole d'amour notamment qui est bien la chose, je dois dire, la plus paradoxale et la plus étonnante[85]. » Cette jouissance est néanmoins impossible puisque quelques secondes plus tard il ajoute : « Cette jouissance de l'Autre, chacun sait à quel point c'est impossible, et contrairement même au mythe qu'évoque Freud, à savoir que l'Éros ce serait faire un, justement c'est de ça qu'on crève, c'est qu'en aucun cas deux corps ne peuvent en faire un, de si près qu'on le serre[86]. » Tel est le réel de l'amour : on n'y

83. *Ibid.*, p. 198.
84. *Ibid.*, p. 201.
85. *Ibid.*, p. 201.
86. *Ibid.*, p. 201-202.

peut serrer que la lettre de la parole amoureuse. La contrainte de ce réel de la lettre est là en guise de l'impossible de l'Un, de la contrainte de l'impossible de l'Un. Un tel transfert de la contrainte est possible parce que le serrage, le coinçage, l'abus est le réel même. Chez les mystiques, branchés eux aussi sur la jouissance de l'Autre, on assiste peut-être au même serrage de l'Un que celui qui constitue le signifiant dans la forme localisée de la lettre. Nombre de mystiques font part d'une jouissance de l'Un, en particulier les mystiques rhéno-flamands et plus anciennement les mystiques néoplatoniciens, à commencer par Plotin.

L'accession à la jouissance de l'Autre n'a pas seulement lieu grâce à la lettre de la parole d'amour. La lettre opère la même chose dans la science : « Pour ce qui est de la jouissance de l'Autre, [dit Lacan] il n'y a qu'une seule façon de la remplir, et c'est à proprement parler le champ où naît la science, où la science naît pour autant que, bien entendu, comme tout le monde le sait, c'est uniquement à partir du moment où Galilée a fait des petits rapports de lettre à lettre avec une barre dans l'intervalle[87]. » La lettre qu'on trouve dans les formules mathématiques, la lettre qui fait l'être, l'identique à soi, la lettre qui se décape de lalangue, pour reprendre le verbe de Lacan, cette lettre remplit, masque et révèle en même temps la jouissance de l'Autre. Il me semble à ce sujet que la formule de l'attraction universelle de Newton rend davantage compte du lien entre la lettre mathématique et la jouissance de l'Autre. Dans cette formule $F = mm' / d^2$, deux corps célestes sont attirés en fonction de leurs deux masses et en proportion inverse du carré de la distance qui les sépare. La formule implique un savoir immédiat des deux corps qui pour Newton ne peut être que celui de Dieu. Il s'agit donc de la

87. *Ibid.*, p. 202.

jouissance de l'Autre, invoquée également dans les dernières lignes de la *Brève histoire du temps* de Stephen Hawking[88]. De telles formules mathématiques décrivent un réel attaché à la jouissance de l'Autre. Je crois que les lettres du code génétique comportent et révèlent la même mystique de l'Un de la jouissance de l'Autre qu'il y a dans la vie. L'écriture des écrivains accomplit peut-être un décapage identique.

La jouissance phallique émerge de la rencontre du sexe par le langage. Lacan aborde cette question dans « La troisième » et la reprend dans sa conférence de Genève. La première fois il rapporte la découverte de la masturbation chez Mishima[89], la seconde fois le plaisir éprouvé par le petit Hans[90] avec son zizi, son *Wiwimacher*, plaisir qui est jouissance car venu du dehors comme un étranger, un envahisseur. C'est une espèce de viol. Dans cette coalescence – c'est son mot – du sexe et du langage, la jouissance sexuelle arrive du dehors par rapport à ce qui en devient intérieur par contrecoup : la jouissance du corps, la jouissance de la vie, appelée jouissance de l'Autre, comme on l'a vu, par rapport à cette nouvelle jouissance. Je cite Lacan : « Que la jouissance phallique devienne anomalique à la jouissance du corps, c'est quelque chose qui s'est déjà aperçu trente-six fois[91]. » Il évoque à ce propos le *kundalini*, pratique tantrique qui consiste à retenir la jouissance sexuelle dans le but de conserver son énergie vitale.

À propos de Mishima il creuse cette idée d'un parasitage par la jouissance phallique. « Et pour nous dire que c'est saint Sébastien qui lui a donné l'occasion d'éjaculer pour la première fois, il faut vraiment que ça l'ait épaté,

---

88. S. Hawking, 1988, *Une brève histoire du temps*, Paris, Flammarion, 1989, p. 213.
89. *Op. cit.*, 1975, p. 190-191.
90. *Op. cit.*, 1985, p. 14.
91. *Op. cit.*, 1975, p. 190.

cette éjaculation[92]. » L'étonnement de l'écrivain provient selon lui de l'extériorité de cette jouissance. « Ça crève l'écran, [dit-il]. En effet, on comprend bien pourquoi ça crève l'écran, parce que ça ne vient pas du dedans de l'écran[93]. » Cette jouissance sexuelle s'avère donc ectopique dès l'origine. Pourquoi reste-t-elle extérieure ? Cette jouissance phallique est phallique par le langage et se trouve ainsi, tout comme le langage, à la place du rapport sexuel qui n'existe pas, en extériorité de par la perte de l'Autre sexe. Elle prend la signification d'un parasite qui s'oppose à la relation à l'Autre sexe, mais aussi d'un parasite de la jouissance du corps, de la jouissance de la vie, de la jouissance de l'Autre. Lacan la désigne également comme parasexuée à la fin de son exposé. « Il est bien certain qu'on a une automobile comme une fausse femme ; on tient absolument à ce que ce soit un phallus, mais ça n'a de rapport avec le phallus que du fait que c'est le phallus qui nous empêche d'avoir un rapport avec quelque chose qui serait notre répondant sexuel[94]. » J'ai envie d'ajouter : qui nous empêche d'avoir un certain rapport. Car, quand bien même il n'y aurait pas de phallus qui se mette en travers, le rapport n'existerait pas, qui permette que deux fasse un.

Cette jouissance phallique est un abus du symbolique de la part du réel. Tout comme pour la jouissance de l'Autre ce lien entre les deux registres est conditionné par le lien triple du plus-de-jouir. C'est ce plus de jouir qui fait nœud entre les deux alors qu'il n'y a qu'une superposition selon les apparences.

L'intrusion du réel dans le symbolique génère le symptôme. « Le symptôme, [dit Lacan], est irruption de cette anomalie en quoi consiste la jouissance phallique, pour autant que s'y étale, que s'y épanouit ce manque fonda-

92. *Ibid.*, p. 190.
93. *Ibid.*, p. 191.
94. *Ibid.*, p. 203.

mental que je qualifie du non-rapport sexuel[95]. » Le symptôme est le lieu où le phallus symbolique, celui qui n'est signifié que par le jeu des signifiants gravitant autour de l'objet *a*, subit l'abus, l'intrusion, la jouissance du réel. Cela fait dire à Lacan que le symptôme procède du réel. Il le dit dans « La troisième » : « J'appelle symptôme ce qui vient du réel[96]. » Ailleurs il dit que « Le réel, justement, c'est ce qui ne va pas, ce qui se met en croix dans ce charroi [il parle d'une marche du monde conforme au discours du maître], bien plus, ce qui ne cesse pas de se répéter pour entraver cette marche[97]. » Il utilise plus loin cette même métaphore de la croix : « Le sens du symptôme, c'est le réel, le réel en tant qu'il se met en croix pour empêcher que marchent les choses[98]. » Le réel qui se met en croix va servir à une topologisation borroméenne particulière de cette métaphore, où le seul cercle est celui de l'imaginaire, tandis que les autres registres sont représentés par des droites en croix dont l'une passe devant le cercle et plaque contre le cercle la droite perpendiculaire de l'arrière de ce cercle (Figure 19). Lacan a été étonné de rencontrer une allusion à ce nœud-là chez un des grands critiques de Joyce qui décrit ainsi la structure de son œuvre.

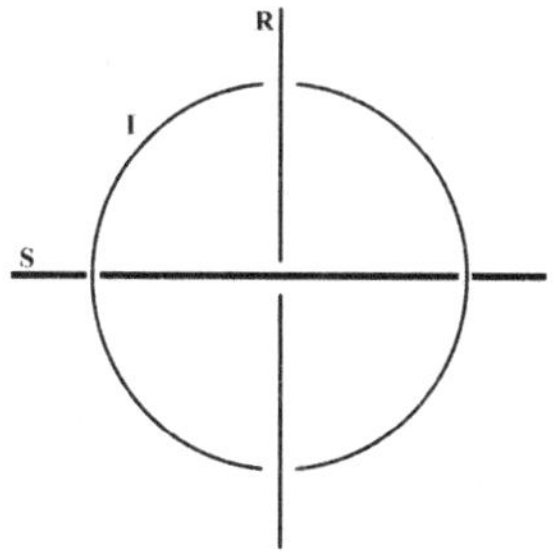

Figure 19. – Le nœud borroméen se met en croix.

95. *Ibid.*, p. 200.
96. *Ibid.*, p. 185.
97. *Ibid.*, p. 183.
98. *Ibid.*, p. 186.

La jouissance phallique n'est pas seulement une jouissance différente de la jouissance de l'Autre. C'est aussi une jouissance qui refoule cette autre jouissance. Lacan nous l'indique à propos du commandement : « Tu aimeras ton prochain comme toi-même ». Il signifierait que pour tout un chacun il y a quelque chose qui s'aime davantage que son image, c'est-à-dire qu'il y a en chacun de nous davantage de jouissance phallique ou de jouissance de l'être que de jouissance de l'image du corps, laquelle est issue de la jouissance du corps, du se jouir du corps et donc de la jouissance de l'Autre. « [...] Le corps s'introduit dans l'économie de la jouissance [...] par l'image du corps [99] », dit-il. C'est pour cette raison que certains ont assimilé la jouissance de l'image du corps à la jouissance de l'Autre. Je crois qu'on peut seulement dire que la jouissance de l'image du corps dérive de la jouissance de l'Autre. Elles sont différentes cependant en ce que la jouissance de l'Autre est une jouissance de la vie, alors que la jouissance de l'image du corps est une jouissance de la mort. On peut dire qu'elle représente l'aspect mortel de la jouissance, tout comme la jouissance de l'être. Cette jouissance de l'être, qui est une jouissance phallique, s'empare de cette jouissance de l'image du corps. Lacan dit : « L'homme est quand même plus prochain à lui-même dans son être que dans son image [100]. » Ce qui veut dire que ce n'est pas toute la jouissance phallique qui s'empare de l'image du corps. Il en reste pour lalangue.

La lunule de la jouissance phallique est reliée à la dernière lunule qu'il nous faut examiner : celle du sens. De prime abord la superposition de l'imaginaire et du symbolique n'a rien à voir avec la jouissance puisque l'on n'y trouve nulle emprise du réel. Mais n'oublions pas que le réel y est néanmoins présent par l'intermédiaire du plus-

99. *Ibid.*, p. 191.
100. *Ibid.*, p. 191.

de-jouir qui là aussi transfère son hypernodalité aux deux arcs délimitant la lunule. Et rappelons-nous par ailleurs que le sens est celui du fantasme et que Lacan a parlé de la fenêtre sur le réel du fantasme. Je crois que cette fenêtre est ouverte grâce au cernage de l'objet *a*, c'est-à-dire du plus-de-jouir et de son plus de réel.

Le réel de la nodalité étant présent dans la constitution topologique du sens, on peut dire qu'il existe une jouissance du sens, qu'imaginaire et symbolique s'abusent réciproquement grâce au réel de la structure. L'effet de sens des signifiants est donc vraisemblablement une jouissance. Lors de nos discussions nous nous sommes demandés si le sens était bien une jouissance. Une phrase de « La troisième » peut également nous aider à répondre : « C'est en tant [...] que quelque chose dans le symbolique se resserre de ce que j'ai appelé le jeu de mots, l'équivoque, lequel comporte l'abolition du sens, que tout ce qui concerne la jouissance, et notamment la jouissance phallique peut également se resserrer[101]. » Il faut souligner l'adverbe « notamment » car il implique qu'il y a peut-être aussi dans l'esprit de Lacan une chute de la jouissance de l'Autre qui accompagne ce resserrement. En tout cas si les deux et peut-être trois, voire quatre zones du trèfle borroméen se resserrent en même temps, cela veut dire que le sens a quand même à voir avec la jouissance par l'effet général du réel de la structure.

Lors du déchiffrage d'un symptôme ou d'un fantasme, quand choit le sens, il y a indéniablement une dé-jouissance. Même si celle-ci n'a lieu qu'au niveau de la jouissance phallique on peut quand même en déduire qu'il y a une jouissance du sens. Le sens n'est pas seulement une limite ou une butée à la jouissance ; il est aussi son corrélat ou son ombre.

101. *Ibid.*, p. 200.

La chute du sens se produit grâce à l'interprétation par l'équivoque. Celle-ci est idéalement une mise en évidence des équivoques de lalangue propres au sujet et incluses dans ses symptômes et plus profondément dans son fantasme inconscient. Cette dé-jouissance du sens, qu'elle soit phallique ou spécifique du sens suppose mathématiquement le préalable d'une jouissance. Celle-ci est liée au chiffrage inconscient. Chiffrage et déchiffrage sont jeux de lettres. Là est à mon avis le lieu précis d'une jouissance qui délivre des autres jouissances, sens, jouissance phallique et jouissance de l'Autre. Cette autre jouissance est, je crois, la jouissance du seul réel, du réel en tant que tel, comme si le réel ici ne jouissait plus du reste de la structure mais se recroquevillait sur lui-même. On pourrait dire que cette jouissance est *La Jouissance.*

C'est là que le cas de l'étrange James Joyce nous intéresse, car sa jouissance semble être cette même jouissance qui fait choir les autres jouissances dans l'interprétation analytique. L'écrivain irlandais dublinois James Joyce (1882-1941) a occupé la pensée de Lacan pendant quelques années, surtout à la suite de l'invitation d'un spécialiste de Joyce, Jacques Aubert, qui l'a sollicité pour prononcer le discours d'introduction d'un colloque consacré à l'écrivain en juin 1975[102]. Lacan avait rencontré Joyce à la librairie d'Adrienne Monnier alors qu'il était jeune homme. À partir de 1973-1974 il s'était passionné pour son œuvre, sa biographie et tout le corpus critique. Chez Joyce il découvre une structure psychique si particulière qu'elle le conduit à réviser certains de ses concepts et à élargir sa topologie nodale.

L'écriture de Joyce a cela de spécial qu'elle déconcerte sans cesse le monde du sens en jouant avec l'orthographe et la sonorité des mots, avec des homophonies et des néologismes interlangues. Ce faisant elle fait entendre les

102. *Op. cit.*, 2005, p. 161-169.

phonèmes, les sons, la voix, et produit un véritable cancer de la polysémie. Je prends au hasard un néologisme : « dustiny ». « *Dust* » signifie « poussière » et « *destiny* » le « destin » ; « dustiny » peut ainsi être traduit par « destinée poussiéreuse » ou « destinée vers la poussière ». On peut aussi citer une phrase très connue, située entre l'anglais et le français : « Who ails tongue coddeau aspace dumbisily », où l'on peut entendre, en plus des sens liés à l'anglais : « Où est ton cadeau espèce d'imbécile ». La production d'une telle écriture hors-sens témoigne d'une jouissance très singulière. Son étude est centrale dans le séminaire sur *Le sinthome*.

Un tel usage de la langue est pour Lacan un véritable symptôme, mais un symptôme étendu à la dimension du langage tout entier. Pour désigner ce symptôme dont il fait l'analyse Lacan fait appel à une vieille orthographe du terme : « sinthome ». Cette orthographe est signalée dans le traité d'étymologie de Bloch et von Wartburg.

On peut partir de différents points dans l'étude de Joyce par Lacan. Peut-être faut-il d'abord signaler la défaillance du père de Joyce. John Joyce était un bon à rien, un fils de bourgeois déchu, fainéant, alcoolique, dépensier ; il semble avoir été la cause de la disparition prématurée de son épouse, décédée des suites d'un cancer à l'âge de 43 ans. Il a pourtant fasciné son fils par son incroyable agilité verbale et ses performances sportives. Comme lui James Joyce n'a jamais travaillé et a gaspillé l'argent que lui rapportait son œuvre. La dislocation du langage dans son écriture pose la question d'une éventuelle psychose, d'autant plus que sa fille Lucia était schizophrène. Joyce était persuadé qu'elle était réellement télépathe et pouvait capter les pensées des gens.

Comme dit, ce sommet de la littérature moderne a infléchi la théorie de Lacan. Elle l'a conduit à penser que la défaillance du Nom-du-Père pouvait être compensée. Il peut y avoir un déficit du Nom-du-Père en tant qu'il est déjà nommé, donné, désigné, mais ce déficit peut être rétabli si le fils se charge d'instaurer ce Nom-du-Père en le nommant, s'il travaille à sa production, à sa nomination. Le sinthome n'est que le travail de la rédemption du père en lui faisant un nom.

En choisissant une carrière d'artiste créateur, égale à celle du potier divin, Joyce compense la carence du père. C'est tout le langage qui se trouve convoqué à cette fin. Le sinthome compensateur est la recréation d'un langage par une écriture qui récuse le sens et vise à en faire l'équivalent d'un nom, d'un patronyme, dont on sait qu'il se caractérise d'abord par le fait qu'il n'a pas de sens.

Voilà pourquoi Lacan a donné le titre de « Joyce le symptôme » à son discours d'introduction au colloque littéraire des joyciens. « Je donne à Joyce, [dit-il], en formulant ce titre, *Joyce le symptôme,* rien de moins que son nom propre, celui où je crois qu'il serait reconnu dans la dimension de la nomination [103] ». La version écrite de la conférence débute ainsi : « *Joyce le symptôme à entendre comme Jésus la caille* [104] », qui est le titre d'un roman de Francis Carco décrivant la vie d'un souteneur de petite envergure de Pigalle.

C'est dans cette nomination qu'est le secret de la jouissance de Joyce, dans cette jouissance de la glorification du nom, augmentée de ce que le nom de Joyce comprenne justement, le « *Joy* » de jouissance. L'expérience que j'ai du travail de longue durée avec des psychotiques m'amène à l'hypothèse qu'il s'agit toujours en ce cas de collecter tout ce qui est allusion au nom, au patronyme en général comme au patronyme singulier du sujet, et non pas d'effectuer une recherche du sens. Les psychotiques orientent spontanément leur travail dans cette direction. J'irai plus loin : il se peut bien que tout travail analytique vise cette même chose et que le sens augmente le symptôme parce qu'il frustre de la nomination.

103. *Ibid.*, p. 162.
104. *Op. cit.*, 2001, p. 565.

Mais comment cela peut-il être une jouissance ? Pour répondre à la question il faut passer par la topologie. La topologie borroméenne classique des trois cercles implique un Nom-du-Père nommé que Lacan appelle « père-version ». Ce nouage-là fonctionne avec cette « père-version ». Dans le cas de Joyce il y a une pathologie de la borroménéité que le sinthome vient compenser.

Lacan a dessiné de diverses façons cette compensation sans qu'elles soient vraiment en concurrence. Elles semblent toutes valables. La compensation la plus connue est celle du sinthome comme quatrième rond (Figure 21). Au départ les trois cercles R.S.I. sont superposés, ou alors seuls R et S sont noués mais pas I, comme dans la Figure 20.

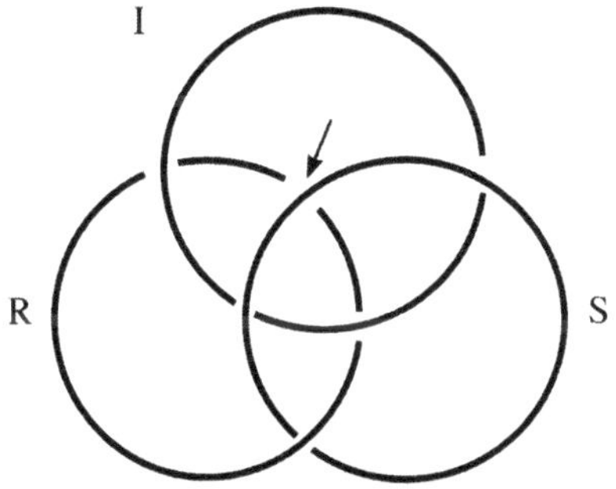

Figure 20. – Le nœud raté.

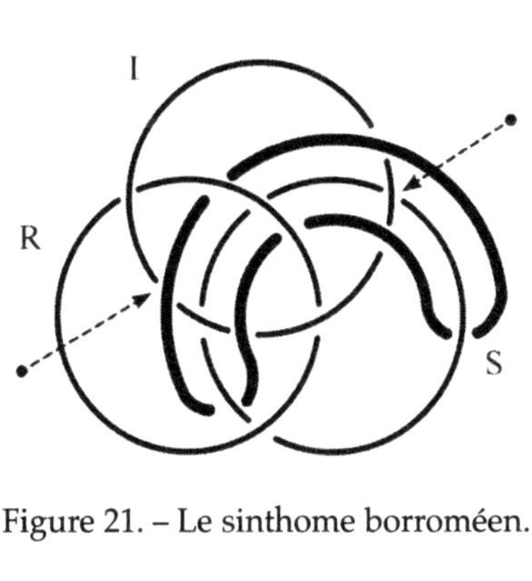

Figure 21. – Le sinthome borroméen.

Lacan pense que Joyce est dans ce dernier cas de figure au minimum, peut-être est-il dans le cas précédent. Il fait l'hypothèse d'un désarrimage de l'imaginaire à partir d'un passage autobiographique du *Portrait de l'artiste en jeune homme* : battu et attaché à un fil de fer par ses camarades, Stephen-Joyce sent tomber son corps comme une pelure. Il y a donc un défaut de soutien par l'imaginaire. L'écriture est pour Joyce le nouage supplémentaire du sinthome (Figure 21) qui fait tenir les trois ronds dénoués. Ailleurs, avec seulement R et S noués, Lacan parle de l'ego de Joyce comme étant le compensateur de la défaillance borroméenne par détachement (Figure 22). Il s'agit évidemment de l'*ego scriptor* pour reprendre un titre de Paul Valéry. Il y a enfin des épissures et des raboutages qui permettent également de recoller des anneaux disjoints aux endroits où ils se superposent.

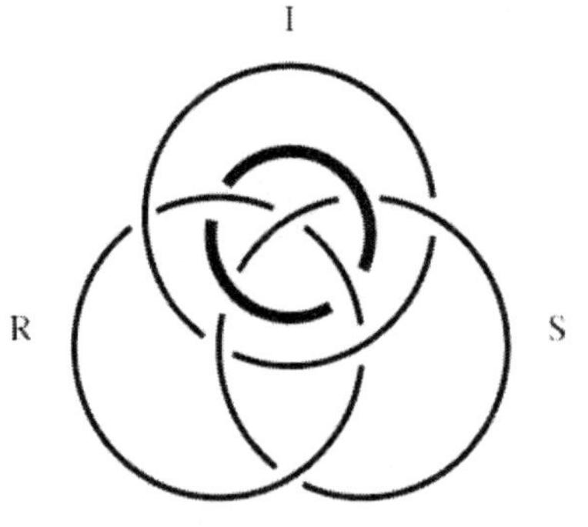

Figure 22. – L'ego protecteur.

Ce qui me paraît fondamental est que la jouissance de Joyce est quand même la jouissance de la contrainte borroméenne, même si c'est à la suite de ces corrections qui empêchent le dénouage. Il s'agit donc toujours, dans toutes les structures et comme pour toutes les jouissances, de la jouissance du réel. Mais l'accent tonique dans cette jouissance peut porter sur différentes parties de la structure. Au cours du séminaire sur *Le sinthome* Lacan déplace ce qu'il considère comme le cœur de la structure. Alors qu'il s'agissait jusque-là du plus-de-jouir de l'objet *a*, le vrai trou central va devenir celui de la jouissance de l'Autre qui n'existe pas. Il n'y a pas d'Autre de l'Autre comme on l'a vu. La jouissance de l'Autre devient J(Ⱥ). De ce fait il ne reste que la jouissance phallique et le sens. Le lieu de la jouissance de l'Autre barré n'est pas fermé dans la nodalité borroméenne :

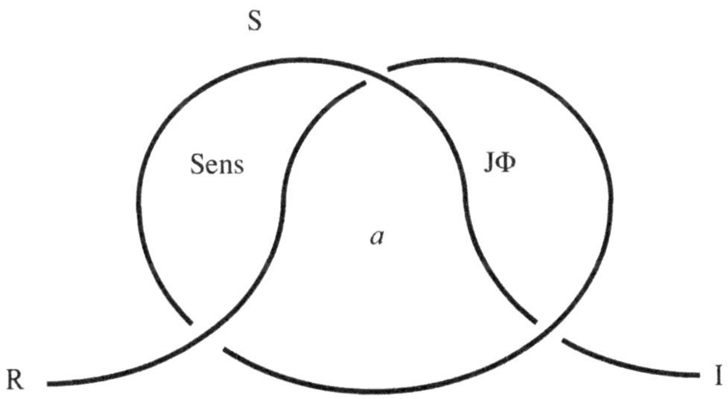

Figure 23. – Schéma aux deux épissures (forme ouverte du nœud à trois).

Réel et symbolique subissent une épissure, c'est-à-dire un collage qui les rend continus (au niveau de la flèche de gauche de la Figure 24). Imaginaire et symbolique subissent la même épissure (au niveau de la flèche de droite de cette Figure 24).

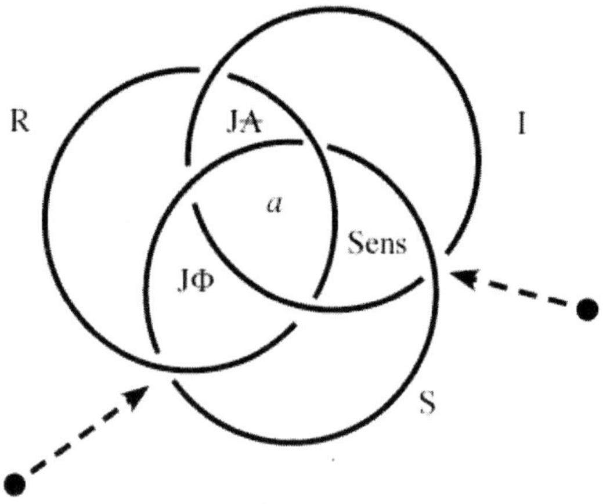

Figure 24. – Schéma RSI.

C'est ainsi que le nœud ouvert sur la jouissance de l'Autre peut tenir. Lacan dit que le travail de l'analyse est toujours un travail d'épissure. C'est en tout cas, je crois, toujours un travail de maintien de la structure nodale de R.S.I. et de maintien de la jouissance du réel.

Conclusion

La jouissance comme contrainte

Jean-Marie Jadin

Pister le détail des diverses métamorphoses des deux sortes de jouissance, à la manière de Marcel Ritter dans le chapitre suivant[1], est une entreprise difficile. Il y faut déceler et retenir les diverses appellations et s'assurer de leur généalogie en faisant fi des quelques chiasmes qu'on y rencontre. Reprenant le parcours du séminaire il fournit une fois encore un magnifique instrument de travail pour réfléchir la jouissance. Grâce à lui nous pouvons extraire toute la richesse contenue dans le concept de jouissance dont les différents aspects sont ainsi condensés voire métaphorisés.

Pour ma part, je suis dans la plus totale incapacité de mettre le pied sur un carrousel. Avec l'avancée de l'âge mes canaux semi-borroméens ne le supportent plus. Je vous fais donc part de ma recherche désespérée d'une

---

1. Cf. « Le carrousel des jouissances ou les variantes de la jouissance » de Marcel Ritter, *infra* p. 490. Lors du séminaire son exposé précédait celui-ci.

ultime synthèse qui soit simple, avec l'hypothèse que la jouissance, que toute jouissance, est une contrainte au sein de la structure du sujet, repérable dans les divers liens entre les éléments qui la composent.

Je me demande si la jouissance ne provient pas du dualisme avec lequel nous pensons l'homme comme corps et comme langage. Il apparaît double de ces deux choses-là. Et s'il est ces deux choses, comment penser leur lien ? Quel est le gluon de ces quarks ? Ne serait-il pas venu à la pensée de Lacan que le corps et le langage ont pour lien de se contraindre mutuellement – le corps contraint le langage, le langage contraint le corps – et que cette contrainte qu'on peut appeler « jouissance » peut s'entifier comme troisième entité nommée « réel » ? Celui-ci serait le nom donné à cette contrainte dont la borne est l'impossible, modalité logique qui a préoccupé Lacan très tôt dans son enseignement. Le réel comme impossible permet de concevoir borroméennement les contraintes entre corps et langage : il y a peut-être une contrainte en soi, la jouissance du réel, limitée par l'impossible du réel, qui s'empare, qui jouit, d'un côté du corps représenté par l'imaginaire, et de l'autre du langage représenté par le symbolique, c'est-à-dire la structure signifiante. Le réel crée et borne par l'impossible qu'il y a dans la mort la jouissance de la vie du corps, appelée jouissance de l'Autre ; et il crée et borne par l'impossible qu'est le non-rapport sexuel, la jouissance qu'il y a dans l'être du phallus, c'est-à-dire l'être tout court, baudruche de copule jouissante qui, depuis les Grecs, peut se greffer à tout endroit du langage.

Ce réel contraint les instances imaginaire et symbolique, chacune à part, et l'une par rapport à l'autre au niveau du sens. Le réel fournit la contrainte du sens par l'intermédiaire du plus-de-jouir de l'objet *a* qui est la quintessence de la modalité des trois instances.

La psychanalyse déjouit sens, jouissance de l'Autre et jouissance phallique en signifiant, ou plus exactement en littérant, la jouissance du réel avec l'imaginaire et le symbolique. La lecture littérante de l'inconscient permet un serrage nodal sur lequel se transfèrent toutes les contraintes représentées sur le nœud borroméen classique. À défaut, ce peut être une écriture joycienne hors-sens ou inter-sens, ou un trait ou une entaille, voire une entame sur le corps. La lettre a un effet de réel borroméen que l'on peut comprendre en schématisant l'histoire de l'écriture. Une image s'est fait représenter par un trait ravinant le réel qui s'est fait représenter par un son qui représente un trait. La lecture ou l'écriture accomplit le chemin quasiment inverse de façon nécessaire : le trait contraint le son qui contraint l'image. Ce serrage-là est de type borroméen. L'absence de trait réel, celui que De Saussure a placé comme barre, a pour effet de dénouer le son de l'image. Le trait comme troisième, le réel, contraint le langage et l'image. C'est R.S.I. déplacé.

Le carrousel des jouissances ou les variantes de la jouissance

Marcel Ritter

Il m'est arrivé de dire au sortir du séminaire, que ce travail sur la jouissance me donnait le vertige[2]. D'où la première partie de mon titre « Le carrousel des jouissances… ». Un carrousel tourne autour d'un pivot. Pour les jouissances ce pivot est l'objet *a* comme plus-de-jouir. Toute jouissance se branche sur l'objet *a*, qui occupe la place centrale sur la figure du nœud borroméen mis à plat. J'aurai donc tout aussi bien pu proposer « Le nœud des jouissances ». J'y ai ajouté une deuxième partie en guise d'alternative « …ou les variantes de la jouissance », substituant le terme de « variantes » à celui de « variétés » utilisé lors de mon introduction. J'ai opté pour ce terme en écho au texte de Lacan rédigé sous le titre « Variantes de la cure-type », où il récuse la cure-type décrite par Maurice Bouvet en rappelant avec force ce qui fonde l'expérience psychanalytique et quelles en sont les limites[3].

Pour ce qui est du terme de jouissance, la première partie du titre le met au pluriel et la deuxième au singulier. Les deux trouvent leur justification. En effet notre parcours nous a conduit à la conclusion qu'il n'y a pas une jouissance-type, si ce n'est sous forme d'hypothèse, ou de supposition. Il n'y a que des variantes, toutes fondées sur l'expérience psychanalytique, et aucune n'est sans limite.

---

2. Aurai-je été au cours de ce travail et à mon insu « sujet à la jouissance » comme on dit « sujet à la pensée » ou « sujet au vertige » – en référence à l'expression de Lacan dans *La logique du fantasme* (14 juin 1967) ? Cf. *supra* p. 227, et aussi R. Chemama, *La jouissance, enjeux et paradoxes*, Toulouse, érès, 2007, p. 180.

3. J. Lacan, 1955, « Variantes de la cure-type », dans *Écrits*, Paris, Le Seuil, 1966, p. 323-362.

Si le terme « variante » signifie dès 1718 « leçon différente de la leçon principale ou admise d'un texte », la leçon principale en ce qui concerne la jouissance n'existe pas. Il n'y a que ses variantes. On pourrait dire après l'exposé de Jean-Marie Jadin[4] que la leçon principale est la jouissance du réel. Ce serait oublier que le réel est connoté de l'impossible. Jean-Marie Jadin a d'ailleurs souligné au début de son exposé que dans le nœud le réel est l'agent de la jouissance tout autant que sa limite. Pour le dire avec ses mots, l'humain a perdu l'accès à la jouissance pure. Ce terme de jouissance pure, que l'on trouve également chez Lacan[5], est à rapprocher de celui de jouissance absolue[6] – en référence au mythe de *Totem et Tabou*, et aussi de ce que Lacan a avancé d'un temps mythique de la jouissance. Il s'agit du temps du « sujet de la jouissance », sujet hypothétique et mythique d'une jouissance elle-même mythique, et dans une antériorité logique par rapport à toute intervention du signifiant[7]. Ce serait « la jouissance », jouissance pleine, au-delà de l'angoisse, en dehors de toute limite et de toute loi. Elle ne saurait se formuler que comme perdue, dans l'après-coup de l'intervention du signifiant, lequel troue toute jouissance qui se voudrait totale ou absolue par la production de l'objet *a* comme perte.

Nous pourrons par ailleurs reconnaître « la jouissance », toujours hypothétique ou supposée, dans l'expression « la jouissance effective », à entendre comme la jouissance qui serait adéquate au rapport sexuel – s'il existait.

Par souci de clarté pour la présentation de ces « variantes de la jouissance » j'ai coupé, artificiellement

4. Cf. « Au cœur de la jouissance : l'objet *a* », *supra* p. 460.
5. J. Lacan, 1971, *D'un discours qui ne serait pas du semblant*, Le Séminaire, Livre XVIII, Paris, Le Seuil, 2006, p. 177.
6. J. Lacan, 1966-1967, *La logique du fantasme*, séminaire inédit, 26 avril 1967.
7. J. Lacan, 1962-1963, *L'angoisse*, Le Séminaire, Livre X, Paris, Le Seuil, 2004, p. 135, 189-190, 203.

certes, l'enseignement de Lacan quant à la jouissance en deux périodes : la période allant jusqu'au séminaire *Encore*, lequel constitue un premier point d'aboutissement ; puis la période au-delà du séminaire *Encore*, marquée par la référence au nœud borroméen, avec « La troisième » et le séminaire *R.S.I.* comme moment crucial.

JUSQU'AU SÉMINAIRE *ENCORE*

De cette période j'ai retenu quatre manières différentes de distinguer deux sortes de jouissance. Il s'agit de quatre formulations différentes, toutes extraites du discours de Lacan.

La jouissance mortelle ou fondamentale et la jouissance sexuelle

Une première distinction oppose ce que Lacan a désigné comme la jouissance mortelle, aussi appelée jouissance fondamentale[8], et la jouissance sexuelle. Cette distinction repose sur le fait que chez l'être parlant le sexe et la mort sont liés.

La jouissance mortelle ou fondamentale

La jouissance mortelle a été introduite dans le séminaire sur *L'éthique de la psychanalyse* avec la jouissance de la Chose, où la jouissance occupe le lieu de la Chose. Ce lieu de la Chose y est défini, entre autres, comme le lieu du mal et de la destruction, donc de la pulsion de mort.

La jouissance mortelle concerne le corps, et en premier lieu le corps propre. Lacan propose de définir la jouissance dans son sens le plus général comme le rapport de l'être parlant au corps[9]. Il insiste à de nombreuses reprises sur ce

8. J. Lacan, *Le savoir du psychanalyste*, inédit, 4 novembre 1971.
9. *Ibid.*, 2 décembre 1971.

rapport de la jouissance au corps. Pour jouir il faut un corps. La jouissance gîte dans le corps[10]. Un corps cela se jouit[11]. Il convient de préciser qu'il s'agit au niveau de ces énoncés de la jouissance du corps en dehors de toute considération du sexe.

En effet pour le corps cette dimension de la jouissance, c'est la dimension de la descente vers la mort[12] : « Le chemin vers la mort n'est rien d'autre que ce qui s'appelle la jouissance[13]. »

La mort est aussi le point terme de ce que Lacan appelle la jouissance de la vie[14]. La visée de cette jouissance de la vie vient buter sur une béance, la mort, de même que la visée de la jouissance sexuelle vient buter sur une autre béance, présentifiée par le non-rapport sexuel et la castration – deux points de vue sur la jouissance comme réel ou comme impossible.

La jouissance mortelle ou fondamentale est donc avant tout une jouissance dirigée contre le corps propre. Elle correspond à un excès de tension, lequel est limité dans la mesure du possible par le principe de plaisir. Ce dernier entre en jeu, ou non, lorsque la jouissance de la vie outrepasse ses limites. Jouissance de la vie et jouissance mortelle se rencontrent à ces limites.

Cette jouissance mortelle concerne également le corps de l'autre, ce que Lacan avait déjà évoqué à propos du rapport au prochain[15]. Elle prend alors une résonance sadienne : jouir, c'est jouir d'un corps. Et en droit avoir la

10. *Ibid.*, 4 novembre 1971.

11. J. Lacan, 1972-1973, *Encore*, Le Séminaire, Livre XX, Paris, Le Seuil, 1975, p. 26.

12. J. Lacan, *Le savoir du psychanalyste*, *op. cit.*, 4 novembre 1971.

13. J. Lacan, 1969-1970, *L'envers de la psychanalyse*, Le Séminaire, Livre XVII, Paris, Le Seuil, 1991, p. 17-18.

14. J. Lacan, *D'un discours qui ne serait pas du semblant*, *op. cit.*, 2006, p. 21.

15. J. Lacan, 1959-1960, *L'éthique de la psychanalyse*, Le Séminaire, Livre VII, Paris, Le Seuil, 1986, p. 219.

jouissance de quelque chose, c'est pouvoir traiter ce quelque chose comme un corps, c'est-à-dire le démolir. Lacan remarque que c'est là le mode de jouissance le plus régulier[16].

En référence à Freud et à son « Au-delà du principe de plaisir », il faut ajouter que la jouissance mortelle ou fondamentale s'articule avec la répétition, soit la pulsion de mort mise en jeu au niveau de l'inconscient. Dès lors le langage se mêle de l'affaire. Il s'agit toujours du corps, mais du corps marqué du signifiant, de l'inscription du trait unaire comme Un, dont Lacan dira qu'il est marque pour la mort[17]. Le corps devenu lieu du signifiant entre ainsi dans la suite signifiante[18]. C'est le corps comme lieu de l'Autre, le corps corporisé de façon signifiante[19], que Lacan appelle aussi le corps parlant.

De là se déduit la notion de substance jouissante[20]. La substance du corps se définit seulement de ce qui se jouit, et cette substance est une substance signifiante, en vertu de l'inscription du signifiant au niveau du corps.

Par ailleurs, la répétition s'articule autour de l'objet perdu. S'il y a recherche de jouissance en tant que répétition, il n'y a jamais que déperdition, perte de jouissance par répétition incessante d'une insatisfaction supportée par l'objet *a* comme manque, comme trou[21]. C'est par cette articulation avec la répétition signifiante que la jouissance mortelle s'apparente à la jouissance phallique sur le plan sexuel – un des aspects du carrousel des jouissances.

16. J. Lacan, 1971-1972, *... ou pire*, séminaire inédit, 15 décembre 1971.
17. J. Lacan, *L'envers de la psychanalyse, op. cit.*, 1991, p. 206.
18. J. Lacan, *Le savoir du psychanalyste, op. cit.*, 2 décembre 1971.
19. J. Lacan, *Encore, op. cit.*, 1975, p 26.
20. *Ibid.*, p. 26.
21. J. Lacan, *L'envers de la psychanalyse, op. cit.*, 1991, p. 51.

La jouissance sexuelle

Il faut poser au départ l'inexistence du rapport sexuel, d'où l'impossibilité de la jouissance, dans le sens de la jouissance sexuelle, du corps de l'Autre sexe. Il en résulte la nécessité d'une suppléance dans la rencontre sexuelle, qui est la jouissance dite phallique. La jouissance sexuelle, c'est donc la jouissance phallique, laquelle est la suppléance de ce qui serait la jouissance sexuelle si le rapport sexuel existait.

La jouissance sexuelle est appelée jouissance phallique parce que la jouissance fondamentale ou mortelle se sexualise par le biais du phallus. D'asexuée, la jouissance devient ainsi sexuelle. La jouissance sexuelle se structure sur le modèle de la jouissance mortelle par la mise en jeu d'une limite. En effet, Lacan avance que la jouissance sexuelle prend sa structure de ce point limite où la jouissance mortelle, comme jouissance en excès dirigée sur le corps propre, est arrêtée par la barrière du principe de plaisir. Il met ce point limite en rapport avec l'interdit sur le corps dont le corps propre est sorti, le corps de la mère. Cet interdit constitue le point où la jouissance sexuelle s'articule avec la loi, donc avec la castration[22].

La jouissance sexuelle, tout comme la jouissance mortelle ou fondamentale, rencontre une béance, un trou, non seulement du fait de l'inexistence du rapport sexuel, mais aussi du fait qu'elle bute sur la castration dans la mesure où la fonction du phallus « ne s'y articule que de faits d'absence[23] ». Tout en étant la suppléance de l'impossible jouissance du corps de l'Autre, la jouissance sexuelle en tant que jouissance phallique n'échappe pas à la limitation.

22. *Ibid.*, 17 mars 1971.
23. J. Lacan, *Encore, op. cit.*, 1975, p. 40.

La jouissance sexuelle s'articule donc autour de la fonction phallique ou de la castration. Or, la fonction phallique est mise en jeu dans le langage sous la forme de la signification phallique. Le langage est ainsi appareil de la jouissance ou la jouissance est appareillée par le langage [24].

L'introduction de la notion de lalangue permet de dire que la jouissance sexuelle en tant que jouissance phallique est liée à l'exercice de lalangue dans l'inconscient. Elle est donc refoulée. C'est la jouissance de lalangue, le jouir de lalangue [25]. Lacan la désigne aussi comme jouissance de la parole [26]. Elle est l'autre satisfaction, celle qui se supporte du langage [27] et qui est liée à la parole [28], ou encore la satisfaction du blablabla [29].

Toutes ces formules sont équivalentes. Mais il y a une autre formule de Lacan qui les résume toutes : l'inconscient, c'est que l'être, en parlant, jouisse, et ne veuille rien savoir du tout [30]. À quoi il faut ajouter que l'inconscient pour Lacan se supporte de son déchiffrage [31], et il en va de même pour la jouissance. D'où l'assertion que dans une psychanalyse toutes les interprétations se résument à la jouissance [32].

Il en résulte que la jouissance sexuelle, en tant qu'elle est jouissance phallique, liée au langage et à la parole, ne se rapporte pas à l'Autre comme tel, dans le sens de l'autre de l'Autre sexe [33], soit le partenaire sexuel.

---

24. *Ibid.*, p. 52.
25. *Ibid.*, p. 126.
26. *Ibid.*, p. 114.
27. *Ibid.*, p. 48.
28. *Ibid.*, p. 61.
29. *Ibid.*, p. 53.
30. *Ibid.*, p. 95.
31. *Ibid.*, p. 127.
32. J. Lacan, *D'un discours qui ne serait pas du semblant, op. cit.*, 2006, p. 117.
33. J. Lacan, *Encore, op. cit.*, 1975, p. 14.

Rapportée à l'organe phallique, Lacan la qualifie également comme la jouissance de l'idiot. Cette qualification ne se réfère pas seulement à l'importance de la problématique de la masturbation, mais aussi au fait qu'elle constitue la jouissance la plus singulière [34] – en quelque sorte une idio-jouissance.

Notons à ce propos que Lacan laisse planer une certaine ambiguïté quant au terme de jouissance phallique. Il s'agit certes la plupart du temps du signifiant en exercice avec ses effets de signifié ou de la signifiance, laquelle au niveau de l'inconscient se résume en dernier lieu à la signification phallique, soit à la mise en jeu du signifiant phallus. Mais il arrive parfois que Lacan utilise le même terme de jouissance phallique dans le sens de la jouissance de l'organe phallique, soit la jouissance phallique incarnée.

La jouissance phallique et la jouissance de l'Autre

Une nouvelle distinction s'impose à présent, au regard de la jouissance sexuelle, entre la jouissance phallique et la jouissance de l'Autre.

La jouissance phallique, il vient d'en être question. Qu'en est-il maintenant de la jouissance de l'Autre ?

La jouissance de l'Autre s'articule, d'une part avec l'inexistence du rapport sexuel, et de l'autre avec le corps auquel elle donne sa place dans la rencontre sexuelle. En ce qui concerne son rapport au corps une distinction est à opérer entre la jouissance de l'Autre corps ou de l'Autre sexe ou du corps de l'autre de l'Autre sexe, où il s'agit d'un corps autre que le corps propre, et la jouissance de l'Autre en tant que jouissance supplémentaire de la femme mais aussi des mystiques, où il s'agit du corps propre, et qui s'appelle la jouissance Autre.

34. *Ibid.*, p. 75 et 86.

D'ailleurs Lacan souligne l'ambiguïté du « jouir du corps » : soit le génitif objectif, ce qui lui confère une note sadienne ; soit le génitif subjectif, ce qui lui donne une note extatique, subjective[35].

La jouissance de l'Autre corps ou de l'Autre sexe

Lacan parle d'abord de la jouissance de l'Autre, de l'Autre dans le sens du corps de l'Autre qui le symbolise dans l'énoncé « la jouissance de l'Autre n'est pas le signe de l'amour[36] ». Il précise par la suite que l'Autre dans cet énoncé ne peut être que l'Autre sexe. Il s'agit donc de l'Autre du couple sexuel, bien que dans cette occurrence l'Autre sexe désigne nommément le féminin.

Lacan avance à ce propos une formule en apparence paradoxale : on ne jouit que de l'Autre, mais on n'en jouit pas sexuellement, ni n'en est-on joui. De ce point de vue la jouissance de l'Autre en tant que jouissance sexuelle est impossible. Il n'y a pas de rapport sexuel. Si on ne jouit que de l'Autre, c'est mentalement. On ne jouit que de ses fantasmes, de même que nos fantasmes nous jouissent[37]. Le partenaire de l'Autre sexe reste radicalement l'Autre[38]. On n'y accède que par le biais des fantasmes, c'est-à-dire par la mise en jeu de l'objet *a*. L'objet *a* est le substitut de l'Autre[39]. C'est là le niveau élémentaire de la jouissance de l'Autre, qui mène à la jouissance phallique – autre aspect du carrousel des jouissances.

Rapportée au corps, toujours par l'entremise de l'objet *a*, la jouissance de l'Autre ne concerne qu'une partie du corps de l'Autre. On ne jouit que d'une partie du corps de l'Autre, laquelle jouit aussi. C'est la note sadienne en atténué.

---

35. *Ibid.*, p. 26.
36. *Ibid.*, p. 11 et 12.
37. J. Lacan, *… ou pire*, *op. cit.*, 8 mars 1972.
38. J. Lacan, *Encore*, *op. cit.*, 1975, p. 109.
39. *Ibid.*, p. 114.

La jouissance Autre

Ce niveau élémentaire de la jouissance de l'Autre, qui n'est que symbolisée par une partie du corps, est à distinguer de ce que Lacan appelle proprement la jouissance de l'Autre[40]. Lacan met celle-ci en rapport avec le pas-tout. Il s'agit de la jouissance féminine, pas-toute dans la jouissance phallique. C'est la jouissance supplémentaire de la femme, en tant qu'elle est l'Autre. Jouissance du corps propre, qu'elle éprouve mais dont elle ne peut rien dire. Cette jouissance de l'Autre chez la femme, pas-toute dans la jouissance phallique, est de l'ordre du possible, et elle entre manifestement dans le cadre de la jouissance sexuelle, entendue dans un sens élargi, au même titre que la jouissance phallique. C'est la jouissance radicalement Autre, que connaissent également les mystiques, et qui trouve sa représentation dans l'art baroque[41].

Les deux autres modes de distinction ne sont que des reprises de cette distinction fondamentale entre jouissance phallique et jouissance de l'Autre, qu'ils déclinent dans des formulations chaque fois différentes.

La jouissance obtenue et la jouissance attendue ou effective

La distinction des deux sortes de jouissance peut se formuler en référence à la fin de la jouissance sexuelle. C'est la distinction entre la jouissance obtenue ou ce à quoi elle aboutit, et la jouissance attendue ou jouissance effective. Les termes « obtenue » et « attendue » se réfèrent à l'« Au-delà du principe de plaisir » de Freud.

La fin de la jouissance sexuelle, son but, s'entend ici comme son adéquation à ce qui serait le rapport sexuel s'il existait. Or, il y a désaccord entre la jouissance et sa fin, ce que Lacan désigne comme le malentendu de la jouissance

40. *Ibid.*, p. 26.
41. *Ibid.*, p. 70-71, 102, 104-105.

du corps parlant[42]. La fin de la jouissance, soit la jouissance attendue ou effective, est à côté de ce à quoi elle aboutit, soit la jouissance obtenue, laquelle consiste à faire l'amour et à se reproduire.

Ainsi le corps parlant ne réussit à se reproduire que grâce à un malentendu de sa jouissance ou un ratage de ce qu'il veut dire. Et ce qu'il veut dire, son sens, c'est la jouissance effective, qui serait l'affirmation de l'existence du rapport sexuel.

Pour Lacan, le « ce n'est pas ça » [l'objet *a*] de la formule « Je te demande de refuser ce que je t'offre parce que ce n'est pas ça » est le cri par où se distingue la jouissance obtenue de la jouissance attendue[43].

Les jouissances de parodie et la jouissance effective

La distinction précédente recoupe celle opérée par Lacan entre des jouissances de parodie et une jouissance effective[44]. Les jouissances qui parodient la jouissance effective sont liées au discours. Elles ne procèdent que du semblant. Elles correspondent donc à la jouissance phallique. Quant à la jouissance effective, elle se rapporte à ce que Lacan appelle l'Autre de la jouissance, à jamais interdit (S(A̸) sur le graphe). Cette jouissance demeure étrangère au discours. Il s'agit là à nouveau de ce qui serait la jouissance effective dans le rapport sexuel s'il existait. Nous la retrouverons plus tard sous la forme de la jouissance de l'Autre de l'Autre[45].

Nous pouvons rapprocher cette dernière distinction de la métaphore du spectre de la lumière blanche que Lacan

42. *Ibid.*, p. 109.
43. *Ibid.*, p. 101.
44. J. Lacan, *D'un discours qui ne serait pas du semblant*, *op. cit.*, 2006, p. 149.
45. J. Lacan, 1975-1976, *Le sinthome*, Le Séminaire, Livre XXIII, Paris, Le Seuil, 2005, p. 55-56, 127-128.

propose dans le séminaire *Encore*[46]. Lacan y avance que la reproduction est une fausse finalité de la jouissance. Les jouissances qui supportent le semblant de la copulation, soit les jouissances de parodie, sont comme le spectre de la lumière blanche, à cette seule condition qu'on voie que la jouissance dont il s'agit, la jouissance effective, celle qui serait adéquate au rapport sexuel, est hors du champ de ce spectre.

Pour ce qui concerne le rapport causal entre la jouissance phallique, possible mais limitée, et l'impossible de la jouissance de l'Autre au regard du non-rapport sexuel, Lacan laisse la question ouverte. Il dira tout aussi bien que la jouissance phallique en tant que suppléance est la conséquence de l'inexistence du rapport sexuel donc de l'impossible de la jouissance de l'Autre, que l'inverse, à savoir que c'est l'obstacle constitué par la jouissance phallique qui est la cause de l'inexistence du rapport sexuel donc de l'impossible de la jouissance de l'Autre.

Après le séminaire *Encore*

La question de la distinction des jouissances se poursuit en référence à la figure du nœud borroméen à trois ronds mis à plat, telle qu'elle est introduite dans « La troisième[47] », et reprise dans le séminaire *R.S.I.*[48] Cette figure[49] se soutient d'un axiome central, qu'elle illustre en retour : toutes les jouissances sont organisées autour de, ou branchées sur l'objet *a*, qui est à la place du plus-de-jouir au point de serrage central du nœud. À partir de là, Lacan

46. J. Lacan, *Encore, op. cit.*, 1972-1973, p. 102.
47. J. Lacan, 1974, « La troisième », dans *Lettres de l'École freudienne*, n° 16, 1975, p 199 et 200.
48. J. Lacan, 1974-1975, *R.S.I.*, séminaire inédit, 10 décembre 1974.
49. Cf. *supra* p. 461, fig. 18.

peut énoncer que le plus-de-jouir est au regard d'aucune jouissance sa condition[50]. Toute jouissance suppose cet objet *a*, qui est le paradigme d'un plus-de-jouir, donc d'un manque à jouir.

La distinction des jouissances se présente alors de la manière suivante. D'abord la jouissance du corps, dans le sens du corps propre, en tant qu'elle est jouissance de la vie. Puis la jouissance de l'Autre, dans le sens du corps de l'Autre, ou de l'Autre sexe. Enfin la jouissance phallique. Seules les deux dernières ont leur inscription sur la figure, la première y est implicite.

La jouissance du corps

En effet, la figure du nœud borroméen ne porte pas l'inscription « jouissance du corps ». Par contre on y trouve l'inscription « corps » dans le rond de l'imaginaire, et *JA*, la jouissance de l'Autre, à l'intersection de l'imaginaire et du réel, donc hors symbolique.

Pour Lacan le corps, comme la pensée ou le sens, est de l'ordre de l'imaginaire. La fonction de représentation est dans le corps[51]. Le rapport de l'homme avec son corps est imaginaire. Le corps s'introduit à l'économie de la jouissance par l'image du corps[52]. À l'inverse, l'imaginaire prend son origine dans la référence au corps[53]. Par ailleurs, ce corps est le support imaginaire de béances, constituant le trou de l'imaginaire, et qui sont occupées par les différents objets *a*[54].

Ainsi, le corps est imaginaire mais la jouissance du corps est de l'ordre du réel. Le corps se jouit d'objets dont le réel opaque s'avère être l'objet *a*, réparti selon le cata-

50. J. Lacan, « La troisième », *op. cit.*, 1975, p. 189 et 199.
51. *Ibid.*, p. 181.
52. *Ibid.*, p. 181.
53. J. Lacan, *R.S.I.*, *op. cit.*, 10 décembre 1974.
54. *Ibid.*, 17 décembre 1974.

logue des pulsions. Ce réel, l'objet *a*, ex-siste au corps, imaginaire, au titre de faire sa jouissance[55]. C'est le point d'articulation de la jouissance du corps avec l'objet *a*. Jean-Marie Jadin a bien insisté sur la nécessité du réel pour la jouissance du corps. Un corps ne peut se jouir « au naturel », à l'état dénoué[56]. Cela est une propriété du corps animal, et non pas du corps du parlêtre, qui lui est à l'état noué. En effet, pour le parlêtre ce réel qu'est l'objet *a* noue le corps à l'inconscient, savoir s'articulant de lalangue, et en fait un corps parlant, ce qui nous amène déjà du côté de la jouissance phallique qui, elle, est hors corps – toujours le carrousel des jouissances.

Cette jouissance du corps est la jouissance du corps propre. Lacan parle aussi de cette « jouissance du corps en tant qu'elle est jouissance de la vie[57] ». Comme jouissance de la vie elle est de l'ordre du possible. Elle est en fait une version de la jouissance de l'Autre. D'ailleurs, dans le séminaire *R.S.I.* Lacan évoque la jouissance de l'Autre comme jouissance de la vie ou le jouir de la vie[58]. Dans ce cas le corps propre est en position d'Autre.

La jouissance du corps propre, en tant que jouissance de la vie, a donc bien sa place à l'intersection du réel et de l'imaginaire, là où s'inscrit la jouissance de l'Autre *JA*, bien qu'elle ne figure pas sur le schéma du nœud. C'est une déduction qui s'impose en dépit du fait que Lacan définisse la jouissance de l'Autre uniquement comme l'effet de non-rapport sexuel, donc comme ne concernant que le corps de l'Autre sexe. La jouissance de l'Autre comme jouissance de la vie ou jouissance du corps propre est de l'ordre du possible, bien qu'elle soit limitée.

55. J. Lacan, « La troisième », *op. cit.*, 1975, p. 189.
56. Cf. « Au cœur de la jouissance : l'objet *a* », *supra* p. 460.
57. J. Lacan, « La troisième », *op. cit.*, 1975, p. 190.
58. J. Lacan, *R.S.I.*, *op. cit.*, 10 décembre 1974.

La jouissance de l'Autre

Il s'agit à proprement parler de la jouissance de l'Autre (génitif objectif) dans le sens de la jouissance de l'Autre corps ou de l'Autre sexe ou de l'Autre en tant qu'il est un corps. Définie de la sorte elle est impossible, vu l'inexistence du rapport sexuel. Située à l'intersection du réel et de l'imaginaire, elle est hors symbolique, hors langage [59].

Cette jouissance de l'Autre n'existe pas comme telle. Lacan souligne à son propos que de si près qu'on puisse serrer un autre corps, jamais deux corps ne feront un. Il n'y a aucune réduction à l'un, contrairement au mythe d'Eros de Freud [60]. On peut suçoter un autre corps, mais pour en jouir il faudrait le mettre en morceaux – référence au sadomasochisme [61]. Lacan remarque encore qu'il n'y a pas de garant rencontrable dans la jouissance du corps de l'Autre qui fasse que jouir de l'Autre ça existe [62] – il n'y a pas d'Autre de l'Autre.

La jouissance de l'Autre correspond ainsi au trou dans le réel [63]. Elle est même un exemple du trou, et d'un trou dit Lacan, qui se supporte de l'objet *a*, mais toujours par confusion ou maldonne, car une femme, pas plus qu'un homme, n'est un objet *a* [64]. C'est pourtant par là que la jouissance de l'Autre se branche sur l'objet *a* mais dans le fantasme, l'objet *a* étant le substitut de l'Autre – le carrousel continue de tourner, la jouissance de l'Autre virant vers la jouissance phallique, laquelle est sa suppléance.

Dans son séminaire sur *Le sinthome* [65] Lacan introduit une nouvelle écriture de la jouissance de l'Autre, JȺ, à lire

59. *Ibid.*, 18 mars 1975.
60. J. Lacan, « La troisième », *op. cit.*, 1975, p. 201-202.
61. J. Lacan, *R.S.I.*, *op. cit.*, 17 décembre 1974 et 11 mars 1975.
62. *Ibid.*, 21 janvier 1975.
63. *Ibid.*, 17 décembre 1974.
64. *Ibid.*, 21 janvier 1975.
65. J. Lacan, *Le sinthome*, *op. cit.*, 2005, p. 55-56.

jouissance de l'Autre barré. L'Autre barré veut dire qu'il n'y a pas d'Autre de l'Autre. Dès lors, la jouissance de l'Autre barré signifie que la jouissance de l'Autre de l'Autre n'est pas possible parce qu'il n'y a pas d'Autre de l'Autre, dans le sens où il n'y a pas d'Autre qui répondrait comme partenaire[66]. Il faut l'entendre comme « il n'y a pas La femme », c'est-à-dire qu'il n'y a pas ce qui donne consistance au corps de l'Autre[67].

Tout à la fin de son enseignement Lacan dira encore que la jouissance du corps, donc la jouissance de l'Autre comme réel, fait point, dans le sens de l'arrêt ou de la limite, à l'encontre de l'inconscient, soit à la jouissance phallique liée au chiffrage[68].

Je ne reviendrai pas sur le rapport complexe de la jouissance de l'Autre avec la lettre. Cette question a été largement développée par Jean-Marie Jadin à partir de « La troisième[69] ».

La jouissance phallique

Son substrat est le signifiant, donc le symbolique. Elle est liée au trésor des équivoques de lalangue, et aux opérations de métaphore et de métonymie, soit à la fonction de la signifiance dans le langage. C'est par la mise en jeu de l'objet *a* dans l'articulation signifiante qu'elle est branchée sur cet objet *a* comme plus-de-jouir.

Elle se rapporte à l'inconscient, au jouir de l'inconscient déposé dans lalangue[70]. Elle répond ainsi à ce que Freud a désigné comme le processus primaire, qui est une

66. *Ibid.*, p. 127-128.
67. J. Lacan, *R.S.I.*, *op. cit.*, 21 janvier 1975.
68. J. Lacan, 1980. « Le Séminaire de Caracas », dans *L'Âne*, 1, 1981, p. 31.
69. Cf. « Au cœur de la jouissance : l'objet *a* », *supra* p. 460 et suivantes.
70. J. Lacan, « La troisième », *op. cit.*, 1975, p. 192.

opération de chiffrage fait pour la jouissance[71]. Lacan la dit hors corps. Située à l'intersection du symbolique et du réel, elle ex-siste autant à l'imaginaire, soit au corps comme imaginaire[72], qu'à l'objet *a* comme réel dont le corps se jouit[73].

Mais elle n'est pas pour autant sans rapport avec le corps. En effet elle se surajoute à la jouissance du corps, et ce du fait de la parole. Elle anime parasitairement la jouissance du corps par les « sèmes », c'est-à-dire par ce qui fait sens dans lalangue, d'où sa dénomination de « jouissance sémiotique ». Constituant le seul rapport possible avec le partenaire sexuel, elle est ainsi ce qui supplée au fait du non-rapport sexuel[74].

Lacan la qualifie également du terme de « jouissance de la mort[75] », sans doute en référence à la répétition signifiante comme marque de la pulsion de mort. Cette désignation se rapporte par ailleurs à ce que Lacan appelle la « mortification de lalangue » du fait que la jouissance y fait dépôt à travers les générations, et pour chacun dans sa singularité[76]. Prise sous l'angle de son rapport à la mort, la jouissance phallique recoupe la jouissance de l'être, comme Jean-Marie Jadin l'a souligné[77].

Dans le discours de Lacan, le rapport de la jouissance phallique au sens est marqué d'une grande ambiguïté. Il dit d'une part, qu'« à partir du sens se jouit[78] ». Ce sens est le sens sexuel, ou plutôt le non-sens sexuel, au moyen

71. J. Lacan, 1973-1974, *Les non-dupes errent*, séminaire inédit, 20 novembre 1973.
72. J. Lacan, *R.S.I.*, *op. cit.*, 14 janvier 1975.
73. J. Lacan, « La troisième », *op. cit.*, 1975, p. 185.
74. J. Lacan, *Les non-dupes errent*, *op. cit.*, 11 juin 1974.
75. J. Lacan, *R.S.I.*, *op. cit.*, 10 décembre 1974.
76. J. Lacan, « La troisième », *op. cit.*, 1975, p. 152 et 202.
77. Cf. « Au cœur de la jouissance : l'objet *a* », *supra* p. 460.
78. J. Lacan, *R.S.I.*, *op. cit.*, 8 avril 1975.

duquel le langage bouche le trou du non-rapport sexuel. C'est la jouis-sens[79]. Mais il soutient d'autre part, que l'imaginaire, donc le sens, c'est le « pas de jouissance[80] ». Faut-il entendre ce « pas », comme souvent chez Lacan, dans le double sens du terme ? Dans ce cas le sens serait aussi un pas vers la jouissance.

Dans *Le sinthome,* il inscrit sur un schéma la jouissance phallique comme balance, c'est-à-dire contrepoids, à ce qu'il en est du sens[81]. De même il avance à propos des deux épissures réalisées par l'opération psychanalytique (entre l'imaginaire et le symbolique, le symbolique et le réel) que « rendre cette jouissance possible » est la même chose que ce qu'il écrit « j'ouis-sens », soit « ouïr un sens[82] ».

On peut donc dire que la jouissance phallique n'est pas sans rapport avec le sens. Mais ce rapport est un rapport d'ex-sistence : le sens ex-siste au réel, donc à la jouissance.

Lacan remarque cependant que le rapport d'extériorité ou d'ex-sistence du sens au réel n'est lié qu'à la mise à plat du nœud sous la forme du schéma *R S I.* On peut figurer le nœud d'une autre manière, de sorte que le joint du symbolique et de l'imaginaire ne soit pas extérieur au réel mais strictement situé dans son plan[83].

Par ailleurs la jouissance phallique, en tant que chiffrage, se déchiffre au moyen de l'interprétation. Ce qui se déchiffre ainsi est la jouissance elle-même, le seul sens d'une interprétation étant la jouissance[84]. L'interprétation

---

79. J. Lacan, *Les non-dupes errent, op. cit.,* 20 novembre 1973.
80. J. Lacan, *R.S.I.,* 18 mars 1975.
81. J. Lacan, *Le sinthome, op. cit.,* 2005, p. 56. Cf. *supra* p. 485, fig. 23.
82. *Ibid.,* p. 73. Cf. *supra* p. 486, fig. 24.
83. J. Lacan, *R.S.I., op. cit.,* 11 février 1975 (figure 2). Cf aussi J.-P. Dreyfuss, J.-M. Jadin, M. Ritter, *Écritures de l'inconscient, De la lettre à la topologie,* Arcanes, 2001, p. 303.
84. J. Lacan, *Les non-dupes errent, op. cit.,* 20 novembre 1973.

analytique porte sur le signifiant. Elle opère par le biais de l'équivoque, qui abolit le sens et produit par là même un effet au niveau du symptôme et de la jouissance phallique. Ce qu'il s'agit d'atteindre par l'interprétation, c'est l'au-delà du sens, soit le réel supporté par la lettre dans le signifiant. Et ce au moyen de l'effet de sens dans son réel, lié à ce que Lacan appelle « la jaculation », c'est-à-dire le sonore[85]. Pour y parvenir il convient de « raser [le sens] d'aussi près qu'il se peut », et pour cela « jouir du déchiffrage[86] ». Je rappelle ici la lecture de Jean-Marie Jadin de la phrase de Lacan à propos de l'interprétation par l'équivoque : lalangue joue, et par conséquent jouit selon son ajout, contre le jouir de l'inconscient dont elle est pourtant issue, c'est-à-dire que la jouissance de lalangue dans le sens général s'oppose au jouir solitaire du symptôme[87]. La formule « jouir du déchiffrage » renvoie à mon avis à cette utilisation de la jouissance de lalangue dans le sens général, soit à la reconnaissance de sa mise en acte dans la particularité du symptôme. « Jouir du déchiffrage » ne fait nullement allusion à une quelconque jouissance de l'analyste au cours de son exercice, mais aux opérations qui se déroulent au lieu de l'Autre, ce lieu où travaille, où joue le jouir de lalangue. Il s'agit en somme de faire vibrer la corde de ce jouir de lalangue. Lacan précise d'ailleurs que s'il arrive à l'analyste de jouir dans son exercice, il n'opère plus pendant ce temps-là[88].

85. J. Lacan, *R.S.I.*, *op. cit.*, 11 février 1975.
86. J. Lacan, 1973, « Télévision », dans *Autres écrits*, Paris, Le Seuil, 2001, p. 526.
87. Cf. « Au cœur de la jouissance : l'objet *a* », *supra* p. 460.
88. J. Lacan, « Télévision », *op. cit.*, 2001, p. 519-520.

Bibliographie

ARISTOTE. « Catégories », 5, dans *Organon*, I, Paris, J. Vrin, 1977.

ARISTOTE. *La Métaphysique*, I, Livres A-Z, Paris, J. Vrin, 1991.

AUSTER, P. 2005. *Brooklyn follies*, traduction française de Christine Le Bœuf, Paris, Actes Sud.

BATAILLE, G. 1933. « La notion de dépense », dans *La part maudite*, Paris, Éd. de Minuit, 1949.

BERGLER, E. 1963. *La névrose de base*, Paris, Petite Bibliothèque Payot.

BRAUNSTEIN, N. *La jouissance. Un concept lacanien*, Paris, Point Hors Ligne, 1992 ; Point Hors Ligne / érès, 2005.

CATHELINEAU, P.-C. 2001. *Lacan, lecteur d'Aristote*, Paris, Éditions de l'Association Freudienne Internationale.

CHARRAUD, N. *Lacan et les Mathématiques*, Anthropos.

CHEMAMA, R. ; VANDERMERSCH, B. 2003. *Dictionnaire de la psychanalyse*, Paris, Larousse.

CHEMAMA, R. 2007. *La jouissance, enjeux et paradoxes*, Toulouse, érès.

CHENG, A. 1997. *Histoire de la pensée chinoise*, Paris, Le Seuil.

CHENG, F. 1979. *Vide et plein – Le langage pictural chinois*, Paris, Le Seuil.

DE LA ROBERTIE, L. 1989. « Le corps. Textes de Jacques Lacan », *Littoral*, n° 27-28, Toulouse, érès.

DE SAUSSURE, F. 1913. *Cours de linguistique générale*, Paris, Payot, 1983.

DREYFUSS, J.-P. ; JADIN, J.-M. ; RITTER, M. 2001. *Écritures de l'inconscient. De la lettre à la topologie,* Arcanes.

FOUCAULT, M. 1961. *Histoire de la folie à l'âge classique,* Paris, Gallimard.

FOUCAULT, M. 1963. *Naissance de la clinique,* Paris, PUF.

FREUD, S. 1895. *La naissance de la psychanalyse,* Paris, PUF, 2005.

FREUD, S. 1887-1902. « Projet d'une psychologie », dans *Lettres à Wilhelm Fliess,* Paris, PUF, 2006.

FREUD, S. 1900. *L'interprétation des rêves,* Paris, PUF, 1971.

FREUD, S. 1905. *Trois essais sur la théorie sexuelle,* Paris, Gallimard, 1987. « *Trois essais sur la vie sexuelle* », dans *Œuvres complètes* tome VI, Paris, PUF, 2006. « Drei Abhandlungen zur Sexualtheorie », *G.W.,* t. V.

FREUD, S. 1905. « Der Witz und seine Beziehung zum Unbewussten », *G.W.* t. VI (trad. franç. : *Le mot d'esprit et ses relations avec l'inconscient,* Paris, Gallimard, 1988).

FREUD, S. 1908. « La morale sexuelle civilisée et la maladie nerveuse des temps modernes », dans *La vie sexuelle,* Paris, PUF, 1969.

FREUD, S. 1910. « Eine Kindheitserinnerung des Leonardo da Vinci », *G.W.* t. VIII (trad. franç. : *Un souvenir d'enfance de Léonard de Vinci,* 1910, Paris, Gallimard, coll. « Connaissance »).

FREUD, S. 1912. *Totem et Tabou,* Paris, Payot, 1970.

FREUD, S. 1913. « Die Disposition zur Zwangsneurose », *G.W.* t. VIII.

FREUD, S. 1920. « Jenseits des Lustprinzips », *G.W.* t. XIII (trad. franç. : « Au-delà du principe de plaisir », *Œuvres complètes,* t. XV, Paris, PUF, 1996).

FREUD, S. 1921. « Psychologie des foules et analyse du moi », dans *Essais de psychanalyse,* Paris, Payot, 1968.

FREUD, S. 1925. « Die Grenzen der Deutbarkeit », in *Einige Nachträge zum Ganzen der Traumdeutung, G.W.* t. I. (trad. franç. : « Les limites de l'interprétable », dans *Résultats, idées, problèmes,* II, Paris, PUF, 1995).

FREUD, S. 1925. « La négation », dans *Résultats, idées, problèmes,* II, Paris, PUF, 1985.

FREUD, S. 1930. *Malaise dans la civilisation,* Paris, PUF, 1971.

FREUD, S. 1938. *Abrégé de psychanalyse,* Paris, PUF, 1970.

GOBRY, I. *Le vocabulaire grec de la philosophie*, Paris, Ellipses, 2000.
HEGEL, G.W.F. 1807. *Phénoménologie de l'Esprit*, 2 vol., Paris, Aubier, 1987 et 1999.
HEGEL, G.W.F. 1809-1811. *Propédeutique philosophique*, Paris, Les Éditions de Minuit, 1963.
HEGEL, G.W.F. 1820. *Principes de la philosophie du droit*, Paris, PUF, coll. « Quadrige », 2003.
JADIN, J.-M. « La détresse de Kafka », dans *Figures de la psychanalyse*, n° 16, Toulouse, érès, 2008.
JONES, E. 1927. *Théorie et pratique de la psychanalyse*, Paris, Payot 1969 et 1997.
KOYRÉ, A. 1923. *L'idée de Dieu dans la philosophie de saint Anselme*, Paris, J. Vrin, 1984.
LACAN, J. 1938. *Les complexes familiaux*, Paris, Navarin éd., 1984.
LACAN, J. 1949. « Le stade du miroir comme formateur du Je », *Écrits*, Paris, Le Seuil, 1966.
LACAN, J. 1953. « Fonction et champ de la parole et du langage en psychanalyse », *Écrits*, Paris, Le Seuil, 1966.
LACAN, J. 1956. « Le séminaire sur "La Lettre volée" », *Écrits*, Paris, Le Seuil, 1966.
LACAN, J. 1956-1957. *La relation d'objet*, Le Séminaire, Livre IV, Paris, Le Seuil, 1994.
LACAN, J. 1957-1958. *Les formations de l'inconscient*, Le Séminaire, Livre V, Paris, Le Seuil, 1998.
LACAN, J. 1957. « L'instance de la lettre dans l'inconscient ou la raison depuis Freud », *Écrits*, Paris, Le Seuil, 1966.
LACAN, J. 1958. « La direction de la cure et les principes de son pouvoir », *Écrits*, 1966.
LACAN, J. 1958-1959. *Le désir et son interprétation*, séminaire inédit.
LACAN, J. 1959-1960. *L'éthique de la psychanalyse*, Le Séminaire, Livre VII, Paris, Le Seuil, 1986.
LACAN, J. 1960. « Propos directifs pour un congrès sur la sexualité féminine », *Écrits*, Paris, Le Seuil, 1966.
LACAN, J. 1960. « Subversion du sujet et dialectique du désir dans l'inconscient freudien », *Écrits*, 1966.
LACAN, J. 1960-1961. *Le transfert*, Le Séminaire, Livre VIII, Paris, Le Seuil, 1991.
LACAN, J. 1961-1962. *L'identification*, séminaire inédit.

LACAN, J. 1962-1963. *L'angoisse,* Le Séminaire, Livre X, Paris, Le Seuil, 2004.

LACAN, J. 1964. *Les quatre concepts fondamentaux de la psychanalyse,* Le Séminaire, Livre XI, Paris, Le Seuil, 1973.

LACAN, J. 1965-1966. *L'objet de la psychanalyse,* séminaire inédit.

LACAN, J. 1966. « Psychanalyse et Médecine », *Lettres de l'École freudienne,* n° 1, 1967.

LACAN, J. 1966-1967. *La logique du fantasme,* séminaire inédit.

LACAN, J. 1967. « Discours à l'École freudienne de Paris », *Autres écrits,* Paris, Le Seuil, 2001.

LACAN, J. 1967. « Proposition du 9 octobre 1967 sur le Psychanalyste de l'École », *Autres écrits,* Paris, Le Seuil, 2001.

LACAN, J. 1967. « La psychanalyse. Raison d'un échec », *Autres écrits,* Paris, Le Seuil, 2001.

LACAN, J. 1967-1968. *L'acte psychanalytique,* séminaire inédit.

LACAN, J. 1968-1969. *D'un Autre à l'autre,* Le Séminaire, Livre XVI, Paris, Le Seuil, 2006.

LACAN, J. 1969-1970. *L'envers de la psychanalyse,* Le Séminaire, Livre XVII, Paris, Le Seuil, 1991.

LACAN, J. 1970. « Radiophonie », *Autres écrits,* Paris, Le Seuil, 2001.

LACAN, J. 1971. *D'un discours qui ne serait pas du semblant,* Le Séminaire, Livre XVIII, Paris, Le Seuil, 2006.

LACAN, J. 1971. « Lituraterre », *Autres écrits,* Paris, Le Seuil, 2001.

LACAN, J. 1971-1972. *Le savoir du psychanalyste,* inédit.

LACAN, J. 1971-1972 *... ou pire,* séminaire inédit.

LACAN, J. 1972-1973. *Encore,* Le Séminaire, Livre XX, Paris, Le Seuil, 1975.

LACAN, J. 1973. *Télévision,* Collection Le champ freudien, Paris, Le Seuil. Repris dans *Autres Écrits,* Paris, Le Seuil, 2001.

LACAN, J. 1973-1974. *Les non-dupes errent,* séminaire inédit.

LACAN, J. 1973. « L'étourdit », *Autres Écrits,* Paris, Le Seuil, 2001.

LACAN, J. 1974. « La troisième ». Intervention au Congrès de Rome (31 octobre au 3 novembre 1974) parue dans *Lettres de l'École freudienne,* n° 16, 1975.

LACAN, J. 1974-1975. *R.S.I.,* séminaire inédit.

LACAN, J. 1975-1976. *Le sinthome,* Le Séminaire, Livre XXIII, Paris, Le Seuil, 2005.

LACAN, J. 1975. « Conférence à Genève sur le symptôme », dans *Le Bloc-notes de la psychanalyse*, n° 5, 1985.

LACAN, J. 1975. « Conférences et entretiens dans les universités nord-américaines », dans *Scilicet*, n° 6/7, Paris, Le Seuil, 1976.

LACAN, J. 1980. « Le Séminaire de Caracas », dans *L'Âne*, 1, 1981.

LAPLANCHE, J. ; PONTALIS, J.-B. 1967. *Vocabulaire de la psychanalyse*, Paris, PUF.

LECLAIRE, S. 1969. « Pour une théorie du complexe », *Séminaire à Vincennes*, Éd. La lettre infâme.

LE GAUFFEY, G. 2006. *Le pastout de Lacan : consistance logique, conséquences cliniques*, Paris, EPEL.

LEIRIS, M. 2003. *La règle du Jeu*, Paris, Pleïade, Gallimard.

Les écoles présocratiques, Folio Essais n° 152, Paris, Gallimard, 1991.

MARX, K. 1985. *Le Capital*, Paris, Flammarion.

MELMAN, C. « Leçon du 14 décembre 1981 », dans *Livre compagnon de R.S.I.*, Éd. de l'Association freudienne.

MELMAN, C. 1998. *Dictionnaire de la psychanalyse*, Article Lacan, Paris, Larousse Bordas.

MILLER, J.-A. 1975. « Le Séminaire de Jacques Lacan », *R.S.I.*, dans *Ornicar ?* n° 2-5.

MILLER, J.-A. 2000. « Les six paradigmes de la jouissance », *La cause freudienne*, n° 43.

MILLER, J.-A. 2004. « Introduction à la lecture du Séminaire de *L'angoisse* », *La cause freudienne*, n° 58.

NASIO, J.-D. 1994. « Les deux concepts majeurs de l'Inconscient et la jouissance », dans *Cinq leçons sur la théorie de Jacques Lacan*, Paris, Payot, Rivages.

NAVEAU, P. 2000. « L'Autre, c'est ça le problème », *La cause freudienne*, n° 43.

PASCAL, B. *Pensées*, Le Guern.

PETIT, J.-P. 1987-1988. « Topologie et langage », dans *La perversion, Actes des journées d'Aix-en-Provence*, 4 et 5 avril 1987, Aix-en-Provence, Éd. de Verlaque.

PLOTIN. *1999. Traité 9*, Livre de Poche n° 4656, Paris, Le Cerf.

PORGE, É. 1997. *Les noms du père chez Lacan*, Toulouse, érès.

PORGE, É. 2000. *Jacques Lacan, un psychanalyste*, Toulouse, érès, coll. « Point Hors Ligne », 2004.

PORGE, É. 2002. « Sur les traces du chinois chez Lacan », *Essaim* n° 10, automne, Toulouse, érès.

PORGE, É. 2004. « La bifidité de l'Un », dans P. Cartier et N. Charraud (sous la direction de), *Le réel en mathématiques*, Agalma.

RILKE, R.-M. 1974. *Élégies de Duino*, Édition bilingue, Paris, Aubier Montaigne.

RITTER, M. 1999. « L'inconscient à la lumière du graphe », dans J.-P. DREYFUSS, J.-M. JADIN, M. RITTER, *Qu'est-ce que l'inconscient ? 2, L'inconscient structuré comme un langage*, Arcanes.

ROUDINESCO, E. 1993. *Jacques Lacan. Esquisse d'une vie, histoire d'un système de pensée*, Paris, Fayard.

RYCKMANS, P. 1970. Traduction et commentaire du traité de Shitao, *Les propos sur la peinture du moine Citrouille-amère*, réédition Plon, 2007.

SAFOUAN, M. 1993. *La parole ou la mort*, Paris, Le Seuil.

SAFOUAN, M. *2001. Dix conférences de psychanalyse*, Paris, Fayard.

SAFOUAN, M. 1953-1963. *Lacaniana. Les Séminaires de Jacques Lacan, tome I*, Paris, Fayard, 2001.

SAFOUAN, M. (sous la direction de), 1964-1979. *Lacaniana. Les Séminaires de Jacques Lacan, tome II*, Paris, Fayard, 2005.

Table des figures

Table des matières

5. De l'extraction de la jouissance de la Chose à l'objet *a*

6. Jouissance et corps

Actualité de la psychanalyse
Collection dirigée par Serge Lesourd

Isabelle Floc'h et Arlette Pellé
L'inconscient est-il politiquement incorrect ?

Roland Gori
La preuve par la parole
Essai sur la causalité en psychanalyse

Sous la direction d'Édith Lecourt
Modernité du groupe dans la clinique psychanalytique
Groupe et psychopathologie

Christian Hoffmann
Des cerveaux et des hommes

Sous la direction de Claude De Tychey
Clinique des perversions
Repérage diagnostique et prise en charge thérapeutique

Patrick De Neuter et Danièle Bastien
Clinique du couple

Joël Clerget, Jean-Pierre Durif-Varembont, Christiane Durif-Varembont, Marie-Pierre Clerget
Vivre l'ennui
À l'école et ailleurs

Pierre Kammerer
Adolescentes et mères
Leurs enfants, leurs amours, leurs hommes

Sous la direction de Claude Schauder
Françoise Dolto et le transfert
Dans le travail avec les enfants

Eva-Marie Golder
Au seuil du texte : le sujet

Sous la direction d'Alain Didier-Weill
Freud et Vienne
Freud aurait-il inventé la psychanalyse s'il n'avait pas été viennois ?

Sous la direction de Claude Schauder
Lire Dolto aujourd'hui

Céline Masson
Fonction de l'image dans l'appareil psychique

Marie-José Del Volgo
La douleur du malade

Bernard Penot
Figures du déni
En deçà du négatif

Serge Lesourd
Adolescences, rencontre du féminin

Marie-Cécile et Edmond Ortigues
Que cherche l'enfant dans les psychothérapies ?

Sous la direction de Jean-François Chiantaretto
Écriture de soi et narcissisme

Colette Lhomme-Rigaud
L'adolescent et ses monstres

Michèle Benhaïm
L'ambivalence de la mère
Étude psychanalytique sur la position maternelle

Anna Feissel-Leibovici
Le gène et son génie
Patient, médecin, psychanalyste face à l'hérédité et au cancer

Bernard Penot
La passion du sujet freudien
Entre pulsionnalité et signifiance

Sous la direction de Didier Lauru
Tomber en amour

Catherine Kolko
Les absents de la mémoire
Figures de l'impensé

Lucien Mélèse
La psychanalyse au risque de l'épilepsie
Ce qui s'acharne

Jacques Hassoun
Actualités d'un malaise

François Marty
Filiation, parricide et psychose à l'adolescence
Les liens du sang

Colette Rigaud
L'animal d'angoisse
Aux origines de la phobie infantile

Max Kohn
Le récit dans la psychanalyse

Serge Gaudé
De la représentation
L'exemple du psychodrame

Cet ouvrage a été imprimé en France par

CPI

France Quercy
à Mercuès (Lot)

N° d'impression : 90555/
Dépôt légal : avril 2009